新 運動療法ガイド

少子高齢社会の健康づくりの手引き 〈改題改訂版〉

監修 武藤芳照
東京健康リハビリテーション総合研究所 所長
東京大学名誉教授

編者 山本義春 野崎大地 東郷史治 石橋恭之
安保雅博 津下一代 鈴木 紅

日本医事新報社

謹 告

本書に記載されている事項に関しては，発行時点における最新の情報に基づき，正確を期するよう，著者・出版社は最善の努力を払っております。しかし，医学・医療は日進月歩であり，記載された内容が正確かつ完全であると保証するものではありません。したがって，実際，診断・治療等を行うにあたっては，読者ご自身で細心の注意を払われるようお願いいたします。

本書に記載されている事項が，その後の医学・医療の進歩により本書発行後に変更された場合，その診断法・治療法・医薬品・検査法・疾患への適応等による不測の事故に対して，著者ならびに出版社は，その責を負いかねますのでご了承下さい。

序　文

　日本医事新報社の書籍『運動療法ガイド』シリーズは，1990年に第1版が発刊された。表紙には，若い男子大学生の筋骨たくましい裸の上半身がモノクロ写真で写し出され，きわめて印象的なデザインであった。その後，下の表に示すように，1994年に第2版，2000年に第3版，2006年に第4版，そして2012年に第5版を重ね，実に35年余りの歴史を有する健康づくりのための運動療法の理論・実践書として，全国の医療機関や大学，専門学校等で，幅広く活用されてきた。

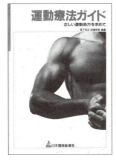
第1版　宮下充正・武藤芳照編著，
1990（平成2）年，B5版，237頁

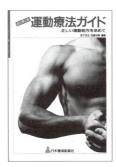
第2版　宮下充正・武藤芳照編著，
1994（平成6）年，B5版，304頁

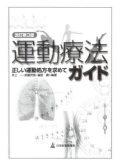
第3版　井上 一・武藤芳照・福田 潤 編著，
2000年（平成12）年，B5版，503頁

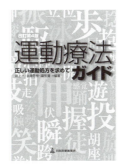
第4版　井上 一・武藤芳照・福田 潤 編著，
2006（平成18）年，B5版，559頁

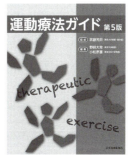
第5版　武藤芳照監修，野崎大地・小松泰喜編著，
2012（平成24）年，AB版，296頁

　初版には，サブタイトルとして，「正しい運動処方を求めて」という言葉が付記されていた。当時，運動の身体の各器官の応答を基礎理論として，様々な疾患・障害にいかに運動を処方して，治療効果・健康増進に応用するかが主要な目標であったことを示している。
　そして時代は歩み，身体運動に関わる基礎研究は進化しかつ深化し，運動療法の応用範囲は広がり，臨床医学の信頼できる実践経験が蓄積され，各種疾患・障害のリハビリテーションの新しい運動療法の理論と実践が確かに定着しつつある。少子化と高齢化がいっそう進む日本社会において，一人一人の健康づくりのための運動・身体活動への視座はきわめて重要である。そこで，本書では，まず『新』の冠を付すこととした。

映画『シン・ゴジラ』(庵野秀明監督，2016年公開) の大ヒットにより，「シン」の冠言葉が流行し，本書でもと思わないではなかったが，これまでの本書シリーズの歴史を基盤に新たな企画と編集者，構成で制作した意義を明確にするため，最終的に『新』とした。しかし，その中には，「信頼，進化，深化」などの意味とともに，一人一人の患者さんの心理を大切にし，親切丁寧に指導・助言するという「シン」の姿勢をも含めている。

そして，本書のキャッチコピーは，「少子高齢社会の健康づくりのため，20年残り続ける必携ガイド」(これからの時代の運動療法を理解するために必携の書) とし，7名の各分野の第一人者である編集者に，下記のような配置で，担当章の責任編集をお願いした。

第1章　運動療法の科学的基礎と現代社会における課題：編集担当／山本義春，野崎大地，東郷史治

第2章　スポーツ外傷・スポーツ障害および運動器疾患・障害の治療・リハビリテーションとしての運動療法：編集担当／石橋恭之

第3章　リハビリテーション医療における運動療法：編集担当／安保雅博

第4章　健康スポーツ医学における運動療法：編集担当／津下一代，鈴木 紅

第5章　運動療法の安全体制：編集担当／武藤芳照

各編集委員が，きわめて多忙な時期にもかかわらず，編集委員会を重ねた上で，迅速丁寧に編集・構成をしていただいたおかげで，順調に制作作業が進んだ。また66名もの執筆者の皆様にも，限られた時間内に指定の項目につき，分かりやすくかつ新規の知見も多く取り入れて，面白く役立つ記述に徹していただき，まさしく『ガイド』にふさわしい内容と表現にまとまったと自負している。

膨大な制作作業を緻密かつ合理的に推進し，計画通りに円滑に本書を仕上げていただいた日本医事新報社書籍課の横尾直享氏に，感謝する。

本書が，運動療法の医療現場，教育機関，健康関連施設やスポーツ施設等で，大いに活用され，一人一人の健康保持増進に役立つことを切に願っている。

なお，本書の初版の編著者の一人，宮下充正東京大学名誉教授は，この1月3日に逝去された (享年88歳)。身体運動科学・身体教育学の分野に多大な功績を残され，数多くの門下生を育成された教育研究者であった。本書の完成を見ずに旅立たれたのは，誠に無念の極みであるが，本書が社会に生き続ける限り，故人の学術の生命は継承されるものと信じている。

2025 (令和7) 年1月22日

東京健康リハビリテーション総合研究所所長
東京大学名誉教授
武藤芳照

目 次

第1章　運動療法の科学的基礎と現代社会における課題　山本義春／野崎大地／東郷史治　1

---

1 運動療法に役立つスポーツ科学の要点
- ❶ 筋・骨格系の構造と機能　　　　　　　　　　　　　　　　平島雅也　2
- ❷ 身体運動を制御する神経系の構造と機能　　　　　　　　　野崎大地　16
- ❸ 有酸素運動の生理学的基礎　　　　　　　　　　　　　　　高橋哲也　24
- ❹ 体力・運動能力の測定・評価　　　　　　　　　　　　　　東郷史治　34
- ❺ 有酸素トレーニングの基礎と実践　　　　　　　　　　　　東郷史治　42
- ❻ 筋力増強運動 (筋力トレーニング) の基礎と実践　　　　　地神裕史　49
- ❼ 運動学習の基礎と実践　　　　　　　　　　　　　　　　　野崎大地　59
- ❽ 関節可動域運動と伸張運動 (ストレッチング) の基礎と臨床　　木村貞治　66

2 運動療法の基本原則　　　　　　　　　　　　　　　鎌田真光, 武藤芳照　79

3 子どもの身体活動の現状と課題　　　　　　　　　　田中千晶, 渡辺哲司　87

4 「パラリンピック・ブレイン」からみた障害児・障害者における運動と脳の可塑性
　　　　　　　　　　　　　　　　　　　　　　　　　　　　　中澤公孝　95

5 中高年の体力・運動能力, 身体活動の現状と身体活動の生理学的・社会的意義
　　　　　　　　　　　　　　　　　　　　　　　　　岡田真平, 北湯口 純　103

6 情報化社会における運動と睡眠　　　　　　　　　　　　　岸 哲史　111

第2章　スポーツ外傷・スポーツ障害および運動器疾患・障害の治療・　石橋恭之　121
　　　　リハビリテーションとしての運動療法

---

1 成長期のスポーツ外傷・スポーツ障害

【上肢】
- ❶ リトルリーグ肩　　　　　　　　　　　　　　　　　　　　古島弘三　122
- ❷ 野球肘　　　　　　　　　　　　　　　　　　　　　　　　古島弘三　125

【下肢】
- ❶ Osgood-Schlatter 病　　　　　　　　　　　　　　　　中瀬順介　128
- ❷ 離断性骨軟骨炎　　　　　　　　　　　　　　　　　　　　中瀬順介　132
- ❸ 円板状半月　　　　　　　　　　　　　　　　　　　　　　中瀬順介　135

【脊椎】
- ❶ 腰椎疲労骨折・腰椎分離症　　　　　　　　　　　藤谷順三, 西良浩一　137
- ❷ 脊柱側弯症　　　　　　　　　　　　　　　　　　　　　　長江将輝　143

2 アスリートのスポーツ外傷・スポーツ障害

【上肢】
- ❶ 投球障害肩 (オーバーヘッドスポーツ)　　　　　　古屋貫治, 西中直也　146
- ❷ 内側型野球肘　　　　　　　　　　　　　　　　　古屋貫治, 西中直也　152

❸反復性肩関節脱臼 　　　　　　　　　　　　　　古屋貫治, 西中直也　**155**

❹胸郭出口症候群 (TOS) 　　　　　　　　　　　　古屋貫治, 西中直也　**158**

【下肢 (股関節)】

❶FAI，関節唇損傷 　　　　　　　　　　　　　　　　　　　高平尚伸　**162**

❷鼡径部痛症候群 (グロインペイン症候群) 　　　　　　　　　高平尚伸　**168**

【下肢 (膝関節)】

❶ジャンパー膝 　　　　　　　　　　　　　　　　　　　　　木村由佳　**171**

❷前十字靱帯損傷 　　　　　　　　　　　　　　　　　　　　木村由佳　**174**

❸半月板損傷 　　　　　　　　　　　　　　　　　　　　　　木村由佳　**178**

❹シンスプリント 　　　　　　　　　　　　　　　　　　　　木村由佳　**181**

【脊椎】

❶腰痛症 　　　　　　　　　　　　　　　　　　金岡恒治, 森戸剛史　**183**

③ 中高齢者のスポーツ障害

【上肢】

❶腱板断裂 　　　　　　　　　　　　　三幡輝久, 竹田 敦, 牧野康一　**187**

❷肩関節周囲炎 (五十肩) 　　　　　　三幡輝久, 竹田 敦, 牧野康一　**193**

【下肢】

❶変形性股関節症 　　　　　　　　　　新井祐志, 中川周士, 藤井雄太　**199**

❷変形性膝関節症 　　　　　　　　　　新井祐志, 中川周士, 藤井雄太　**204**

❸アキレス腱症 　　　　　　　　　　　　　　　　宮本拓馬, 田中康仁　**210**

❹外反母趾 　　　　　　　　　　　　　　　　　　上野優樹, 田中康仁　**214**

【脊椎】

❶骨粗鬆症 　　　　　　　　　　　　　　　　　　工藤大輔, 宮腰尚久　**216**

❷変形性脊椎症・腰部脊柱管狭窄症 　　　　　　　工藤大輔, 宮腰尚久　**224**

第3章　リハビリテーション医療における運動療法 　　　　安保雅博　**231**

---

① リハビリテーション医学・医療 　　　　　　　　　　　　安保雅博　**232**

② リハビリテーション医療における運動療法の位置づけ
　　　──運動療法と物理療法，作業療法 　　　　　　　　　　中山恭秀　**237**

③ 疾患別運動療法──主に入院期の運動療法

❶脳血管疾患──片麻痺・麻痺の重症度別 　　　　　　　　　新見昌央　**241**

❷脳外傷──高次脳機能障害 　　　　　　　　　　　　　　　渡邉 修　**252**

❸脊髄損傷 　　　　　　　　　　　　　　　　　　　　　　　中村 健　**261**

❹パーキンソン病 　　　　　　　　　　　　　　　　　　　　和田直樹　**271**

❺大腿骨頚部・転子部骨折術後 　　　　　　　　　　　　　　馬庭壯吉　**282**

❻ 人工関節置換術後 (股関節・膝関節) 周術期リハプログラム　　井上敦夫, 新井祐志　**291**

❼ 心大血管疾患 (急性心筋梗塞・急性大動脈解離)　　西山一成, 西村行秀　**300**

❽ 慢性呼吸器疾患　　佐々木信幸　**312**

❾ 発達障害 (運動発達遅滞)　　上出杏里　**322**

❿ がん　　百崎　良　**330**

⓫ 関節リウマチ　　佐浦隆一　**337**

第4章　健康スポーツ医学における運動療法　　津下一代/鈴木　紅　347

1 疾病予防の各段階における運動療法の進め方と実際

　❶ 一次予防 : 健康日本 21 (第三次) をふまえて　　井上　茂, 天笠志保　**348**

　❷ 二次予防 : 慢性疾患やリスク保有者に対する運動療法　　小熊祐子　**357**

　❸ 三次予防 : 急性疾患罹患者における運動療法 (急性期→慢性期へ)　　黒木識敬, 鈴木　紅　**364**

2 よくある疾患別・対象別の運動療法の実際

　❶ 肥満症 (高度肥満症を含む)　　越坂理也　**373**

　❷ 糖尿病──1型・2型, 合併症の対応を含めて　　髙木恵理, 加賀英義, 田村好史　**381**

　❸ 高血圧症　　横山美帆　**388**

　❹ 慢性心不全　　横山美帆　**392**

　❺ 慢性腎臓病 (CKD)　　上月正博　**398**

　❻ COPD　　黒澤　一　**406**

　❼ 精神疾患──うつ病など　　橋口　知　**412**

　❽ 婦人科疾患　　宮本由記　**420**

　❾ 小児気管支喘息　　辻　百衣璃, 手塚純一郎　**425**

　❿ 小児肥満　　原　光彦　**432**

　⓫ 転倒予防　　北湯口　純, 岡田真平　**439**

第5章　運動療法の安全体制　　武藤芳照　447

1 運動・運動療法に伴う事故の実例と発生要因　　田中和美, 武藤芳照　**448**

2 運動中・運動療法中の突然死の実態と予防・対策　　黒木識敬, 鈴木　紅　**453**

3 重大事故の法律的論点と管理運営側の責任　　望月浩一郎　**458**

4 運動療法のリスク管理──安全体制の設備　　佐藤公治, 小林和克　**467**

巻末資料　　**473**

索　引　　**475**

執筆者一覧

監 修

武藤芳照　　東京健康リハビリテーション総合研究所 所長／東京大学名誉教授

編著者

山本義春　　東京大学大学院教育学研究科身体教育学 教授
野崎大地　　東京大学大学院教育学研究科身体教育学 教授
東郷史治　　東京大学大学院教育学研究科身体教育学 教授
石橋恭之　　弘前大学大学院医学研究科整形外科 教授
安保雅博　　東京慈恵会医科大学リハビリテーション医学講座 教授
津下一代　　女子栄養大学 教授
鈴木　紅　　東京都立墨東病院 副院長

執筆者

平島雅也　　国立研究開発法人情報通信研究機構未来ICT研究所・脳情報通信融合研究センター (CiNet)
　　　　　　研究マネージャー
高橋哲也　　順天堂大学保健医療学部理学療法学科 教授
地神裕史　　国士舘大学理工学部理工学科 教授
木村貞治　　信州大学医学部保健学科 教授
鎌田真光　　東京大学大学院医学系研究科公共健康医学専攻健康教育・社会学分野 講師
田中千晶　　東京家政学院大学 教授
渡辺哲司　　文部科学省初等中等教育局 教科書調査官 (体育)
中澤公孝　　東京大学大学院総合文化研究科広域科学専攻生命環境科学系認知行動科学講座 教授
岡田真平　　身体教育医学研究所 所長
北湯口　純　　身体教育医学研究所うんなん 副所長
岸　哲史　　東京大学大学院医学系研究科機能生物学専攻薬理学講座 特任講師
古島弘三　　慶友整形外科病院スポーツ医学センター センター長
中瀬順介　　金沢大学附属病院整形外科 講師
西良浩一　　徳島大学整形外科学 教授
藤谷順三　　徳島大学整形外科 特任准教授
長江将輝　　京都府立医科大学整形外科学 准教授
西中直也　　昭和大学大学院保健医療学研究科リハビリテーション分野運動機能学領域 教授
古屋貫治　　昭和大学スポーツ運動科学研究所 講師
高平尚伸　　北里大学大学院医療系研究科・北里大学医療衛生学部 教授
木村由佳　　弘前大学大学院医学研究科整形外科 講師
金岡恒治　　早稲田大学スポーツ科学学術院 教授
森戸剛史　　早稲田大学スポーツ科学学術院 助教
三幡輝久　　大阪医科薬科大学整形外科学 特務教授
竹田　敦　　第一東和会病院リハビリテーション科 理学療法士
牧野康一　　第一東和会病院リハビリテーション科 理学療法士
新井祐志　　京都府立医科大学大学院スポーツ・障がい者スポーツ医学 准教授
中川周士　　京都府立医科大学大学院スポーツ・障がい者スポーツ医学 講師

藤井雄太	京都府立医科大学大学院運動器機能再生外科学 研究員
田中康仁	奈良県立医科大学整形外科学教室 教授
宮本拓馬	奈良県立医科大学整形外科学教室 診療助教
上野優樹	奈良県立医科大学整形外科学教室
宮腰尚久	秋田大学大学院医学系研究科整形外科学講座 教授
工藤大輔	秋田大学医学部附属病院リハビリテーション科 助教
中山恭秀	東京慈恵会医科大学リハビリテーション医学講座 准教授
新見昌央	日本大学医学部リハビリテーション医学分野 教授
渡邉 修	東京慈恵会医科大学リハビリテーション医学講座 教授
中村 健	横浜市立大学医学部リハビリテーション科学講座 教授
和田直樹	群馬大学大学院医学系研究科リハビリテーション医学 教授
馬庭壯吉	島根大学医学部リハビリテーション医学講座 教授
井上敦夫	京都府立医科大学附属病院リハビリテーション部/整形外科学教室 講師
西村行秀	岩手医科大学リハビリテーション医学講座 教授
西山一成	岩手医科大学リハビリテーション医学講座 講師
佐々木信幸	聖マリアンナ医科大学リハビリテーション医学講座 主任教授
上出杏里	国立成育医療研究センターリハビリテーション科 診療部長/発達評価支援室長
百崎 良	三重大学リハビリテーション医学分野 教授
佐浦隆一	大阪医科薬科大学医学部総合医学講座 リハビリテーション医学教室 教授
井上 茂	東京医科大学公衆衛生学分野 主任教授
天笠志保	帝京大学大学院公衆衛生学研究科 講師
小熊祐子	慶應義塾大学スポーツ医学研究センター 教授
黒木識敬	東京都立墨東病院循環器内科 医長
越坂理也	千葉大学予防医学センター 准教授/千葉大学医学部附属病院糖尿病・代謝・内分泌内科
田村好史	順天堂大学大学院医学研究科代謝内分泌内科学/スポーツ医学・スポートロジーセンター 教授
髙木恵理	順天堂大学大学院医学研究科代謝内分泌内科学
加賀英義	順天堂大学大学院医学研究科代謝内分泌内科学 准教授
横山美帆	順天堂大学大学院医学研究科循環器内科学 准教授
上月正博	山形県立保健医療大学 理事長・学長
黒澤 一	東北大学大学院医学系研究科産業医学分野 教授
橋口 知	鹿児島大学学術研究院法文教育学域教育学系 教授
宮本由記	豊橋まちなかウィメンズヘルスクリニック 院長
手塚純一郎	福岡市立こども病院アレルギー・呼吸器科 科長
辻 百衣璃	福岡市立こども病院アレルギー・呼吸器科
原 光彦	和洋女子大学家政学部健康栄養学科 教授
田中和美	群馬大学大学院医学系研究科医療の質・安全学講座 教授
望月浩一郎	パークス法律事務所 弁護士
佐藤公治	日本赤十字社愛知医療センター名古屋第二病院 病院長
小林和克	日本赤十字社愛知医療センター名古屋第二病院 整形外科部長

協 力

一般社団法人東京健康リハビリテーション総合研究所　芦田由可里，山本久子，小川　誠，棟石理実

第1章
運動療法の科学的基礎と現代社会における課題

　運動療法は，健康増進や疾病予防，症状軽減の面で長い歴史を持ち，その効果の多くは科学的に実証されてきた。本章では，まず，運動療法に役立つスポーツ科学の要点を解説し（第1節），続いて運動療法の基本原則を示す（第2節）。2012年に出版された第5版での解説を基盤として，一部この10年あまりで得られた新たな知見を加えた。

　書籍「運動療法ガイド」の初版が出版されたのが1990年であり，以上の科学的知識や運動療法の原則がそれ以来大きく変わったとは考えられないが，この30年あまりの間，周知の通りわが国の人口構造は大きく変化した。厚生労働省の「将来推計人口（令和5年推計）の概要」によれば，1990年代初頭にいわゆる生産年齢（15〜64歳）人口がピークを迎えて以来現在まで，65歳以上人口は毎年増加し約2.2倍に，逆に14歳以下人口は毎年減少し約0.6倍となっている。2040年の将来予測では，この数字がそれぞれ約2.4倍，約0.5倍へとさらに変化するとされる。この人口構造の変化（少子高齢社会）は広い意味での運動療法の対象者の構成が変化したということであり，年齢層に応じてあり方（目標）・やり方（処方）等を考える必要性を示している。少子化の時代であればなおさら，子どもの健全な発育・発達を促す運動療法（処方）は，将来のわが国の活力維持の観点からも重要であろう。また，特にこの10年間，高齢者数の増加により介護やフレイルの予防を必要とする対象者が増加しているが，この層に対する運動療法の体系化も大変重要であると考えられる。

　対象者の変化のみではなく人々を取り巻く環境・状況も大きく変化している。インターネットをはじめとする情報化やデジタル化の急速な発展，グローバル化と関連した感染症の蔓延，紛争や戦争などの世界の不安定化などが挙げられる。これらは身体活動や睡眠・ストレス・不安といった行動医学面での変化を介して，あらゆる年齢層における心身の健康に影響を及ぼす。それゆえ今後，運動療法と行動変容の関係などにも注目する必要があると考えられる。

　このような，特に第5版出版以降に注目の必要性が増大した点に関して，本章では第3節，第5節，第6節で解説した。

　一方，第4節では，障害児・障害者における運動と脳の可塑性について解説した。第5版においては，この点に関して，21世紀に入っての脳機能画像解析の進展に代表されるヒトを対象とした脳神経科学の発展に伴い，こうした科学的知見を活かしたリハビリテーション，すなわち適切な運動を行うことによって脳や神経系の可塑的変化を誘導し身体機能の改善を図るというストラテジーの重要性について解説されている。この「ニューロリハビリテーション」分野は急速に発展しており，近年では運動療法に加えて脳神経系の直接刺激による「ニューロモジュレーション（神経活動修飾法）」が，研究面や治療法開発の観点から注目を集めている。第4節では，こういった最新の手法を用いて「運動と脳の可塑性」のある意味上限をめざすパラリンピック・アスリートを対象とした研究成果を紹介した。

　今後どのような運動療法の体系を作り上げていくかについて，以上の現状認識が参考になれば幸いである。

山本義春

1 運動療法に役立つスポーツ科学の要点
❶ 筋・骨格系の構造と機能

平島雅也

1 筋線維の構造と収縮

　筋骨格系の"構造"と"機能"の間には密接な関係がある．筋で発生した力は腱を介して骨に伝わり，関節を回転させる．この一連のプロセスにおいて筋機能に影響を与える筋・骨格系の構造について，順に解説していきたい．

　まず，筋収縮の最小単位の構造について説明する．筋には様々な種類が存在するが，最小単位の構造はどの筋も同じである．図1[1]に示すように，筋は多数の筋線維が束をなすことで構成されている．筋線維は，サルコメアと呼ばれる筋収縮の最小単位が，多数（数万～数十万個）直列に連結されてできている．このサルコメアの内部構造が，筋の収縮特性を決定している．サルコメア内には，細いフィラメント（アクチン）と太いフィラメン

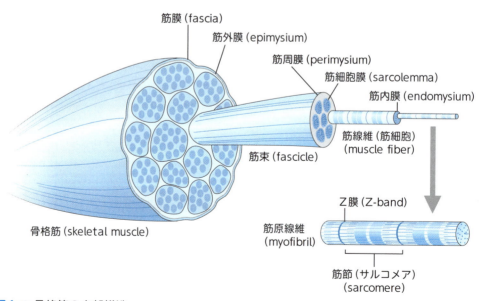

図1 ● 骨格筋の内部構造

（文献1より改変引用）

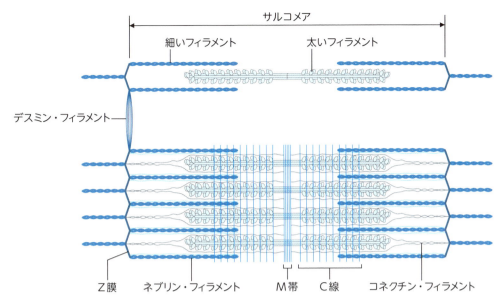

図2 ● サルコメアの内部構造

(文献2より改変引用)

ト(ミオシン)が図2[2]のように整然と配置されている。太いフィラメントが筋収縮のエネルギー源であるアデノシン三リン酸 (adenosine triphosphate：ATP) を分解することによって，細いフィラメントとの間で相互作用が発生し，太いフィラメントは細いフィラメントで囲われた範囲内に引き込まれる。これが「滑り説」と呼ばれる筋収縮のメカニズムである。

この説を裏付けたのが，「筋の力−長さ関係」である。骨格筋から単一筋線維を取り出し，様々な長さで筋を固定し，筋を刺激したときに生じる筋張力を測定すると，長さと力の間には図3Aのような関係が得られる。これを力−長さ関係と呼ぶ。筋張力が最大となる長さを至適長と呼び，至適長より長くても短くても筋張力は減少する。この現象は，滑り説によってうまく説明することができる (図3B)[3]。サルコメア長が至適長よりも長い場合(図3Aの①，図3Bの①) には，太いフィラメントと細いフィラメントのオーバーラップが少なくなり，両フィラメント間の相互作用が減り，筋張力が減少する。一方，至適長よりも短い場合 (図3Aの⑥，図3Bの⑥) には，太いフィラメントがZ膜と衝突することで抵抗が増加するなどの理由によって筋張力は減少する。至適長においては，このような抵抗がなく，オーバーラップも十分に確保できるため，大きな筋張力を発揮することができるのである。筋張力は，長さだけではなく，収縮速度にも影響を受ける[4〜7]。収縮速度が増加するほど，発揮できる筋力は小さくなり，ついには力を発揮できなくなってしまう (図4)[7]。一方，筋が伸ばされながら力を発揮する場合 (速度が負の領域)，等尺性最大収縮力 (F_0) よりも大きな力を発揮することができる。このような特徴を「力−速度関係」という。

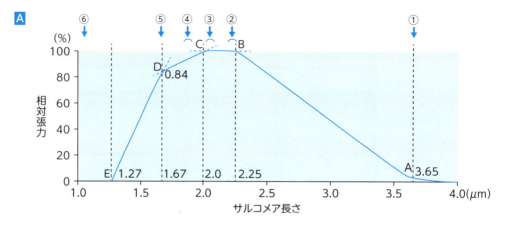

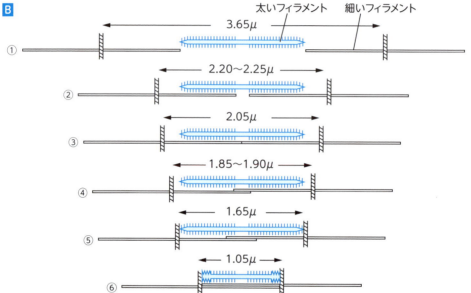

図3 ● 単一筋線維の力-長さ関係

(文献3より改変引用)

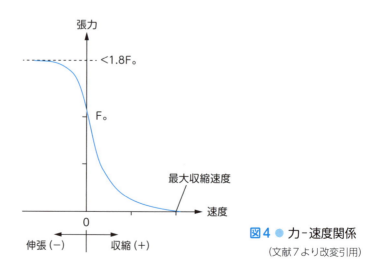

図4 ● 力-速度関係

(文献7より改変引用)

2 筋線維タイプ

　サルコメアの基本構造はどの筋線維も同じであるが，収縮速度や疲労耐性の観点から，遅筋線維（typeⅠ線維）と速筋線維（typeⅡ線維）に大別することができる．遅筋線維は収縮速度は遅いものの，疲労耐性（持久的能力）に優れている．一方，速筋線維は収縮速度は速いが，すぐに疲労してしまうという特徴を有している．

　この違いは，太いミオシンフィラメントの種類に依存している．速筋線維のミオシンは，ATPを分解する酵素（ATPase）の活性が高いため，分解速度が速く，これが収縮速度の速さにつながっている．一方，遅筋線維は，ATPase活性が低く，収縮速度は遅い．

　遅筋線維は，有酸素的代謝によってATPを供給する能力に優れている．ATP産生を行うミトコンドリアは大きく発達し，数も多く，酸化酵素活性も高い．また，毛細血管が多く，酸素を貯蔵するミオグロビン含有量も多いなど，筋内に酸素を獲得するのに有利な特徴を有している．これらの特徴は，持続的な活動が必要とされる場面で有利であり，実際，脊柱起立筋など姿勢維持に関わる筋に割合多く存在している．

　速筋線維は，収縮速度が速いだけではない．筋は神経からの信号を受け取ることで初めて張力を発揮することができるが，速筋線維では，その情報伝達を担っている筋小胞体が大きく発達している．これにより，神経信号の到達後，速やかに大きな筋活動を発揮することができるのである．つまり，速筋線維は，反応が早く，かつ，収縮速度も速いのである．速筋線維はさらにtypeⅡaとtypeⅡbに分類することができる．両者は，収縮速度の点では同等であるが，酸化酵素活性や疲労耐性の点ではtypeⅡaのほうが優れている．

　遅筋線維と速筋線維は，筋内に混在しており，その割合が筋の特徴を決定する．姿勢維持に関連した持続的活動を示す脊柱起立筋やヒラメ筋では遅筋線維の割合が高く，一方，瞬発的な動きに関わる腓腹筋や前脛骨筋では，速筋線維の割合が比較的高い（図5）．筋

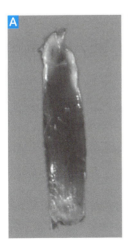
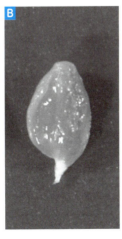

図5 ● 筋線維組成の違い
A：ヒラメ筋（ラット）．遅筋線維が多く，赤く見える．
B：前脛骨筋（ラット）．速筋線維が多く，白く見える．
（国立精神・神経医療研究センター　埜中征哉先生のご厚意により掲載）

線維組成は，個人差が大きいことも知られている。マラソン選手では遅筋線維の割合が80％を超えるのに対し，スプリント走選手では速筋線維のほうが多く60％ほどにもなる[8]。筋線維組成は，トレーニングによって多少変化するという報告もあるが，一卵性双生児の筋線維組成が非常によく似ていることから[9]，遺伝の影響が非常に強いと考えられている。

3 骨格筋の構造と機能

筋線維で発生した筋張力は，腱を介して骨に伝えられる。筋線維と腱の配置の観点から，筋は紡錘状筋と羽状筋に大別できる（図6）[10]。紡錘状筋では，筋線維の大部分が腱と平行に配置されているのに対し，羽状筋の

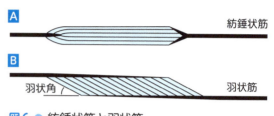

図6 ● 紡錘状筋と羽状筋

（文献10より改変引用）

筋線維は腱に対して斜めに配置されている。羽状筋のメリットは，一定の筋体積中に多くの筋線維本数を配置できることである。筋の最大張力は筋線維の本数によって決まるので，羽状筋は力発揮の点で有利な構造をしているといえる。ただし，羽状筋の場合，発揮した筋張力がすべて腱に伝えられるわけではない。発生した筋張力のうち，腱に伝えられるのは腱に平行な成分のみである。

筋張力をf，筋線維と腱の成す角度（羽状角）をθとすると，腱に伝えられる力は$f\cos\theta$となり，fより小さくなってしまう。したがって，羽状角が大きければ大きいほど力発揮に有利ということにはならない。興味深いことに，ヒトの筋の羽状角は，ほとんどの筋で，およそ0～20°の範囲にあり[11]，$\cos\theta$は0.94～1.0となっており，力のロスがそれほど大きくない範囲内に収まっている。筋線維の本数を稼ぎつつも，それに伴うデメリットは抑えられているのである。しかし，ボディビルダーのように極端に肥大した筋の場合には，羽状角は50度近くまで達する場合もある[12]。この場合，発生した筋力のうち約64％しか腱に伝わっていないことになる。

4 筋と腱の相互作用

筋張力は腱を介して骨に伝えられるので，筋と腱は1つの機能的単位を構成していると考えることができる。この機能的単位を「筋腱複合体」という。筋は能動的に収縮力を発揮することができるが，腱は能動的な張力を発揮することはできず，外力によって伸ばさ

れたときにのみ受動的に張力を発揮できる。筋腱複合体の生体内での振る舞いは，超音波法により非侵襲的に観察できるようになり，飛躍的に研究が進展した。関節角度を一定に保った状態で筋力を発揮するとき，筋腱複合体の全長はもちろん変化しないが，超音波法を用いた研究によって，腱組織は筋張力を受けて伸ばされ，筋線維は短縮していることが明らかになった[13]。これは，「関節角度が一定であれば，筋は常に等尺性収縮を行っているはずである」という従来の常識を覆すものであった。

　また，ヒトの歩行や跳躍動作中の下腿三頭筋 (ヒラメ筋，腓腹筋外側頭，腓腹筋内側頭) の筋線維長およびアキレス腱長の変化を測定してみると，筋が強く収縮しているフェイズにおいて，筋線維長はほとんど変化しておらず，逆に腱組織が著しく伸長していることがわかった[14, 15]。この結果は，筋力発揮時に筋線維はほぼ等尺性収縮を行っていることを示しており，歩行や跳躍動作中に筋は効率的な力発揮を行っていることがみてとれる。さらに，腱の伸長によって腱に蓄えられた弾性エネルギーは，次の短縮フェイズで効率的に利用されていることも明らかになっている[15, 16]。従来，腱の伸長は無視できるほど小さく，関節角度変化はそのまま筋長の変化に反映されると考えられてきた。しかし，これらの例からわかるように，関節角度の変化と筋線維長の変化は，動的状況においては必ずしも一致しない。筋と腱は，筋腱複合体全体の力発揮パフォーマンスを最適化するかのように振る舞っている。

5 筋出力と関節トルク

　骨に伝えられた力は，関節トルクとして機能し，関節を回転させる。トルクとは，物体をある軸周りに回転させる力 (正式には力のモーメントという) のことである。トルクは，筋張力の大きさfだけではなく，回転軸から筋までの距離r (モーメントアーム) をかけた値として求められる。

$$T = r \times f$$

　ここで重要なことは，関節角度が変わると，モーメントアームが変化するということである。たとえば上腕二頭筋のモーメントアームは，肘関節角度が90度に近いほど長くなる (図7A)[17]。これは，姿勢に応じて，筋の走行と関節中心との相対的な位置関係が変化するためである (図7B)。

　トルク発揮に最適な関節角度は，モーメントアームだけで決まるわけではない。関節角度に応じて筋線維長が変化するので，前述の「1 筋線維の構造と収縮」で述べた「力−長さ関係」も影響を及ぼす。上腕二頭筋を様々な肘関節角度で固定した状態で，ある一定の電

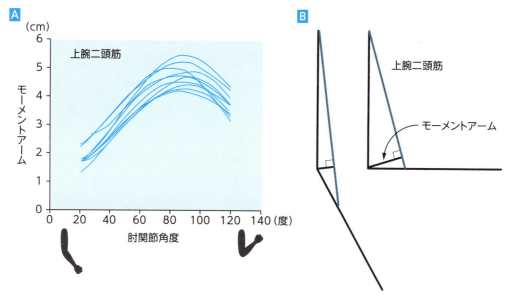

図7 ● 上腕二頭筋の肘関節におけるモーメントアーム

(Aは文献17より改変引用)

電気刺激を与えた際に生じる関節トルクを計測すると図8Aのような角度-トルク関係が得られる[18]。45～90度までは，ほぼ同じトルク発揮能力を有していることがわかる。各角度におけるトルクを，その角度におけるモーメントアームで割ることで，各角度で発揮された筋張力を計算することができる（図8B）[18]。これをみると，筋張力発揮の点では15度が最適であることがわかる。このように，筋の発揮する関節トルクは，筋線維長とモーメントアームの組み合わせによって決まる。肘関節や膝関節などの1軸関節では，関節角度の変化は関節トルクの大きさにのみ影響を与える。しかし，肩関節や股関節などの3軸関節では，関節トルクの大きさだけではなく，機能にまで影響を及ぼす。

たとえば，三角筋の前部においては，上腕がニュートラルな位置にある場合（図9A）[19]，筋走行が肩関節の内転外転軸よりも下を通る筋線維が存在するため，内転トルクを発揮する。しかし，上腕が外転位に近づくと（図9B），筋走行は内転外転軸よりも上を通るようになるため，外転トルクを発揮することになる。3軸関節における関節トルクは，一般に以下のように記述することができる。

$$\begin{pmatrix} T_1 \\ T_2 \\ T_3 \end{pmatrix} = \begin{pmatrix} r_1 \\ r_2 \\ r_3 \end{pmatrix} \times f$$

肩関節の場合には，内旋軸，外転軸，水平屈曲軸周りのトルク（T_1, T_2, T_3）は，各軸周りのモーメントアーム（r_1, r_2, r_3）に筋張力 f をかけることによって計算できる。

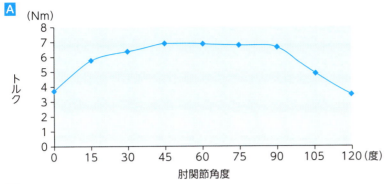
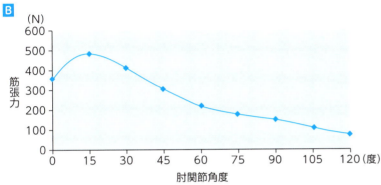

図8 ● 上腕二頭筋の角度−トルク関係と，角度−張力関係

(文献18より改変引用)

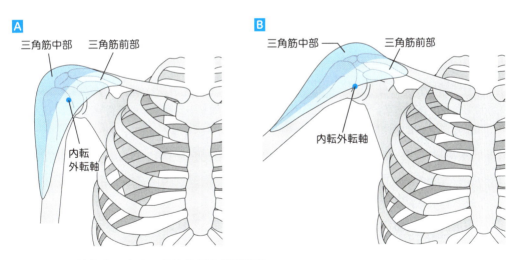

図9 ● 肩関節角度による三角筋前部の機能変化

A：0度外転位
B：60度外転位

(文献19より改変引用)

6 拮抗筋，協働筋

　各関節のトルクは，単一の筋の張力によって生み出されているわけではない。各関節には，「主働筋」と「拮抗筋」が存在するのが普通である。肘関節であれば，屈筋の上腕二頭筋と，伸筋の上腕三頭筋が存在する。関節トルクは，これらの総和によって決まるので，たとえ屈筋がトルクを発揮したとしても，伸筋が同程度のトルクを発揮した場合には，関節トルクはゼロになってしまう。効率よく運動を行うには，どちらかを選択的に活動させる必要がある。また，同じ屈筋でも，上腕二頭筋，上腕筋，腕橈骨筋など複数の筋が貢献している。このように同じ機能をもつ筋を「協働筋」という。一般に，関節に生じる正味のトルクは以下のように記述することができる。

$$T = \sum_{i=1}^{M} (T_i^{\text{主働筋}}) - \sum_{j=1}^{N} (T_j^{\text{拮抗筋}})$$

　ここで，M，Nはそれぞれ主働筋の総数，拮抗筋の総数を示している。なぜ同じ機能をもつ筋が複数存在する必要があるのだろうか？　1つ考えられる理由は，役割分担である。たとえば，足関節の底屈筋である腓腹筋とヒラメ筋とでは，筋線維組成が異なる。ヒラメ筋は，腓腹筋に比べて遅筋線維の割合が高い。実際，安静立位姿勢時にはヒラメ筋に持続的な活動がみられるのに対し，腓腹筋では一過性の活動がみられる。ただ，この2筋については，単関節筋か二関節筋かという違いもあり，むしろこの違いが，持続性活動か一過性活動かを決定している可能性も示唆されている[20]。また，モーメントアームの違いが役割分担につながっているケースもある。肩関節ではモーメントアームの大きい筋群（三角筋や大胸筋など）と，小さい筋群（棘上筋，棘下筋，肩甲下筋など）が存在する。モーメントアームが大きい筋群は，当然のことながら関節トルク発揮の点で有利である。しかしながら，肩関節（上腕肩甲関節）では，上腕骨頭と肩甲窩の骨同士の拘束がゆるいため（図10A），モーメントアームの大きな筋群は，関節面のずれや離れを起こす原因にもなる。モーメントアームの小さい筋群は，肩関節付近に付着することで（図10B），上腕骨頭を肩甲窩内の適切な位置に収める働きを担っている。つまり，モーメントアームの小さい筋群は，関節トルク発揮という点では不利であるが，関節の安定に必要な関節間力を担うことができるのである。

　筋骨格系の構造からだけではなく，神経科学の観点からも，協働筋の存在意義が示唆されている。筋を活動させる神経信号にはノイズが含まれているが[21]，同じ大きさの関節トルクを発揮する際に，単一の筋で目標のトルクを発揮するよりも，複数の筋でそのトルクを発揮するほうが筋全体の負担が減るだけでなく[22]，関節トルクに含まれるノイズが減少するという効果も得られるのである[23]。

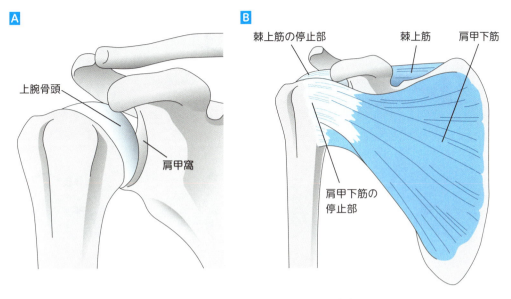

図10 ● 肩関節の構造（A）とモーメントアームの小さい筋群（B）

（文献19より改変引用）

7 関節角加速度

　次に，関節トルクが関節角加速度を生じさせるメカニズムついて説明する．1つの関節だけが回転する単関節動作の場合，トルクと角加速度の関係は非常に単純である．たとえば，上腕が机に固定されている状態で（図11A左），肘の屈曲トルクが発揮されると，肘屈曲の角加速度が生じる．

　しかし，上腕と机の固定を解いた状態，つまり，肩関節も肘関節も回転しうる状況では，実に複雑な現象が起こる．肘の屈曲トルクが発揮されると，肘関節屈曲の角加速度だけではなく，実は，肩関節伸展の角加速度も生じるのである（図11A）．肩関節ではトルクを発揮していないにもかかわらず，である．また，肩で屈曲トルクを発揮した場合には，肩屈曲の角加速度だけではなく，肘伸展の角加速度も生じるのである（図11B）．このように，2つ以上の関節が動きうる状況（多関節システム）では，ある関節でトルクが発揮されると，その関節に角加速度が生じるだけではなく，他の関節にも同時に角加速度が生じるのである．この現象は，複数の身体部位が関節でつながっているという力学的な拘束によって生じるものであり，ダイナミックカップリングと呼ばれている[24]．

　また，そのトルクによって生じる角加速度は，多関節システム全体の姿勢によって変化する．たとえば，図11Bの姿勢において，肩関節で屈曲トルクが発揮されると，肩屈曲と肘伸展の角加速度が生じるのに対し，図11Cの姿勢では，肩屈曲と肘屈曲の角加速度

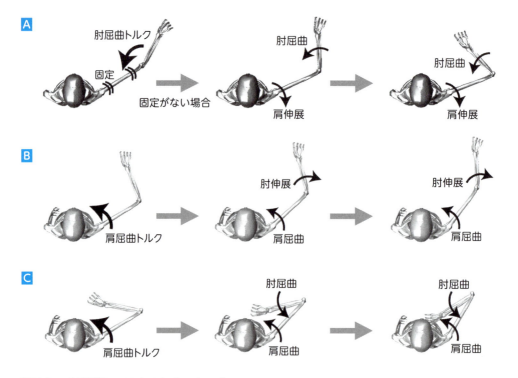

図11 ● 2関節システムのシミュレーション
A：肘関節で屈曲筋が活動した場合．
B，C：肩関節で屈曲筋が活動した場合．初期姿勢が肘関節80度屈曲位の場合，肩屈曲と肘伸展が生じ（B），初期姿勢が肘関節140度屈曲位の場合，肩屈曲と肘屈曲が生じる（C）．

（文献25より改変引用）

が生じる．このように，関節トルクによって生じる角加速度を考える際には，必ずシステム全体の姿勢を考慮に入れる必要があることに注意が必要である．

　これは3次元動作の場合にも当てはまる．図12Aのように肘が伸びている場合には，肩関節で水平屈曲トルクを発揮すると，純粋に水平屈曲の角加速度が生じるのに対し，肘が曲がっている場合には（図12B），水平屈曲だけではなく，外旋の角加速度も同時に生じるのである[25]．水平屈曲トルクを発揮する筋として，三角筋前部が考えられる．しかし，解剖学のテキストには，三角筋前部が外旋を起こすという記述はない．なぜだろうか？実は，解剖学のテキストは，筋走行と関節との解剖学的位置関係からわかるトルクを記述しているのであって，実際に生じる動き（角加速度）を記述しているわけではないのである．実際に生じる動きを知るためには，トルクだけではなく，システム全体の姿勢も考慮に入れる必要があることを忘れてはならない[25]．

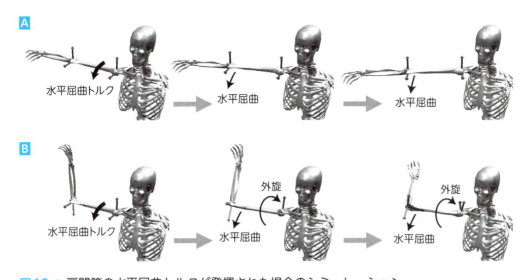

図12 ● 肩関節の水平屈曲トルクが発揮された場合のシミュレーション
関節トルクの影響だけをみるために，本シミュレーションでは重力トルクを無視している。

(文献25より改変引用)

8 筋骨格モデル

　最後に，全身レベルの運動について考えてみよう。全身には膨大な数の筋・関節が存在しているため，前述の「7 関節角加速度」で説明したダイナミックカップリングは非常に複雑で，容易に想像できるものではない。そこで，自由度の高い多関節システムを扱う際には，筋骨格モデルを用いることが多い。筋骨格モデルとは，本項で説明してきた筋骨格系の形態や機能を単純化してコンピュータ上に表現したモデルのことで，筋は線や折れ線で表現されることが多く，操り人形のような見た目をしているものが多い（図13）[26]。これを用いることで，脳・神経系から筋への運動指令（筋の時空間的な活動パターン）によって，どのような運動が生じるのかを予測（シミュレーション）することができる。そのため，これまで整形外科，バイオメカニクス，運動神経科学，スポーツ，リハビリ，人間工学，アニメーションなど幅広い分野で使われてきた。

　近年では，個人の筋骨格系の違いを反映したパーソナライズド筋骨格モデルを開発する動きが活発になりつつある。これまでMR画像やCT画像から各筋や骨の形状を抽出するには膨大な時間と労力が必要であったが，画像認識AIの発展により，今ではほぼ自動で抽出できるようになってきている[27,28]。また，その形状を忠実に再現するために筋のボリュームを考慮した筋骨格モデルが開発されるなど[29,30]，パーソナライズド筋骨格モデルに基づく予測精度の高い運動シミュレーションを実現できる日が近づいてきている。

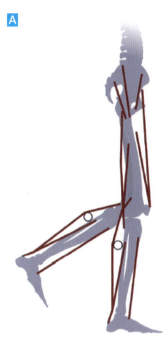
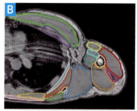
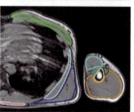
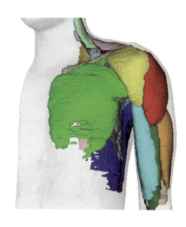

図13 ● 筋骨格モデル
A：ワイヤー型の筋骨格モデル（OpenSim）
B：MRI画像と自動抽出された筋骨格形状

（A：文献26より改変引用，B：文献28より改変引用））

文 献

1) 川上泰雄：筋出力の推定．スポーツバイオメカニクス．深代千之，他編著．朝倉書店，2000，p127．
2) Billeter R, et al：Muscular basis of strength. Strength and power in sport. Komi PV, ed. Blackwell, 1992, p39-63.
3) Gordon A. et al：The variation in isometric tension with sarcomere length in vertebrate muscle fibres. J Physiol. 1966；84(1)：170-92.
4) Hill AV：The heat of shortening and the dynamic constants of muscle. Proc R Soc Lond. Ser B-Biol. Sci. 1938；126(843)：136-95.
5) Edman KA, et al：The velocity of unloaded shortening and its relation to sarcomere length and isometric force in vertebrate muscle fibers. J Physiol. 1979；291：143-59.
6) Ishii N, et al：An in vitro motility assay system retaining the steady-state force-velocity characteristics of muscle fibers under positive and negative loads. Biochim Biophy Acta Bioenerg. 1997；1319(2-3)：155-62.
7) Zajac FE：Muscle and tendon：properties, models, scaling, and application to biomechanics and motor control. Crit Rev Biomed Eng. 1989；17(4)：359-411.
8) 東京大学教養学部保健体育研究室，編：身体運動科学—保健体育講義資料．第2版．東京大学出版会，1992，p13．
9) Komi PV, et al：Skeletal-muscle fibers and muscle enzyme-activities in monozygous and dizygous twins of both sexes. Acta Physiol Scand. 1977；100(4)：385-92.
10) Alexander RM, et al：The architecture of leg muscles. Multiple muscle systems. Winters JM, et al, eds. Springer-Verlag, 1990. p568-77.

11) Friederich JA, et al:Muscle fiber architecture in the human lower limb. J Biomech. 1990；23(1):91-5.

12) Kawakami Y, et al:Muscle-fiber pennation angles are greater in hypertrophied than in normal muscles. J Appl Physiol (1985). 1993；74(6):2740-4.

13) Kawakami Y, et al:Architectural and functional features of human triceps surae muscles during contraction. J Appl Physiol (1985). 1998；85(2):398-404.

14) Fukunaga T, et al:*In vivo* behaviour of human muscle tendon during walking. Proc Biol Sci. 2001；268(1464):229-33.

15) Fukashiro S, et al:Biomechanical behavior of muscle-tendon complex during dynamic human movements. J Appl Biomech. 2006；22(2):131-47.

16) Roberts TJ, et al:Muscular force in running turkeys:The economy of minimizing work. Science. 1997；275(5303):1113-5.

17) Murray WM, et al:Scaling of peak moment arms of elbow muscles with upper extremity bone dimensions. J Biomech. 2002；35(1):19-26.

18) Koo TKK, et al:In vivo determination of subject-specific musculotendon parameters:applications to the prime elbow flexors in normal and hemiparetic subjects. Clin Biomech (Bristol, Avon). 2002；17(5):390-9.

19) Schuenke M, et al:General Anatomy and Musculoskeletal System (Thieme Atlas of Anatomy). Thieme Medical Pub, 2006.

20) 野崎大地:筋活動レベルは関節トルクに応じてどのように調節されているのか？ ―二関節筋の存在が意味すること―. バイオメカニクス研. 2005；9(1):3-9.

21) Hamilton AFD, et al:The scaling of motor noise with muscle strength and motor unit number in humans. Exp Brain Res. 2004；157(4):417-30.

22) Nozaki D, et al:Muscle activity determined by cosine tuning with a nontrivial preferred direction during isometric force exertion by lower limb. J Neurophysiol. 2005；93(5):2614-24.

23) Todorov E:Cosine tuning minimizes motor errors. Neural Comput. 2002；14(6):1233-60.

24) Zajac FE, et al:Determining muscles force and action in multi-articular movement. Exerc Sport Sci Rev. 1989；17:187-230.

25) Hirashima M:Induced acceleration analysis of three-dimensional multi-joint movements and its application to sports movements. Theoretical Biomechanics. Klika V, ed. InTech, 2011, p303-18.

26) Seth A, et al:OpenSim:Simulating musculoskeletal dynamics and neuromuscular control to study human and animal movement. PLoS Comput Biol. 2018；14(7):e1006223.

27) Hiasa Y, et al:Automated muscle segmentation from clinical ct using Bayesian U-Net for personalized musculoskeletal modeling. IEEE Trans Med Imaging. 2020；39(4):1030-40.

28) Fukuda N, et al:Efficient musculoskeletal annotation using free-form deformation. Sci Rep. 2024；14(1):16077.

29) Blemker SS, et al:Three-dimensional representation of complex muscle architectures and geometries. Ann Biomed Eng. 2005；33(5):661-73.

30) 平島雅也:運動解析装置および運動解析方法. 特開2017-037553.

1 運動療法に役立つ スポーツ科学の要点

❷ 身体運動を制御する神経系の構造と機能

野崎大地

1 神経系による運動調節の必要性

　身体運動は最終的には，脊髄運動ニューロンが活動することにより生じた筋の収縮が骨に伝達されることによって生じる。これは，身体運動の実行に必要な制御のすべてが脊髄運動神経細胞に収束していることを意味している。Sherringtonが脊髄運動ニューロンを「運動の最終共通経路」と呼んだ所以である。本項では，まず脊髄運動ニューロンを中心とした脊髄神経回路のもつ基本的調節機能について概観する。また，脊髄神経回路のもつ重要な性質である，リズミックな運動のパターン生成器としての性質についても触れる。

　こうした基本的な調節機能を有する脊髄神経回路は，一次運動野などの大脳皮質，小脳，大脳基底核の働きによって使いこなされることによって，初めて状況に応じた柔軟な身体運動の実行が可能になる。運動の実行に関わるこれらの運動関連領域の働きについても解説する。

2 脊髄神経回路

　ある一定の姿勢を維持する場合，関節が伸ばされると，それに常に抗うように筋が収縮する仕組みがあれば都合がよい。このようなネガティブフィードバックの仕組みを実装している最も単純な脊髄神経回路が，「単シナプス性伸張反射回路」である。筋に備わっている筋紡錘は，筋が伸ばされるとその伸長量（および伸長速度）を検出し，その程度に応じて発生する神経インパルスを脊髄に伝達する。筋紡錘由来のⅠa求心性神経線維はα運動ニューロンと単シナプス性の興奮性結合をもつことから，結果的に筋の収縮を促すことになる（図1A）。

　筋への一定伸張刺激が脊髄α運動ニューロンに及ぼす影響は，このネガティブフィードバック回路の感度を表す。低い感度はネガティブフィードバックの機能を果たさないが，逆に高い感度もシステムを不安定化させるため，運動に応じた適切な感度調節が重要とな

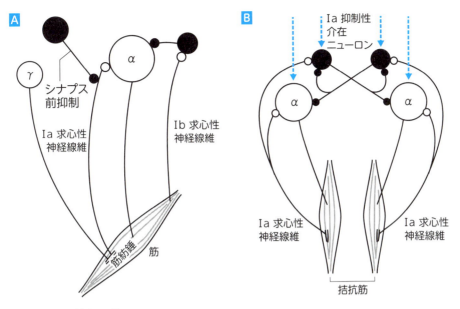

図1 ● 脊髄神経回路
A：単シナプス性伸張反射回路
B：相反性抑制神経回路

る。たとえば歩行運動においては，ヒラメ筋の単シナプス性伸張反射の感度が遊脚期後半から着地に向けて高まることで着地時の身体の安定性の確保に寄与する一方，遊脚期前半では減少するなど，歩行のフェイズに応じた合目的的な調節が行われている[1]。立位の安定的な維持という観点からは意外なことであるが，立位維持中の単シナプス性伸張反射の感度は，水中や無重力環境下のように重力の作用が減弱された環境でむしろ高くなることが知られており[2, 3]，前述した通り，高い感度が安定性を必ずしも高めるというわけではない。事実，立位中の感度は，立位を安定に維持する能力が低下していると考えられる高齢者のほうが若年齢者より高い[4]。

単シナプス性伸張反射の感度の調節には，主にγ運動ニューロンの活動による錘内筋の収縮，Ⅰa求心性線維性神経線維端末へのシナプス前抑制，の2つの機構が関与しているものと考えられている（図1A）。γ運動ニューロンは筋紡錘自体が備えている筋線維（錘内筋）を支配しており，錘内筋の収縮は筋紡錘の感度を高める機能をもつ。たとえば，α運動ニューロンの活動によって筋収縮が生じるとき，このγ運動ニューロンが同時に活動することで筋紡錘の弛緩とそれに伴う感度の低下が抑えられる（α-γ連関）。シナプス前抑制は，α運動ニューロンへの影響を選択的に減弱する仕組みであり，脊髄損傷者の筋の痙性はシナプス前抑制機能の低下と関連することが指摘されている[5]。

さて，このような反射性の筋収縮によって関節に運動が生じると，拮抗筋が必然的に伸ばされてしまうことに注意しよう。ここで拮抗筋にも再び伸張反射が生じてしまうと，関節には逆方向の動きが生じ，それがさらにその拮抗筋（もともとの主動筋）の反射が誘発

する，というように拮抗筋群の間に連鎖的な筋活動を生じさせてしまうことになる。ところが実際には，Ia求心性神経線維は抑制性の介在ニューロンを介して拮抗筋を支配する運動ニューロンを抑制する（相反性抑制神経回路），という巧妙な仕組みが存在しているため（図1B），拮抗筋に反射が生じることはない。随意的な筋収縮に伴って拮抗筋に伸張反射が生じないのも，上位中枢からの運動指令が当該筋の運動ニューロンを賦活すると同時に，Ia抑制性介在ニューロンを賦活するからである[6]。

筋線維と骨をつなぐ腱のゴルジ腱器官は，腱に加わる張力の情報を検出し，筋を支配する運動ニューロンに抑制性の作用を及ぼす（図1A）。かつては，筋に大きな力が発生したときに筋活動を抑える，というような防御的な役割のみが想定されていたが，近年，ゴルジ腱器官の情報は筋力の調節などに大きな機能的役割を果たしていることも指摘されている。皮膚に侵害刺激を受けたときには，刺激を受けた四肢を引っ込める（屈曲する）と同時に，その屈曲動作を助けるために反対側の四肢を突っ張る（伸展させる）のが合目的的である。このような屈曲反射，交叉性伸展反射も脊髄内の神経回路の働きによって生じている。

脊髄内には運動ニューロンに対し，その30倍もの介在ニューロンが存在しているが，実際にこうした介在ニューロンがどのような機能的役割を果たしているかは，よくわかっていなかった。近年開発された，サルの脊髄に電極を埋め込み運動課題遂行中の脊髄ニューロンから慢性的に信号を記録する方法により，たとえば運動遂行中には皮膚感覚が減弱するというような，これまで心理物理学的に知られてきた知見が脊髄神経回路によって達成されていること[7]，複数の筋群が協働筋として働くときの脊髄介在ニューロンの働き[8]，随意運動時には伸長される筋からの固有感覚求心性入力が選択的に抑制される[9]など，様々な機構がしだいに明らかになりつつある。

3 歩行と脊髄パターン発生回路

脊髄神経回路が大きく貢献していると考えられているのが，歩行運動などに必要なリズム的な筋活動を生み出す中枢パターン発生回路としての働きである。Brownは1911年に，脊髄を脳から切り離し，さらに脊髄に入る求心性神経線維を切断しても，伸筋と屈筋が交替性に活動することを報告した[10]。この観察に基づき，彼は，四肢にリズミックな運動を創り出すための神経回路として，伸筋と屈筋を支配する介在ニューロン群が互いに抑制し合うhalf-center modelを提唱した。このような神経回路が脊髄に備わっていれば，脳はリズミックな活動の指令を筋に逐一送る必要がなくなる。Shikらは中脳ネコをトレッドミル上に固定し，ベルトを動かすとともに，中脳歩行誘発野（midbrain locomotor region：MLR）と呼ばれる脳幹の領域に一定電気刺激を加えると，四肢に歩行様の運動が

出現することを見出した[11]。ヒトにおいても，脊髄硬膜外に埋め込んだ刺激電極による電気刺激[12]や脊髄への非侵襲的な磁気刺激[13]を加えることにより，下肢に歩行様の筋活動，運動が誘発されることが示されている。

4 運動実行に関わる大脳皮質

　一次運動野 (図2)[14] は中心溝の前方に位置しており，領域によって支配する身体部位が大まかに決まっている (ペンフィールドの地図)。精緻な制御を要する手，指，口などを支配する領域は相対的に広い領域を占めている。一次運動野には，皮質脊髄路を通じて脊髄に直接下降する出力ニューロンが多数存在している。かつては，一次運動野ニューロンは単純に，ある筋を支配する脊髄運動ニューロンに結合・支配していると考えられていたが，実際には一次運動野ニューロンの軸索は脊髄で分枝を出し脊髄の多数のニューロンと接続していることが明らかとなった。つまり，一次運動野ニューロンはそれが支配する脊髄運動ニューロンや脊髄介在ニューロンとともに1つの機能単位を構成しており，この機能単位の活動が様々に組み合わされることで，合目的的な身体運動が実現されていると考えたほうがよい。実際，一次運動野ニューロンは，筋力のような単純な変数よりも，たとえば，ターゲットに向かって手を伸ばす運動 (腕到達運動) 中の手の運動方向のような，より複雑な動作パラメータを符号化していると考えられている。とはいえ，現在のところ，一次運動野ニューロンが動作のどのような特徴を符号化しているのか，という問題は決着がついていない。しかし，近年は多数の神経細胞の活動が同時に記録できるようになっており，神経細胞集団全体の振る舞いについての分析も進んでいる[15]ことから，理解が進むことが期待される。

　一次運動野は，高次の運動野 (運動前野，補足運動野等) (図2)[14] から，実行すべき運動についての様々な情報を受け取っている[16]。運動前野のニューロンは，視覚的な情報を運動実行につなげる役割を担っている。たとえば運動前野背側部のニューロンは，リーチング運動においては運動ターゲットを符号化し，これから実行するべき運動の方向，大きさの情報を一次運動野に伝達している。また，様々な視覚情報に応じて，どちらの手を使うか，どのような動作を行うか，などの運動の構成を行っていると考えられている。一方，運動前野腹側部，特に後方部のニューロンは，外部の視覚座標系での対象物の位置を適切な運動に変換する機能を果たしている可能性が指摘されている。また，特に運動前野の腹側前部の領域は，自分自身が，ある目標物に対して特定の動作 (物を摘むなど) を行うときだけでなく，ほかの個体が同じ動作を行うときにも活動するという，いわゆる「ミラーニューロン」が存在する領域としても知られている。

　運動前野が視覚情報に基づいて適切な動作を構成するのに役立っているのに対し，補足

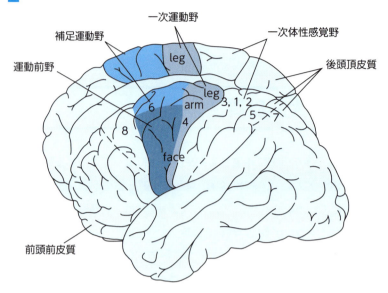

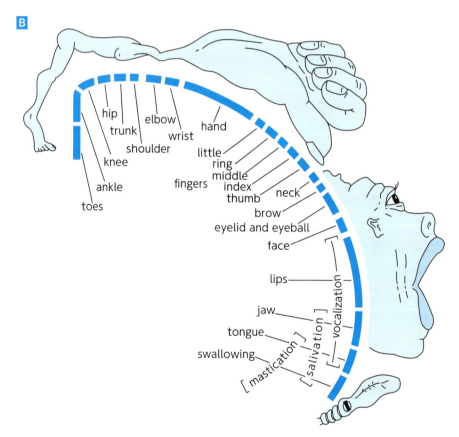

図2 ● 運動実行に関わる大脳皮質
A：運動関連領野
B：ペンフィールドのホムンクルス（一次運動野）

（文献14より改変引用）

運動野のニューロンは，たとえば記憶に基づいて次々に一連の動作を行うなど，記憶依存性の運動を行うときに重要な役割を果たしていると考えられている。また，補足運動野は特に両手運動時に特異的に活動が増加することも知られており，実際に補足運動野を切除したサルは両手の協調動作ができなくなるという[17]。

5 小脳と大脳基底核

　小脳が障害されると，目を閉じて鼻先まで指を動かすような運動課題の遂行が困難になることなどの症例から，フィードバックに頼らない運動制御において小脳が大きな役割を果たしていると考えられている。適切な運動指令をフィードバック信号に頼らずに，予測的に出力するような制御の仕組みをフィードフォワード制御と呼ぶ。この制御器が備えるべき重要な性質が「適応性」である。運動を実行する環境は絶えず変化し，様々な道具を使いこなす必要もある。また，我々の身体の特性も一定ではなく，成長，発育，加齢に伴って変化する。このような「変化」する状況下では，画一的な運動指令を出力する制御器は役に立たない。変化に応じて柔軟に制御器が組み替えられる性質が不可欠であり，こうした性質ゆえに小脳が運動学習の座と考えられてきたのである。

　実際，小脳には，このような運動学習を行うための仕組みが備わっている[18]。小脳皮質は，苔状線維および登上線維の2つの経路から入力を受け取る。大まかに分類すれば，苔状線維は大脳皮質から運動指令の信号を伝達し，一方，登上線維は運動誤差の信号を伝達している（図3）[14]。運動指令が運動誤差を伴う場合，運動指令に対するプルキンエ細胞の応答性が減弱する（長期抑圧）。この結果として，ある運動指令が入力されたときの小脳からの出力は変調され，小脳からの出力が再び大脳皮質に送り返される過程で大脳皮質の活動に変化を及ぼす。このような変化は，運動誤差がなくなるまで続くはずであり，その

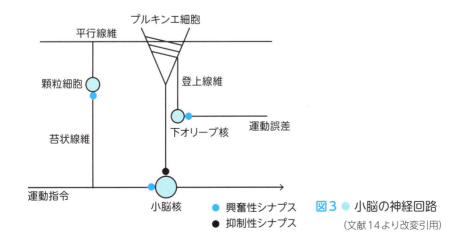

図3 ● 小脳の神経回路
（文献14より改変引用）

記憶は運動指令信号に対するプルキンエ細胞の応答性の減弱として保持される。

　一方，大脳の深い部分に位置する大脳基底核（図4）[14]は，大脳皮質からの入力を線条体で受け，直接路と間接路の2つの経路を経て，淡蒼球内節，黒質網様部から出力する[19]。この出力は，視床を介して再び大脳皮質に戻るループ構造をつくっている。大脳基底核の出力細胞は常に活動しており，持続的な抑制作用を視床に及ぼしている。大脳基底核から興奮性入力が線条体に及ぶと，線条体細胞は，直接路においては大脳基底核出力部の細胞を直接抑制し，一方，間接路においては，淡蒼球外節，視床下核を介して興奮性の作用を大脳基底核出力部に及ぼす。抑制と興奮が入り組んで複雑だが，整理すると，大脳皮質からの入力が増えると，視床への抑制効果が直接路では減少（すなわち視床から大脳皮質へのフィードバック増加），間接路で増加（すなわち視床から大脳皮質へのフィードバック減少）するということになる。大脳基底核に障害を受けると，この抑制，興奮効果のバランスが崩れ，ハンチントン舞踏病のような不規則な不随意運動が生じたり，それとは対照的にパーキンソン病患者にみられるような無動，動作緩徐のような真逆の運動症状が生じたりすることになる。

　大脳基底核の入出力関係は，黒質緻密部に存在するドパミンニューロンが線条体のニュー

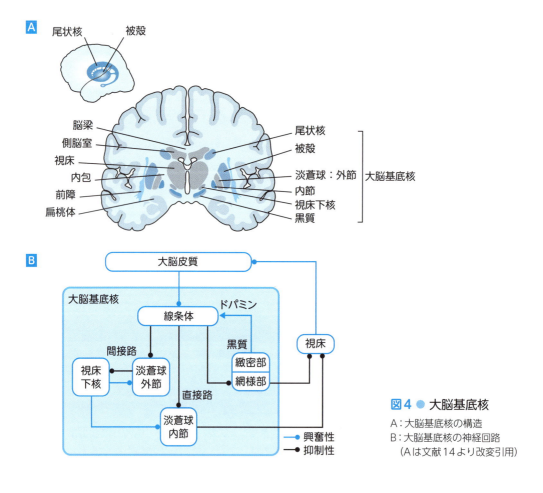

図4 ● 大脳基底核
A：大脳基底核の構造
B：大脳基底核の神経回路
（Aは文献14より改変引用）

ロンに影響を及ぼすことにより調節される。ドパミンニューロンは，予測した報酬と実際に獲得した報酬の違い（報酬予測誤差）に応じて活動することが知られており，これが「強化学習」のアルゴリズム（TDアルゴリズム）と類似していることが注目を集めた[20]。強化学習は，小脳が行っているような運動誤差のような情報を教師信号として用いる「教師ありの学習」とは異なり，得られる報酬を最大化するような方策を試行錯誤的に獲得していく学習のことをさす。大脳基底核のこのような強化学習装置としての働きにより，より大きな報酬を得ることができる行動が選択されるのである。

文献

1) Sinkaer T, et al:Soleus stretch reflex modulation during gait in humans. J Neurophysiol. 1996;76(2):1112-20.

2) Nakazawa K, et al:Effects of loading and unloading of lower limb joints on the soleus H-reflex in standing humans. Clin Neurophysiol. 2004;115(6):1296-304.

3) Miyoshi T, et al:Somatosensory graviception inhibits soleus H-reflex during erect posture in humans as revealed by parabolic flight experiment. Exp Brain Rese. 2003;150(1):109-13.

4) Dietz V:Human neuronal control of automatic functional movements:interaction between central programs and afferent input. Physiol Rev. 1992;72(1):33-69.

5) Morita H, et al:Modulation of presynaptic inhibition and disynaptic reciprocal Ia inhibition during voluntary movement in spasticity. Brain. 2001;124(Pt 4):826-37.

6) Nielsen J, et al:Central control of reciprocal inhibition during fictive dorsiflexion in man. Exp Brain Res. 1995;104(1):99-106.

7) Seki K, et al:Sensory input to primate spinal cord is presynaptically inhibited during voluntary movement. Nat Neurosci. 2003;6(12):1309-16.

8) Takei T, et al:Spinal interneurons facilitate coactivation of hand muscles during a precision grip task in monkeys. J Neurosci. 2010;30(50):17041-50.

9) Tomatsu S, et al:Presynaptic gating of monkey proprioceptive signals for proper motor action. Nat Commun. 2023;14(1):6537.

10) Brown TG:The intrinsic factors in the act of progression in the mammal. Proc R Soc Lond B. 1911;84:308-19.

11) Shik ML, et al:Neurophysiology of locomotor automatism. Physiol Rev. 1976;56(3):465-501.

12) Dimitrijevic MR, et al:Evidence for a spinal central pattern generator in humans. Ann N Y Acad Sci. 1988;860:360-76.

13) Gerasimenko Y, et al:Novel and Direct Access to the Human Locomotor Spinal Circuitry. J Neurosci. 2010;30(10):3700-8.

14) Kandel ER, et al, ed:Principles of Neural Science. 6th ed. McGraw-Hill, 2021.

15) Shenoy KV, et al:Cortical control of arm movements:A dynamical system perspective. Annu Rev Neurosci. 2013;36:337-59.

16) 丹治　順:脳と運動―アクションを実行させる脳―. 第2版. 共立出版, 2009.

17) Brinkman C:Supplementary motor area of the monkey's cerebral cortex:Short-and long-term deficits after unilateral ablation and the effects of subsequent callosal section. J Neurosci. 1984;4(4):918-29.

18) 伊藤正男:運動の神経機構　小脳. 脳神経科学. 伊藤正男, 監. 金澤一郎, 他編. 三輪書店, 2003. p511-23.

19) 木村　實:運動の神経機構　大脳基底核. 脳神経科学. 伊藤正男, 監. 金澤一郎, 他編. 三輪書店, 2003. p524-34.

20) Schultz W:Predictive reward signal of dopamine neurons. J Neurophysiol. 1998;80(1):1-27.

1 運動療法に役立つスポーツ科学の要点

❸ 有酸素運動の生理学的基礎

高橋哲也

1 有酸素運動を可能とする酸素輸送機構

　有酸素運動（aerobic exercise）は，心拍数を一定以上に保ちながら長時間続けることができる低〜中強度の運動である。名前の通り，酸素を利用してエネルギーを産生しながら行う運動であるため「有酸素」という名称がつけられている。運動の種類として一般的にはウォーキング，ジョギング，サイクリング，スイミングなどが有酸素運動に該当するが，これらの運動は対象者の体力レベルや運動強度によっては有酸素運動以上の運動（いわゆる無酸素運動が加わった状態）になることもある。

　有酸素運動の効果には，心血管機能の改善，呼吸機能の向上，筋骨格系の強化，糖質や脂質代謝などの改善などがあり，各種疾患の予防や管理，リハビリテーションに使用されている。

　本項では，まず末梢骨格筋での有酸素運動を可能とする酸素輸送機構について解説し，次に持続的な有酸素運動を可能にするエネルギー基質とエネルギー供給系について解説する。最後に，運動に伴う心血管反応や，呼吸応答についての生理学的基礎について解説する。

　末梢骨格筋での有酸素運動を可能とする酸素輸送機構を理解するためには，「Wassermanの歯車」と呼ばれる細胞呼吸（内呼吸）と肺呼吸（外呼吸）の連関に関するガス輸送機構（図1）[1]が有用である。

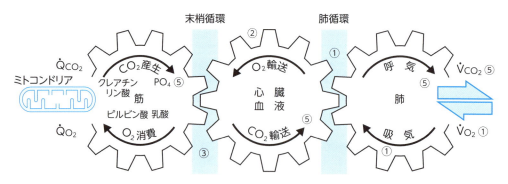

図1 ● 細胞呼吸（内呼吸）と肺呼吸（外呼吸）の連関に関するガス輸送機構　　（文献1より引用）

筋肉が活動をし続けるためには，筋の収縮に使用されるアデノシン三リン酸 (ATP) 産生のために必要な糖や脂肪酸などのエネルギー源に加えて，酸素 (O_2) が筋に供給され続けなければならない。また，ATP産生過程で生じた二酸化炭素 (CO_2) や乳酸 (La) などの代謝産物が，速やかに取り除かれる必要がある。

運動筋の酸素需要の増大に対して，ガス交換系 (呼吸系) が亢進し，体内の酸素を取り込み，ガス輸送系 (循環系) が亢進して十分な酸素を末梢骨格筋に搬送する。この酸素の取り込みから細胞に酸素を届けるまでの過程を，酸素搬送系 (oxygen transport system) という。酸素搬送系は，呼吸系，循環系に加えて，O_2輸送に直接関与する赤血球などの血液の性状やミトコンドリアの機能などにも関連するが，以下にガス交換系 (呼吸系) とガス輸送系 (循環系) を中心に解説する。

1) 肺呼吸での酸素の取り込みと酸素化

肺呼吸 (外呼吸) とは，大気を吸い込んでO_2を肺内に取り込み，血液を酸素化することである。口腔や鼻腔を通して取り込まれた空気中のO_2は，拡散によって肺毛細血管中の血液に移動する。血液中でO_2は赤血球の中にあるタンパク質であるヘモグロビンと結びつき，酸素化された血液が心臓から全身に送られる準備が整う。この肺呼吸に影響する因子は，大気中のO_2濃度〔吸入気酸素分圧 (fraction of inspiratory oxygen：FiO_2)〕や肺胞換気量 (alveolar ventilation：$\dot{V}A$)，肺拡散能，換気血流比 ($\dot{V}A／Q$) などがある。

2) 心臓から全身への血液の拍出

酸素化された血液が，心臓から全身に拍出される。運動を開始するとすぐ1回拍出量 (stroke volume：SV) が増加し，運動強度と比例して心拍数 (heart rate：HR) も増加するので，それらの積，心拍出量 (cardiac output：CO) が増加する。COの増加は，心機能やHR上昇に関わる交感神経活性の亢進などに影響される。

3) 末梢循環による組織への酸素供給

赤血球内のヘモグロビンと結合した酸素 (一部は血漿に溶解) は，動脈血として骨格筋を含む全身の臓器に運ばれる。運動によって骨格筋で酸素が消費されると，筋組織の酸素分圧は低下する。赤血球中のヘモグロビンには酸素分圧に応じて酸素と結合する性質 (O_2親和性) があるため，酸素分圧が低い末梢組織では酸素を遊離する。毛細血管から組織への酸素の拡散は，毛細血管と組織までの距離が関連するため，毛細血管網の構造や血管の密度などが影響する。

4) 組織中ミトコンドリアにおける酸素利用

骨格筋のミトコンドリア内の電子伝達系と酸化的リン酸化によってATPを産生する際

に，酸素を利用する。酸素がなければ電子伝達系が停止し，ATPの産生が行われなくなるため，酸素はミトコンドリアでのエネルギー産生に必須の役割を果たす。

5) CO_2の肺への輸送と呼出

ATP産生過程で生じる代謝産物であるCO_2は，血漿から赤血球内に入り，重炭酸イオン（HCO_3^-）として静脈系で搬送され心臓に戻る。さらに肺循環を介して肺に運ばれて，CO_2として呼出される。

2 持続的な有酸素運動を可能にするエネルギー基質とエネルギー供給系について

運動を継続するためには，筋肉の収縮に使用されるエネルギー源であるATPが持続的に産生される必要がある。ATPはアデノシンと3つのリン酸基が結合して構成されており，ATPアーゼの働きによってリン酸基が1つ分離し，アデノシン二リン酸（ADP）と無機リン酸（Pi）に分解されるときに約7.3kcal/molのエネルギーが放出される。このエネルギーが筋肉の収縮に使われる。

筋肉内に蓄えることができるATP量は限られており，短時間のエネルギー供給には対応できるが，運動継続のためには体内でATPを再合成し続けなければならない。ATPの再合成には，①ATP-クレアチンリン酸（PCr）系，②解糖系，③有酸素系の3種類の代謝過程がある（**図2**）。

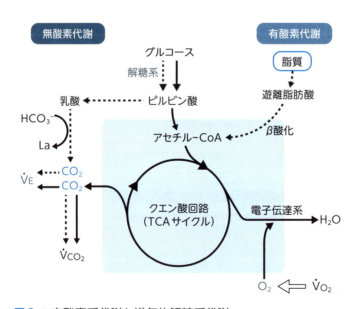

図2 ● 有酸素系代謝と嫌気的解糖系代謝

1) ATP-クレアチンリン酸 (ATP-PCr) 系

高エネルギーリン酸化合物であるPCrがATPと反応して，ADPと無機リン酸 (Pi) に分解される際に，リン酸基がADPに供給され，ATPが再合成される。この仕組みをATP-PCr系という。ATPが再合成される反応は次の式で表現される。

$$ATP + PCr \Leftrightarrow ADP + Cr + Pi$$

ATP-PCr系は高速でATPを再合成するため，高強度運動 (数秒間のスプリントなど) や運動の初期に使用される。しかし，筋肉内のPCrはわずか10秒程度で枯渇してしまうので，運動の持続時間は短い。

2) 解糖系

酸素を使用せずに糖質を利用してATPを産生する仕組みが解糖系 (嫌気的解糖系) である。血液中の糖分 (グルコース) や筋肉や肝臓に蓄えられたグリコーゲンがリン酸化されてピルビン酸に変換される過程でエネルギーが発生し，ATPが生成される。この場合，実質的には4分子生成されるが，2分子は消費されるため，ATPの純産出は2分子である。通常，ピルビン酸は酸素が供給されるとミトコンドリア内でアセチルCoAに変換され，TCAサイクル (tricarboxylic acid cycle) に送られるが，酸素が十分に供給されない状態ではピルビン酸はTCAサイクルに入れず，ピルビン酸がLaに変換され筋肉内に蓄積し，アシドーシスの状態を作り出す。Laは$HCO_3{}^-$で緩衝され，その結果CO_2が産生される。解糖系によるエネルギー供給過程では，Laが筋肉内に蓄積され筋肉のpHが低下し酸性になることで，筋肉の疲労やパフォーマンスの低下を引き起こし，運動の持続時間が約1～3分程度となる。

3) 有酸素系

有酸素系は酸素を利用してATPを再合成する仕組みである。血中のグルコースや筋肉・肝臓に蓄えられたグリコーゲンが解糖系を経てピルビン酸に変換され，ミトコンドリア内でアセチルCoAに変換され，クエン酸回路 (TCAサイクル) に送られる。また，血中の遊離脂肪酸はβ酸化 (脂質代謝) 過程を経てアセチルCoAに変換され，クエン酸回路に送られる。クエン酸回路でのATP産生量は複数の段階を経て，最終的にはグルコース1分子から約30～32分子のATPが生成される。有酸素系の代謝は効率的で，長時間の運動が可能である。この過程を継続するためには，十分な酸素とエネルギー源 (糖質や脂質) が必要である。

3 有酸素運動の処方や評価方法

　有酸素運動の運動処方には，いわゆるFITT-VP，すなわち頻度（frequency），強度（intensity），時間（time：duration or how long），種類（type：mode or what kind），運動量（volume：amount），漸増／改訂（progression／revision）を明確に指示することが重要である。FITT-VPの中でも，有酸素運動を遵守させるためには，強度（intensity）が最も重要である。強度の設定には様々な方法があるが，有酸素性運動の限界〔嫌気性代謝閾値（AT）〕を求めるためには，呼気ガス分析により酸素摂取量（oxygen uptake：$\dot{V}O_2$）や二酸化炭素排出量（carbon dioxide output：$\dot{V}CO_2$），分時換気量（minute ventilation：$\dot{V}E$）などを測定して検出する方法，運動中または運動後に採血によってLa濃度を測定してATを推定する方法，心拍数や血圧の変化によりATを推定する方法，酸素飽和度（SpO_2）の変化をもとにATを推定する方法，運動中の主観的な疲労感や呼吸困難感をもとにATを推定する方法などがあるが，有酸素性運動の限界であるATを求める方法としては，呼気ガス分析法が非侵襲的でリアルタイムのデータ取得が可能という点から有用である。

1) 嫌気性代謝閾値 (AT)

　運動強度が増すと，酸素を利用してエネルギーを再合成する有酸素系代謝を超えるエネルギー需要が生じ，解糖系（嫌気的解糖系）が亢進する。有酸素系代謝の限界を超えた状態では，ピルビン酸はTCAサイクルに入らずLaとなり，LaはHCO₃⁻で緩衝され，その結果CO_2が産生される。このCO_2の増加は動脈血中のCO_2濃度を上昇させるが，その増加を防ぐために換気が亢進し，動脈血CO_2を一定に保とうとする。さらに，CO_2の増加により動脈血中のH⁺濃度が上昇すると，頸動脈小体を刺激して換気がさらに亢進する。このように，有酸素系代謝に加えて解糖系代謝が亢進し，Laの産生が急激に増加する地点，すなわちLaをHCO₃⁻で緩衝した結果生じるCO_2を排出するために換気が亢進しはじめる地点を，ATと呼ぶ（図3）。

　1964年にWassermanが呼気ガス分析から"threshold of anaerobic metabolism"を検出し，その有用性を報告したのが，ATが医学的に使用された始まりである。呼気ガス分析によるAT決定は，表1のような指標から総合的に求められる。

　呼気ガスから求められるATは，換気性作業閾値（ventilatory threshold：VT），血液中のLaの増加からATを決定するのが乳酸性作業閾値（lactate threshold：LT），血中La濃度が4mMolに達した時点を血中乳酸蓄積開始点（onset of blood lactate accumulation：OBLA）などと呼ばれ，様々な形で応用されている。

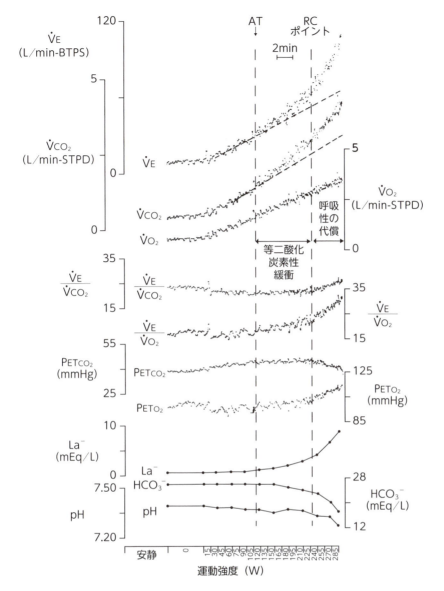

図3 ● 運動負荷試験中の換気関連指標の変化

（文献1より引用）

表1 ● 呼気ガス分析によるAT決定のための指標

①ガス交換比（R）の運動強度（$\dot{V}O_2$）に対する上昇点
②$\dot{V}CO_2$の$\dot{V}O_2$に対する上昇点（$\dot{V}$ slope method）
③$\dot{V}E/\dot{V}CO_2$が増加せずに$\dot{V}E/\dot{V}O_2$が増加する点
④終末呼気二酸化炭素濃度（$PETCO_2$）が変化せずに終末呼気酸素濃度（$PETO_2$）が増加する
⑤$\dot{V}E$の$\dot{V}O_2$に対する上昇点

2) 最大酸素摂取量と最高酸素摂取量

最大酸素摂取量とは，「単位時間当たり個人が体内に摂取できる酸素の最大量」のことで，一般的に値が大きいほど「全身持久力が優れている」と評価される。

最大酸素摂取量はFickの理論式で求められる。最大心拍出量は心予備能力を反映し，最大動静脈酸素含量較差は末梢で酸素がどれだけ利用されたか（利用できるか）により規定されるので末梢骨格筋での酸素抽出能力を反映している。すなわち，最大酸素摂取量は中枢（心臓）と末梢（骨格筋）の双方の最大機能を反映している。

Fickの理論式

最大酸素摂取量＝最大心拍出量×最大動静脈酸素含量較差

（　$\dot{V}O_2$　＝　CO　×　$C(a\text{-}v)O_2$　）

最大酸素摂取量は，$\dot{V}O_2$ max (maximal oxygen uptake) と表現される。$\dot{V}O_2$ maxは，運動負荷量が増加しているにもかかわらず，$\dot{V}O_2$が上昇しなくなった時点の$\dot{V}O_2$である。いわゆる$\dot{V}O_2$のleveling off（頭打ち現象）が認められる。しかし，実際の運動負荷試験中に$\dot{V}O_2$がleveling offするまで被験者を追い込むことは難しい（特に高齢者や疾病罹患者，障害*者は難しい）ために，運動終了時の$\dot{V}O_2$の最高値を最高酸素摂取量（peak $\dot{V}O_2$）として区別する（図4）。peak $\dot{V}O_2$は運動様式で異なり，トレッドミルで得られるpeak $\dot{V}O_2$は，自転車エルゴメーターで得られるpeak $\dot{V}O_2$よりも5〜20％低いといわれている。

$\dot{V}O_2$ maxやpeak $\dot{V}O_2$は，生命予後の指標としても知られている。健常人に加え，心血管病を有する者でもpeak $\dot{V}O_2$が高いほど死亡率が低いことが知られている（図5）[2]。

＊：教育や行政の現場等では，「障がい」と表記する例もありますが，本書では「障害」の用語で統一しています。

3) 運動負荷に伴う呼吸応答のメカニズム

運動強度の変化に伴う換気量の調節，乳酸性アシドーシスへの対応，呼吸性代償点（respiratory compensation point：RCポイント）の概念など，呼吸の生理的応答について解説する。

①運動開始初期の分時換気量（$\dot{V}E$）

$\dot{V}E$は，運動開始初期は運動強度の増加に比例して増加する（図3）。この間，LaやHCO_3^-，pHの変化はなく，安静時とほとんど変わらない。

②嫌気性代謝閾値とその後の呼吸の急激な増加

前述したように，運動強度が増加し，嫌気性代謝閾値以上になると，嫌気性代謝の代謝産物であるLaをHCO_3^-で緩衝した結果生じるCO_2を排出するために，急激に$\dot{V}E$が亢進

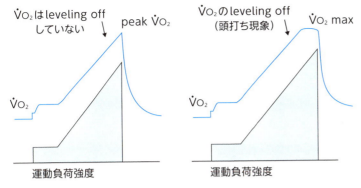

図4 ● 最大酸素摂取量（$\dot{V}O_2$ max）と最高酸素摂取量（peak $\dot{V}O_2$）の違い

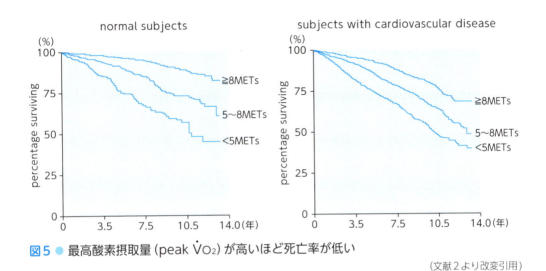

図5 ● 最高酸素摂取量（peak $\dot{V}O_2$）が高いほど死亡率が低い

（文献2より改変引用）

しはじめる。

　運動強度が増加し，嫌気性代謝閾値以上になると，嫌気性代謝の代謝産物であるLaが生成される。このLa$^-$を緩衝するために，HCO$_3^-$が消費され，その結果，CO$_2$が生成される。このCO$_2$を排出するために，急激に$\dot{V}E$が増加しはじめる（図3）。

③二酸化炭素排出量（$\dot{V}CO_2$）と肺胞換気量（$\dot{V}A$）の関係

　$\dot{V}CO_2$は，下記の式で求められる。

$$二酸化炭素排出量（\dot{V}CO_2）＝肺胞換気量（\dot{V}A）×肺胞内二酸化炭素分画（F_ACO_2）$$

　また，$\dot{V}A$をBTPS（body temperature and pressure, saturated with water vapor），$\dot{V}CO_2$をSTPD（standard temperature and pressure〈0℃，760mmHg〉， and dry) で表すと，肺胞気二酸化炭素分圧 (PACO₂) は下記の式で求められる。

$$P_{ACO_2} = 0.863\dot{V}_{CO_2}/\dot{V}_A$$

すなわち，PACO₂を保つためには，$\dot{V}_{CO_2}$が増加するのと併せて，$\dot{V}_A$の増加が必須となり，これにより代謝 (乳酸) 性アシドーシスは補正される。

④isocapnic buffering (等二酸化炭素性緩衝作用)

運動強度が増加するにつれて，$\dot{V}_{CO_2}$の増加に対して$\dot{V}_A$が増加することで，乳酸性アシドーシスの補正が行われる。このことは，isocapnic buffering (等二酸化炭素性緩衝作用) と呼ばれ，この緩衝 ($\dot{V}_{CO_2}$が増加するのと併せて換気量が増加すること) はRCポイントまで続く。

⑤RCポイント以降の変化

運動強度がさらに高まると，HCO_3^-が枯渇し，産生されるLaをHCO_3^-で緩衝できなくなってしまい，乳酸性アシドーシスが強くなる。これに対して，さらに換気を亢進させ，アシドーシスが進行するのを防ごうとする呼吸性代償機転が働く。このさらに換気量が増加するポイントが，RCポイントといわれる (図3)。RCポイントを超えると，これまで変化しなかった$\dot{V}_E/\dot{V}_{CO_2}$の関係は上昇に転ずる (図3)。RCポイント以降はpHの低下が顕著になり，運動の限界も近いことが想像できる。

4 有酸素運動の効果

これまでも有酸素運動の効果として，全身持久力の向上，脂質異常症，高血圧，糖尿病，肥満などの動脈硬化危険因子の予防と改善など多様な効果が報告されてきた。さらに近年の研究では，健常成人におけるTNF-αの減少[3]，中高年におけるCRP，TNF-α，IL-6の減少[4]が報告されており，有酸素運動の慢性炎症軽減効果が示されている。これらの抗炎症効果は，心血管疾患や代謝性疾患の予防に寄与する可能性がある。また，社会の高齢化に伴い，認知症の増加が大きな社会問題となっている。認知症の発症により医療や介護の負担が増大しているため，早期診断と介入，予防策の強化が求められている。

認知症の予防には，健康的な生活習慣の導入に加え，有酸素運動が推奨されており，有酸素運動による軽度認知障害 (mild cognitive impairment：MCI) をもつ高齢者の認知機能改善効果も報告されている[5]。さらに，有酸素運動が代謝，免疫機能，そして精神的健康に影響を与える腸内細菌叢 (腸内マイクロバイオーム) の構成と機能を変化させ，腸内の多様性を増加させることも報告されており[6]，有酸素運動の多様な効果についての検証が進んでいる。

文献

1) Wasserman K：運動負荷テストとその解釈．運動負荷テストの原理とその評価法—心肺運動負荷テストの基礎と臨床．谷口興一，他監訳．南江堂，1999，p3，p32．

2) Myers J, et al：Exercise capacity and mortality among men referred for exercise testing. N Engl J Med. 2002；346(11)：793-801.

3) Zheng G, et al：Effect of aerobic exercise on inflammatory markers in healthy middle-aged and older adults：a systematic review and meta-analysis of randomized controlled trials. Front Aging Neurosci. 2019；11：98.

4) Wang YH, et al：Effects of aerobic exercise on inflammatory factors in healthy adults：a meta-analysis. Eur Rev Med Pharmacol Sci. 2022；26(12)：4163-75.
doi：10.26355/eurrev_202206_29053.

5) Ahn J, et al：Effects of aerobic exercise on global cognitive function and sleep in older adults with mild cognitive impairment：A systematic review and meta-analysis. Geriatr Nurs. 2023；51：9-16.

6) Mailing LJ, et al：Exercise and the gut microbiome：a review of the evidence, potential mechanisms, and implications for human health. Exerc Sport Sci Rev. 2019；47(2)：75-85.

1 運動療法に役立つスポーツ科学の要点
❹ 体力・運動能力の測定・評価

東郷史治

1 健康関連体力

　これまでに提示されている体力の概念によると，体力は大きく身体的要素と精神的要素にわけられている。さらに，どちらの要素も行動体力と防衛体力に区別され，それぞれには行動を起こす能力と，抵抗や免疫力などの身体を守る能力が含まれている。

　これらのうち，健康の保持・増進や生活習慣病の予防と治療，QOLの維持・向上に関連する体力は健康関連体力 (health-related fitness) と呼ばれ，これは全身持久力，筋力・筋持久力，柔軟性，身体組成などから構成される。これらは長く運動を続けたり，怪我や障害を生じることなく自立した日常生活を送ったりする上で必要な基本的能力であり，人の運動能力の一部分である (図1，2) [1, 2]。

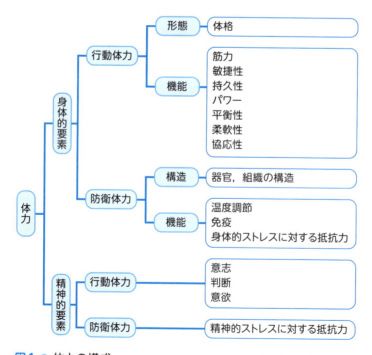

図1 ● 体力の構成　　　　　　　　　　　　　　(文献1より改変引用)

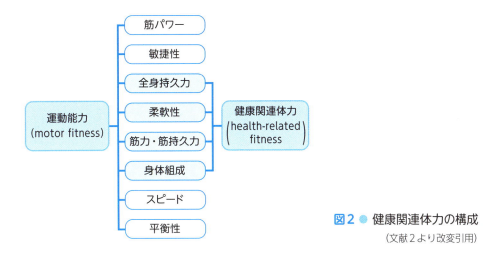

図2 ● 健康関連体力の構成
(文献2より改変引用)

2 全身持久力の測定

　全身持久力の指標には，測定の際に最大努力を必要とする最大酸素摂取量が，一方，最大下の努力で測定できるPWC170，PWC75％HRmax，無酸素性作業域値などが用いられている。

1) 最大酸素摂取量 (表1)[3]

①直接法

　最大酸素摂取量を直接的に計測する場合，運動中の呼気ガスの量や酸素と二酸化炭素の濃度を測定し，単位時間あたりの酸素摂取量の最大値を求める。呼気ガスはダグラスバッグで一定時間集めたもの，あるいは呼気ガス分析装置を使用して1呼吸ごとのものを分析する。運動としてはトレッドミル上を走行するか，あるいは自転車エルゴメーターで自転車駆動をするのが一般的である。

　運動負荷の設定プロトコールには様々なものがあるが，通常，軽い運動強度から開始して，しだいに負荷を増加させていき，最終的には最大努力を発揮させるようにする。最大努力の到達基準としては，①酸素摂取量がプラトーになる，②年齢から推定される最高心拍数(220－年齢)にほぼ達している，③呼吸商が1以上である，④血中乳酸濃度が10mmol/L以上である，⑤主観的運動強度が19あるいは20(「非常にきつい」レベル)である，の条件のうち2つ以上を満たしていることが必要である。

②推定法

　最大酸素摂取量の推定法では，いくつかの最大下の強度の運動時での心拍数を計測する。一定レベル以上の運動強度では，心拍数，仕事量，酸素摂取量の間の関係はほぼ直線

表1 ● 体重当たり最大酸素摂取量 (mL/kg/分) の評価表

	年齢 (歳)	20～24	25～29	30～34	35～39	40～44	45～49	50～54	55～59	60～64
男性	非常に優れている	65.0～	60.0～	52.6～	51.3～	49.9～	48.5～	47.2～	45.8～	44.4～
	かなり優れている	51.0～64.9	49.5～59.9	48.0～52.5	46.5～51.2	44.9～49.8	43.4～48.4	41.9～47.1	40.4～45.7	38.9～44.3
	優れている	47.1～50.9	45.6～49.4	44.1～47.9	42.6～46.4	41.0～44.8	39.5～43.3	38.0～41.8	36.5～40.3	35.0～38.8
	ふつう	39.2～47.0	37.7～45.5	36.2～44.0	34.6～42.5	33.1～40.9	31.6～39.4	30.1～37.9	28.6～36.4	27.1～34.9
	劣 る	35.3～39.1	33.8～37.6	32.3～36.1	30.8～34.5	29.2～33.0	27.7～31.5	26.2～30.0	24.7～28.5	23.1～27.0
	かなり劣る	～35.2	～33.7	～32.2	～30.7	～29.1	～27.6	～26.1	～24.6	～23.0
女性	非常に優れている	53.0～	51.0～	41.0～	39.5～	37.0～	35.5～	33.0～	31.5～	29.5～
	かなり優れている	39.8～52.9	38.1～50.9	36.4～40.9	34.8～39.4	33.1～36.9	31.4～35.4	29.7～32.9	28.0～31.4	26.3～29.4
	優れている	37.1～39.7	35.4～38.0	33.7～36.3	32.0～34.7	30.3～33.0	28.6～31.3	27.0～29.6	25.3～27.9	23.6～26.2
	ふつう	31.5～37.0	29.8～35.3	28.1～33.6	26.4～31.9	24.8～30.2	23.1～28.5	21.4～26.9	19.7～25.2	18.0～23.5
	劣 る	28.8～31.4	27.1～29.7	25.4～28.0	23.7～26.3	22.0～24.7	20.3～23.0	18.6～21.3	16.9～19.6	15.3～17.9
	かなり劣る	～28.7	～27.0	～25.3	～23.6	～21.9	～20.2	～18.5	～16.8	～15.2

(文献3より引用, 一部改変)

関係にあることから, 測定で得られた各個人での関係式に基づいて, 年齢から推定される最高心拍数 (220－年齢) に相当する酸素摂取量を最大酸素摂取量とする。運動としてはトレッドミル上を走行するか, あるいは自転車エルゴメーターで自転車駆動をするのが一般的であり, 同時に呼気ガスも測定する方法と, 心拍数のみを測定する方法がある。後者の場合, 運動強度と酸素摂取量の関係は個人間で変わらないと仮定して, あらかじめ調べられている両者の間の関係式を用いて推定する。

しかし実際には, 最高心拍数は必ずしも同一年齢で一定ではないこと, 最大下での運動強度が同じであっても心拍数は測定日時によっては5拍/分程度変動する可能性があること, 運動強度と酸素摂取量の関係 (運動効率) には個人差が存在することなどから, 最大酸素摂取量の推定値には少なくとも10～15％の誤差が生じる可能性があると考えられている。さらに, 心拍数を低下させるような薬を服用している有疾患者では, 最大酸素摂取量の推定値が過大評価されてしまう傾向があるので, 注意が必要である。

近年, 運動中の心拍数と身体運動の加速度をモニタリングするウェアラブルデバイスで, 最大酸素摂取量の推定値を取得することも可能となった。ただし, その推定値の誤差は10％程度であることが指摘されている。

2) PWC170, PWC75％HRmax (表2, 3) [4, 5]

これらの指標は，自転車駆動での一定レベル以上の運動強度で認められる運動強度と心拍数の間の直線関係を利用して求められる。いくつかの最大下運動強度での自転車駆動中の心拍数を計測し，運動強度と心拍数の関係を算出する。PWC170は，心拍数が170拍/分に相当する運動強度である。ただし，最高心拍数は加齢とともに減少するので，170拍/分

表2 ● PWC75％HRmax (W) の評価表

	年齢（歳）	19〜24	25〜29	30〜34	35〜39	40〜44	45〜49	50〜54	55〜59	60〜64	65〜69
男性	非常に優れている	192〜	188〜	184〜	180〜	176〜	171〜	167〜	163〜	159〜	155〜
	かなり優れている	173〜191	169〜187	165〜183	161〜179	157〜175	153〜170	149〜166	145〜162	140〜158	136〜154
	優れている	154〜172	150〜168	146〜164	142〜160	138〜156	134〜152	130〜148	126〜144	122〜139	118〜135
	ふつう	136〜153	131〜149	127〜145	123〜141	119〜137	115〜133	111〜129	107〜125	103〜121	99〜117
	劣る	117〜135	113〜130	109〜126	105〜122	100〜118	96〜114	92〜110	88〜106	84〜102	80〜98
	かなり劣る	〜116	〜112	〜108	〜104	〜99	〜95	〜91	〜87	〜83	〜79
女性	非常に優れている	117〜	115〜	113〜	111〜	109〜	107〜	105〜	103〜	101〜	99〜
	かなり優れている	106〜116	104〜114	102〜112	100〜110	98〜108	96〜106	94〜104	91〜102	89〜100	87〜98
	優れている	95〜105	93〜103	91〜101	88〜99	86〜97	84〜95	82〜93	80〜90	78〜88	76〜86
	ふつう	83〜94	81〜92	79〜90	77〜87	75〜85	73〜83	71〜81	69〜79	67〜77	65〜75
	劣る	72〜82	70〜80	68〜78	66〜76	64〜74	62〜72	60〜70	58〜68	56〜66	54〜64
	かなり劣る	〜71	〜69	〜67	〜65	〜63	〜61	〜59	〜57	〜55	〜53

（文献4より改変引用）

表3 ● 体重当たりPWC75％HRmax (W／kg) の評価表

	低い		やや低い		普通		やや高い		高い	
	1〜	10%	11〜	30%	31〜	70%	71〜	90%	91〜	100%
男性計		1.3	1.4	1.6	1.7	2.1	2.2	2.5	2.6	
（男性30代）		1.5	1.6	1.9	2.0	2.3	2.4	2.7	2.8	
（男性40代）		1.4	1.5	1.7	1.8	2.1	2.2	2.4	2.5	
（男性50代）		1.3	1.4	1.5	1.6	2.0	2.1	2.5	2.6	
（男性60代）		1.1	1.2	1.3	1.4	1.6	1.7	2.1	2.2	
女性計		1.2	1.3	1.4	1.5	1.8	1.9	2.1	2.2	
（女性30代）		1.4	1.5	1.6	1.7	2.0	2.1	2.2	2.3	
（女性40代）		1.2	1.3	1.5	1.6	1.8	1.9	2.1	2.2	
（女性50代）		1.2	1.3	1.3	1.4	1.7	1.8	1.9	2.0	
（女性60代）		1.0	1.1	1.2	1.3	1.5	1.6	1.7	1.8	

（文献5より改変引用）

のときの生体に対する負担度は，相対的には高齢者のほうがより若い人と比較して高くなる。一方，PWC75％HRmaxは，各個人の性別と年齢から推定される最高心拍数の75％に相当する運動強度である。したがってこの場合，年齢によらず身体の負担度 (生理的運動強度) は同一となる。

3) 無酸素性作業域値

トレッドミルの速度あるいは自転車エルゴメーターのペダルにかかる負荷を，非常に遅いあるいは軽いレベルからしだいに増加させていくと，疲労物質の1つである乳酸の血中濃度，あるいは1分間あたりの換気量に，ある地点以降で急激な増加が観察される。この地点 (閾値) での酸素摂取量，トレッドミルの速度，あるいは自転車エルゴメーターのペダル負荷を，乳酸性作業閾値，あるいは換気性作業閾値という。

これらの閾値は無酸素性作業閾値と呼ばれ，この閾値以下の負荷では酸素を利用したエネルギー産生により運動を継続できるが，この値を超えると酸素を利用せずに産生されるエネルギーも利用して運動をすることになる。無酸素性作業閾値は，多くの場合，最大酸素摂取量のほぼ40〜60％に相当する強度でみられることや，最大酸素摂取量，持久性トレーニングの効果，そして毛細血管数との間にも密接な関係があることが示唆されている。

3 筋力の測定

脚力，握力，背筋力などがあるが，いずれも健康関連体力の筋力を評価する指標として重要である。

1) 脚力

歩行，階段の上り下り，椅子からの立ち上がりなどの日常生活時の基本動作を遂行するためには，大腿四頭筋の大きな筋力発揮が必要となる。大腿四頭筋は身体の移動や体重の支持に必要な筋肉であり，したがって健康関連体力として大腿四頭筋の機能は重要である。その指標の1つとして，膝伸展力が用いられている。膝伸展力は，たとえば，仰臥位で膝を直角に曲げた状態のままで静的に発揮される伸展力の最大値を測定し，評価される (**表4**)[6]。

2) 握力

握力は手を握る動作での静的に発揮される力で，その最大値は，高齢者では全身の静的筋力を代表するものとして用いられる場合がある。若年成人では，握力とそのほかの部位の筋力などの間にはほとんど関連がみられない一方で，高齢者では，握力は膝伸展力

表4 ● 膝伸展力（kg）の評価表

年齢（歳）	男性					女性				
	かなり劣る	劣る	普通	優れている	かなり優れている	かなり劣る	劣る	普通	優れている	かなり優れている
15～19	～42	43～54	55～66	67～77	78～	～28	29～35	36～43	44～50	51～
20～24	～40	41～52	53～63	64～75	76～	～26	27～34	35～41	42～49	50～
25～29	～38	39～50	51～61	62～73	74～	～25	26～32	33～40	41～48	49～
30～34	～36	37～48	49～59	60～71	72～	～23	24～31	32～39	40～46	47～
35～39	～34	35～45	46～57	58～69	70～	～22	23～30	31～37	38～45	46～
40～44	～32	33～43	44～55	56～66	67～	～21	22～28	29～36	37～43	44～
45～49	～30	31～41	42～53	54～64	65～	～19	20～27	28～34	35～42	43～
50～54	～27	28～39	40～51	52～62	63～	～18	19～25	26～33	34～41	42～
55～59	～25	26～37	38～48	49～60	61～	～16	17～24	25～32	33～39	40～
60～64	～23	24～35	36～46	47～58	59～	～15	16～23	24～30	31～38	39～
65～69	～21	22～33	34～44	45～56	57～	～14	15～21	22～29	30～36	37～
70～74	～19	20～30	31～42	43～54	55～	～12	13～20	21～27	28～35	36～
75～79	～17	18～28	29～40	41～51	52～	～11	12～18	19～26	27～34	35～
80～84	～15	16～26	27～38	39～49	50～	～9	10～17	18～25	26～32	33～

（文献6より改変引用）

や背筋力などとの間に相関関係が認められ，健康関連体力の指標の1つとして用いられている。

3) 背筋力

背筋は抗重力筋の1つで，その力は姿勢を維持するために必要となる。簡易的な測定では，やや前傾した姿勢から上体を起こす動作での静的に発揮される最大の力を計測する。その際には，背筋を痛めたり腰痛を生じたりすることがあることから，中高年者では背筋力の測定を控える場合もある。

4 筋持久力の測定

筋持久力の指標には，上体起こしが多く用いられている。上体起こしは，体幹の筋肉である腹筋を主に用いる動作である。測定は，仰向けで両腕を胸の前で組み，両膝を90度に曲げた姿勢から両肘と大腿部がつくまで上体を起こす動作を，30秒間にできるだけ多く繰り返し，その回数を計測する。

5 柔軟性（長座体前屈）の測定

　身体の柔軟性が高いと，筋肉が柔軟で関節の可動域が大きく，それにより日常生活動作を含む身体運動をスムーズに行うことや，障害の発生を予防することができる。

　上腿の裏側と腰部の柔軟性を評価する長座体前屈は，両膝を伸ばした座位姿勢で，腰関節を前屈させる動作である。測定は，壁に背中をつけた長座姿勢で腕を両脚の上に伸ばしたときの指先位置をスタートとし，その後，腰関節を前屈させたときに指先が最も前方に到達する地点までの長さを計測する。測定時には，膝を曲げない，反動をつけない，片手だけ伸ばさないように注意する。柔軟性は立位体前屈で測定することもできるが，立って頭を下げた姿勢は腰を痛めたり，バランスを崩したりしやすく，中高年者では脳血管系事故や転倒の危険性を高めるため，長座体前屈のほうが安全に行える。

6 児童生徒での測定・評価

　学校などでは，文部科学省が1999年に公表した「新体力テスト」が実施されている。このテストにおいても健康関連体力に関わる項目（全身持久力，筋力，筋持久力，柔軟性）が含まれている（図3）[7]。なお，評価については，文部科学省が作成した「新体力テスト実施要項」に詳細が記載されている（この資料はインターネット上で閲覧可能である）。

　全身持久力の測定・評価には持久走と20mシャトルランが用いられている。持久走では，男子では1,500m，女子では1,000mを走るのに要する時間を計測する。20mシャトルランでは，20m間隔で引かれた2本の線の間を，徐々に速くなる音声の合図に合わ

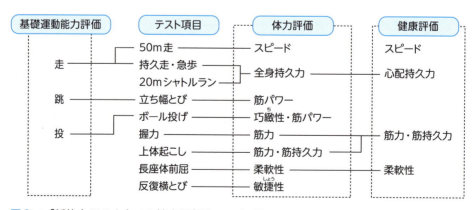

図3 ●「新体力テスト」での健康評価とテスト項目

（文献7より引用）

せて往復し，どこまで合図に合わせて走れるかを測定する。結果から，最大酸素摂取量を推定することも可能である。

7 体力測定・評価に関する留意事項

　体力測定では最大努力を必要とする場合も多いため，実施前にはストレッチング*などの準備運動をして事故や障害の発生を予防するようにする。また熱中症などに対する安全対策を講じる。さらに，高齢者や有疾患者については事前に医師の許可を得ておくのが望ましい。

　測定機器の動作確認等も，測定時の安全確保の点で重要である。また測定値は，性と年齢ごとに区分された基準をもとに評価する。

　＊：「ストレッチ」と称し，筋肉等を伸張する運動のことを指す場合もありますが，本書では，本来の一連の体操，運動プログラムとしての伸張運動は「ストレッチング」として統一しています。

文献

1) 猪飼道夫, 他：体育の科学的基礎. 東洋館出版社, 1965, p102.
2) Pate RR：A new definition of youth fitness. Phys Sportsmed. 1983；11：77-83.
3) 小林寛道：日本人のエアロビックパワー―加齢による体力推移とトレーニングの影響. 杏林書院, 1982, p265-6.
4) 宮下充正, 他編著：運動療法ガイド―正しい運動処方を求めて. 第2版. 日本医事新報社, 1994, p20.
5) 宮下充正, 他：健康づくりのための活動体力測定開発事業報告書. 健康保険組合連合会, 1994, p142.
6) 小林修平, 他：体力測定の実施方法及び評価方法についての研究. 健康・体力づくり事業財団委託研究報告書, 1983.
7) 文部科学省：新体力テスト―有意義な活用のために. ぎょうせい, 2000, p10.

1 運動療法に役立つスポーツ科学の要点

❺ 有酸素トレーニングの基礎と実践

東郷史治

1 有酸素運動とは

1) エネルギー産生機構

　筋肉の活動を伴う身体の活動を総称して，身体活動という．筋肉の活動とは筋収縮のことであるが，これには様々な様式が存在するものの，いずれの様式でもエネルギーが必要である．このエネルギーの産生方法の1つとして酸素を使用する経路があり，主にこの産生方法に依存する筋肉の活動，すなわち身体活動のことを有酸素運動（有酸素性活動）という．

2) エネルギー源（図1）

　有酸素運動のエネルギー産生源は，主に炭水化物と脂肪である．炭水化物はグルコースあるいはグリコーゲンとして体内に蓄えられ，これらを分解することでエネルギーが産生される．分解の初めの段階でエネルギー源〔アデノシン三リン酸（ATP）〕とともにピルビ

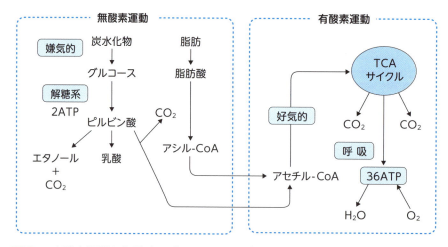

図1 ● 有酸素運動と無酸素運動でのエネルギー産生
ATP：アデノシン三リン酸，CO_2：二酸化炭素，O_2：酸素，H_2O：水

ン酸が産生され，それが遊離脂肪酸とともにミトコンドリア内で酸素を利用してクエン酸回路 (TCAサイクル) を経て分解されると，さらに多くのエネルギー源が産生される。一方，十分な酸素がないときは，ピルビン酸は疲労物質の１つである乳酸に変換されることになる。したがって，疲労物質を蓄積することなく産生されるエネルギーに依存する有酸素運動は，長時間継続できる。一方で，酸素を使う一連のエネルギー産生には時間がかかるため，単位時間あたりに消費できるエネルギー量 (運動強度) は，無酸素運動と比較して少ない (小さい)。

3) 動員筋肉

有酸素運動では，主にタイプⅠの筋線維が動員される。この筋線維タイプの特徴は，収縮速度が遅い，発揮パワーが低い，筋線維の直径が小さい，などの一方で，持久性が高い，ミトコンドリアの密度が高い，疲労しにくい，などである。

4) 運動の種類

有酸素運動はすぐに疲労することなく長時間継続できる運動や身体活動で，たとえば，ランニング，ウォーキング，エアロビクス，サイクリング，水泳，水中ウォーキング，日常生活 (労働，家事，通勤・通学など) での歩行などがある。

5) 心肺機能の反応

有酸素運動中は，安静時と比較して心拍数や呼吸数が増加する。最大心拍数の約75％以下の運動であれば，酸素を利用して産生されるエネルギーを使って，運動を１時間以上継続することができる。

2 有酸素運動の強度

運動強度には，物理的運動強度，生理的運動強度，主観的運動強度 (rating of perceived exertion：RPE) がある。

1) 物理的運動強度

物理的運動強度は，たとえば，歩く，走る，泳ぐ速さ，また，自転車エルゴメーターのペダルにかかる負荷の大きさや単位時間あたりのペダル回転数などのことであり，心肺機能などの身体反応の大きさとは関係なく，外的要因によってのみ規定される物理的負荷の大きさである。

2) 生理的運動強度

　生理的運動強度は，酸素摂取量，心拍数，血中乳酸濃度などのような，身体の生理的反応の大きさである。このうち体重1kgあたりの酸素摂取量は運動様式と物理的運動強度によっておおよそ決まるため，ある運動様式での物理的運動強度と酸素摂取量との間の関係には，同一年代では個人差がそれほどない（図2）[1]。これは，ある運動様式の，ある運動強度で必要となる筋肉の部位や動きは，個人によらず，ほぼ決まっているためである。一方，物理的運動強度あるいは酸素摂取量と心拍数や血中乳酸濃度との関係には，有酸素性作業能力などに起因した個人差が存在する（図3）。

　最大酸素摂取量や最大心拍数は年齢などの影響により個人ごとに異なるため，生理的運動強度は，酸素摂取量あるいは心拍数をそれぞれ最大酸素摂取量あるいは最大心拍数に対

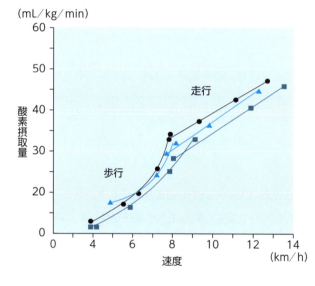

図2 ● 個人ごと（3名）の歩行または走行の速さと酸素摂取量の関係

（文献1より改変引用）

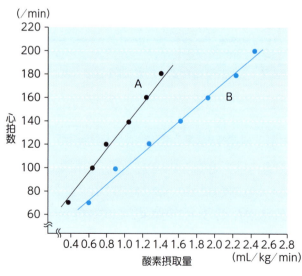

図3 ● 異なる個人2名の坂道歩行時での酸素摂取量と心拍数の関係

する割合にするなどして，相対的な数値で表すこともできる．このような相対的な生理的運動強度を目安に，運動処方や健康づくりでの物理的負荷を設定することができる．

3）主観的運動強度（RPE）（図4）

RPEは，身体の負担度に関する主観的な評価により決定される負荷の大きさである．その評価指標の1つであるBorg scale（表1）[2, 3]では，主観的な身体の負担度の程度に対応した6〜20の数値でRPEを評価できる．この数値を10倍した値は，そのときのおおよその心拍数に対応している．なおRPEの数値と自覚症状が比例関係になるように，RPEを0〜10で評価するスケールもある．RPEは相対的な生理的運動強度と密接な関係があることが確認されている（図4）[2]．したがって，RPEにより相対的な生理的運動強度を推定することが可能である．そのため，RPEを用いて運動処方や健康づくりでの物理的負荷を，安全にかつ比較的容易に設定することができる．

表1 ● 主観的運動強度（RPE）：Borg scale

15段階尺度（旧）*		12段階尺度（旧）**	
指標	自覚度	指標	自覚度
6		0	何も感じない
7	非常に楽である	0.5	非常に弱い
8		1	かなり弱い
9	かなり楽である	2	弱い
10		3	普通である
11	楽である	4	
12		5	強い
13	ややきつい	6	
14		7	かなり強い
15	きつい	8	
16		9	
17	かなりきつい	10	きわめて強い
18			
19	非常にきつい		もう限界である
20			

＊：文献2より引用．原文は，Borg G：preceived as an indicator of somatic stress. Scand Rehabil Med. 1970 ; 2(2) : 92-8.を参照

＊＊：文献3より引用．原文は，Borg G：Borg's preceived Exertion and Pain Scales. Human Kinetics. Champaign. IL, 1998, p50.を参照

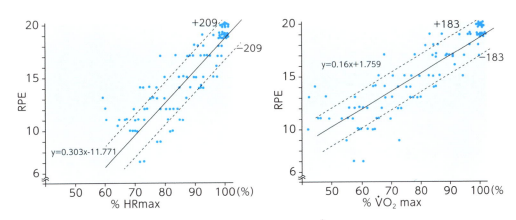

図4 ● 相対的な生理的運動強度（％HRmax，あるいは％$\dot{V}O_2$max）と主観的運動強度（RPE）との関係

（文献2より改変引用）

4) 環境因子の影響

物理的運動強度が同一の運動を実施した場合でも，温度，湿度，食事などの影響により，生理的運動強度やRPEが変わることがある。そのため，安全で効果的な運動をするには，相対的な生理的運動強度やRPEを目安に物理的負荷を随時調整するのが望ましい。

また，水面がウエストの高さを超える水深でウォーキングやエアロビクスなどを実施する水中運動では，同一の酸素摂取量を必要とする強度，あるいは乳酸が蓄積しはじめる強度での陸上運動と比較して，心拍数が10拍/分程度低下することを加味したほうがよい。また水中運動と陸上運動での心拍数の違いの程度には，水深，水温などの影響は小さくないことから，たとえば，陸上と水中での静止立位時の心拍数の差を運動前に確認するのが望ましい。

3 有酸素性作業能力とトレーニング

1) トレーニング

宮下の定義[4]によれば，「トレーニングとは日常生活では必要としない特別な運動をして，身体の運動遂行能力を向上させること，特に，身体の発揮するパワーを増大させること」とされている。これに従えば，有酸素性作業能力のトレーニングでは，有酸素性作業能力で発揮できるパワーの増大が目標となる。有酸素性作業能力の指標はいくつか存在するが，本項では，そのうちの1つで全身持久力の最も信頼性の高い指標である最大酸素摂取量の場合について，以下に説明する。

2) トレーニングの効果（図5）[5]

最大酸素摂取量に関連する身体的要因は数多く挙げられるが，その中心となるものは最大心拍出量である。適切なトレーニングを

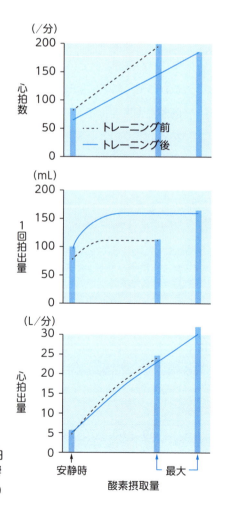

図5 ● トレーニングが酸素摂取量と心拍数，1回拍出量，または心拍出量との関係に及ぼす影響
（文献5より改変引用）

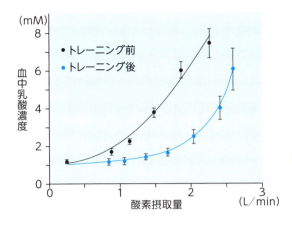

図6 ● トレーニングが酸素摂取量と血中乳酸濃度の関係に及ぼす影響

(文献6より改変引用)

すると，心臓の1回の拍動の際に全身に送り出される血液の量（1回拍出量）が増大する。それによって同一の物理的負荷あるいは酸素摂取量を必要とする運動をする際には，心拍数が減少し，疲労物質である乳酸の血中濃度も低下する（図6）[6]。

ただし，個人の最大心拍数はトレーニングによってほとんど変わることはないことから，最大心拍数に対する割合は低下，すなわち相対的な生理的運動強度は低下し，またRPEも低下する。つまり，トレーニング後では相対的に楽に運動ができるようになる。さらに，1回拍出量の最大値も増大し，それにより最大心拍出量，そして最大酸素摂取量が増加することになる。

3) 運動の条件

トレーニングによって得られる効果の大きさは，主に，運動種目，強度，時間，頻度によって決まる。有酸素運動の強度，時間，頻度は基本的にはどの数値も大きくなるのに伴い得られる効果も大きくなるが，至適な数値は個人の特性や目的に応じて異なる。

運動強度は，体力測定の結果に基づき設定することができる（たとえば最大酸素摂取量の70％の酸素摂取量を要する強度など）。また，心拍数やRPEを用いれば，推定最大心拍数〔たとえば（220－年齢）で推定する〕の70％の強度，あるいは，ややきついと感じる強度，など比較的容易に強度を設定することが可能である。

心肺機能の向上には，持続的あるいは間欠的な有酸素運動を，中強度（座位安静時の3～5.9倍のエネルギー消費量，最大心拍数の64～76％の強度，Borg scale 12～13）であれば1日30～60分（週150分以上），高強度（座位安静時の6倍以上のエネルギー消費量，最大心拍数の77～95％の強度，Borg scale 14～17）であれば1日20～60分（週75分以上），週3回以上実施することが推奨されている[7]。なお，中強度と高強度の運動を混合して実施する場合は，高強度の運動1分を中強度の運動2分に換算して，運動量を設定する。

4 有酸素運動と健康づくり

　有酸素運動は心身の健康づくりにも有益である。具体的には，心疾患，2型糖尿病，がんなどの疾病の予防，認知的健康の促進，睡眠の向上，うつや不安の症状の軽減などの効果がある。こうした効果が期待される運動の量については，たとえば，WHOが2020年に公表した「WHO Guidelines on physical activity and sedentary behaviour」で示されている[8]。そのガイドラインでは，18歳以上の成人の場合，1週間で中強度（座位安静時の3〜5.9倍のエネルギー消費量，Borg scale 12〜13）の有酸素運動を少なくとも150〜300分，あるいは高強度（座位安静時の6倍以上のエネルギー消費量，Borg scale 14〜15）の有酸素運動を少なくとも75〜150分，またはこれらの組み合わせで同等の量（高強度の運動1分を中強度の運動2分に換算）を実施することが推奨量として示されている（ただし，妊娠中および産後の女性では，中強度の有酸素運動を週に150分以上）。子どもと青少年（5〜17歳）では，体力の向上，心血管代謝の健康，精神的健康などにとって良い効果が得られる運動として，1週間で1日平均60分以上の中高強度の身体活動（主に有酸素運動）と週に3日以上の筋力増強活動が推奨されている。

文献

1) Falls HB, et al:Energy cost of running and walking in young women. Med Sci Sports. 1946;8(1): 9-13.

2) 小野寺孝一，他：全身持久性運動における主観的強度と客観的強度の対応性．体育研．1976;21(4):191-203.

3) Taylor AW, et al：加齢と運動の生理学—健康なエイジングのために．宮原英夫，他監訳．朝倉書店，2010，p129.

4) 宮下充正：トレーニングの科学的基礎—現場に通じるトレーニング科学のテキスト．ブックハウス・エイチディ，2002，p10.

5) Fox E, et al:The physiological basis of physical education and athletics. 4th ed. William C Brown Publishers, 1989, p250.

6) MacRae HS, et al:Effects of training on lactate production and removal during progressive exercise in humans. J Appl Physiol(1985). 1992;72(5):1649-56.

7) Liguori G:ACSM's Guidelines for Exercise Testing and Prescription. 11th ed. Wolters Kluwer, 2021.

8) World Health Organization:WHO Guidelines on physical activity and sedentary behaviour. 2020. [https://www.who.int/publications/i/item/9789240015128](2025年2月閲覧)

運動療法に役立つスポーツ科学の要点

❻ 筋力増強運動（筋力トレーニング）の基礎と実践

地神裕史

1 筋力増強運動とは

　筋力増強運動（筋力トレーニング）は，以前はアスリートの競技力向上や，廃用症候群をきたしている中高齢者のために行うもの，という認識だった。しかし，現在では運動器疾患のみならず，神経疾患患者や糖尿病，高血圧，脂質異常症といった代謝疾患や，がん患者においても実施されている。脳梗塞などの中枢神経系の障害に伴う筋力低下や，高齢者の転倒予防に代表されるバランス能力や神経系の低下を合併している対象者に対する筋力増強を実施する際には，筋の形態学的な変化である筋の横断面積を増加させるという考えだけでは不十分である。つまり量的な変化だけではなく，その質的な変化をもたらすことが現在のリハビリテーションを実施する上で重要である。

　近年では内科的な疾患やその予防のために筋力増強運動が行われることも少なくない。30～64歳の日本人を対象に行われたKuwaharaらの研究では，筋力増強運動を行っている者は，行っていない者より2型糖尿病のリスクが30％低いと報告している[1]。Mommaらが行ったメタアナリシスでは，筋力トレーニングを実施していると，総死亡，心血管疾患，がん，糖尿病のリスクは10～17％低い値を示し，総死亡，心血管疾患，がんについては週30～60分の範囲で最もリスクが低く，糖尿病は実施時間が長ければ長いほどリスクが低いと報告している[2]。このほか，筋力増強運動は，高血圧や高コレステロール血症，メタボリックシンドロームなどの発症リスクの軽減や，がん患者の死亡率の低下との関係を明らかにしている報告が散見される[3~6]。

　筋力の強弱を考える際には，関節周囲に生じたトルク（モーメント）がどの程度であったかという筋出力の観点と，筋の形態学的変化である筋の横断面積の増加という双方の観点から考える必要がある。たとえば中枢神経系の疾患患者は，身体の特定の筋を肥大させたとしても随意的に収縮・弛緩する能力が欠如している場合や，拮抗筋を含めたそのほかの筋との協調的な働きが欠如している場合には，関節周囲に生じるトルクは小さくなってしまう。一方，かけ声などにより大脳皮質の興奮性を増大させることで筋出力を増大させても，その効果は一過性のものであり，筋力が増強されたとは言いにくい。また，近年の

高齢者に対する研究では，等尺性の最大筋力の値よりも角速度を考慮したパワー（力×速度）の値が有意に減少することが報告されており，身体活動の低下をより表現しているのは筋力よりも筋パワーであるといわれている。

このように，筋力を増強させる際には単純に筋を肥大させ，最大筋力を増加させるという観点だけでは不十分で，対象者の運動に対するリスクを理解した上で，どのようなコンディション（動作様式や環境，ポジション）で発揮される筋力を増強させる必要があるのかをふまえて筋力トレーニングの種類，肢位，収縮速度，負荷強度，セット回数や頻度などを決定し，処方する必要がある。

2 筋力増強運動の目的

筋力増強運動の大きな目的の1つは，筋の横断面積を増加させ，筋出力を向上させることである。しかし，リハビリテーションの分野では筋を肥大させることそのものが目的となることは少なく，むしろその結果として対象者の日常生活動作（ADL）やパフォーマンスが筋力を増強させることでどのように変化したか，が重要である。筋力の増強は手段であり，目的は動作を変化させることであることをふまえて，実施効果を見きわめていく必要がある。

3 筋力増強のメカニズム

筋力を増大させるには，形態学的変化である筋の横断面積を増加させることと，神経系の作用である筋収縮に参加する運動単位の増大と発射頻度の増大が重要である。これらのメカニズムを解説する。

1）筋の横断面積増加のメカニズム

筋線維の横断面積に影響を与える要因として筋原線維の面積と筋原線維数が挙げられる。1本の筋線維の中に含まれる筋原線維の数は生後75本程度といわれているが，成長期には1,000本以上存在する。一方，筋原線維の直径は筋線維の肥大に伴い増加と減少を繰り返す。そのため，筋原線維が肥大し，一定の太さになるとそれらが分裂し筋原線維数が増加するといわれている。

筋力トレーニングを行うと，細胞核外にある酵素に対して化学的なメッセンジャーを送るための遺伝子を刺激する。それによってアクチンとミオシンタンパクの合成が促進され，筋原線維が肥大する。また，高強度の筋力トレーニングを行うと筋タンパクの合成と

50

同時に筋タンパクの分解を促す異化作用が生じる。このような同化と異化のバランスを常に保つのに重要なのがホルモンである。タンパク同化ホルモンにはテストステロン，成長ホルモン，インスリン受容成長ホルモンが挙げられ，異化ホルモンとしてコルチゾールなどが挙げられる。筋力トレーニング直後には筋タンパクの分解作用が大きく，休息期間に同化作用が大きくなり，筋線維が肥大すると考えられている。そのため，筋力トレーニングには休息が不可欠である。また近年では高強度の筋力トレーニングにより，筋線維に微細な損傷が生じ，修復のための免疫反応が生じる際に，サテライト細胞が分裂し，増殖することで筋線維数が増えてくことが最近の研究で明らかになっている。

2) 神経系の関与のメカニズム

　筋力は関与する筋の筋量だけでなく，個々の筋線維の活性化レベルに大きく影響される。これらのメカニズムは，運動単位の増加と発射頻度の増加によって調整される。運動単位は1本のα運動ニューロンとそれに支配される筋線維数と定義され，筋の大小や身体部位によってその比率が異なる。筋の収縮は，弱い筋張力が必要な時は遅筋線維から動員されるが，徐々に大きな筋張力が必要になると，大きな力が必要になった場合には速筋線維が動員される。このように動員される筋線維には順番があることをHennemanのサイズの原理と呼ぶ。一定の負荷強度に対して，収縮に関与する遅筋と速筋の比率はトレーニングを恒常的に行っている者とそうでない者では差があることから，トレーニングによって効率よく筋線維を動員することが可能となる。

　また，神経系の活動が活性化され，インパルスが増大することで参加する運動単位数が増大することは広く知られている。神経系の活動には大脳の興奮水準も重要であり，自らのかけ声や，周りからの声援により大脳の興奮水準が上がると，発揮される最大筋力も向上することが明らかになっている。

3) 筋パワーの重要性

　筋力を考える上で，運動速度と負荷の関係は非常に重要である。速度が0のとき，いわゆる等尺性収縮をしている際には，随意的に最大の力を発揮することができる。しかし，負荷が軽すぎてしまう場合は，同じ筋力を発揮した際には速度が上がってしまう。このような筋線維の速度と負荷の関係は，Hillの方程式として知られている双曲線によって表現される。

$(F + a)(V + b) = b(Fmm + a)$

（F＝力，V＝筋の短縮速度，Fmm＝筋の等尺性最大張力，a＝力の次元に関する係数，b＝速度の次元に関する係数）

---

1 運動療法に役立つスポーツ科学の要点　**❻** 筋力増強運動（筋力トレーニング）の基礎と実践

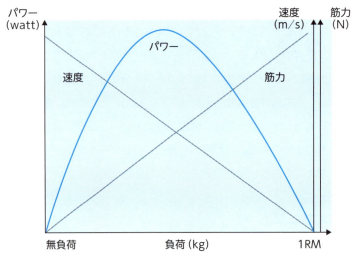

図1 ● 負荷・速度・筋力・パワーの関係

(文献8より引用)

　このような生理学的背景に基づき，近年では筋力増強運動を行う際に，力×速度で表される「パワー」の重要性に目が向けられている。負荷と速度，筋力，パワーは図1に示されるように相互に関係しており，筋力と速度はトレードオフの関係にはあるが，個人によっても最もパワーが発揮しやすい至適な負荷があることを理解しておく必要がある。高齢者に対する研究でも，加齢に伴い等尺性の最大筋力の値よりも角速度を考慮したパワー（力×速度）の値が有意に減少することが報告されており，身体活動の低下をより表現しているのは筋力よりも筋パワーであるといわれている[7]。また，様々な研究により，挙上重量よりも挙上速度をベースに行う筋力増強運動(velocity based training：VBT)のほうが効果的であるという報告も散見されている[8]。

4) 筋力トレーニングの原理・原則

　筋力トレーニングを効率よく実施するためには，以下に示す3つの原理と5つの原則をふまえて実施する必要がある。

トレーニングの原理

①過負荷の原理

　筋力トレーニングの場合，軽い負荷のトレーニングを繰り返すだけでは刺激強度が不十分となり，筋力増強には結びつかない。自覚的にもややきつく感じる程度の負荷を加える必要がある。

②特異性の原理

　前述したように筋力トレーニングはそれ自体が目的になることは少なく，必ず動作やパフォーマンスの向上に結びついている。トレーニングを行う際にも，その動作の収縮様式

や関節角度，動作速度を考慮し，それに類似したようなトレーニングを処方することでトレーニング効果は高まる。

③可逆性の原理

筋力トレーニングは，筋タンパクの合成と分解を繰り返すことで肥大する。トレーニングを中止してしまうと，一時的に肥大した筋線維もまた元の状態に戻ってしまう。トレーニング効果を維持するためには，一定以上の刺激を常に与える必要がある。

トレーニングの原則

①全面性の原則

動作中の筋力は個々の筋のみが働くことは稀で，支配神経が同じ筋や拮抗筋などが協調的に働く。大腿四頭筋を例に挙げると，膝の伸展の際に大腿直筋が働きすぎてしまい，伸展位で重要な内側広筋が選択的に筋力低下をきたすことがある。よって，トレーニングが必要な関節の運動方向に影響を及ぼす筋を，全面的にトレーニングしていく必要がある。

②意識性（自覚性）の原則

筋力トレーニングを行う際には，現在働いている筋がどこなのかを意識しながら行うことでその効果は向上する。そのため，トレーニングを処方する際には，収縮を促したい筋を実際に触ってもらいながら収縮を確認してもらう方法も有用である。また，その筋をトレーニングすることでADL動作やパフォーマンスがどう変化するか知っているかどうかで，トレーニングに対するモチベーションが変化する。自らのために自発的に行っている，という自覚をもってトレーニングを行ってもらうことが重要である。

③漸進性の原則

同じ負荷で一定期間筋力トレーニングを継続すると，それ以上続けても効果が現れなくなる。これは筋の形態学的な変化が生じ，筋力増強に必要な負荷が不十分な状態になるためである。よってDeLormeの漸増負荷運動や，Oxford法などの指針に基づいて，負荷量を変化させながら実施する必要がある。近年では，米国スポーツ医学会（American College of Sports Medicine：ACSM）が推奨する筋力増強運動の指針が広く用いられている（**表1**）[9]。

④個別性の原則

筋肥大には，タンパク質を筋に同化させる作用のあるテストステロンなどのアナボリックホルモンが重要である。このホルモンは年齢や性別，体力レベルなどによって分泌量が異なるため，すべての対象者が同じトレーニングを行った際に同じ効果が現れるわけではない。短期的・中期的目標を設定し，その効果を見きわめながら年齢や性別，体格や体力レベルに合わせた負荷を設定する必要がある。

⑤反復性の原則

筋力増強の効果を実感できるようになるのに3カ月，体型の変化が現れるのに6カ月かかるといわれている。よって，トレーニングの効果を得るには，継続的に実施し続ける必要がある。

表1 ● 筋力トレーニングの指針

頻度	大筋群のトレーニングは週に2~3回
強度	初心者や中級者は1RMの60~70%程度 上級者は1RMの80%以上の負荷 運動習慣のない，もしくは活動量が少ない高齢者は1RMの40~50%程度 筋持久力向上を目的とした場合は1RMの50%未満 高齢者の筋パワーを改善させるためには1RMの20~50%程度
時間	医学的にエビデンスのある特定の時間は明らかになっていない
種目	複数の大筋群のトレーニングを行う 成人は主動筋群と拮抗筋群をターゲットにした多関節運動が推奨される 大筋群をターゲットにした単関節運動は，多関節運動を行った後に行うことが望ましい 様々な器具や自体重を用いたエクサイサイズも効果的である
回数	成人の筋力や筋パワー向上には8~12回が望ましい 初心者の中高齢者は10~15回が望ましい 筋持久力の向上には10~15回が望ましい
セット数	成人の筋力や筋パワー向上には2~4セットが望ましい 高齢者や初心者は1セットが望ましい 筋持久力の向上には2セット以下が効果的である
パターン	各セット間の休息は2~3分が効果的である 1つの筋群のセッション間の休息は48時間以上が望ましい
配列	徐々に負荷やセットごとの回数，頻度を増やすことが望ましい

(文献9より改変引用)

4 筋力増強運動の種類

　筋力増強運動の種類は，その組み合わせ方によって無限に存在する。その中でも筋力増強運動を分類する方法として，1) 筋の収縮様式で分類する方法，2) トレーニング方法により分類する方法がある。近年では様々なトレーニング方法が開発されており，その目的が不明確なまま形だけ実施している場合も多く見かけられる。トレーニングの呼び方よりも，その運動がどのようなメカニズムで筋力を増強させ，その結果何を変化させたいのかをふまえて処方する必要がある。

1) 筋の収縮様式による分類

　筋の収縮様式は，関節運動を伴わない静的収縮 (static contraction) と，関節運動を伴う動的収縮 (dynamic contraction) に大きく分けられる。また，静的収縮は等尺性収縮 (isometric contraction) と同時収縮 (co-contraction) に分類され，動的収縮は等張性収縮 (isotonic contraction) と等速性収縮 (isokinetic contraction) に分類される。さらに等張性収縮，等速性収縮は求心性収縮 (concentric contraction) と遠心性収縮 (eccentric contraction) に分類される (図2)。

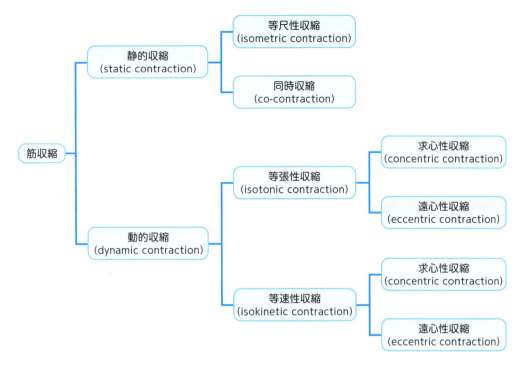

図2 ● 筋の収縮様式による分類

①等尺性筋力トレーニング

　筋長や関節の角度が一定のまま収縮する収縮様式である．この収縮様式は関節運動を伴わずに筋張力を発揮できるので，整形外科疾患の術後早期で関節運動が禁忌となる時期でも筋力トレーニングとして実施することが可能な場合がある．代表的なものとして，前十字靱帯（anterior cruciate ligament：ACL）再建術後や人工膝関節全置換術後早期は関節運動を伴うトレーニングは禁忌となることが多く，大腿四頭筋の筋力トレーニングは膝関節伸展位のままで大腿四頭筋を収縮させるmuscle setting（quadriceps setting）が実施され，内側広筋を選択的にトレーニングすることが可能である．このように等尺性筋力トレーニングのメリットとして，関節の可動範囲内で特に筋力が低下している範囲がある場合，その角度で固定し，選択的にその筋をトレーニングすることができる．

②同時収縮トレーニング

　主動作筋と拮抗筋を同時に収縮させる収縮様式で，co-contractionとも呼ばれる．主に外力（重力を含む）に抗して身体を固定する必要がある際に求められる収縮様式である．コアトレーニングで実施されるプランク姿勢における腹筋と背筋や，片脚立位時の中殿筋や大腿筋膜張筋と大内転筋や長内転筋の収縮がこれに含まれる．このような収縮様式は，主にclosed kinetic chain（CKC）でのトレーニングを行うことで収縮が意識しやすい．

③求心性筋力トレーニング

関節の運動に伴い筋の起始と停止が近づきながら筋長が短くなる収縮様式で，短縮性収縮やコンセントリック収縮 (concentric contraction) とも呼ばれる。ウェイトスタック式や油圧式のトレーニングマシーンを用いて行うトレーニングは，多くの場合がこの収縮様式となる。

④遠心性筋力トレーニング

筋の起始と停止が離れながら筋長が長くなる収縮様式で，伸長性収縮やエキセントリック収縮 (eccentric contraction) とも呼ばれる。立位でダンベルなどの重りを持ったままゆっくりと下ろしながら肘関節を伸ばす運動を行った際には，上腕三頭筋がその外力に抗しながら速度を調節して収縮しており，筋は張力を発揮するために短くなろうとするが，関節は逆方向に動くために筋が引き伸ばされるような状態で収縮される。これは筋収縮様式の中で最も負荷が高い様式で，肉離れが生じる際にはこの収縮様式で引き起こされることが多い。一方，最近の研究では，求心性収縮と遠心性収縮を組み合わせたトレーニングよりも，遠心性トレーニングのみの群のほうが，重量×収縮回数が少なくても同様の効果が認められている[10]。このように，遠心性トレーニングは負荷を適切にコントロールすることで，効率よくトレーニング効果を上げられる可能性がある。

⑤等速性筋力トレーニング

関節の角度変化 (角速度) が一定のまま運動する収縮様式で，アイソキネティック収縮 (isokinetic contraction) とも呼ばれる。日常生活やスポーツの現場ではこのような収縮様式で関節運動が行われることは稀で，多くの場合はトルクマシーンにより角速度が調節された状態でのみ可能な収縮様式である。関節運動の速度は一定であるが，張力は一定ではなく，自身が発揮した力と同等の抵抗を得ながら行える運動で比較的安全に筋力トレーニングが実施可能である。また，関節周囲の固有受容器の機能が低下し，関節運動の速度変化や筋や腱の張力の変化を検知する能力に障害をきたしている場合には，有効なトレーニング方法となる。

一般的に，遠心性収縮＞等尺性収縮＞求心性収縮の順に大きな筋力を発揮することが可能といわれているが，関節に加わる圧縮力や尖断力などを考慮してトレーニングを実施する必要がある。また，障害されている動作がどのような収縮様式なのかに合わせて，実施すべき筋力増強運動や実施する関節の角度や運動範囲を選択していく必要がある。

2) トレーニング方法による分類

筋力増強を行う際のトレーニングは，様々な方法が提唱されている。近年，リハビリテーションやトレーニングの現場でよく使用されている用語だけでもレジスタンストレーニング，ストレングストレーニング，ファンクショナルトレーニング，CKCトレーニング，加圧トレーニング，PNFトレーニング，プライオメトリクストレーニング，スロートレー

ニング，初動負荷トレーニングなど様々な用語が飛び交っており，今後も様々なトレーニングが考案されることが予想される。中には定義が不明確で，結果として同じ内容を行っているトレーニングも見受けられる。しかし，いずれのトレーニングも前述した筋の収縮様式はどうなっているのか，筋肥大を目的としているのか，多関節や全身の協調的な働きの改善を目的としているのか，をふまえて実施することが重要である。その中でも近年，リハビリテーションの現場でも広く用いられているプライオメトリクストレーニングとVBTについて解説する。

①プライオメトリクストレーニング

　近年，動作のパフォーマンスや筋出力を考える際に，筋の収縮力のみではなく，伸長反射を効果的に利用し，腱に貯まったエネルギーをいかに効率よく動作に変換するか，という視点が重要になっている。人体の動作中の収縮は大部分が求心性収縮と遠心性収縮の繰り返しである。このような収縮形態を伸長–短縮サイクル（stretch shortening cycle：SSC）と呼ぶ。このSSCは「動作の切り返し」を表しているが，バイオメカニクスの研究では，筋–腱を直列に配列されたバネとみなし，動作の切り返しの際に腱に貯蔵されたエネルギーを，いかに効率よく求心性収縮に変換できるかが重要だといわれている。このような切り返しの際のエネルギー貯蔵と変換を意識したトレーニングがプライオメトリクストレーニングである。具体的には，ゆっくり行うスクワット動作では収縮様式は遠心性収縮–同時収縮–求心性収縮という明確な収縮様式の相分けができてしまう。しかし，可能なかぎり素早くスクワットをさせると，同時収縮の相がなくなる代わりに，遠心性収縮の相の終期には求心性収縮の相に効率よく移行するための準備がなされる。このようなトレーニングを行うことで，スポーツのジャンプ動作など，爆発的な筋収縮を要求される動作のパフォーマンスを向上させることが可能となる。そのほか，代表的なトレーニングとしてドロップジャンプやバーピーと呼ばれるトレーニング方法があるが，いずれも伸長反射を利用したトレーニングのため，筋–腱への負荷量は大きく傷害のリスクが高い。トレーニングの初心者が行う際には，十分に練習してから実施する必要がある。

②VBT

　VBTとは，前述したようにvelocity based trainingの略である。今までの筋力増強運動は，最大挙上重量（1RM）に対するパーセンテージで負荷を決定するpercentage based training（PBT）であった。しかし，そもそも1RMを計測すること自体が疲労などの影響から正確性に問題があり，一貫した最適な負荷量を設定するためには不備のあるメソッドであった。一方，挙上速度を指標に負荷を設定すると，変動幅の大きい1RMを前提としない負荷設定が可能である。このような運動を行う際には，筋力増強運動中に四肢やバーベルなどの挙上物の加速度を計測する機器が必要になるのだが，近年では様々な機器が開発され，以前よりも安価に購入できるようになった。このような負荷設定を用いることで，トレーニングの総負荷量を算出しやすく，トレーニング効果の客観的な測定が

容易になった。その結果，日常的に加速度や速度を計測しながら筋力増強運動をするプロスポーツチームやアスリートが増えてきた。VBTを用いたトレーニング効果の検証も行われており，Dorrellらは，VBTはPBTよりも総負荷量が少なくとも筋肥大や筋力向上，筋パワーにおいて同等の効果が得られる可能性があることを報告している[11]。今後も，対象者の運動効果を縦断的に把握し，筋パワーの変化をモニタリングするためには，VBTトレーニングは効果的なメソッドの1つと考える。

文献

1) Kuwahara K, et al：Strength training and risk of type 2 diabetes in a Japanese working population：a cohort study. J Diabetes Investig. 2015；6(6)：655-61.

2) Momma H, et al：Muscle-strengthening activities are associated with lower risk and mortality in major non-communicable diseases：a systematic review and meta-analysis of cohort studies. Br J Sports Med. 2022；56(13)：755-63.

3) Mielke GI, et al：Participation in sports/recreational activities and incidence of hypertension, diabetes, and obesity in adults. Scand J Med Sci Sports. 2020；30(12)：2390-8.

4) Bakker EA, et al：Association of resistance exercise with the incidence of hypercholesterolemia in men. Mayo Clin Proc. 2018；93(4)：419-28.

5) Bakker EA, et al：Association of resistance exercise, independent of and combined with aerobic exercise, with the incidence of metabolic syndrome. Mayo Clin Proc. 2017；92(8)：1214-22.

6) Siahpush M, et al：Muscle-strengthening physical activity is associated with cancer mortality：results from the 1998-2011 National Health Interview Surveys, National Death Index record linkage. Cancer Causes Control. 2019；30(6)：663-70.

7) Tsubaki A, et al：Normative values for maximum power during motor function assessment of jumping among physically active Japanese. J Musculoskelet Neuronal Interact. 2009；9(4)：263-7.

8) 長谷川　裕：第5章Percentage Based Training (PBT) とFatigue Based Training (FBT) の限界. Velocity Based Trainingの理論と実践. エスアンドシー, 2017, p32-40.

9) Pescatello LS, et al：Chapter7 General Principles of Exercise Prescription. ACSM's Guidelines for Exercise Testing and Prescription. 9th ed. Lippincott Williams &Wilkins, 2014, p162-93.

10) Sato S, et al：Comparison between concentric-only, eccentric-only, and concentric-eccentric resistance training of the elbow flexors for their effects on muscle strength and hypertrophy. Eur J Appl Physiol. 2022；122(12)：2607-14.

11) Dorrell H, et al：Comparison of velocity-based and traditional percentage-based loading methods on maximal strength and power adaptations. J Strength Cond Res. 2020；34(1)：46-53.

1 運動療法に役立つ スポーツ科学の要点
❼ 運動学習の基礎と実践

野崎大地

　我々の身体運動は，脳および神経系の働きによって制御されている。様々な環境下で自在に動き回り，様々な道具を使いこなすためには，脳が身体を制御する仕方が固定されたものではならず，多様な状況に柔軟に適応する性質（適応能力）をもつ必要がある。本項では，動作実行のために最適な制御器が脳内に形成される「運動学習」の過程について概説する。

1 宣言的記憶と手続き記憶

　「昨晩，何を食べたか」という記憶，「富士山の高さは何mか」という記憶，そして自転車を乗りこなすスキルの記憶，ひと口に記憶といっても様々な記憶があり，それぞれが異なる神経基盤をもっていることは，1953年に報告されたHM氏の症例をきっかけに，次々と明らかにされた[1]。HM氏はてんかんの発作の治療のために，発作の発生源と考えられた内側側頭葉を切除するという手術を受けた。内側側頭葉とは，今では記憶の座としてよく知られている海馬を含む部分である。手術後，HM氏の知能は正常にみえたが，新規に物事を覚えられなくなるという重篤な前向性健忘を発症した。ところが，このような記憶の障害は物事に関する記憶である「宣言的記憶」に限定され，鏡を見ながら図形をトレースするような運動技能の獲得は可能であることが示された。HM氏はこの運動課題を行う度に，以前に運動課題を行った記憶は抜け落ち，初めてその運動課題を行うと信じているにもかかわらず，彼の身体は運動課題を行ったことをしっかりと記憶していたという，驚くべき事実が明らかになったのである。この運動技能の記憶のことを「非宣言的記憶」もしくは「手続き記憶」と呼ぶ。

2 運動学習の必要性

　産業用ロボットを制御する場合を考えよう．ロボットの制御部には，どのように動いて欲しいかという理想的な運動軌道の情報が与えられ，この軌道が実現されるような制御信号が生成される．実際に生じたロボットの軌道の情報は，リアルタイムでフィードバックされ，理想運動軌道とのずれをもとに制御器はロボットへの制御指令を修正する．このような負のフィードバック機構はきわめて正確に働き，我々の身体運動も同様なフィードバック機構によって制御されているのではないかと考えられたこともあった．

　ところが，神経系には信号伝達に時間がかかるという制約がある．関節角度などの固有感覚情報や視覚情報が脳に届き，処理され，筋の収縮力が調節されるためには100ms以上の時間を要する．動作時間が1秒に満たない素早い運動を行う場合，動作開始からのかなりの時間，フィードバック制御が関与できないことになってしまう．この制約を考えると，理想的な運動軌道をフィードバック信号に頼らずに適切な運動指令に変換する仕組み（フィードフォワード制御器）が必要となることがわかる（図1）．

　我々の動かすべき身体の力学的な性質は，発育，加齢，障害によって変わりうるし，また様々な力学的性質をもった道具を使いこなす必要もある．このように動かすべきものの力学的性質が変わってしまうと，それまでにもっていたフィードフォワード制御器では設定どおりの運動を実現できない．したがって，フィードフォワード制御器は，新しい状況に対して新たに最適な運動指令を出力することを学ぶ「適応性」を有していることが不可欠となる[2]．

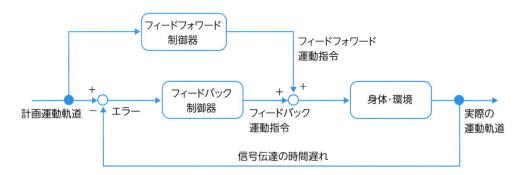

図1 ● 身体運動の制御スキーム

3 運動学習における潜在的・顕在的成分の貢献

　適切な運動指令を出すことを学習するには，運動した結果（誤差）の情報が適切に与えられ，それに基づいて運動指令が修正される必要がある．この運動学習過程を調べる手法としてよく用いられる腕到達運動課題では，被験者はハンドル・マウスなどのデバイスを動かして，画面上のカーソルを開始点から標的に向けて移動させることが求められる（図2）．このとき，カーソルが動く向きが，手の動く向きからずれるように設定する（図2A）．たとえばカーソルを右にずらして提示すると，次に同じ動作を行うとき，被験者は手を動かす方向を逆の左向きに修正する（図2B）．このような動作修正は，被験者に，

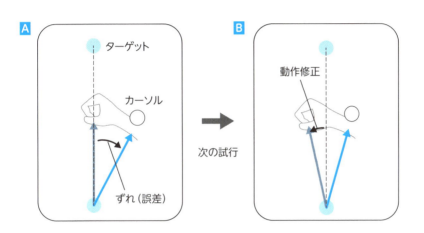

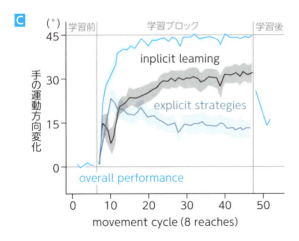

図2 ● 潜在的・顕在的な運動学習動態
腕到達運動中にカーソルにずれを与えたとき（A），次の試行では被験者が意識しなくともカーソルのずれを打ち消すような動作修正が観察される（B）．45度のずれを与えたときの動作修正動態（overall performance）と潜在的（implicit learning）および顕在的（explicit strategies）成分（C）．

（Cは文献5より改変引用）

「カーソルがずれるのはさっきの試行だけで，次試行ではそのようなことは起こらない」と言い聞かせても生じる[3]。また，カーソルのずれを一試行ごとに少しずつ増やしていくようにすると，被験者は，終始ずれの存在に気づかないまま，しだいに動作の方向を変化させていくことからも[4]，誤差に基づく動作修正は潜在的なレベルで（無自覚のうちに）行われることがわかる。

　運動学習が潜在的なレベルで進むとはいえ，新しい運動パターンを学習しようとするとき，身体の動かし方を意識的に調整することも多いはずである。前述の腕到達運動課題を例にとると，カーソルにずれ（誤差）が与えられた場合，特別な指示をしない限り，次試行では，意識的に手を動かす方向を変化させて動作修正を行おうとするだろう。したがって，動作修正には，潜在的な成分に加え，意識的（顕在的）な成分も含まれることになる。近年，運動学習におけるこうした顕在的な成分の貢献が，注目を集めるようになってきている[5]。被験者に，一試行ごとにどの方向を狙って手を動かすか，ということを報告させることにより，両成分の試行ごとの変化を調べる実験手法が開発された[6]。その結果，一定量のずれをカーソルに与えた環境に適応する場合，学習初期においては，まずこの顕在的な学習成分が誤差に対して素早く反応し，動作を修正するが，学習後半になると潜在的な学習成分の貢献が徐々に高まってくる（**図2C**）。ばらつきが大きいが素早い学習を可能にする顕在的な学習成分と，ゆっくりとしか変化しないが変動の小さい潜在的な学習成分が，互いに長所を活かすとともに，短所を補い合いながら運動学習が進むという新たな運動学習の描像も提案されている[7]。

4 運動学習を可能にする神経科学的機序

　第1章1-❷「身体運動を制御する神経系の構造と機能」の「5　小脳と大脳基底核」で既に触れたように，運動誤差による運動指令の修正には小脳の働きが深く関与していると考えられている。小脳は運動指令に関する情報を大脳皮質から受け取り，処理を施した上で大脳皮質に送り返す，あるいは出力を脊髄や脳幹に送るということを行う。ある運動指令が運動誤差を生み出してしまった場合，運動誤差の情報と運動指令がプルキンエ細胞において相互作用（長期抑圧）し，小脳の入出力関係が変化する。このような小脳の入出力関係の変化は，次に同じ運動を行うときの運動指令を修正するように働く。そして，原理的には，この修正は，運動誤差が生じなくなるようになるまで続く。

　実際，小脳疾患患者（小脳変性症患者）を対象として，腕到達運動中に手の動きが強制的にずらされるような新奇な力（力場）をかけたときの適応動態を調べたところ，いくら試行を繰り返しても，一向に適応が生じないことが報告されている[8]（**図3**）。運動誤差に基づいて運動指令を修正する運動学習には，小脳の貢献度が高いことがわかるが，もちろ

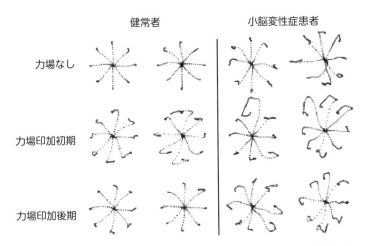

図3 ● 健常者，小脳変性症患者の腕到達運動時のハンドルの軌道（8方向）
健常者は力場環境下で動作を繰り返すと，力場なし条件と同様な，真っ直ぐなハンドル軌道を取り戻す（力場印加後期）が，小脳変性患者ではこのような適応は生じない。

（文献8より改変引用）

ん小脳だけで学習ができるわけではない。脳梗塞などで一次運動野に障害を受けてしまうと，そもそも運動指令の信号を小脳に向けて送ることができず，小脳による運動学習機構を働かせることができない。サルを用いた実験によれば，新奇な環境（力場や視覚的情報の誤差）への適応は一次運動野ニューロンの活動特性の変化を伴う[9]。したがって，小脳の助けを借りながら，一次運動野，運動前野などの大脳皮質運動関連領野が活動パターンを変化させることによって，運動学習が進むと考えたほうがよい。

5 運動学習とリハビリテーション

　健常者について得られた運動学習の知見を，障害者のリハビリテーションに活かしていこうとする試みが注目を浴びている[10]。健常者を対象とした行われた運動学習研究がリハビリテーションに活用された例として，スプリットベルトトレッドミルを用いた歩行運動研究を挙げる。左右のベルトスピードに差をつけた状況で歩行運動を行うと，被験者はそれぞれの足のステップ長を変化させるような適応が生じることが報告されている[11]。片麻痺患者は，患側のステップ長が健側に比べて非常に短いという特徴がある（図4A〜C）。患側のベルトの速度を健側側の2倍にした状況で15分ほどトレーニングすると（図4D），その後両方のベルトの速度をもとに戻したときに，両足のステップ長の非対称性が消失する（図4E）患者がいることが報告された[12]。運動学習の機構を利用することにより，片麻痺患者が正常に近い歩行パターンを取り戻すことができたのである。

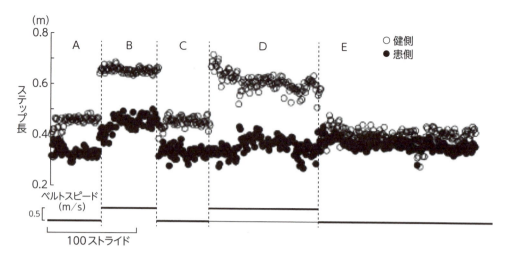

図4 ● 片麻痺患者のスプリットベルトトレッドミル上歩行時のステップ長変化動態

(文献12より改変引用)

　運動学習の基礎的な知見は，従来のリハビリテーション方法に理論的な根拠を与える例もある．たとえば，片麻痺患者の上肢運動機能のリハビリテーション方法の1つとして，患側の腕運動を行う場合に，健側の腕運動を同時に行う「両側性運動トレーニング(bilateral movement training)」[13]が提案されている．我々は，腕到達運動を力場に適応させる運動課題を用いることにより，腕を動かす脳内の制御過程が，もう一方の腕を動かすか(両腕運動)，動かさないか(片腕運動)によって部分的に切り替わることを見出した[14]．この結果は，両側運動トレーニングの有効性の理論的根拠を提供しうる．事実，片腕運動だけで力場に適応するよりも，反対側の腕運動を同時に行いながら力場に適応するトレーニングを付け加えたほうが，最終的な適応度合いが高まることがわかっている[15]．

　健常者を対象とした運動学習研究によれば，運動誤差の与え方，試行間隔，トレーニングの多様性などが，その後の運動パフォーマンスの向上の仕方に大きく影響を与える．どのようなトレーニングをすべきか，工夫の余地が大きく残されている．また，経頭蓋磁気刺激(transcranial magnetic stimulation：TMS)や経頭蓋直流電気刺激(transcranial direct current stimulation：tDCS)などの非侵襲的な脳刺激法を組み合わせることで，脳の可塑的な性質を好ましいほうに誘導し，トレーニング効果を高めようという試みも生まれている[16, 17]．基礎的な運動学習の知見をリハビリテーションに活かす試みはまだ端緒についたばかりであり，今後，様々な方法が開発され，その有効性が試されることになるであろう．

文献

1) Corkin S：What's new with the amnesic patient H.M.? Nat Rev Neurosci. 2002；3(2)：153-60.

2) 川人光男：脳の計算理論. 産業図書, 1996.

3) Makino Y, et al：Divisively normalized neuronal processing of uncertain visual feedback for visuomotor learning. Commun Biol. 2023；6(1)：1286.

4) Kagerer F, et al：Adaptation to gradual as compared with sudden visuo-motor distortions. Exp Brain Res. 1997；115(3)：557-61.

5) Tsay JS, et al：Fundamental processes in sensorimotor learning：Reasoning, refinement and retrieval. Elife. 2024；13：e91839.

6) Taylor JA, et al：Explicit and implicit contributions to learning in a sensorimotor adaptation task. J Neurosci. 2014；34(8)：3023-32.

7) Miyamoto YR, et al：Implicit adaptation compensates for erratic explicit strategy in human motor learning. Nat Neurosci. 2020；23(3)：443-55.

8) Smith MA, et al：Intact ability to learn internal models of arm dynamics in Huntington's disease but not cerebellar degeneration. J Neurophysiol. 2005；93(5)：2809–21.

9) Li C-SR, et al：Neuronal correlates of motor performance and motor learning in the primary motor cortex of monkeys adapting to an external force field. Neuron. 2001；30(2)：593-607.

10) Krakauer JW：Motor learning：its relevance to stroke recovery and neurorehabilitation. Curr Opin Neurol. 2006；19(1)：84-90.

11) Choi JT, et al：Adaptation reveals independent control networks for human walking. Nat Neurosci. 2007；10(8)：1055-62.

12) Reisman DS, et al：Locomotor adaptation on a split-belt treadmill can improve walking symmetry post-stroke. Brain. 2007；130(Pt 7)：1861-72.

13) Cauraugh JH, et al：Neural plasticity and bilateral movements：A rehabilitation approach for chronic stroke. Pro Neurobiol. 2005；75(5)：309-20.

14) Nozaki D, et al：Limited transfer of learning between unimanual and bimanual skills within the same limb. Nat Neurosci. 2006；9(11)：1364-6.

15) Hayashi T, et al：Improving a bimanual motor skill through unimanual training. Front Integr Neurosci. 2016；10：25.

16) Koganemaru S, et al：Recovery of upper-limb function due to enhanced use-dependent plasticity in chronic stroke patients. Brain. 2010；133(11)：3373-84.

17) Reis J, et al：Noninvasive cortical stimulation enhances motor skill acquisition over multiple days through an effect on consolidation. Proc Natl Acad Sci USA. 2009；106(5)：1590-5.

1 運動療法に役立つスポーツ科学の要点

❽ 関節可動域運動と伸張運動(ストレッチング)の基礎と臨床

木村貞治

1 関節可動域とは

　ヒトの様々な運動・動作は，外界と自己との相対的な位置関係や，自己の感覚情報と意図した運動内容との照合に基づく運動指令が中枢神経系から発せられ，その信号が末梢神経を経由して，目的とする筋または筋群を収縮させ，その物理的な収縮力が骨に伝達されて，関節運動が生じることによって遂行される。

　日常生活活動やスポーツ活動などにおいて遂行される関節運動の内容は，能動的な制御系組織である神経系からの指令の状態と，受動的な組織である関節軟骨，滑液，関節包，靱帯，筋，腱，血管，皮膚などの末梢組織の状態との組み合わせによって制御される。実際に発揮される関節運動は，①どの関節を，②どの運動方向に，③どのくらいの可動範囲で，④どのようなタイミングで，⑤どの程度の力で，⑥どのくらいの速さで，動かすかという要素を適宜組み合わせることによって自己組織的に制御される。

　これらの関節運動の要素のうち，"どの関節を""どの運動方向に""どのようなタイミングで""どの程度の力で""どのくらいの速さで"という要素については，能動的な制御系組織である神経系の作用に基づく運動制御(motor control)が中心となる。また，"どのくらいの可動範囲で"という要素については，神経系からの運動指令の内容と，受動的な末梢組織における柔軟性，の両方の要素の組み合わせによって規定される。このように関節が"どのくらいの可動範囲で"動くかという要素は，関節可動域(range of motion：ROM)として表現され，「関節を自動または他動運動させた可動範囲のこと」と定義されている[1]。

　理学療法や作業療法の臨床場面においては，加齢，疾病，外傷，身体活動の低下，不動などの要因によって，関節可動域が制限された状態である拘縮(contracture)を呈する症例を担当することが多い。拘縮は，**表1**のように分類される[1]。拘縮によって関節可動域が制限されると，基本動作や日常生活活動など様々な動作において実用性が低下し，その人らしい生活をおくる上での支障が生じることになる。

　そこで，運動療法においては，このような拘縮を可能な限り予防するとともに，既に拘

表1 ● 拘縮の分類

①熱傷後や皮膚挫創後に生じる皮膚性拘縮
②皮下組織，靱帯，腱，腱膜など主に結合組織に起因する結合組織性拘縮
③筋の短縮や萎縮に起因する筋性拘縮
④中枢神経疾患における痙縮などの筋緊張の亢進など神経疾患に起因する神経性拘縮
⑤滑膜や関節包，関節内靱帯など関節構成体に起因する関節性拘縮

（文献1をもとに作成）

縮が生じてしまった場合には，できるだけ患者に苦痛を与えずに，効率よく治療することによって，能動的な運動制御を行いやすい身体条件を整えることが重要な取り組みとなる。

2 関節可動域の維持と改善に対するアプローチの考え方

運動療法の場面で，理学療法士や作業療法士（以下，セラピスト）が他動的に関節可動域運動を実施する場合，セラピスト自身が停止感（end feel）を覚える位置として，図1に示すように，最初に軽く抵抗感を覚える位置であるfirst stopと，その位置から少し動いて最終的な停止感を覚える位置であるfinal stopの2種類の位置がある[2]。

これらのうち関節可動域の維持と拘縮の予防を目的として，first stopまでの関節可動域の範囲で，ゆっくりとした関節運動を反復するアプローチが「関節可動域運動（ROM exercise）」である。また，軟部組織の伸張性の向上・改善を図ることを目的として，first stopを超えてfinal stopまでの範囲を，痛みのないように一定の時間，持続的に伸張するアプローチは「伸張運動（stretching）」（以下，ストレッチング）と定義されている[3]。

医療の現場では，両者を併せて包括的に関節可動域運動と呼ぶことが多いが，それぞれの運動の目的，方法，留意点が異なるため，これらを概念的に整理した上で実践していくことが重要な課題となる。

一方，スポーツ現場においては，スポーツ活動に必要な筋・腱・関節包などの柔軟性の確保と末梢循環の向上による筋収縮能の向上やスポーツ傷害の予防を目的とした運動前のウォームアップとしてのストレッチングと，運動によって生じた神経・筋系の興奮の抑制と筋疲労の軽減を目的としたクールダウンとしてのストレッチングが行われている。

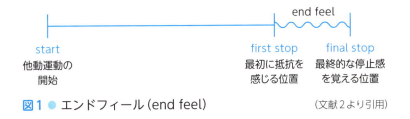

図1 ● エンドフィール（end feel）

（文献2より引用）

本項では，関節可動域の維持と拘縮の予防を目的とした関節可動域運動と，関節可動域の改善を目的としたストレッチングについて概説する。

3 関節可動域運動の概要

関節可動域運動の目的，種類，実施方法および実施上の留意点について以下に述べる。

1) 関節可動域運動の目的

関節可動域運動は，加齢，疾病，外傷，身体活動の低下，不動などの要因によって関節可動域の制限である拘縮の発生が予測される場合に，それを予防することを目的としてfirst stopまでの可動範囲を反復して動かすように，セラピストまたは患者自身によって行われる運動である。関節可動域運動の具体的な目的として表2などが挙げられる[3]。

表2 ● 関節可動域運動の目的

- 関節および結合組織の可動性を維持する
- 拘縮発生の影響を最小限にする
- 筋の弾性を維持する
- 血液循環および血管動態を補助する
- 関節において軟骨の栄養となる滑液の動きおよび物質拡散を亢進する
- 痛みを軽減または予防する
- 障害または術後の治癒過程を補助する
- 患者が運動に対する意識を維持する手助けをする

(文献3をもとに作成)

2) 関節可動域運動の種類

関節可動域運動は，以下の3種類に分類される。

①他動的関節可動域運動 (passive ROM exercise)

患者が意識障害，運動麻痺，筋力低下などによって自力で患側肢の関節を動かすことが困難な場合に，セラピストの徒手や患者の健側肢，そして，他動運動用の機器などを用いて他動的に関節を動かす運動である。

②自動・介助的関節可動域運動 (active assistive ROM exercise)

患者自身の随意的努力によって関節運動が部分的に遂行されるが，その可動範囲が不十分な場合に，自力では動かせない範囲をセラピストの他動的介助や患者自身の健側肢を用いた介助によって実施する運動である。

③自動的関節可動域運動 (active ROM exercise)

患者自身の随意的努力によって関節運動を行える場合に，拘縮の予防を目的として自力で行う運動である。

3) 関節可動域運動の実施方法および実施上の留意点

「関節可動域の維持」と「拘縮の予防」を目的として，関節可動域運動を実施する際の留意点について列挙する。

1. 意識レベル，認知機能，随意性，筋緊張，疼痛，関節可動域，感覚などの検査・測定を通して，残存している関節運動機能と障害されている関節運動機能を系統的に評価する。

2. 必要に応じて，温熱療法，超音波療法，低出力レーザーなどの物理療法を用いて，疼痛の軽減，創傷治癒の促進，軟部組織の柔軟性の向上を図った上で，関節可動域運動を実施する。

3. 痛みのない範囲でゆっくりと愛護的に動かす。

4. 他動的関節可動域運動では，患者が疼痛を感じることがなければ，セラピストがfirst stopとしてのエンドフィールを感じる位置まで動かす（図1）。

5. なめらかでリズミカルな運動を，5～10回反復して行う[4]。ただし，1日のトータルの実施回数や実施頻度については，チームで検討して計画的に実施する。

6. 他動的または自動・介助的関節可動域運動をセラピストが実施する場合には，セラピスト自身が実施しやすいような安定した構えをとるようにする。

7. 自動的関節可動域運動や自動・介助的関節可動域運動においては，セラピストがまず行うべき運動の方向性や範囲についての言語的な教示と他動的なガイダンスを患者に与え，その後に患者自身に実施してもらう。また，自動的関節可動域運動においては，適切な運動が行われているか，また，過度な運動範囲での運動になっていないかなどについて確認することが大切である。

8. 脳血管障害片麻痺の急性期においては，肩関節などの疼痛が生じやすいため慎重に実施する[5]。

9. 病棟での良肢位の保持や継続的な他動運動を組織的に遂行するために，看護師，理学療法士，作業療法士，介護職などが密接な情報交換を行った上で継続的に実施する。

10. 関節可動域の経日的な変化に関する評価結果をグラフなどで可視化し，チームとして相互確認する体制を整備する。

11. 必要に応じてデジタルカメラやImageJなどを用いた，簡易的かつ定量的な関節可動域測定を実施する。

4 ストレッチングの概要

　ストレッチングの目的，種類，生理学的効果，実施方法および実施上の留意点，適応，禁忌について以下に述べる。

1) ストレッチングの目的

　軟部組織の伸張運動であるストレッチングの目的を，医療現場とスポーツ現場にわけて述べる。

① 医療現場におけるストレッチングの目的

　医療現場において治療を目的として実施されるストレッチングは，セラピューティック・ストレッチング (therapeutic stretching) とも呼ばれる[6]。セラピューティック・ストレッチングの目的としては，関節可動域の改善，疼痛の緩和，筋緊張の抑制，血液循環の改善，リラクセーションなどが挙げられる。

　運動器疾患においては，長期間のギプス固定や安静肢位の保持などによる関節の不動化後の拘縮改善を目的としてストレッチングが行われる。また，脳血管障害片麻痺患者やパーキンソン病患者などの中枢神経疾患患者に対しては，痙縮や固縮などの筋緊張亢進状態の抑制や，筋緊張亢進状態と随意性の低下の持続によって生じた拘縮の改善を目的としてストレッチングが実施される。

② スポーツ現場におけるストレッチングの目的

　スポーツ現場におけるストレッチングは，運動前のウォームアップを目的としたものと，運動後のクールダウンを目的としたものとがある[7]。

▶ 運動前のウォームアップとしてのストレッチング

　運動前に行うウォームアップとしてのストレッチングの目的は，運動に関与する筋・腱複合体を中心とした軟部組織の柔軟性を高めるとともに，末梢循環を促進することによって，パフォーマンスを発揮しやすい身体条件を整えることと，スポーツ障害やスポーツ外傷などのスポーツ傷害の発生を予防することを目的として行われる。また，素早く弾みをつけて行うバリスティック・ストレッチング (ballistic stretching) や，競技における動きの特性を考慮したダイナミック・ストレッチング (dynamic stretching) は，神経・筋系の興奮性を高めることによって，筋収縮能を亢進させることを目的として行われる。

▶ 運動後のクールダウンとしてのストレッチング

　トレーニング後や試合後のクールダウンとしてのストレッチングは，筋内の血液循環の促進による発痛物質，疲労物質の拡散，自己抑制であるＩｂ抑制による神経・筋系の興奮性の抑制，リラクセーションなどを目的として行われる。

2) ストレッチングの種類

①関節運動の特性に基づく分類

ストレッチングは，伸張時の関節運動の特性から静的ストレッチング（static stretching, スタティック・ストレッチング）と動的ストレッチング（ダイナミック・ストレッチング）（広義），そして，両方の要素を含む複合ストレッチングに分類される[8]。

▶スタティック（静的）・ストレッチング

最初に軟部組織の抵抗を感じるエンドフィールであるfirst stopを過ぎてfinal stopの位置まで伸張し，反動をつけずにその位置を持続的に一定時間保持する方法である（図2）。

スタティック・ストレッチングの中でも，個別に筋を伸張する方法であるIDストレッチング（individual muscle stretching）は，伸張性の低下した個々の筋を対象とし，筋緊張の低下，関節可動域および柔軟性の改善，筋痛の緩和，血液循環の改善，傷害予防，パフォーマンスの向上などを目的として，個々の筋線維の走行および筋連結を意識した他動的ストレッチング法として位置づけられている[9]。

▶ダイナミック（動的）・ストレッチング（広義）

特定の関節において，ある程度の速さで，弾むように間欠的に伸張するバリスティック・ストレッチングと，競技の動きを考慮した全身的な動きの中で伸張刺激を行うダイナミック・ストレッチング（狭義）に分類される。

バリスティック・ストレッチングは，反動をつけながら筋を伸張する方法で，伸張刺激によって筋の長さや伸張速度を検知する受容器である筋紡錘を興奮させ，その信号がⅠa線維を介して脊髄のα運動ニューロンを単シナプス性に興奮させることによって，伸張した筋を収縮させるという伸張反射を利用したストレッチング方法である（図3）。

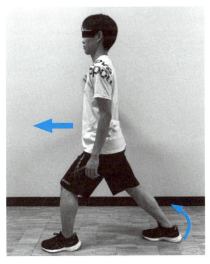

図2 ● 反動をつけずに持続的に（右側の）下腿三頭筋を伸張するスタティック・ストレッチング

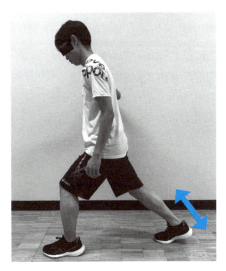

図3 ● 上下に反動をつけて反復的に（右側の）下腿三頭筋を伸張するバリスティック・ストレッチング

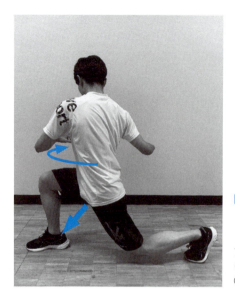

図4 ● 競技の動きを考慮して，筋の伸張と短縮を繰り返すダイナミック・ストレッチング

フロントランジツイスト（つま先を進行方向に向けながら前側の足を踏み出し，体幹の回旋を入れた後に，もとの立位に戻り，同様の動きを反対側で行う）を示す。

ダイナミック・ストレッチング（狭義）は，実際の競技の動きに近い関節運動により筋の伸張・短縮を繰り返すストレッチング方法で，反動を使わずに関節可動域の最終域まで大きく関節を動かすことが基本とされ，最終域での相反抑制効果によって拮抗筋にリラックスを促し，伸張効果が得られるとされている（図4）[10]。また，パフォーマンスへの効果としては，最大筋力，脚伸展パワー，垂直跳び高，敏捷性，走行タイムなどの向上効果があるとされている[10]。

▶ 複合ストレッチング

伸張を受ける側の能動的な筋収縮や弛緩と，他者による他動的伸張を組み合わせた伸張法で，固有受容性神経筋促通法を利用したPNF（proprioceptive neuromuscular facilitation）ストレッチングなどがある。PNFストレッチングには，当該筋に対して徒手的に最終域までストレッチングした後，等尺性収縮を負荷し，再度，最終域までストレッチングするホールドリラックス（コントラクトリラックス）と，ホールドリラックスによる当該筋の等尺性収縮後に他動的にストレッチングする際，拮抗筋を短縮性収縮させながら他動的にストレッチングするコントラクトリラックス・アゴニストコントラクトという方法がある[9]。

②**実施者による分類**

ストレッチングの実施者の観点から，自分自身で伸張運動を実施するセルフ・ストレッチング（self-stretching），または，自動的（アクティブ）ストレッチング（active stretching）と，他者によって実施されるパートナー・ストレッチング（partner stretching），または，他動的（パッシブ）ストレッチング（passive stretching）に分類される。

3) ストレッチングの生理学的効果

ストレッチングの生理学的効果として,次のようなものが挙げられる。

①血液循環の改善

健常人を対象とした実験では,ストレッチング後に血液量が増大する傾向があることが報告されている。永澤ら[11]は,健常者の前腕屈筋群に対する他動的な静的ストレッチングを10秒,30秒,および60秒実施し,筋組織酸素飽和度と筋血流量を測定した結果,ストレッチング終了後の筋組織酸素飽和度は安静レベルよりも高い状態が続き,10秒のストレッチングでは終了後12秒から56秒まで,30秒のストレッチングでは終了後24秒から52秒まで,60秒のストレッチングでは終了後14秒から48秒までの範囲において有意な増加が持続したが,伸長時間の違いによる差はなかったとしている。また,ストレッチング終了後の筋血流量は,すべての伸長時間において安静レベルと比較して有意な増加を示し,10秒の伸長では安静時の2.6±1.2倍,30秒では2.8±1.6倍,60秒では2.9±1.0倍であったが,伸長時間の違いによる有意な差は認められなかったとしている。

ストレッチングが血流に与える影響として,静脈,特に直径1mm以上の四肢の静脈に二尖弁が存在することによって,血液は心臓に向かってのみ流れ,逆流が防がれていることから,ストレッチングによって静脈が周囲の筋によって圧迫されると,ポンプシステムによって局所循環が促進されるとされている[12]。

②筋緊張の調節

脊髄反射弓は図5[13]のように遠心性の運動神経を支配するα運動ニューロンおよびγ運動ニューロン,錘外筋および筋紡錘,求心性線維の感覚神経線維であるⅠa線維,Ⅱ線維,

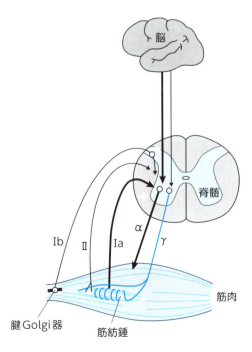

図5 ● 伸張反射の回路

Ⅰa,Ⅱ,Ⅰb:感覚神経線維
α,γ:運動神経繊維
(栗山節郎,編著.川島敏生,共著:新・ストレッチングの実際.南江堂,1999. p6より許諾を得て転載)

Ⅰb線維から構成される。小刻みに反動をつけて行うバリスティック・ストレッチングでは，筋紡錘の核袋線維からⅠa線維を通ってインパルスが上行し，単シナプス性にα運動ニューロンを興奮させ，結果として錘外筋が収縮する[7]。これは腱反射でみられる伸張反射 (stretch reflex) と同様のメカニズムであり，伸張された筋の筋緊張は亢進することになる[13]。したがって，競技の直前などで神経・筋系を意図的に興奮させる場合には，バリスティック・ストレッチングが適応となる。また，持続的な静的ストレッチングにより，ある一定以上の強度の伸張刺激が**図5**[13]に示すゴルジ腱器官に加えられると，Ⅰb線維をインパルスが上行し，抑制性の介在ニューロンを介して伸張された筋を支配するα運動ニューロンを抑制するため，結果として筋緊張が抑制されるいわゆる自己抑制がかかる。したがって，中枢神経疾患における亢進した筋緊張の抑制や，スポーツ活動後における神経・筋系の興奮性の抑制を目的としてストレッチングを行う場合には，持続的なスタティック・ストレッチングを痛みのない範囲で丁寧に実施することが大切となる[7]。

③筋肉痛の軽減

骨格筋の過緊張は，骨格筋内の微小循環を阻害し，局所の血流低下や虚血状態は筋収縮を助長し持続させるという悪循環を引き起こすとともに，持続的な筋収縮は発痛物質であるブラジキニン (bradykinin：BK) の血中濃度を上昇させる[9]ことから，ストレッチングによる筋緊張の抑制と血液循環の改善による発痛物質の生成の抑制を通して，いわゆる筋痛を緩和する可能性がある。永田[14]は，激しい運動を30分間実施した後の腓腹筋の筋肉痛が運動直後のストレッチングによって減少したことから，筋中の血液循環が促進され，血漿キニンなどの筋痛物質が分解される可能性があるとしている。

4) ストレッチングの実施方法および実施上の留意点

①セラピューティック・ストレッチングの実施方法と実施上の留意点

〈他動的ストレッチングのポイント〉

運動療法においてセラピストが行う他動的ストレッチングのポイントを以下に列挙する。

1. ストレッチングの対象とする標的組織についての臨床推論を正確に行う。
2. 標的組織に対するストレッチングの方向，強度，速度，持続時間を疾病特性，筋や関節の状態，疼痛の有無・性質・程度，エンドフィールの位置，対象者の心理的特性などを考慮して立案・実践する。
3. 必要に応じてストレッチング前に温熱療法，超音波療法，電気刺激療法などの物理療法や，マッサージ，モビライゼーションなどの徒手療法を実施し，疼痛の軽減や軟部組織の柔軟性の改善を図る。
4. 対象者がストレッチング中に不快感を覚えないよう，安楽な姿勢に配慮する。
5. 伸張方向については，筋の起始・停止をイメージするとともに，伸張中の組織の

エンドフィールの変化を触知しながら実施する。

6. 対象者に腹式呼吸を説明し，できるだけゆっくりとした呼気時に伸張刺激を加えるようにする。

7. 関節可動域運動のようにリズミカルに反復するのではなく，1回の伸張時間を15〜30秒程度維持し，持続的に伸張する。

8. ストレッチング実施中のエンドフィール，対象者の表情，疼痛に留意しながら，過度な伸張（オーバーストレッチ）にならないよう注意深く伸張する。

9. ストレッチングを繰り返していく中で，エンドフィールの位置の変化が確認されれば，それに合わせて最終伸張部位を調整していく。

10. ストレッチング終了後に，ストレッチング前後の自動的・他動的関節可動域，運動連鎖，疼痛などの主観的症状などの変化を評価する。

11. 必要に応じてストレッチング後にアイシングを実施し，伸張組織の疼痛の発現を予防する。

〈自動的ストレッチングのポイント〉

患者自身に実施してもらう自動的ストレッチングのポイントについて列挙する。

1. 患者自身に自動的ストレッチングの目的，方法，効果をわかりやすく指導する。できればイラストなどで説明を加えたパンフレットを渡し，自動的ストレッチングに対するコンプライアンスを高めるよう工夫する。

2. 具体的な伸張方法については，他動的に誘導しながら説明を行うとともに，実際の伸張持続時間についても患者に体感してもらい，正しいストレッチングの方法についての理解を促す。

3. 反動をつけないスタティック・ストレッチングを基本とする。

4. 伸張中の筋感覚に意識を集中するように指導し，オーバーストレッチにならないよう十分に説明を加える。

5. 腹式呼吸を基本とし，伸張動作中はできるだけ呼気で行う。

②スポーツ現場におけるストレッチングの実施方法と実施上の留意点

スポーツ現場におけるストレッチングは，スポーツ選手自身が実施するセルフ・ストレッチングが基本となるが，セルフ・ストレッチングだけでは狙いとする筋を十分に伸張できない場合には，スポーツトレーナーなど他者が他動的にストレッチングを行うパートナー・ストレッチングの実施が有用である。基本的事項は，セラピューティック・ストレッチングの内容に準ずる。以下に，スポーツ現場において配慮すべき点について列挙する。

1. 運動前は軽いジョギングなどのウォームアップを通して筋温を上昇させた後に行い，運動後はクールダウンを行い，呼吸・循環状態を落ち着かせた後に実施する。
2. スタティック・ストレッチング後には，筋の粘弾性の変化や自己抑制であるⅠb抑制の影響などにより筋出力が低下する可能性があることが指摘されている[15, 16]。Behmら[17]は，運動前のスタティック・ストレッチングが筋パワー系の運動のパフォーマンスに及ぼす影響について研究した論文をレビューした結果，特定の筋に対するスタティック・ストレッチングの持続時間がトータルで90秒未満の場合には，ほとんどパフォーマンスの低下が認められなかった。しかし，30秒を3回などトータルで90秒以上のスタティック・ストレッチングを実施した場合には，パフォーマンスが低下しやすい傾向にあると報告している。したがって，瞬発的な競技種目や高い筋パワーの発揮を必要とする競技の前においては，ウォームアップとしてのスタティック・ストレッチングをトータルで90秒未満になるように実施した後に，競技における実際の動きなど競技特性を考慮したダイナミック・ストレッチングやバリスティック・ストレッチングを行い，神経・筋機能を徐々に高めていきながら競技にのぞむことが重要なステップになると考える。
3. スポーツ活動における主動筋だけでなく，遠心性収縮によって関節構造の保護に寄与している拮抗筋に対しても丁寧にストレッチングを実施する。
4. パートナー・ストレッチングにおいては，オーバーストレッチにならないようにエンドフィールに留意するとともに，ちょうどいい伸張位置になったと感じたら選手自身の指先を動かすことで合図してもらうなど，事前に具体的な説明を行った上で実施する。
5. トレーニングや練習，そして，試合直後は，運動によって亢進した呼吸・循環状態や神経・筋系の興奮性を落ち着かせるためのクールダウンを行い，その後にスタティック・ストレッチングを行うことによってⅠb抑制に基づくさらなる神経・筋系の興奮性の抑制を促す。
6. クールダウン後のスタティック・ストレッチングを実施した後に疲労感などの違和感が残る場合には，アイスバッグなどを用いたアイシングを実施する。
7. 以上のウォームアップからクールダウン後のスタティック・ストレッチングまでの一連の流れを，図6に示す。

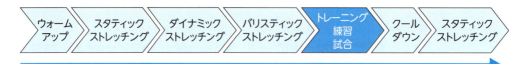

図6 ● トレーニング・練習・試合前後におけるストレッチングの流れ

③セラピューティック・ストレッチングの主な適応

セラピューティック・ストレッチングは，癒着，瘢痕，結合組織の変性などによって，軟部組織の柔軟性が低下し，その結果，関節可動域に制限が認められる状態が適応となる。具体的には，以下のような状態が挙げられる。

1. 骨折などに対するギプス固定の抜去後に関節可動域が制限された部位。
2. 腱板損傷や膝前十字靱帯損傷など軟部組織損傷の術後などで関節可動域が制限された部位。
3. 脳血管障害片麻痺で痙縮などにより筋緊張が亢進している麻痺側の上下肢。
4. パーキンソン病で固縮を呈する上下肢。
5. 肩関節周囲炎，腰痛などの有痛性疾患において疼痛を呈する部位。
6. 脊髄損傷による麻痺で関節可動域の制限を呈する部位。
7. スポーツ障害やスポーツ外傷などスポーツ傷害を呈する部位。
8. 虚弱高齢者で身体活動量が低下し，関節可動域に制限を呈する部位。
9. その他

④セラピューティック・ストレッチングの禁忌

以下のような状態の場合には，ストレッチングを実施しない。

1. 新鮮骨折例，または，骨癒合が不完全な部位。
2. 急性の炎症症状を呈する部位。
3. 外傷などで癒合が不完全な解放創の部位。
4. 外傷による血腫や出血が認められる部位。
5. 伸張刺激に対して激しい疼痛を訴える部位。
6. その他，術後などで医師から関節運動が禁止されている場合。

5 より安全で効果的なストレッチングのために

関節可動域運動と筋肉や関節をゆっくりと動かす体操の相違に関する概念的な整理と，それぞれの実施上の留意点について述べた。日常生活においても，医療現場においても，そして，スポーツ現場においても，ストレッチングは幅広く多様な方法で実践されている。しかし，ストレッチングの実施方法やタイミングによっては，実施後の臨床症状やパフォーマンスに対してマイナスの影響を惹起する可能性も示唆されている。

したがって，対象者の能力レベル，疾病特性や障害特性，対象組織の柔軟性の程度，実施する目的，実施する場面やタイミングなどに応じて，伸張肢位，固定のしかた，伸張方向，伸張強度，伸張持続時間，伸張速度，筋収縮の有無・方法，回数，頻度などのストレッチング・プロトコールを適切に立案・実行することが肝要である．そして，これらの要素を系統的に考慮したストレッチングの効果に関する質の高い基礎的・臨床的研究を展開・集積することによって，状況に応じた安全で効果的なストレッチングの実施方法に関する体系を整理していくことが重要な課題であると考える．

文 献

1) 沖田　実：関節可動域制限とは．関節可動域制限．沖田　実，編．三輪書店，2008, p8.
2) Kaltenborn FM, et al：Manual mobilization of the extremity joints：Basic examination and treatment techniques. 4th ed. Olaf Norlis,1989, p1-48.
3) 林　寛：拘縮に対する徒手療法．拘縮の予防と治療．奈良　勲，編．医学書院，2003, p81-98.
4) キャロリン・キスナー，他：最新運動療法大全 Ⅰ基礎編．第6版．黒澤和生，日本語版監．ガイアブックス，2016, p51-71.
5) 松木秀行，他：拘縮の予防．拘縮の予防と治療．奈良　勲，他編．医学書院，2004, p60-70.
6) 平野幸伸, 他：理学療法におけるセラピューティック・ストレッチングの意義と留意点．理学療法．2010；27(8)：945-54.
7) 木村貞治：ストレッチングの医学的基礎．運動療法ガイド．第4版．井上　一，他編．日本医事新報社，2006, p63-6.
8) 江口泰正, 他：ストレッチングの効果に関する最新の動向―職場体操として応用するための留意点―．産業医大誌．2011；33(3)：247-53.
9) 鈴木重行：ストレッチングの種類．ストレッチングの科学― Science of Stretching. 鈴木重行，編．三輪書店，2013, p2-15.
10) 寒川美奈：ダイナミックストレッチングの基礎と効果．臨スポーツ医．2015；32(5)：452-5.
11) 永澤　健, 他：静的ストレッチングの伸長時間の違いが伸長部位の筋酸素飽和度および筋血流量に及ぼす影響．体育研．2011；56(2)：423-33.
12) 太田　勲, 他：ストレッチングの生理学．理学療法．1990；7(5)：321-6.
13) 栗山節郎, 他編：新・ストレッチングの実際．南江堂，1999, p6.
14) 永田　晟：バイオキネティックス―運動力学からリハビリテーション工学―．杏林書院，1991, p136-40.
15) Cramer JT, et al：The acute effect of static stretching on peak torque,mean power output, electromyograph, and mechanomyography. Eur J Appl Physio. 2005；93(5-6)：530-9.
16) Fowles JR, et al：Reduced strength after passive stretch of the human plantar flexors. J Appl Physiol (1985). 2000；89(3)：1179-88.
17) Behm DG, et al：A review of the acute effects of static and dynamic stretching on performance. Eur J Appl Physiol. 2011；111(11)：2633-51.

2 運動療法の基本原則

鎌田真光，武藤芳照

1 運動処方の原理

　医療現場においては，各種疾病・障害の主要な治療手段の1つとして，医薬品を投与する。問診，診察，諸検査の結果得られた診断に基づき，患者の年齢，体重，症状の程度，合併症，アレルギーの既往などに即した種類・量の医薬品を医師が「処方」し，薬剤師がそれに応じて調剤して患者に手渡す。それ以後，その効果と副作用について継続的に観察して，治療方法の確認を行うことになる。

　また，各種身体障害に対して，その障害の部位と程度，残存機能および生活上困難な状況などに即して義肢・装具の形，大きさ，材質，機能，デザインなどを「処方」し，それに応じて義肢・装具業者が義肢・装具を作製して，患者に手渡す。これらの一連の専門的医療行為を成立させるために，医師が「処方せん（箋）」を記載して，それぞれの専門家に手渡し，処方内容を指示する。

　運動処方の原理もこれらと同じである。つまり，運動処方とは，運動を行う各個人の特性（性，年齢，体格，体力レベル，健康度，疾病・障害の有無や程度，運動経験，運動の目的と目標など）を考慮に入れて，それぞれに応じた運動の質（種類）と量（強度，時間，頻度），運動の仕方を決め，運動に伴う疾病・障害の増悪や，新たな障害や事故の発生を回避するための注意事項を与えることをさす。

　医薬品には，その質・量が各個人に適合しなければ，胃腸障害，皮疹，肝障害などの副作用があり，義肢・装具にも不快感，痛み，外傷，障害などの弊害がある。運動も医薬品や装具と同様に，各個人1人1人の特性に適合すれば相応の効果が得られるが，質・量が適合しない場合には，かえって副作用や障害・事故をきたすリスク（risk，クスリの逆）を有している。また，処方そのものは医師が行うが，運動の実践・指導を直接担当するのは，理学療法士，健康運動指導士，健康運動実践指導者などの専門的運動指導者たちである[1]。

　運動処方の要素である頻度（frequency），強度（intensity），種類（type），そして持続時間（time）を合わせて「FITT」と記憶して，日常的な運動処方の実践に役立てることができる[2]。

運動処方の前提としてあるのは，医薬品や義肢・装具と同様に，「運動が人体の健康維持や回復に役立つ」（Hippocrates[3]）ということであり，個人の特性に即した質・量を決めるのは，医師の役割である。その医師の処方に即して，具体的に形をなす実践と指導を専門家（理学療法士，健康運動指導士，健康運動実践指導者などの専門的運動指導者）が行うという図式である。

処方を誤ったり，実践と指導が不適切であったりすれば，運動の効果が得られないばかりか，スポーツ外傷・障害や，運動に伴う重篤な疾病・事故，最も悲惨な場合には死亡事故をまねく。つまり，運動は常に「両刃の剣」という側面を有している。それゆえに，運動処方の行為には，医学および運動の特性に関する具体的な知識・技術と経験が必要である。

2 運動療法の適応と実践

Kottkeらは，運動療法とは「身体機能を向上させ，症状を軽減し，福利を保持する身体運動の処方」と定義づけている[4]。「療法」とあるように，ある疾病・障害の症状を軽減させることが主目的とされているが，同時に身体機能の向上を基盤としている。また，心理的な安寧や快適な生活という福利の面への効果も併せもっている。そして，運動療法を継続し，治療効果が十分に得られて治癒してからは，その運動プログラムを継続して習慣化することによって再発防止につなげられる。さらには，まだ，当該疾病・障害を生じていない予備群ともいうべき人々にとっては，一種の「予防薬」として運動プログラムが機能することになる。

そうした運動療法の特性は，薬物療法や手術療法，装具療法，放射線療法などのほかの治療法とはおおいに異なっている。

図1は，運動療法の意義を理解する上でも基礎となる，身体活動全般による疾患などの発症予防・改善のメカニズムをまとめたものである[5]。そこには，身体活動による様々な適応の経路を通してその予防効果が示された疾患群として，古くより運動療法の適応疾患として知られる関節痛などの筋骨格障害（運動器疾患）のほか，悪性腫瘍，代謝性疾患，心血管疾患，精神・神経疾患など，多岐にわたる疾病・障害が含まれている。

運動療法の適応にあたっての実践の場については，以下に大別できる（図2）[6]。

---

①運動療法を処方した医療機関内において運動療法を実践する方法

②運動療法を処方した医療機関では定期的な診療に基づいて運動療法の処方の見直しや指導・管理を行い，運動療法の実践は学校・職場・家庭あるいはスポーツ施設などで行う方法

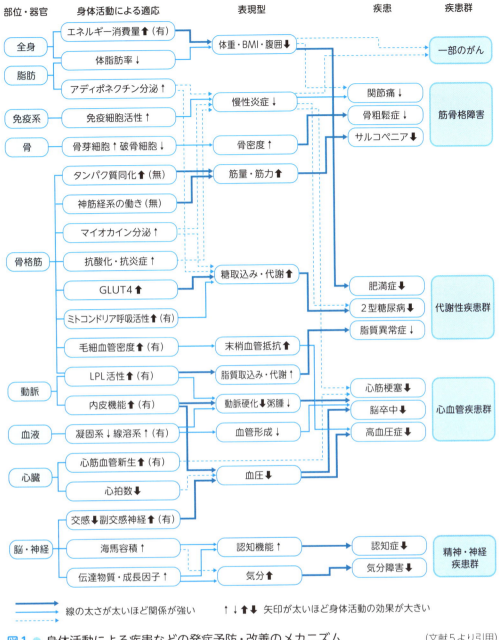

図1 ● 身体活動による疾患などの発症予防・改善のメカニズム　　　（文献5より引用）

　それぞれ一長一短であるが,「処方」「指導」「管理」に関する診療報酬上の評価がない点は共通した問題である（高血圧症, 脂質異常症, 糖尿病などで一部認定されているが, 種々の制約があり, 十分に活用されていない）。

　いずれにしても, 医療機関と運動実践の施設との連携, 医師と理学療法士や運動指導者（健康運動指導士, 健康運動実践指導者など）との密接な連携・協力関係が, 運動療法の適応と実践には必須である。

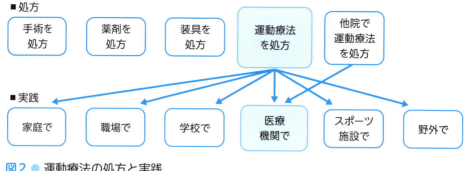

図2 ● 運動療法の処方と実践

(文献6より引用)

　一方，運動療法の適応と実践が行われた場合のその効果の評価については，臨床研究上困難な点が少なくないために，必ずしも十分に実証・解明されていない疾患や領域もある。したがって，非ランダム化比較試験の方式なども含めた，客観的・科学的な学術的研究の推進と積み重ねが必要である。

　また，運動療法が適切に普及し活用されるためには，臨床医が個々の疾病・障害についての知識と経験を積み重ねるとともに，運動処方および運動療法についても主体的に興味・関心をもち，その知識と技法と経験を積み重ねることも重要である。日本医師会や関係各学会・団体などが，積極的に運動処方や運動療法に関する医師への研修・講習などの教育の機会を増やすことが必要と考えられる。「健康づくりのための身体活動・運動ガイド2023」(厚生労働省)においても，医師および患者や健診受診者などに運動や身体活動を推奨・指導する立場の人を対象として「慢性疾患を有する人の身体活動のポイント（高血圧，2型糖尿病，脂質異常症，変形性膝関節症）」が示され，無理のない強度・頻度で始めて，徐々に増やしていくことの重要性などがまとめられている[5]。

3 運動療法の指導上留意すべきこと

1)「気づく力」と「見守る目」

　運動療法の指導現場で，理学療法士や運動指導者が，患者や対象となる中高年者などに具体的指導を行うにあたって，その効果を高めるとともに指導中の事故を防止するためにも，「気づく力」と「見守る目」が重要である。これは，武道の指導や実践の場面では，一言で「眼力」と呼んでいるものと同様の指導者の資質ととらえられる。

　1人1人の参加者のしぐさや動作（立ち姿，歩きぶり，腕や足の挙げ方，スピード，なめらかさなど），顔の表情，目の動き，声の様子などを見守り，それらのいつもと違った変化に気づくようにし，示した内容が正しく理解され，身体運動として適確に表現されて

いるか，無理な動きをして転倒や衝突事故などの危険はないかなどの判断をし，次の言葉がけや指示につなげる。

　医療の現場には，古くよりsnap diagnosis（スナップ・ダイアグノーシス，一瞥診断）という言葉が伝えられている。外来診療で患者が診察室に入ってきて，椅子に座り，医師に対面するまでのしぐさと動作，顔色や表情，目の動きなどにより，その患者の病気・障害の種類と程度，生活背景，来院の目的や人柄などを，カメラで一瞬の場面を切り取って写真に収めるように評価し，正確な臨床診断に結びつけることである。もちろん，一瞬ですべてがわかるはずはないが，経験と知識を積み重ねることによって，かなりの部分まで評価・把握することができる。そして，それをもとにして問診で尋ねるべき質問項目，内容，表現方法を工夫して，正確な診断に努める。

　それと同様に，運動療法にあたっている者は，参加者1人1人の表情や動作を見守り，「前回と様子が違う」とか「今日のしぐさと表情はいつもと違う」などに気づくことが求められる。それをうまく行えるようになれば，1人1人の運動療法参加者の安心感，満足感，達成感に結びつくとともに，治療効果を高め，重大事故を未然に防ぐことにもつなげられる。

2) 言葉の大切さと力

　言葉は，人と人を結びつけ，思い，願い，考え，指示，連絡などすべてのことを伝える大切な手段である。その言葉が正確に伝わり，理解されて初めて物事をしっかりととらえることができ，分析し，適切な判断と行動をとることができる。

　日本人と外国人との間では，まず母国語が違い，「言葉がわからない」ために，その間の通訳という仲介者が必要である。耳の聞こえない人は，主に手話を言葉の代わりにコミュニケーションをとる。日本人同士でも，話し言葉の日本語は通じないため，耳の聞こえる人が手話を覚えるか筆談という形で「会話」することになる。ただし，耳の聞こえない人ばかりの集まりで耳の聞こえる人が1人いたとしたら，「言葉がわからない」のは，耳の聞こえる人が1人という状況が生まれることになる[7]。

　運動療法の現場では，医師，看護師，看護助手，理学療法士，健康運動指導士，スポーツ指導者，事務職員など，多くの職種のスタッフが働いている。それぞれの性，国籍，出身地域，出身学校などの教育背景，専門性などが異なる。そうした人々が同じ場面で，運動療法に関わる業務を行っている。円滑に運動療法の内容が伝達され，正確にかつ事故なく安全に実践されるためには，まず互いの言葉がわかること，「共通言語」で語られることが必要である。

　また，運動療法の指導上発せられた言葉が，参加者全員に理解されないのであれば，「言葉がわからない」状態の見かけだけの運動療法が実施されることになる。相手の話しているのは日本語であるが，「言葉がわからない」状態では，正確な身体運動として表現されない。また，適切な判断と行動に結びつかないばかりか，場合によっては不適切な，あるい

2 運動療法の基本原則 83

は誤った判断と行動を生み出す危険性がある。

　運動療法の現場は，多文化集団といってもよいかもしれない。それぞれの言語が違うという認識に立って，まず互いの言葉を理解し合うという基本作業から始め，それをもとに情報・意見交換をし，認識を含め，現場の課題を探り，その解決策を見出すという営みを持続していくことが必要である。

　一方，運動療法の現場で発せられる医師，理学療法士，運動指導者などの言葉には，自身が想像している以上の大きな力があることも認識しておく必要がある。運動療法の指導者の言葉が有効に使われれば，参加者の自信を高め，希望を湧かせ，意欲を増大させる。一方，言葉がぞんざい，あるいは乱暴に使われれば，参加者の自信と意欲を喪失させるばかりでなく，不安や絶望感をもたらしたり，怒りを生むことさえある。場合によっては，パワーの違いを背景にした「言葉の暴力」ととらえられ，運動療法への参加を続けられなくなったり，指導現場でのパワーハラスメントとされたりするリスクも生じる。

　厳しい訓練によって競技力を高めようとする競技選手ではなく，運動療法によって様々な身体症状を和らげ，疾患や障害に伴う不安を軽減し，より健康で心豊かな日々を過ごそうという目的で参加している患者などへの指導である。「褒めて磨く得意技」に象徴される，明朗で支持的・肯定的な言葉がけが大切である。また，言葉の端にちょっとしたウィットやユーモアを組み入れる余裕ももちたいものである。

3) 水分補給の必要性

　運動療法の身体活動に伴って，当然のことながら，汗をかき不感蒸泄（自身で感じていないが呼気や皮膚から水分が排泄される）も増大する。したがって，通常の運動・スポーツ活動のときと同様に，水分をこまめに摂取する注意が必要である。

　明治後期より，日本には「運動中に水を飲むな！」という誤った常識が運動・スポーツの世界に長く伝わってきた。そのために現代でも，少年スポーツの現場で運動中の水分摂取が制限されたために，熱中症で死亡する事故が起きている。また，一般成人，中高年の運動・スポーツの場においても，適切な水分摂取がされていないために，水分不足が1つの原因となって，脳血管系，心・血管系の健康障害や死亡事故の重大事故が起きている。

　したがって，運動療法の指導にあたっては，運動時間や外気温，室温，湿度などの諸条件を考慮しつつ，運動前・中・後に水分摂取を心がけることが重要である。特に，もともとトイレが心配であるなどの理由で水分摂取を控え目にしている女性や高齢者，運動後の飲酒を楽しみにしている中高年では，よりいっそうの注意が必要である。一般的にビールをコップ10杯飲めば，11杯分の尿が出るとされている。したがって，運動で汗を流した後に飲酒すれば，水分不足に結びつきやすいことを認識して，こまめに水分を摂取するとともに，飲酒後も意識して水を飲むように心がけるよう指導する必要がある[8]。

　温水プールなどでの水中運動療法においても，まったく同じである。水の中だから汗を

かかないと誤解している人々も少なくないが，水中でも間違いなく汗をかいており，運動に伴う水分摂取の必要性は，地上での運動療法と変わらない。

「水分としてはスポーツドリンクがよいか？」という質問がしばしばなされるが，通常の運動療法であれば，糖分，ミネラルも含有されているスポーツドリンク摂取の必然性は小さく，ただの水，つまり水道水でまったく問題はない。ペットボトル入りのミネラルウォーターに比べて，水道水はいつでも，どこでも安く入手でき，しかもエコという利点は，圧倒的な強みである。

4) 運動療法に伴うリスクマネジメント

運動療法に伴うリスクマネジメント（危機管理）の中で，運動に伴う外傷・障害，重大事故の予防は，きわめて重要な位置づけをもっている。このほか，病院，施設などの行き帰りの交通事故，滞在中の地震などの災害への対応，建物施設・設備の不具合による事故等，様々な危険事象がある。それぞれの施設で，定期的に巡視・点検して，そうした危険事象の防止対策を適宜講じる必要がある。

いずれの危険事象のリスクマネジメントにおいても共通しているのは，不幸にも当該病院・施設などで発生した事例に真摯に対峙し，何が起きたのかという事実を丹念に記録して明らかにすること，何が原因で起きたのかを関係者で分析すること，その再発防止を具体的に検討して実施に移せる形と内容にすること，などの作業が必要ということである。また，全国の同様の病院・施設などで発生した事例・資料，時には判例などを収集・整理して，原因（要因）と防止対策の一覧表にまとめたり，鮮烈な事例をいくつか複合して模擬事例をつくったりして，職員・スタッフ用の教育研修資料に用いるといった工夫をしてもよい[9]。

運動療法に伴う危険事象で主要なものは，運動に伴う外傷・障害，重大事故である。一般的には，運動・スポーツに伴う外傷・障害，重大事故の発生要因は，以下の4つが挙げられる。

---

①個（運動・スポーツを実践している人）の要因

②方法（運動・スポーツの方法の方法・内容・仕方など）の要因

③環境（運動・スポーツの施設，設備，用具，自然条件，社会環境など）の要因

④指導・管理（運動・スポーツの指導方法・内容，管理体制，指導者の資質・能力など）

これらを区別して整理することにより問題点が明らかとなり，具体的な予防対策を講ずることができる[10, 11]。

いずれにしても，運動療法が安全・安心に行え，より高い効果を生むためにも，リスクマネジメントの意識を保ち続けることが必要である。

2 運動療法の基本原則

文献

1) 武藤芳照：運動処方の基本原則. 運動療法ガイド. 第4版. 井上　一, 他編. 日本医事新報社, 2006, p3-7.

2) Stephens MB：Exercise prescription. Sports Medicine：Just the Facts. O'Connor FG, et al, ed. McGraw-Hill, 2005, p91-5.

3) 大橋ゆかり, 他：リハビリテーション医学講座5. 理学療法. 松村　秩, 編著. 医歯薬出版社, 1987, p24-42.

4) Kottke FJ, et al：Krusen's Handbook of Physical Medicine and Rehabilitation. WB Saunders, 1990, p436.

5) 厚生労働省：健康づくりのための身体活動・運動ガイド2023.
[https://www.mhlw.go.jp/stf/seisakunitsuite/bunya/kenkou_iryou/kenkou/undou/index.html]（2025年2月閲覧）.

6) 立入克敏：実地医療における運動療法―診療報酬面からみた運動療法. 臨スポーツ医. 2000；17(2)：161-7.

7) 武藤芳照：共通言語の大切さ. ホーム内の転倒事故を防ぐための教育テキスト. ベネッセスタイルケア, 2009, p3(非売品).

8) 川原文次：アルコール摂取と飲水の関係は？ 患者指導のための水と健康ハンドブック―科学的な飲水から水中運動まで. 武藤芳照, 他編. 日本医事新報社, 2006, p35-6.

9) 武藤芳照：認知症高齢者の転倒リスクマネジメントの基本は. 認知症者の転倒予防とリスクマネジメント―病院・施設・在宅でのケア. 日本転倒予防学会, 監. 武藤芳照, 他編, 日本医事新報社, 2011, p104-6.

10) 武藤芳照, 編：スポーツ医学の目指すもの. スポーツ医学実践ナビ―スポーツ外傷・障害の予防とその対応. 日本医事新報社, 2009, p2-6.

11) 武藤芳照, 他：スポーツ傷害のアスレティックリハビリテーションの基本. スポーツ傷害のリハビリテーション―Science and Practice. 山下敏彦, 他編. 金原出版, 2008, p2-8.

3 子どもの身体活動の現状と課題

田中千晶，渡辺哲司

1 子どもの身体活動をめぐる世界の動き

　今日，子どもの身体活動は世界的な関心事であり，特に"不活動"の世界的蔓延が懸念されている。その最も基本的な理由は，何といっても，子どもの頃の不活動が成人期の不活動に，そして不健康（様々な疾病）につながることへの恐れである。さらに，現代の子どもを取り巻く世界には，止まらぬ都市化や機械化，地球温暖化や大気汚染，急速な情報化やデジタル化，そして突発的な紛争・戦争や感染症の蔓延といった気がかりな事象も多くある。それらの事象は，総体として子どもの身体活動にネガティブな影響を与えるだろう，と世の大人たちはみている。

　そこで，21世紀に入り，子どもの身体活動を世界的な視点から調査してみようとする動きが起こった。その動きはちょうど，やや先行して世界的な学力調査であるTIMSS (Trends in International Mathematics and Science Study, 1995年から) やPISA (Programme for International Student Assessment, 2000年から) [*1] が始まったのと似ている。まずは子どもの身体活動の現状や課題を知り，その上で大人たち（社会）は何をすべきかを考える。そのためには調査を，しかもなるべく多くの国で同一の調査を行い，各国がより客観的に自国および他国の特徴をとらえられるように——というのが基本的なねらいである。

　そうして行われた調査によって，実際，後述のような日本の特徴もとらえられたのである。

> ＊1：日本ではそれぞれ「IEA (International Association for the Evaluation of Educational Achievement) 国際数学・理科教育動向調査」「OECD (Organisation for Economic Cooperation and Development) 生徒の学習到達度調査」と呼ばれる。

2 世界的調査の代表例

まずは，子どもの身体活動に関する世界的調査の代表例を2つ，その主な結果とともに紹介しよう。

1) Gutholdらの調査

1つ目は，世界保健機関 (World Health Organization：WHO) が主導する形でGutholdらが146の国・地域の既存のデータをまとめて2020年に報告した調査である[1]。それによると，身体不活動〔毎日少なくとも60分の中高強度運動をするという基準 (推奨値) に満たない者〕の青少年 (11〜17歳) の割合は，世界全体でおよそ8割に達し，男子よりも女子のほうで高かった。また，その割合は，2001〜2016年の間に男子では有意に減少したが，女子では有意な変化がみられなかった。さらに，その割合を所得・地域別にみた場合，最も高いのは男女とも高所得のアジア太平洋地域であり，逆に最も低いのは，男子では高所得の西欧諸国，女子では南アジアであった。

なお，この報告において日本は「データなし」とされてしまったが，その理由は後述する (☞「4-2) よくない点について」参照)。

2) AHKGAの調査

2つ目は，国際的な非営利組織 Active Healthy Kids Global Alliance (AHKGA) [*2]の調査である。その2022年の報告[2]によると，活動的な子ども・青少年 (5〜17歳) の割合は27〜33％であった。「活動的」とは，1週間を通して1日平均60分以上の中高強度の身体活動をしている者，あるいは1日平均が算出できない場合，1日60分以上の中高強度の身体活動を週に4日以上している者とされている。

AHKGAが調べるのは，日常生活全般の身体活動量とその変動要因，さらにアウトカム (結果) としての体力である。そのために設定された10の国際共通指標 (6つの行動指標とアウトカム，および4つの環境指標) を表1に示す。評価では，各指標について国・地域ごとに等級が判定される。等級には13の段階 (A〜Dのそれぞれに＋/－をつけた12段階とF) があり，そのほかに

表1 ● Active Healthy Kids Global Alliance が設定した10の国際共通指標

6つの行動指標とアウトカム	1. 日常生活全般の身体活動量 2. 組織化されたスポーツと身体活動量 3. 活動的な遊び 4. 活動的な移動手段 5. 座位行動 6. 体力
4つの環境指標	1. 家族と仲間 2. 学校 3. 地域社会と構築環境 4. 政府戦略

データ不十分なINC（incomplete-insufficient or inadequate information）がある。判定には各国・地域の子ども・青少年を代表するとみなせる既存のデータが使われ，そこへWHOのガイドラインなどの基準を当てはめるようにして等級が決まる。つまり，いわゆる相対評価（順位づけ）ではなく，絶対評価が志向されている。日本の評価（現状）がどのようであったかは，次に述べる。

＊2：現在は6大陸の57カ国・地域から研究者たちが参集する。

3 日本の現状

1) 日常生活全般の身体活動量

国際調査の最も基本的な項目は，「日常生活全般の身体活動量」である。それが日本では長らく調査されず不明であったが，2019年にようやく，初めての全国的な調査が民間（笹川スポーツ財団）の手で行われた[3]。その結果を，前項2で紹介した世界的な調査の結果と比べてみよう。

まず，前述のGutholdらの調査と同じ「毎日少なくとも60分の中高強度運動」を基準とした場合，それに満たない中学生の割合は81.0％であり，男子よりも女子のほうで有意に高かった。つまり，日本の現状は世界の平均とほとんど変わらない。

次に，AHKGAの調査と同じ「1日60分以上の中高強度の身体活動を週に4日以上」を基準とした場合，それを満たす中学生の割合は63.1％であった。この数字は等級B⁻に相当し，全参加国・地域の平均等級Dを上回る。なお，男女間にはやはり有意差がみられた（男子のほうが割合は高い）[4]。

2) そのほかの指標

AHKGAの2022年の調査において，日本は設定された10の指標のうち9つで全体（57カ国・地域）の平均よりもよい等級を得た（残る1つの指標は「活動的な遊び」で，等級はINC）。つまり，日本は世界の"優等生"である。中でも「活動的な移動手段」については全体のトップA⁻であり，「体力」では同2位タイのBであった。

その一方，一部の指標については，全体の平均よりもよかったとはいえ，決して問題なしとはいえない。たとえば「家族および仲間の影響」，具体的には，家族と一緒に運動・スポーツや活動的な遊びをする機会や支援といった，子どもの身体活動に影響を与えうる家庭の環境を評価する項目の等級は低い（C⁻，21位）。また，余暇時のスクリーンタイムが推奨値（1日に2時間未満）を超える子ども・青少年の割合も他国・地域と同じように高く，「座位行動」の等級は低い（C⁻）。

なお，現状で評価できている指標の中にも，そのもとになる国内の既存のデータが不定

期・間欠的にしか得られていないために，過去からの推移や今後の見通しが不明なものがある。たとえば，「家族および仲間の影響」のもとになる政府調査は，2018年以降は現在（2024年春の時点）まで行われていない。ある研究[5]によれば，一般に友人の影響が大きくなるであろう思春期から青年期にかけても，活動的な親の存在や他の家族のサポートによって，子のスポーツ参加や身体活動の経年変化（継続や停止，増減）のパターンは好影響を受けるという。定期的・継続的な調査が望まれる。

4 日本の現状の理由や背景

ここまでに述べたとおり，子どもの身体「不活動」の世界的蔓延は日本にも及んでいるが，それでも身体活動を細分したり関連要因を探ったりすると，日本のよい点が，また同時によくない点も，いくつか見つかる。そうしたことの理由や背景を，よい点とよくない点のそれぞれについて，ここで推察してみよう。

1) よい点について

日本の"優等生"ぶりを支える第一の要因は，おそらく，社会が子どもの健康や体力に関心をもち，それを公的に調べ，促進する仕組みが確立していることであろう。たとえば，次に挙げるような統計調査が政府の手で不断に行われている。

- 学校保健統計調査（1960年から）
- 体力・運動能力調査（1964年から）
- 全国体力・運動能力，運動習慣等調査（2008年から）

これら調査の結果は，もちろん教育政策の基盤となるほか，おそらく自治体間の競争を生み，子どもの体力の全般的な"底上げ"に寄与している。

それ以外にも，全国一律の体育カリキュラムの策定・実施，各学校への運動施設・設備・備品の普及などが挙げられよう。さらに特筆すべきは，ほとんどの子どもが徒歩や自転車で通学できるような公立学校の配置である。実際，それこそが「活動的な移動手段」の"世界トップ"評価（☞「3-2) そのほかの指標」参照）を支える前提条件になっている。

以上，一連の政策が総体としてつくり上げる教育環境は，世界的な視点からみれば決して"当たり前"のものではない[6]。

2) よくない点について

日本のよくない点の根本にある問題は，おそらく，「体力」への関心が高いわりに「身体活動」への関心が低く，理解も進んでいないことである。それは，前述の「よい点」とはいわば裏腹の関係にある。すなわち，充実した調査によって国内で生成され流通する情報が

とても豊富なため，人々の視線がつい"内向き"になり，国外の事情に疎くなってしまうのである。以下に詳しく述べていこう。

①体力が"主"，身体活動は"従"

まず，日本の調査では，現在世界の趨勢とは逆に「体力」が"主"，「身体活動」は"従"になっていることを指摘できる (世界では身体活動のほうが主である)。実は，20世紀中は諸外国でも体力のほうが主であったが，21世紀の現在は違う。体力と身体活動は相互に関連し，両者ともが健康に関連する――という科学的事実をふまえた上で，身体活動をとらえることに重点が置かれる。その主な理由は，体力にはいわゆる素質や才能など子ども自身が制御できない (変えられない) 部分が多くあるのに対し，身体活動には制御できる (変えられる) 部分が多いことである[7]。一般に，教育的な働きかけ (介入) は「変えられる」部分に対して行われるのが望ましい。

②身体活動のとらえ方が世界標準ではない

次に指摘できるのは，身体活動のとらえ方が世界標準ではないことである。その問題は「何を測るか」と「どう測るか」の両面にわたっている。

「何を測るか」の面では，日本の政府調査で測られる身体活動が，もっぱらスポーツ活動であることに留意したい。それは，国際調査で主眼とされる日常生活全般の身体活動の一部でしかない。そのため，「2 世界的調査の代表例」で述べたように，日本はGutholdらの調査では「データなし」とされて分析に含まれず，AHKGAの調査でも2018年までは等級づけ不能 (INC) とされてしまった。

「どう測るか」の面で留意すべきは，身体活動のとらえ方 (概念) の不正確さ (大雑把すぎること) である。それを知るために，日本における最も代表的な身体活動の調査項目であるスポーツ庁の「全国体力・運動能力，運動習慣等調査」の質問 (中学生対象)[8]をみてみよう。

[質問] 学校の運動部や地域のクラブ活動，地域のスポーツクラブ，それ以外の運動やスポーツ，それぞれ何分ぐらい活動していますか。各曜日ごとに活動時間を記入してください。(学校の体育の授業を除く)

[回答] 「部活動の時間数」「地域クラブ活動，地域のスポーツクラブの時間数」「それ以外の運動やスポーツの時間数」を分単位で曜日ごとに記入。

一見してわかるとおり，この質問で測られるのは活動への参加時間 (休憩や順番待ちなども含む時間) の長さであって，身体活動量 (本来，運動強度と時間の積としてとらえるべきもの) ではない。そのため，国際調査での使用に耐えない。

③自らの長所に気づかない

人々の視線が内向きである (国外の事情に疎い) ことは，日本が自らの長所に気づかな

3 子どもの身体活動の現状と課題 91

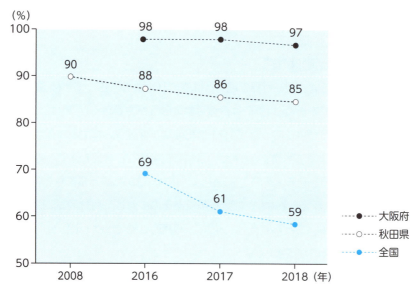

図1 活動的な移動手段（徒歩または自転車）を利用している児童・生徒の割合の推移―全国および大阪府と秋田県

大阪府と秋田県は，都道府県別に見た割合の，それぞれ最も高い例と低い例

（文献9をもとに作成）

いことにもつながる。実際，日本の「活動的な移動手段」の評価がきわめて高く，それを世界の専門家たちが驚きと羨望の目で見ている――と聞いても，日本人の多くはピンとこないであろう。それと符合するかのように，政府調査でも通学方法はそれほど熱心に調べられているようにみえない（詳しい調査の実施は不定期で，2018年以降は現在まで未実施である）。しかし，その間にも少子化・過疎化による学校の統廃合は進み，とりわけ地方においては徒歩／自転車通学の割合が明らかに低下しつつある（図1）[9]。また「体力」が世界のトップクラスだというのも，多くの日本人にとっては意外な情報であろう。なにしろ，過去数10年の間，子どもの体力については「低い」「下がった」というネガティブな言説ばかりを見聞きしてきたのであるから[*3]。

＊3：根拠として，手近なところでは大手新聞のデータベースが，より専門的・包括的なものとしては体育・スポーツに関する政府審議会答申などが挙げられよう。

5 コロナ禍の影響

　新型コロナウイルス感染症の世界的大流行（コロナ禍）は，日本では2020年の早春から（見方にもよるが）2年ほども続き，子どもの身体活動に対して明らかな阻害要因となった。他者との接触を最小限にするため，学校は数カ月（2020年3～5月）にわたって休みとなり，再開後も様々な行動制限が課され，体育授業や部活動を含む学校生活全般が著し

い影響を受けた[10]。

先に紹介した笹川スポーツ財団の調査によれば，「1日60分以上の中高強度の身体活動を週に4回以上」している中学生の割合は，2019年（コロナ禍より前）の63.1％から2022年の59.7％へ，3.4ポイント低下した。また，「毎日少なくとも60分の中高強度運動」をしている中学生の割合は，2019年の19.0％から2022年の11.5％へ，7.5ポイント低下した。

同じ期間に体力の低下もみられた。スポーツ庁の「全国体力・運動能力，運動習慣等調査」によると，体力合計点は2021年度に明らかに低下し，2022年度には回復傾向をみせたものの，それでも2019年度よりは低水準であった。ただし項目ごとにみると，持久走のように明らかに低下した項目もあれば，長座体前屈（柔軟性）のように緩やかに向上し続けた項目もある。

コロナ禍は日本の子どもたちの身体活動や体力に明らかな影響を与えたが，その影響が世界的な視点からみてどれほど大きいものであったかは，いまだよくわからない。なお，それに関しては，他分野に興味深い情報がある。2022年のPISAにおいて，日本は世界の中で最もレジリエントな（危機的状況に強い）国の1つに数えられた[11]。その根拠は，日本の学校がコロナ禍の間も比較的よく機能し続け（休校期間が短く），生徒たちの学力は低下せず，社会経済的な格差が学力の格差につながる様子もみられなかったこと，などである。もしかすると，同様のことが身体活動や体力についても（ある程度）いえるかもしれない。

ただ，いずれにしても，コロナ禍の真の影響を即時的・短期的な観察だけで見きわめることはできそうにない。世界中の子どもたちが経験した成長期の不活動の影響が，後になってどのように現れるかは，まだ誰にもわからないのである。

6 障害を有する子どもへの注目

最後に，今日の世界には，障害を有する子どもたちの身体活動の実態把握と促進を図ろうとする動きもあることを指摘しておきたい。WHOが2020年に発表した「身体活動および座位行動に関するガイドライン（WHO Guidelines on physical activity and sedentary behaviour）」[12]にも，障害を有する人々を対象とした推奨が初めて記載された。AHKGAでも，障害を有する子どもを対象とした調査が企画されているという。

翻って日本の現状をみると，障害を有する児童・生徒（小・中学校や高校に通う人々）は全国に約50万人もいる[13]一方で，彼・彼女らの身体活動についての情報はきわめて少なく，国を代表するような調査データも（筆者らの知る限りは）存在しない。障害の有無にかかわらず"すべての子ども"の身体活動を把握・促進することへの取り組みが期待されている。

文献

1) Guthold R, et al:Global trends in insufficient physical activity among adolescents:a pooled analysis of 298 population-based surveys with 1·6 million participants. Lancet Child Adolesc Health. 2020;4(1):23-35.

2) Aubert S, et al:Global matrix 4.0 physical activity report card grades for children and adolescents:results and analyses from 57 countries. J Phys Act Health. 2022;19(11):700-28.

3) 笹川スポーツ財団:子ども・青少年のスポーツライフ・データ2019. 2020.

4) Tanaka C, et al:Results from the Japan 2022 report card on physical activity for children and youth. J Exerc Sci Fit. 2022;20(4):349-54.

5) Kwon S, et al:Parental characteristic patterns associated with maintaining healthy physical activity behavior during childhood and adolescence. Int J Behav Nutr Phys Act. 2016;13:58.

6) United Nations Educational, Scientific and Cultural Organization (UNESCO):World-wide Survey of School Physical Education. 2014.

7) Faigenbaum A, et al:Essentials of Youth Fitness. Human Kinetics, 2020.

8) スポーツ庁:生徒調査票　中学校学校質問紙. 令和5年度全国体力・運動能力, 運動習慣等調査結果. [https://www.mext.go.jp/sports/b_menu/toukei/kodomo/zencyo/1411922_00007.html](2025年2月閲覧)

9) スポーツ庁:全国体力・運動能力, 運動習慣等調査. [https://www.mext.go.jp/sports/b_menu/toukei/kodomo/zencyo/1368222.htm] (2025年2月閲覧)

10) 鈴木和弘:新型コロナウイルス感染症と学校教育:子どもの体力と教育活動の実際. 子ども発育発達. 2024; 21(4):256-62.

11) 文部科学省・国立教育政策研究所:OECD生徒の学習到達度調査PISA2022のポイント. 2023. [https://www.nier.go.jp/kokusai/pisa/pdf/2022/01_point_2.pdf](2025年2月閲覧)

12) World Health Organization:WHO guidelines on physical activity and sedentary behaviour. 2020. [https://www.who.int/publications/i/item/9789240015128](2025年2月閲覧)

13) 文部科学省:令和4年度 学校基本統計 学校基本調査報告書 (初等中等教育機関, 専修学校・各種学校編). ブルーホップ, 2023.

4 「パラリンピック・ブレイン」からみた障害児・障害者における運動と脳の可塑性

中澤公孝

1 ニューロリハビリテーションと障害があるアスリートの脳

　脳卒中やパーキンソン病，脊髄損傷などの中枢神経系障害に対するリハビリテーションは，ニューロリハビリテーションと称される。ニューロリハビリテーションの臨床において，理学療法や作業療法に用いられる各種運動療法*は，機能回復のためのまさに主役といえる。ニューロリハビリテーションでは，諸種運動課題の訓練によって脳の可塑性を引き出し，それによって脳再編を導き，最終的に機能回復につなげることが目的となる。神経可塑性なくして中枢神経系の再編は生じえず，中枢神経系の再編なくして持続的機能回復は生じない。近年では運動療法に加えて神経活動修飾法 (neuromodulation) などが新たなリハビリテーション介入としても用いられるようになるなど，神経可塑性の誘導と神経系再編を導くための効果的な方法が様々に試行されている。

　一方，パラアスリートは機能回復を目的とするリハビリテーショントレーニングではなく，パフォーマンスアップをめざしたトレーニングに日々従事している。そのトレーニングは回復を目的としないため運動療法とは呼ばれないが，目的が異なるだけであって，中枢神経系に対する運動の影響という観点からは，運動療法と本質的に異なるものではない。この観点から，障害があるアスリートの脳の再編をみるとき，それは最大限に近い身体トレーニングを継続的に実施したときに，人間の中枢神経系に生じる最大レベルの再編とみることができる。

　以下では，脳性麻痺パラリンピックスイマーと義足アスリートの例をもとに，人間の脳の再編と運動の関連について考察する。

　＊：作業療法で用いる手先の操作なども，いわゆる精緻運動，fine motor controlといえ，ここでは運動療法に含めることとする。

2 脳性麻痺スイマー

　KJは北京，ロンドン，リオの各パラリンピックの水泳競技に連続出場し，自由形やバタフライ種目で金1，銀8，銅3，総計12個のメダルを獲得した元世界チャンピオンである。彼女の障害は脳性麻痺による左半身の運動・感覚麻痺であり，片麻痺タイプの姿勢・歩行容態を呈する（図1）。

　図2はKJの脳画像である。KJは出生時に脳卒中を発症し，右脳に大きな損傷を負った。右の運動野や感覚野の広範な領域が損傷しており，運動，感覚に重度の麻痺がある。日常生活において，左上肢は肘関節軽度屈曲位を呈し，手指の巧緻運動が困難であった。左上肢は日常生活機能の実用に届かないレベルであった。図3はKJが上肢挙上動作を実施したときの様子である。左肩関節は左肘関節軽度屈曲位にて前方挙上角度140度程度が限界であった。さらに左上肢の挙上は，片側のみで実施するときに比べて，両上肢同時に実施する際に減少した。この現象については後述する。しかし，KJは水中においては自由形を最も得意とし，クロールで用いる上肢動作が可能であったことから，水中では麻痺側肩関節の前方挙上角度180度程度が可能であったと推察される。

　次に経頭蓋磁気刺激（transcranial magnetic stimulation：TMS）を用いて，左右の第一背側骨間筋（first dorsal interosseous muscle：FDI）の運動誘発電位（motor

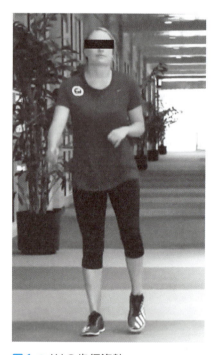

図1 ● KJの歩行姿勢

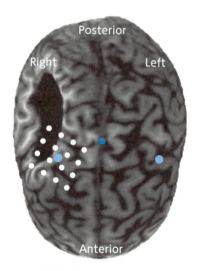

図2 ● KJの脳画像
TMSにより同定した第一背側骨間筋（FDI）のホットスポット（左右半球に記した大きい丸印）。右半球のホットスポットが，左半球の位置に比べて頭頂寄りに位置していることがわかる。

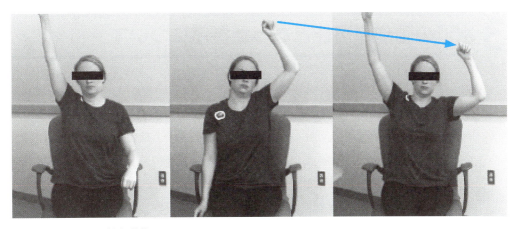

図3 ● KJの上肢挙上動作
麻痺側である左上肢を片手で挙上するときに比べて，右上肢と同時に挙上するときには挙上角度が低下する（矢印）。すなわち，上肢挙上がより困難になることがわかる。

evoked potential：MEP）を記録した例をみてみよう。図2の脳画像内に記された白丸はKJのFDIのMEPを記録するために磁気刺激を行った位置，うすい青の丸は最も大きなMEPが得られた点（ホットスポット）を示している。この図2から健常側である左脳のFDIホットスポットと右脳のホットスポットの位置が，明らかに非対称であることがわかる。損傷がなければ，本来右脳にあったと推察されるFDIのホットスポットの位置は損傷部に含まれているため，現在のホットスポットの位置は後天的に定着した位置と思われる。つまりFDIを支配する運動野のM1細胞の位置は，損傷後の再編によって現在の位置に定まった可能性が高い。そしてさらに推測すれば，このような再編成は，KJが3歳から継続的に行ってきた水泳の運動習慣にも少なからぬ影響を受けたと考えられる。

この実験ではFDIのみしか検査することができなかったが，他の上肢筋を支配する運動細胞の局在も再編されていることが予想される。さらに前述した麻痺側の運動が片側運動時に比べて両上肢同時運動において阻害される事実は，麻痺側が同側から下行する皮質脊髄路の支配を一部受けている可能性を示唆する。つまり麻痺側単独の肩関節挙上においては同側の皮質脊髄路がほとんどその運動に動員されるが，非麻痺側が加わる両上肢挙上動作においては，本来の非麻痺側運動にその多くが動員されるため，麻痺側への動員は結果的に減少し，麻痺側の上肢挙上角が単独での挙上角に比べて低下したと考えられる。同側皮質脊髄路は，健常者ではほとんど機能していない。しかしKJと同様な片側痙直型脳性麻痺（unilateral spastic cerebral palsy）では，同側皮質脊髄路が残ることがしばしばある[1]。これは，一種の中枢神経再編成と理解される。それが運動介入によってどの程度変化するのかを理解することは，ニューロリハビリテーションへの応用の視点からも今後の重要な研究課題となろう。

3 水泳の動作が可能となった機序について

　KJは少なくとも運動野の機能再編が生じていたことが明らかとなったが，それではなぜ陸上では困難な動作が水中では可能となったのであろうか。KJの基礎疾患である脳性麻痺では，しばしば筋の痙縮によって上肢筋などの筋緊張が亢進し，円滑な動作が阻害される。痙縮は短潜時伸張反射あるいは長潜時伸張反射の異常亢進による筋緊張亢進に由来するとされる[2]。これらの反射は，筋紡錘に発するⅠa群あるいはⅡ群感覚線維からの求心性入力が，脊髄あるいは脊髄より上位中枢神経の反射中枢からの出力を誘発することで生じる。筋紡錘の感度は錘内筋線維によって調節されるが，これが自律神経系によって変調されることが明らかとなってきた[3, 4]。そもそも水の物理的特性，すなわち浮力，温度，粘性は交感神経系を抑制あるいは脱興奮させる，いわゆるリラクゼーション効果を有することが知られている。脳性麻痺児の水治療が古くから行われてきたのは，水に入ると筋緊張が軽減することが経験的に知られていたからと思われる。これは，水に入ることで自律神経活動が変調し，γ運動ニューロン興奮性が低下，伸張反射興奮性が低下，筋緊張の低下，という一連の神経筋活動の変調が誘引されることに由来する。これに加えて，KJの場合，幼いころから慣れ親しんだ水中環境は，さらなる神経活動の変調をもたらすものと考える。それは彼女自身が「水の中では私はfreeだ」と表現していることから強く示唆される。

　陸上においては，彼女の歩行および姿勢は片麻痺様の特徴を有し，特に左足関節底屈位，臨床的表現ではドロップフットが強く，常に転倒リスクがある。この転倒リスク(脅威)を，"postural threat"と呼ぶ。これが高い状況では筋紡錘感受性が増大し，伸張反射が亢進することが実験的に示されている[5, 6]。Obataらは，重度の脳卒中片麻痺患者が，強い麻痺側下肢筋群の痙縮のため陸上での自立歩行がほぼ不可能な状態であるにもかかわらず，水中でポールを把持して，さらに療法士の補助のもと，postural threatを軽減させて歩行訓練を実施したところ，痙縮が軽減し，陸上に戻ってからも痙縮の軽減が続き，歩行が劇的に改善する急性の効果を報告している[7]。KJも水中においてはpostural threatを感じていないはずである。このことが筋緊張の低下をさらに導き，随意運動の遂行を陸上に比べてはるかに容易にしているものと考えられる。そのような状況下，すなわち水中環境で痙縮が軽減した状態での水泳のトレーニングは，彼女の水泳における動作を環境依存，運動課題依存的に改善したといえる。このことは，陸上においても水中同様に自律神経活動の変調やpostural threatの軽減など，条件を整えてリハビリを実施することで，水中同様の随意運動の改善が達成できる可能性があることを意味する。パラリンピックブレイン研究が**脳性麻痺児の新たな運動療法**創出につながる可能性を示した例である。

4 義足のアスリート

　パラリンピックには，義足装着者が出場することのできる種目が数多くある。言うまでもなく，義足は人工物であっていわば道具である。しかし「道具の身体化」という表現があるように，義足使用者では無意識下で義足が身体の一部とみなされていると容易に想像がつく。それでは，特殊で高度な義足の使用法を要求されるパラアスリートでは，一般の義足使用者と異なる脳内変化があるのだろうか？

　図4は，パラリンピックで3大会連続金メダルを獲得した義足の幅跳び選手MRが，MRIガントリー内で下肢各関節周りの筋を等尺性収縮させたときの脳活動部位（脳機能画像）である。

　fMRIにより検出された脳の活性領域は，右膝関節を除き，いずれの関節周囲筋を随意収縮させた際も**対側**の運動野を中心に強い活動がみられる。これらは随意筋収縮の指令が皮質脊髄路を介して対側の運動野細胞から脊髄に送られていることに対応しており，このような運動課題時に一般的に観察される結果である。しかし，MRの場合，義足に直結している膝関節周囲筋を収縮させるときのみ，同側運動野にも活動が認められる。通常，健常者において上肢や下肢の筋を収縮させるときには対側の運動領域に活動が認められるが，それに加えて同側にも活動がみられる，つまり両側に活動が認められることは稀であ

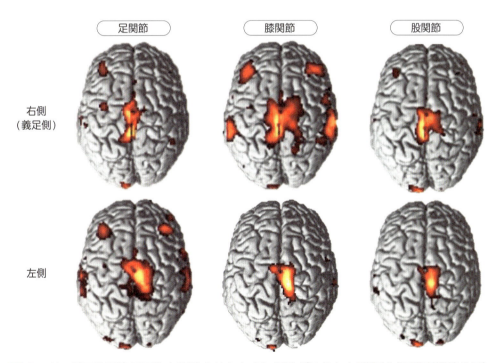

図4 ● MRが下肢関節周囲筋を収縮させたときに活動がみられた脳領域（運動野機能地図）
義足側膝関節周囲筋の活動時にのみ，両側性の運動野活動が観察された。

る。同側性の脳活動は，脳卒中後の患者や高齢者においてもしばしば観察されることがある[8, 9]。しかし，MRと同じ片側膝下切断者であっても，スポーツ習慣がない義足使用者では同側の脳活動が観察されなかったことから，MRで観察された同側の脳活動は義足使用者に共通する現象ではなく，MRに特異的であることが確認された[10]。

MRのような義足のアスリートは，競技に特有な運動スキル，すなわち幅跳びで好記録を打ち立てるための特異的な義足操作スキルが要求される。それは，義足を自身の身体の一部として，高度に使いこなすスキルということもできる。このスキルの獲得はまさに運動学習によってなされる。MRの下肢運動制御系においては，義足を用いた高度な競技技術が日々のトレーニングによって繰り返し学習され，その結果として同側運動野支配という特殊な運動制御がなされるようになったとの仮説が導かれる。もしこの仮説が正しければ，MR同様の義足アスリートにおいても，義足操作筋の両側運動野支配と整合する現象が観察されるはずである。

図5はMRと同じ下腿切断アスリートTSを対象として，MRと同一のMRI実験を行った際の結果である。TSは走り幅跳びのアジア記録保持者であり，パラリンピック4位の実績を有するトップアスリートである。図5の結果は，TSにおいてもMR同様に義足側の膝関節周囲筋を収縮させるときにのみ同側運動野が活動することを示している。この結果は，前述の仮説を支持する。すなわち，片側下腿切断のアスリートでは，日々の高度な義足操作を伴うトレーニングによって，義足を操作する**筋は通常の対側運動皮質からの下**

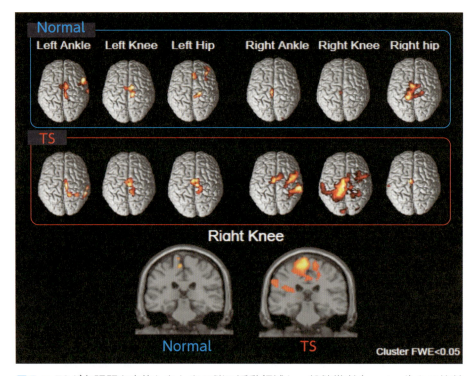

図5 ● TSが各課題を実施したときの脳の活動領域と一般健常者（control）との比較

行路に加えて，同側運動皮質に発出する下行路を介する制御を受けるようになると推察される。

図6にTSの義足操作筋である大腿直筋（rectus femoris：RF）を対象として，運動野からの同側下行路，皮質脊髄路の興奮性を調べた結果を示す。義足側RFでは同側運動野刺激時にMEPが発現し，同側皮質脊髄路の活性化が確認された。一般的に同側運動野刺激によって四肢筋に誘発電位が記録されることはほとんどなく，同側皮質脊髄路興奮性が少なくとも対側に比べて著しく低い，換言すれば機能していないことが確認できる。これに反して，TSにおいては同側RFの運動閾値（誘発電位が発生する刺激強度）は対側よりむしろ低く，刺激強度-誘発電位振幅関係（I／O曲線，動員曲線）で評価される同側経路の興奮性も対側と同等であった。これらの結果は，TSにおいて，義足を最終的に操作する主要筋の同側皮質脊髄路興奮性が著明に亢進していることを意味し，同側RFへの随意指令がこの経路を経由していることを示す。

同側皮質脊髄路は通常，健常者において，特に四肢の筋では使用されない。脳性麻痺や脳卒中患者の一部でこれが使用されるようになる例はこれまでも知られていたが，義足使

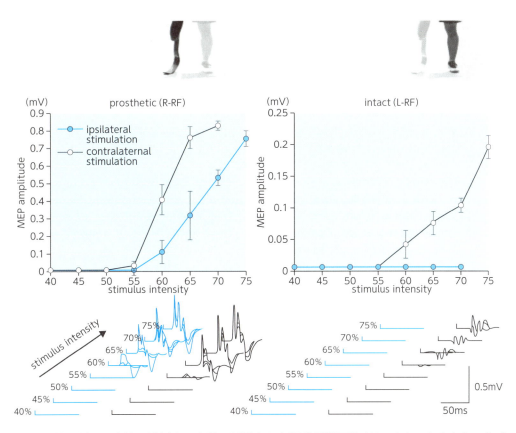

図6 ● 義足側大腿直筋と健側大腿直筋に誘発された運動誘発電位（MEP）とそれをもとに作成した刺激強度-振幅関係（I／O曲線）
義足側大腿直筋には，同側運動野刺激時にもMEPが誘発された。

用者において，しかも義足を最終的に操作する筋においてのみ同側皮質脊髄路が使用されるという例は，筆者が知る限り報告されていない。義足を用いての高度な運動スキルトレーニングが，このような特殊な神経支配を産み出した可能性が高い。義足操作筋随意収縮時の同側運動皮質活性化は，**運動習慣を有する義足使用者**にも観察され，義足使用経験年数や義足での運動経験年数との正の相関があることも確認された[11] ことから，義足操作にとって同側運動野の参画が何らかの機能的有効性 (functional advantage) と関連していることが推測されるが，この点はいまだ明らかとなっていない。

5 新たな運動療法の創出へ

　個々のパラアスリートは多様な障害特性を有し，障害に伴う代償性反応と競技特異的なトレーニング適応もまた多様である。しかし，これらの多様性を産み出す背後には，障害と運動に伴う神経系の可塑的変化という共通の作用機序が存在する。パラアスリートの個別性を精査することで，障害後の代償性反応とトレーニングに対する適応能力 (trainability) が明らかとなり，新たな運動療法の創出につながることが期待される。

文献

1) Gordon AM, et al:Pathophysiology of impaired hand function in children with unilateral cerebral palsy. Dev Med Child Neurol. 2013;55 Suppl 4:32-7.
2) Dietz V, et al:Spastic movement disorder:impaired reflex function and altered muscle mechanics. Lancet Neurol. 2007;6(8):725–33.
3) Kamibayashi K, et al:Invariable H-reflex and sustained facilitation of stretch reflex with heightened sympathetic outflow. J Electromyogr Kinesiol. 2009;19(6):1053-60.
4) Hjortskov N, et al:Sympathetic outflow enhances the stretch reflex response in the relaxed soleus muscle in humans. J Appl Physiol (1985). 2005;98(4):1366–70.
5) Horslen BC, et al:Effects of postural threat on spinal stretch reflexes:evidence for increased muscle spindle sensitivity? J Neurophysiol. 2013;110(4):899-906.
6) Nakazawa K, et al:Effect of different preparatory states on the reflex responses of ankle flexor and extensor muscles to a sudden drop of support surface during standing in humans. J Electromyogr Kinesiol. 2009;19(5):782-8.
7) Obata H, et al:Effects of aquatic pole walking on the reduction of spastic hypertonia in a patient with hemiplegia:A case study. Int J Phys Med Rehabil. 2017;5(3):401.
8) Papegaaij S, et al:Aging cause a reorganization of cortical and spinal control of posture. Front Aging Neurosci. 2014;6:28.
9) Otsuka N, et al:Compensatory contribution of the contralateral pyramidal tract after stroke. Front Neurol Neurosci. 2013;2:45-53.
10) Mizuguchi N, et al:Functional plasticity of the ipsilateral primary sensorimotor cortex in an elite long jumper with below-knee amputation. Neuroimage Clin. 2019;23:101847.
11) Nakanishi T, et al:Para-sports can promote functional reorganization in the ipsilateral primary motor cortex of lower limbs amputee. Neurorehabil Neural Repair. 2021;35(12):1112-23.

5 中高年の体力・運動能力，身体活動の現状と身体活動の生理学的・社会的意義

岡田真平，北湯口　純

1 中高年の体力・運動能力の現状

　加齢に伴い，体力・運動能力は低下する。18〜89歳の日本人男性における20歳に対する80歳の体力の低下率が，筋力や持久性で40〜60％，柔軟性や平衡性で70％以上であること[1]や，英国の65〜89歳において1年の加齢で下肢筋力が1〜2％減少すること[2]などが，過去の横断研究で報告されている。こうした低下は，加齢による生理学的な変化に加えて，疾患や障害の発症，そして，身体活動不足などが複合的な要因として影響した結果であり，個人差が大きいことも特徴である。

　さて，わが国の体力・運動能力の現状を把握できる代表的なデータの1つに，スポーツ庁の「体力・運動能力調査」がある。1964（昭和39）年の調査開始から長年にわたり毎年実施され，小学生から79歳まで幅広い年代を対象としている点で貴重といえる。体力とは「ストレスに耐えて，生を維持していくからだの防衛能力と，積極的に仕事をしていくからだの行動力」と定義されるが[3]，体力・運動能力調査は，体力の身体的要素の中で，行動体力（形態・機能）と防衛体力（器官・免疫など）のうち，行動体力の機能面に焦点を当てたものである。1999（平成11）年以降，全年齢共通で長座体前屈（柔軟性），握力（筋力），上体起こし（筋持久力）の3種目，これに加えて，20〜64歳では反復横跳び（敏捷性），立ち幅跳び（パワー），急歩もしくは20mシャトルラン（全身持久力）の3種目，65〜79歳では開眼片足立ち（平衡性），10m障害物歩行（協応性），6分間歩行（全身持久力）の3種目の測定が行われてきた。

　これらのうち，柔軟性・筋力・筋持久力・全身持久力は，健康関連体力（health-related fitness）として健康状態や生活の質を保つ上で重要とされる[4]。わが国の中高年の体力・運動能力の現状について，直近の「令和5年度体力・運動能力調査結果」（2023年度，20〜64歳19,535名，65〜79歳5,525名）から，健康関連体力の加齢変化（直近の横断データから）と年次推移（連続する横断データから）を示す（図1）[5]。これらのグラフを概観すると，加齢変化は測定種目や性別によって，能力が最も高い年代やその後の変化の大きさは異なるが，いずれも加齢に伴って低下することが読み取れる。また年次推移について

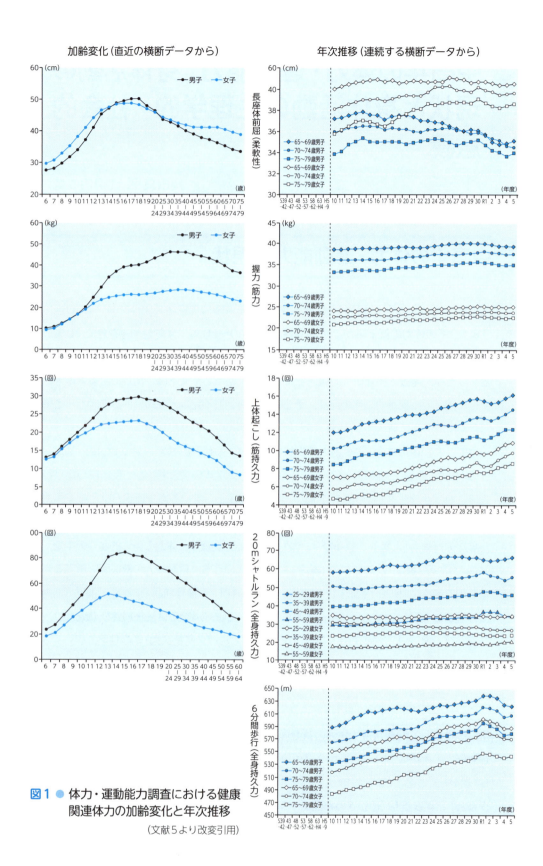

図1 ● 体力・運動能力調査における健康関連体力の加齢変化と年次推移

(文献5より改変引用)

は，柔軟性を除く測定種目では年を追って少しずつ上昇傾向を示してきたが，全身持久力のみ，ここ数年続けて低下傾向であった。この期間は，新型コロナウイルス感染症の拡大に伴う活動制限（≒身体活動量の低下）などがあった時期であり，その影響を受けているかもしれない。全身持久力は，健康関連体力の中で死亡や非感染性疾患発症との関連が強いことを示す科学的根拠の蓄積があり[6, 7]，「健康づくりのための身体活動・運動ガイド2023」の中でも性・年代別の基準値が示されている唯一の体力要素である[8]。こうした変化が，身体活動量低下の影響によって起こりうることを考えると，体力・運動能力の低下を抑制するための身体活動促進の取り組みが，今後ますます重要になってくると言える。

2 中高年の身体活動の現状

身体活動とは，安静にしている状態よりも多くのエネルギーを消費するすべての動きのことをさし，体力の維持・向上を目的として計画的・継続的に実施される運動と，それ以外の生活活動（日常生活における労働，家事，通勤・通学など）によって構成される。

わが国の中高年の身体活動の現状は，厚生労働省による「国民健康・栄養調査」で得られる歩数（身体活動量全般を示す代表値）と運動習慣者割合（1回30分以上の運動を週2回以上実施し，1年以上継続している者の割合）が代表的なデータであり，健康づくり施策における身体活動・運動促進の評価指標にもなっている。直近の「令和5年国民健康・栄養調査報告」（2023年度，20歳以上で歩数調査4,272名，運動習慣調査5,475名）および過去の報告書から，歩数と運動習慣者割合の性・年齢階級別状況（直近の横断データから）と年次推移（連続する横断データから）を示す（図2）[9]。性・年齢階級別の状況では，歩数は男女とも60歳代，70歳代で歩数が大きく減少する一方で，運動習慣者の割合は逆にその年代が大きく増加していた。また，年次推移をみると，運動習慣者割合は男女とも増減しながら，長期的にはおおむね横ばいで推移していた。一方で，歩数は少しずつ減少し，平成15（2003）年度調査と令和5（2023）年度調査との比較では，男性で7,503歩から6,628歩へと875歩減少し，女性で6,762歩から5,659歩へと1,103歩減少していた。

こうした現状に対して，健康日本21（第三次）では身体活動・運動に関して成人男女共通の目標として，歩数は7,100歩（20〜64歳で8,000歩，65歳以上で6,000歩），運動習慣者割合は40.0%（20〜64歳で30.0%，65歳以上で50.0%）を掲げており，令和14（2032）年度までの達成をめざしている。そのために策定されたのが「健康づくりのための身体活動・運動ガイド2023」であり，対象世代ごとに身体活動・運動に関する推奨事項，および新たに加わった視点として座位行動に関する推奨事項が示されている（図3）[8]。なお当ガイドでは，世代ごとに推奨したい目安量を示す一方で，冒頭に「個人差を踏まえ，

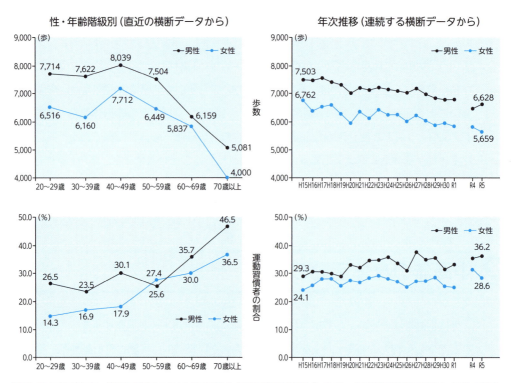

図2 国民健康・栄養調査における歩数と運動習慣者割合の性・年齢階級別状況と年次推移

(文献9をもとに作成)

強度や量を調整し，可能なものから取り組む」という，運動療法の必要性にも関わる，個別性に配慮したメッセージが掲げられた．

3 中高年の身体活動の生理学的意義

　中高年の身体活動の生理学的意義は多岐にわたり，身体活動を実践することで得られる効果も多様である．「健康づくりのための身体活動・運動ガイド2023」では，身体活動が死亡や疾病発症・改善に効果をもたらすメカニズムの中で「身体活動による適応」として生理学的意義に関する内容を示している（**図4**）[8]．主なものは以下の通りである（項目によって，有酸素性身体活動が関連するもの，無酸素性身体活動が関連するもの，両方が関連するものがあるが，詳細は**図4**に記載の通りで，以下の列記では省略する）．

- エネルギー消費量が増大し，脂肪細胞に蓄積された脂肪をエネルギー源として利用する．
- 筋収縮に伴い発現する糖輸送体4型（GLUT4）による糖取り込みの促進，ミトコンドリアの呼吸代謝活性の向上によるインスリン感受性の改善，脂肪細胞縮小によるア

全体の方向性	個人差を踏まえ。強度や量を調整し，可能なものから取り組む 今よりも少しでも多く身体を動かす		
対象者※1	身体活動※2（＝生活活動※3＋運動※4）		座位行動※6
高齢者	歩行またはそれと同等以上の （3メッツ以上の強度の） <u>身体活動を1日40分以上</u> （1日約6,000歩以上） （＝週15メッツ・時以上）	**運動** 有酸素運動・筋力トレーニング・ バランス運動・柔軟運動など多要 素な運動を週3日以上 【筋力トレーニング※5を週2〜3日】	<u>座りっぱなしの時間が</u> <u>長くなりすぎないよう</u> <u>に注意する</u> （立位困難な人も，じ っとしている時間が長 くなり過ぎないように 少しでも身体を動か す）
成人	歩行またはそれと同等以上の （3メッツ以上の強度の） <u>身体活動を1日60分以上</u> （1日約8,000歩以上） （＝週23メッツ・時以上）	**運動** 息が弾み汗をかく程度以上の （3メッツ以上の強度の） <u>運動を週60分以上</u> （＝週4メッツ・以上） 【筋力トレーニングを週2〜3日】	
こども （※身体を動か す時間が少ない こどもが対象）	(参考) • 中強度以上（3メッツ以上）の身体活動（主に有酸素性身体活動）を<u>1日60分以上行う</u> • 高強度の有酸素性身体活動や筋肉・骨を強化する身体活動を週3日以上行う • 身体を動かす時間の長短にかかわらず，座りっぱなしの時間を減らす。特に<u>余暇のスクリー ンタイム※7を減らす</u>		

※1 生活習慣，生活様式，環境要因などの影響により，身体の状況などの個人差が大きいことから，「高齢者」「成人」「こども」について特定の年齢で区切ることは適当でなく，個人の状況に応じて取組を行うことが重要であると考えられる
※2 安静にしている状態よりも多くのエネルギーを消費する骨格筋の収縮を伴うすべての活動
※3 身体活動の一部で，日常生活における家事・労働・通勤・通学などに伴う活動
※4 身体活動の一部で，スポーツやフィットネスなどの健康・体力の維持・増進を目的として，計画的・定期的に実施する活動
※5 負荷をかけて筋力を向上させるための運動。筋トレマシンやダンベルなどを使用するウエイトトレーニングだけでなく，自重で行う腕立て伏せやスクワットなどの運動も含まれる
※6 座位や臥位の状態で行われる，エネルギー消費が1.5メッツ以下の全ての覚醒中の行動で，例えばデスクワークをすることや，座ったり寝転んだ状態でテレビやスマートフォンを見ること
※7 テレビやDVDを観ることで，テレビゲーム，スマートフォンの利用など，スクリーン前で過ごす時間のこと

図3 ● 身体活動・運動の推奨事項一覧

（文献8より引用）

ディポネクチンの分泌がインスリン感受性を改善し，血糖値の上昇を抑える。

• 筋収縮や筋血流増加により血中のリポ蛋白リパーゼ（LPL）が活性化し，中性脂肪の筋への取り込みを促進する。

• 心筋血管新生や骨格筋毛細血管密度の増加，自律神経活動や動脈スティフネスの改善，心拍数や末梢血管抵抗の低下などの適応が起こり，血圧の低下をもたらす。

• 抗炎症作用があるマイオカインの分泌や免疫細胞の活性化を通して，慢性炎症を抑制する。

• 骨芽細胞と破骨細胞の活性が調節され，骨の形成と吸収のバランスが改善する。

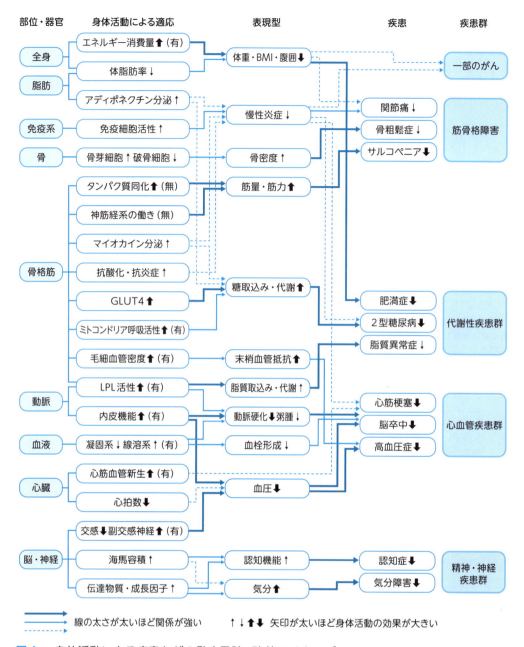

図4 身体活動による疾患などの発症予防・改善のメカニズム

(文献8より引用)

- 筋肉でのタンパク質同化や神経筋系の働きが促進され，筋量と筋力が向上する。
- 神経成長因子や伝達物質の血中濃度の増加や，海馬の萎縮の抑制が起こり，認知機能や気分を改善する。
- 免疫機能の改善を含むいくつかのメカニズムを介して，腫瘍の成長を低下させる可能性がある。

4 中高年の身体活動の社会的意義

　平均寿命の延伸，超高齢社会の進展が今後もさらに続くことが想定され，高齢になってもできる限り健康で自立した生活を送り続けられる人を増やすことが望まれる。健康寿命を延伸するためには，介護を必要とする状態に移行する前段階であるフレイルを予防することが重要である。フレイルとは，"frailty（虚弱）"の日本語訳で，「加齢とともに心身の活力（運動機能や認知機能等）が低下し，複数の慢性疾患の併存などの影響もあり，生活機能が障害され，心身の脆弱性が出現した状態であるが，一方で適切な介入・支援により，生活機能の維持向上が可能な状態像」と定義される[10]。フレイルを判定する際に，体重減少，活動量減少，活力低下，握力低下，歩行速度低下による評価が用いられることが多いが[11]，これらからわかるのは狭義のフレイル≒身体的フレイルであり，広義のフレイルは，認知機能障害やうつなどの精神・心理的フレイル，さらには閉じこもり・孤立などの社会的フレイルも含む包括的なものである。

　中高年者の身体活動は，身体的フレイルの予防だけでなく，精神・心理的フレイルの予防につながる認知機能や気分の改善にも寄与する。加えて，社会的フレイルを予防するために有効とされる社会参加[12]も，高齢期における就労やボランティアなどの社会的な活動，運動機会への参加など，身体活動を伴う場合が多い。身体活動に社会参加の要素が加わることで，フレイル予防の効果はさらに高まるとされている[13]。社会的処方という，英国発祥で，患者を非医療サービス（地域資源）と結びつけて健康やQOLを回復させる方法が広まりつつあるが[14]，そのアプローチは運動継続に対しても有益である。中高年の運動療法を進める際に，「どのような地域資源につなぐことが，心身面や社会面でより良い方向に導けるのか？」と発想する社会的処方の視点をもつことは，非常に有効かつ重要と考えられる。

　そして，中高年者のフレイル・介護予防として，個人の健康状態や健康行動の改善を促すためには，個人への働きかけだけでは限界があり，個人を取り巻くネットワーク，組織，地域全体，さらには公共政策など，社会全体にもアプローチしていく必要があるといわれている[15]。こうした視点を取り入れた身体活動促進のアプローチが，地域全体の身体活動レベルを高めるために有効であることは，わが国における介入研究でも実証されている[16]。

　世界保健機関（WHO）は，身体不活動の世界的な蔓延に対する改善の方策として「身体活動に関する世界行動計画2018-2030」を発表した[17, 18]。この中で，「身体活動を促進するためには様々な分野（たとえば，都市計画・交通・教育など）が協力して多様なアプローチを関連づけながら進めていくことや，そうした取り組みから得られる利益を身体活動増加や健康増進だけに限定せず他分野の成果（たとえば二酸化炭素排出量の削減など）にもつなげていくことが必要」と述べられており，関連する分野と連携しながら個人にも社会に

も恩恵が得られる取り組みを進めていくことの重要性を示している。

　社会全体において，産業構造の変化，機械化・自動化の進展，情報通信技術や移動手段の発達など，身体活動不足に陥りやすくなっている実情を考えると，この問題を解消するには社会全体で取り組みを進めていくしかない，ということそのものが，中高年の身体活動の大きな社会的意義である。

文献

1) 衣笠　隆, 他：男性（18～83歳）を対象にした運動能力の加齢変化の研究. 体力科学. 1994；43(5)：343-51.
2) Skelton DA, et al：Strength, power and related function ability of healthy people aged 65-89 years. Age Ageing. 1994；23：371-7.
3) 猪飼道夫, 他編：体育科学辞典. 第一法規出版, 1970, p100.
4) Pate RR：A new definition of youth fitness. Phys Sports Med. 1983；11：77-83.
5) スポーツ庁：体力・運動能力調査-結果の概要.
   [https://www.mext.go.jp/sports/b_menu/toukei/chousa04/tairyoku/kekka/k_detail/1421920_00011.htm]（2025年2月閲覧）
6) Qiu S, et al：Is estimated cardiorespiratory fitness an effective predictor for cardiovascular and all-cause mortality? A meta-analysis. Atherosclerosis. 2021；330：22-8.
7) Han M, et al：Cardiorespiratory fitness and mortality from all causes, cardiovascular disease and cancer：dose-response meta-analysis of cohort studies. Br J Sports Med. 2022；56(13)：733-9.
8) 厚生労働省：健康づくりのための身体活動・運動ガイド2023.
   [https://www.mhlw.go.jp/content/001194020.pdf]（2025年2月閲覧）
9) 厚生労働省：国民健康・栄養調査.
   [https://www.mhlw.go.jp/content/10900000/001338334.pdf]（2025年2月閲覧）
10) 鈴木隆雄, 他：後期高齢者の保健事業のあり方に関する研究. 厚生労働科学研究費補助金（長寿科学総合研究事業）総括研究報告書, 2016, p11.
11) Satake S, et al：The revised Japanese version of the Cardiovascular Health Study criteria (revised J-CHS criteria). Geriatr Gerontol Int. 2020；20(10)：992-3.
12) Fujiwara Y, et al：Synergistic or independent impacts of low frequency of going outside the home and social isolation on functional decline：A 4-year prospective study of urban Japanese older adults. Geriatr Gerontol Int. 2017；17(3)：500-8.
13) Seino S, et al：Combined impacts of physical activity, dietary variety, and social interaction on incident functional disability in older japanese adults. J Epidemiol. 2023；33(7)：350-9.
14) Morse DF, et al：Global developments in social prescribing. BMJ Glob Health. 2022；7(7)：e008524.
15) Sallis JF, et al：Ecological models of health behavior. Health Behavior：Theory, Research, and Practice. 5th ed. Glanz K, et al, ed. Jossey-Bass, 2015, p43-64.
16) Kamada M, et al：Community-wide intervention and population-level physical activity：a 5-year cluster randomized trial. Int J Epidemiol. 2017；47(2)：642-53.
17) WHO：Global Action Plan on physical activity 2018-2030：More active people for a healthier world.
   [https://iris.who.int/bitstream/handle/10665/272722/9789241514187-eng.pdf?sequence=1]（2025年2月閲覧）
18) 慶應義塾大学, 他：身体活動に関する世界行動計画2018-2030 健康的な世界に向けて一人一人よりアクティブに.
   [http://sports.hc.keio.ac.jp/ja/news/files/2020/9/3/WHO%20GAPPA%20Japanese%20revise%20final2.pdf]（2025年2月閲覧）

6 情報化社会における運動と睡眠

岸　哲史

1 現代社会における運動と睡眠

　高度に情報化が進んだ現代社会では，我々の生活様式に大きな変化が生じている。デジタル機器の普及により，就労・余暇時間の多くをコンピュータやスマートフォンの画面に向かう形で消費するようになり，座りがちな生活スタイルの一般化が進んでいる。また，社会機能の24時間化に伴い，生活時間帯の夜型化，特に，就床時刻の遅れと慢性的な睡眠不足が大きな問題となっている。急速な少子高齢化が進む現代において，運動や睡眠を含む生活習慣の改善は，健康寿命の延伸という観点からも重要な課題である。

　我々人間は，日中は身体活動（運動）を行い，夜間には睡眠をとるという，24時間のリズムを基本として生活している。体内時計が司るこのおおむね24時間のリズムを「概日リズム（サーカディアンリズム）」と呼び，人間の生理機能や認知・運動パフォーマンスもその制御下にある（図1）[1]。睡眠は，心身の健康の保持増進に不可欠であり，睡眠が損な

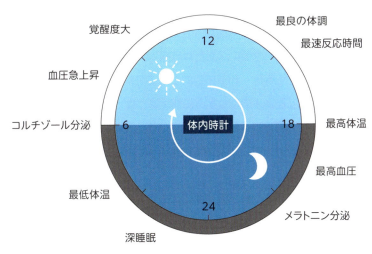

図1 ● 体内時計の働き
ヒト生理機能にはサーカディアンリズムがある。

（文献1より改変引用）

われると様々な疾患の発症リスクや寿命の短縮リスクが増大する。生体に備えられた概日リズムや睡眠の仕組みを正しく理解することは，健康管理や疾病治療を行う上でも有用である[2, 3]。

身体活動 (運動) と睡眠は，互いに影響し合う双方向性の関係にある。日常的な健康づくりを行う上でも，疾患の治療を行う上でも，「動かず，眠らず，不健康になる」という悪循環を，(可能な限り「動けず，眠れず，病気が悪化する」段階に入る手前で) 「よく動き，よく眠り，健康に過ごす」という好循環に切り替えることが重要となる。

本項では，運動療法を考える上でも重要であり，運動と密接な関連をもつことが知られている睡眠に焦点を当て，情報化社会における運動と睡眠に関する科学的知見や国内での取り組みについて概説する。加えて，健康的な運動・睡眠習慣の形成，健康・疾病管理の個別最適化の文脈において，近年著しい発展をみせる情報通信技術 (information and communication technology：ICT) や人工知能 (artificial intelligence：AI) の利活用方略について，今後の展望も含めて紹介する。

2 健康づくりのための睡眠の基礎

睡眠は心身の健康の基盤をなし，また運動と密接な関連をもつ生理現象である。睡眠の質を高めることは，運動療法の効果を十分に発揮する上でも重要である。そのためにも，睡眠のメカニズムの正しい理解に基づく実践が必要となる。

1) 健康日本21 (第三次) 「健康づくりのための睡眠ガイド2023」

わが国の健康増進に関わる取り組みである健康日本21 (第三次)[4] では，「すべての国民が健やかで心豊かに生活できる持続可能な社会の実現」をビジョンに掲げ，情報化社会におけるデジタル技術の利活用を念頭に，新たな目標・取り組みが設定・推進されている。特に，「個人の健康情報の見える化・利活用」についての記載が具体化され，personal health recordなどを活用する従来の取り組みに加えて，ウェアラブルデバイスやアプリケーションなどのICTの利活用の推進が明記されている。また，「睡眠時間が十分に確保できている者の増加」も新たな目標に掲げられ，情報化社会における睡眠への取り組みはいっそう重要性を増している。

その中で，休養・睡眠分野の取り組みの推進のために「健康づくりのための睡眠ガイド2023」[5] が改訂された (表1)。このガイドでは，全体の方向性として，「個人差を踏まえつつ，日常的に質・量ともに十分な睡眠を確保し，心身の健康を保持する」というメッセージが出されている。必要な睡眠時間には個人差があること，また年代によっても睡眠が変化するなどの特性を考慮することへの言及がなされている。

表1 ●「健康づくりのための睡眠ガイド2023」における睡眠の推奨事項一覧

全体の方向性	個人差を踏まえつつ，日常的に質・量ともに十分な睡眠を確保し，心身の健康を保持する

対象者※	推奨事項
高齢者	・長い床上時間が健康リスクとなるため，床上時間が8時間以上にならないことを目安に，必要な睡眠時間を確保する ・食生活や運動等の生活習慣や寝室の睡眠環境等を見直して，睡眠休養感を高める ・長い昼寝は夜間の良眠を妨げるため，日中は長時間の昼寝は避け，活動的に過ごす
成人	・適正な睡眠時間には個人差があるが，6時間以上を目安として必要な睡眠時間を確保する ・食生活や運動等の生活習慣，寝室の睡眠環境等を見直して，睡眠休養感を高める ・睡眠の不調・睡眠休養感の低下がある場合は，生活習慣等の改善を図ることが重要であるが，病気が潜んでいる可能性にも留意する
こども	・小学生は9〜12時間，中学・高校生は8〜10時間を参考に睡眠時間を確保する ・朝は太陽の光を浴びて，朝食をしっかり摂り，日中は運動をして，夜ふかしの習慣化を避ける

※生活習慣や環境要因等の影響により，身体の状況等の個人差が大きいことから，「高齢者」「成人」「こども」について特定の年齢で区切ることは適当でなく，個人の状況に応じて取組を行うことが重要であると考えられる。

(文献5より引用)

また，身体活動・運動分野の取り組みの推進のために「健康づくりのための身体活動・運動ガイド2023」[6]が改訂された（詳細は**第4章1-①「一次予防：健康日本21（第三次）をふまえて」**参照）。どちらのガイドでも，ライフステージ（成人，子ども，高齢者）ごとに推奨事項がまとめられている点が特徴の1つである。また，同じライフステージでも個人差が大きいことを考慮し，身体活動・運動，睡眠の双方において，個人の状態に応じた取り組みを行うことが重要であるとされている。

2) 睡眠のメカニズム

睡眠制御の基礎的メカニズムを簡単に説明する。睡眠と覚醒が起こるタイミングの調節メカニズムは，2プロセスモデルで説明される（**図2**）[7, 8]。睡眠の時間帯と深さは，1日の各時間における覚醒方向への圧力と睡眠方向への圧力のバランスで決まるが，その背後には2つのプロセスが存在するとされている。1つは，外界の明暗リズムと同じ約24時間の周期をもつ「概日リズム機構（Process C）」であり，もう1つは，先行覚醒時間が長いほど睡眠圧が高まり，睡眠をとるほど睡眠圧が解消されるという，「恒常性機構（Process S）」である。

概日リズム機構（体内時計）により駆動される生体リズムには，外界からの刺激情報によってリズムの位相が変化するという特性がある（**図3**）[9]。体内時計を調節する因子を「同調因子」と呼び，光，運動，メラトニンなどがその代表例として知られている。同調因子

6 情報化社会における運動と睡眠 **113**

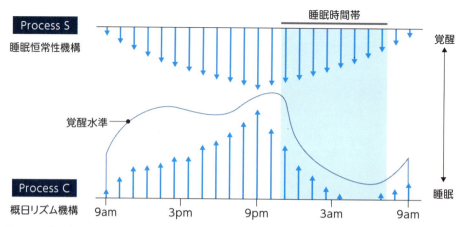

図2 ● 睡眠覚醒制御のメカニズム
概日リズム機構と睡眠恒常性機構の相互作用により覚醒水準や睡眠時間帯が決まる。
（文献8より改変引用）

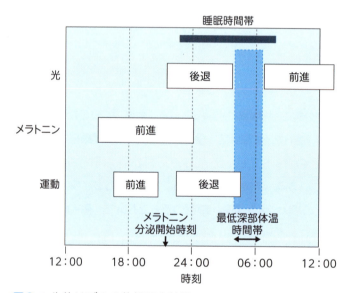

図3 ● 生体リズムの位相反応特性
体内時計の位相に応じて同調因子（光，メラトニン，運動）の作用が異なる。
（文献9より改変引用）

が体内時計のある位相で付与されたとき，体内時計の位相がどのように変化するかを示す曲線を「位相反応曲線」と呼ぶ．具体的に光を例に挙げると，特に朝の時間帯に光を浴びると生体リズムが前進し，逆に夜の時間帯に光を浴びると生体リズムが後退する．このような体内時計の性質は，「朝日を浴びて体内時計をリセット」「寝る前はブルーライトを避ける」という一般に広く知られる言説の科学的裏づけとなっている．

恒常性機構は，先行覚醒時間や日中の活動量などの影響を受ける．すなわち，長く起き

ていたり，日中に高強度の運動をしたりすると，その日の夜は睡眠圧が高まり，スムーズな入眠と睡眠時間(特に深い睡眠の時間)の延長が見込まれる。逆に昼寝をしすぎると，日中の睡眠圧の蓄積量が減少し，夜の睡眠に悪影響が及ぼされる。

3) 睡眠の実践的な調整法

　睡眠のメカニズムを理解することにより，積極的に睡眠の質，さらには生活の質を高める方策を考えることができる。Process Cの観点からは，我々の体内時計をリセットするために，朝の時間帯に光を浴び，寝る前の適切なタイミングでメラトニン分泌の開始を誘導することが重要である(朝の光を浴びてから約14～16時間後に睡眠誘導ホルモンであるメラトニンの分泌が開始される)。これにより，夜，適切な時間帯で入眠が促進され，睡眠の質が高まり，成長ホルモンの分泌が促進される。逆に，眠る前に電子機器を使用することは，メラトニンの分泌を抑制し，脳の興奮性を高め，入眠を妨げるとともに睡眠の質を低下させる。Process Sの観点からは，活動期をいかに過ごすかが，良質な睡眠の実現，そして翌日の良好なコンディションにつながることがわかる。

　適度な運動に取り組み，過度な昼寝を避け，日中にアクティブな社会的活動を行うことで，就寝時の睡眠圧が高まり，質の高い夜間睡眠につながる。特に，習慣的な運動が安定して睡眠の質を高めることが知られている。同時に，夕方以降のカフェイン摂取や就寝前のアルコール摂取を避けること，夕方以降は暖色系の照明に切り替えること，夜眠れないときに過剰に眠ろうと努めすぎないことなど，適切な睡眠衛生の知識をもち，実践することが重要である。

3 ICTを用いた生活データの取得・管理・活用

　デジタル技術を駆使して，個人の心身の状態や周囲の生活環境に関わる様々なデータを連続的に収集・分析することで，個人の健康状態を実時間で把握し，適切なタイミングで効果的な介入の提供へとつなげることが可能になる。また，スマートフォンやアプリケーションなどのデジタル機器を通して健康行動に関する科学的知識を習得・学習する機会を簡単に提供できることも，デジタル技術活用の長所である。運動と睡眠を含む生活習慣に関わる包括的なデータの取得・管理・活用を効果的に行う鍵となる，ウェアラブルデバイスとアプリケーションについて紹介する。

1) ウェアラブルデバイス

　日常生活下での個人の身体活動(運動)や睡眠の状況を正確に評価し把握することは，健康のための生活習慣改善の第一歩となる。一方で，いわゆるゴールド・スタンダードと

6 情報化社会における運動と睡眠

呼ばれる計測法 (二重標識水法や睡眠ポリグラフ記録など) は，人的・時間的・金銭的コストが大きく，日常生活下での測定には適さない。身体活動や睡眠研究分野では，この問題に対する補完的なアプローチとして，アクチグラフ (加速度計) によるウェアラブル計測が伝統的に用いられてきた[10, 11]。

　近年，デジタル機器を扱う民間企業が独自のウェアラブルデバイスの開発に取り組んでおり，内蔵される加速度センサや脈波センサにより，エネルギー消費量や心拍数，睡眠ステージなど，より詳細な情報を連続的に計測・推定できると謳っている。より最近では，指輪型やシャツ型など，装着負荷の小さいデバイスの開発も進んでおり，今後もウェアラブル市場のいっそうの拡大が見込まれている。しかしながら，市場に流通している多くのデバイスは，解析アルゴリズムがブラックボックス化されており，またファームウェアが頻繁にアップデートされるなどの理由から，現時点ではデータの妥当性・信頼性に関しては慎重な判断が求められている。その一方で，スケーラビリティの観点から，ウェアラブルデバイスを用いた日常生活下でのデータ取得のポテンシャルは大きく，精度評価により妥当性が担保されたデバイス/アルゴリズムの利用により，運動療法の効果測定にも有用である。

　センサや通信機能をもち，ネットワークを介してデータを収集・送信する機能をもつinternet of things (IoT) デバイスも，情報化時代における健康管理を強力に支援するツールである。ウェアラブルデバイスやスマートフォン，家庭用機器との連携が可能になり，大規模データをAIなどの技術で強力に解析することにより，日常的な健康管理がより個別最適化 (パーソナライズ) され，より包括的で効率的な健康関連情報の利活用が可能になる。

2) アプリケーション

　健康や医療の現場において，心身の健康や疾病に付随する気分や自覚症状を的確に評価し，その状態や病状を把握することは，健康管理や疾患の診断・治療を行う基礎となる。ecological momentary assessment (EMA) [12] は，日常生活下での心理・行動・生体情報などを記録・評価する包括的な方法論であり，特に行動医学の分野において広く用いられている。近年のスマートフォンやタブレット型端末の爆発的な普及に伴い，今日ではアプリケーション (アプリ) を対象者のスマートフォンにインストールすることで，生態学的妥当性を担保された (想起バイアスを伴わない) 日常生活下での気分・身体症状，生体信号，環境情報などの経時的評価が可能となっている。

　このような生態学的妥当性の高い評価法に基づき，個人の脆弱化した健康状態を実時間で検知し，アプリ上でのプッシュ通知などを介して必要なときに (just-in-timeで) 必要なサポートを提供する介入手法はjust-in-time adaptive intervention (JITAI) [13] と呼ばれ，時間的・空間的に柔軟な医療，あるいは日常生活に埋め込まれた健康行動変容の実

現に有益な手法として注目を集めている。既存の対面での診察・医療と併用し，デジタル技術を利活用することにより，運動や睡眠を含む生活習慣の改善に向けた，精度の高い個別最適化されたアプローチが可能となる。

4 ICTを活用した運動・睡眠の改善を行う取り組み

医療や健康におけるICTの利活用はモバイルヘルス (mobile health：m-health) やデジタル医療 (digital medicine) と呼ばれる学術領域を形成し，現代においてますます重要性を増している。ウェアラブルデバイスやIoTデバイス，またそれと連携可能なアプリやクラウドなどのデジタル技術を存分に活用することにより，個人に紐づいた様々な情報を，長期間にわたり継続的に取得し，様々な形で分析・活用することが可能になる。

1) ヘルスケアIoTシステム

情報化が進んだ現代の健康医療では，スマートフォン・アプリやウェアラブル・IoTデバイスを通して得られる日常生活下での多次元 (心理・生理・行動・環境など) かつ縦断的な健康関連データに，AIなどのデータサイエンス技術を適用させることで，健康状態の早期異常検知，および予防・治療などを目的とした自動介入指導への展開が期待される。このようなヘルスケアに関する先端的な取り組みとして，クラウド型ヘルスケアIoTシステムを活用した睡眠改善の事例を紹介する。

このシステムは，日常生活下で身体活動，睡眠，心拍，周辺環境 (温度，湿度，照度など) などの健康関連情報の連続的取得を可能とする，スマートフォン・アプリをゲートウェイとして構成される (図4)。EMAを実装したアプリへの入力で記録できる情報 (気分・自覚症状に加え，音声や睡眠・覚醒などの事象も含む) に加え，Bluetoothでスマートフォンと接続されるウェアラブルデバイスやモバイル環境センサーなどで取得されるデータを，実時間でクラウドサーバに転送・保存することが可能である。クラウドサーバは，EMAの問診項目やスケジュール，デバイスに関する設定更新およびユーザー管理機能を有し，またAPIを通じて実時間での解析サーバへのデータ転送と自動解析が可能である。

実際にこのシステムを用いた研究で，日々の睡眠データに基づき各個人の予測睡眠負債を算出し，その情報とともに睡眠の適正化を促すフィードバック通知を送信することにより，睡眠リズムの安定化と疲労感や眠気などの愁訴の軽減化が可能であることが示されている[14]。さらに，システムを活用し，個人内で介入をランダムに付与することにより科学的な効果検証を実現するマイクロランダム化試験を行うことで，睡眠に脆弱性がみられる集団において，睡眠状態の適時フィードバックが睡眠時間の安定化と主観的睡眠の質の改善に寄与することも示されている[15]。

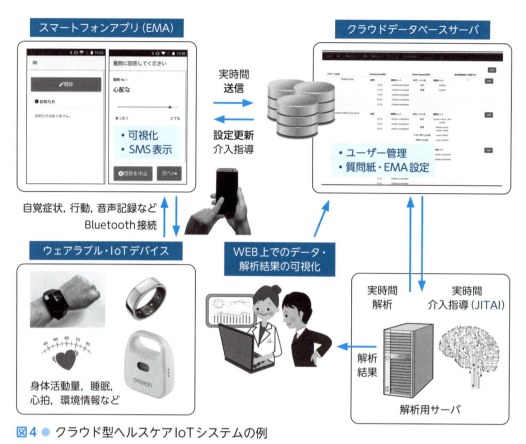

図4 ● クラウド型ヘルスケアIoTシステムの例
多次元健康関連情報の取得と活用による個別最適化された介入指導の実現に向けた取り組み．

　時々刻々と変化する心身の状態や日々の運動・睡眠の異常状態の早期自動検知を行い，個人の特性・状態に応じて最適な介入指導コンテンツを選択し，それをjust-in-timeな個人適合型介入指導（JITAI）として提供することで，日常的な健康管理が可能になりつつある時代に入っている．

2) デジタルセラピューティクス (DTx)

　ヘルスケアの枠組みを超え，患者の治療や疾病管理，重症化予防にデジタル技術を活用するデジタルセラピューティクス（digital therapeutics：DTx）への期待が高まっている．DTxは，医学的エビデンスに裏打ちされた治療用アプリ・ソフトウェアの総称であり，現代の健康・疾病管理の在り方に大きな変革をもたらす可能性を有する．様々な治療用アプリの開発により，ニコチン依存症治療，高血圧治療，不眠障害治療などへの活用が進んでいる．これらのアプローチは，新たな行動療法の提案や，医療費増加などの経済的課題を解決するものとしても期待される．

　生活習慣病や慢性疾患の発症・重症化予防には，生活習慣の見える化に基づく自己管理の実施が望ましい．特に，これらの疾患には運動療法が効果的であることが知られており，

アプリを駆使した運動療法のDTxにも一定の効果が期待される。デジタル技術を活用した身体活動促進の取り組みとして，アプリを使用した運動指導や，スマートフォンやウェアラブルデバイスを使用した歩数の増加をめざした行動変容指導がある。個々の健康状態や運動履歴に応じて，少しずつ適切な目標値を提示し，継続的なモチベーションを維持する仕組みに工夫が必要となる。運動療法に不眠やうつ症状の改善効果があることも，これまでの研究で示されている。デジタル技術の利活用により，従来の医学的治療の限界を補完し，より個人に適した内容の指導を，個人に適したペースで提供し，効果を最大化することが期待される。

5 情報化社会における健康・疾病管理の展望

現在進行系で進展している情報化社会において，健康増進や医療に関わる分野ではP4 Medicine〔Personalized（個別化），Predictive（予測），Preventive（予防），Participative（参加型）〕と呼ばれるモデルが注目されている[16]。デジタル技術が日常生活に溶け込む中で，個人の多次元かつ縦断的な健康関連情報をもとに，個別化された，予測的で，予防に資する新たな健康・疾病管理の可能性が拡がっている。しかしながら，デジタル介入による健康行動の促進効果は一過的であることが多く，効果の持続性に課題が残る。そのため，ナッジやゲーミフィケーションなどの行動経済学的視点を組み合わせた，ユーザーの興味関心を惹きつける参加型のアプローチの重要性が指摘されている。

生活環境と生活様式が多様化した現代を生きる人々は，本来の生体リズムや自然環境の概日周期とは逸脱した状況での生活を強いられることが増えている。生体リズムや睡眠に関する科学的知識を理解した上で，運動療法などの治療効果を最大化するために，個々の状況に即した目標設定とセルフマネジメントの実践が重要である。特に，データの蓄積に基づく個別最適化された介入指導の有用性は，今後ますます注目されると考えられる。たとえば，時間生物学に基づくcircadian medicine（サーカディアン医療）[17]は，個人の体内時計の状態や特性に合わせた運動，栄養，睡眠の管理を推進し，健康維持や疾病予防に向けた新たな可能性を提供するものであり，運動療法との親和性も高く，今後の発展が期待される領域である。

今後，デジタル技術のさらなる発展とともに，運動と睡眠を含む生活習慣や健康・疾病管理に対するアプローチの進化が続く。これまで，運動・栄養・睡眠は，それぞれ別々で対策をとられることが多かったが，今後はそれぞれの相互作用にも着目し，1日24時間の生活時間の中で，運動・栄養・睡眠を三位一体として扱うことが必要になるであろう。こうした課題に対しても，デジタル技術の活用が大きな役割を果たすことに間違いなく，情報化社会における持続可能な健康・疾病管理の大きな鍵となると考えられる。

6 情報化社会における運動と睡眠　119

文 献

1) Ibáñez C：Scientific background：Discoveries of molecular mechanisms controlling the circadian rhythm. 2017.
   [https://www.nobelprize.org/prizes/medicine/2017/advanced-information/]（2025年2月閲覧）.

2) 三島和夫, 編：睡眠科学―最新の基礎研究から医療・社会への応用まで. 化学同人, 2016.

3) 海老原史樹文, 編：時間生物学. 化学同人, 2012.

4) 厚生労働省：健康日本21（第三次）.
   [https://www.mhlw.go.jp/stf/seisakunitsuite/bunya/kenkou_iryou/kenkou/kenkounippon21_00006.html]（2025年2月閲覧）

5) 厚生労働省：健康づくりのための睡眠ガイド2023.
   [https://www.mhlw.go.jp/content/001305530.pdf]（2025年2月閲覧）

6) 厚生労働省：健康づくりのための身体活動・運動ガイド2023.
   [https://www.mhlw.go.jp/content/001194020.pdf]（2025年2月閲覧）

7) Borbély AA：A two process model of sleep regulation. Hum Neurobiol. 1982；1(3)：195–204.

8) Kilduff TS, et al：Circadian regulation of sleep. Sleep disorders medicine：basic science, technical considerations, and clinical aspects. 2nd ed. Chokroverty S, ed. Butterworth-Henieman, 1999, p135-45.

9) Waterhouse J, et al：Jet lag：trends and coping strategies. Lancet. 2007；369(9567)：1117-29.

10) Ancoli-Israel S, et al：The role of actigraphy in the study of sleep and circadian rhythms. Sleep. 2003；26(3)：342-92.

11) 笹井浩行, 他：加速度計による活動量評価と身体活動増進介入への活用. 運動疫学研. 2015；17(1)：6-18.

12) Shiffman S, et al：Ecological momentary assessment. Annu Rev Clin Psychol. 2008；4：1-32.

13) Nahum-Shani I, et al：Just-in-time adaptive interventions (JITAIs) in mobile health：key components and design principles for ongoing health behavior support. Ann Behav Med. 2018；52(6)：446-62.

14) Takeuchi H, et al：The effects of objective push-type sleep feedback on habitual sleep behavior and momentary symptoms in daily life：mHealth intervention trial using a health care Internet of Things system. JMIR Mhealth Uhealth. 2022；10(10)：e39150.

15) Takeuchi H, et al：Just-in-time adaptive intervention for stabilizing sleep hours of Japanese workers：microrandomized trial. J Med Internet Res. 2024；26：e49669.

16) Flores M, et al：P4 medicine：how systems medicine will transform the healthcare sector and society. Per Med. 2013；10(6)：565-76.

17) Kramer A, et al：Foundations of circadian medicine. PLoS Biol. 2022；20(3)：e3001567.

第2章
スポーツ外傷・スポーツ障害および運動器疾患・障害の治療・リハビリテーションとしての運動療法

　スポーツは老若男女を問わず，人生をより豊かにしてくれるものである。近年は競技スポーツのみならず，中高齢者の健康目的のスポーツ，さらにはアーバンスポーツなど，子どもから高齢者まで多種多様なスポーツが行われるようになってきた。しかしその一方で，スポーツ外傷や障害（損傷）が生じてしまうことも事実であり，その発生年齢や発生部位も様々である。スポーツ損傷に対しては関節鏡視下手術など，より低侵襲な治療が行われるようになり，アスリートの手術に対するハードルは低くなってきた。しかし，手術治療の有無にかかわらず，運動療法が治療の基本であることには変わらない。スポーツにより生じた損傷部位を治癒させるだけではなく，受傷前の競技レベルへの復帰，さらには予防が運動療法の大きな目的である。

　成長期の子どもたちのスポーツは，身体の健全な成長のみならず，スポーツ活動を通じて精神力や協調性・社会性を身に着けるうえで重要である。しかし，骨格が未熟な子どもたちへの過度な運動や不適切な指導は，成長障害を生じさせるだけではなく，その後のスポーツ人生を閉ざすことにもなりかねない。障害を生じた局所の治療のみならず，全身的な柔軟性の獲得，成長度に合わせた適切な運動指導が必要である。競技スポーツ選手であれば，スポーツ損傷はパフォーマンスの低下や競技人生にも大きく影響することとなるため，障害が生じないような動作指導やトレーニングの知識が必須である。中高齢者においては，たとえ健康目的のスポーツであっても，運動器の退行性変化により変形性関節症などの障害を助長することにもなりかねない。適切な運動療法は，骨密度増加や転倒・骨折予防，QOLの改善にもつながるであろう。

　本章では，年代別に日常診療で比較的よく遭遇するスポーツ外傷・障害を取り上げ，疾患の簡単な概要，そして運動療法を説明していただいた。本章の知見が，アスリートの治療に関わるすべての医師，または理学療法士やトレーナーの役に立つものと確信している。

石橋恭之

1 成長期のスポーツ外傷・スポーツ障害【上肢】

❶ リトルリーグ肩

古島弘三

1 疾患・障害予防の概要

　リトルリーグ肩 (little Leaguer's shoulder：LLS) は上腕骨近位骨端離開が病態であり，小中学生のオーバーヘッドアスリートに多く発生する。ほとんどはオーバーユースにより繰り返される肩の回旋ストレスによって生じる[1~3]。重症度の分類はKanematsuの分類が広く用いられており，Ⅰ型は骨端線外側の部分的な拡大，Ⅱ型は骨端線全体の拡大，Ⅲ型は骨頭のすべりが生じるもの，とそれぞれの病期に分類される[4]。競技復帰時期は6週～4カ月であり[5~8]，全力投球が許可されるまでに運動療法と患者教育が重要となる。

2 運動療法の適応

　LLSは骨端線の拡大が認められ，ノースローが指示されている期間に，下肢の柔軟性の改善，肩甲骨周囲筋を含めた上肢筋力の改善を図る。その後，X線を撮影し，骨端線の閉鎖傾向が認められれば，投球が許可される。その際に，肘下がりや，体幹の早期回旋などの不良投球動作の修正も行う。投球強度はネットスロー・塁間の半分から開始し，骨端線の開大と疼痛がなければ徐々に距離を伸ばしていき，全力投球が可能となる。

3 運動療法の内容と方法

　LLSの患者の多くは肩の後方の柔軟性の低下が認められ，90度外転位の内旋可動域の低下と肩甲骨を徒手的に固定して上肢を外転や水平屈曲させ，肩甲上腕関節の柔軟性を評価するhorizontal flexion test (HFT)・combined abduction test (CAT) が陽性となる。そのため，まずは肩のストレッチングを指導することが重要となる。肩の柔軟性が低下していれば，肩外転90度，肘屈曲90度で内旋させるスリーパーストレッチ（図1A），

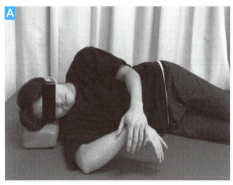
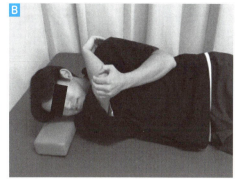
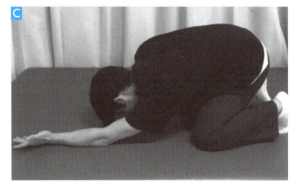

図1 ● 肩のストレッチング
A：スリーパーストレッチ，B：水平内転ストレッチ，C：広背筋ストレッチング

水平内転ストレッチ（図1B），広背筋ストレッチング（図1C）などそれぞれ行う．過去の報告では，スリーパーストレッチ30秒3回を4週間継続すると，肩内旋と水平内転の可動域が向上すると報告されている[9]．そのため可動域を向上させるには継続的に行う必要がある．

肩関節周囲筋の筋力評価は下垂外旋筋力，下垂内旋筋力，下垂挙上筋力，elbow push test（EPT），を左右差で確認する．肩関節周囲の筋力トレーニングは，チューブによる腱板エクササイズなどを行う．腱板エクササイズは上腕骨の回旋を伴うため，骨端線の開大が改善してから行うのが望ましい．運動方法は，まず下垂位で外旋，内旋，挙上を行う．その後，90度外転位で外旋と内旋をそれぞれ行い，投球動作に近いポジションで筋出力の向上を図る．

4 運動療法の留意点

年齢が若年の場合，ストレッチングや筋力トレーニングは自ら行わない可能性が高い．そのため，保護者や指導者などにも方法を説明した上で，習慣的に実施できるように管理をする必要がある．また，習慣的に行っていても，誤っている場合もある．そのため，定期的なセルフエクササイズのチェックが非常に大切である．

文献

1) Keeley DW, et al:A biomechanical analysis of youth pitching mechanics. J Pediatr Orthop. 2008;28(4):452–9.

2) Lyman S, et al:Effect of pitch type, pitch count, and pitching mechanics on risk of elbow and shoulder pain in youth baseball pitchers. Am J Sports Med. 2002;30(4):463-8.

3) Osbahr DC, et al:Little League shoulder. Curr Opin Pediatr. 2010;22(1):35-40.

4) Kanematsu Y, et al:Epidemiology of shoulder injuries in young baseball players and grading of radiologic findings of Little Leaguer's shoulder. J Med Invest. 2015;62(3-4):123-5.

5) Hashiguchi H, et al:Clinical outcomes of epiphyseal separation in the proximal humerus caused by sports activity. JSES. 2003;27(2):395-8.

6) Hashiguchi H, et al:Clinical outcomes in patients with Little Leaguer's shoulder. Jpn J Orthop Sports Med. 2004;24(2):216-9.

7) Heyworth BE, et al:Trends in the presentation, management, and outcomes of Little League shoulder. Am J Sports Med. 2016;44(6):1431-38.

8) Imamura K, et al:Little Leaguer's shoulder − a report of 29 cases. J Kyushu Yamaguchi Soc Sports Med. 2009;21:54-9.

9) Laudner KG, et al:The acute effects of sleeper stretches on shoulder range of motion. J Athl Train. 2008;43(4):359-63.

成長期のスポーツ外傷・スポーツ障害【上肢】

❷ 野球肘

古島弘三

1 疾患・障害予防の概要

野球肘とは投球動作により発生した肘の障害を指す。疼痛部位により外側型は離断性骨軟骨炎 (osteochondritis dissecans：OCD)，外側滑膜ヒダ障害，内側型は内側上顆下端裂離骨折，内側上顆骨端離開，内側側副靱帯損傷，尺骨神経障害，後方型は肘頭疲労骨折，肘頭骨端離開に分類される[1]。本項では，学童期の野球選手に好発する内側上顆下端裂離骨折と離断性骨軟骨炎について述べる。

1) 内側上顆下端裂離骨折

内側上顆下端裂離骨折は，繰り返される投球動作により，内側側副靱帯起始部が牽引されることが原因と考えられる。内側上顆の骨端線が閉鎖されるまでは，靱帯より内側上顆の骨端が脆弱であり障害されやすい。村山ら[2]は初診より3カ月で96.7％に骨癒合が認められたと報告している。当院では初診時から4週間はスプリントにて固定し，基本的には安静とする。その後4週でX線撮影を行い，骨癒合が認められれば，スプリントを除去し，6〜7週で軽い素振りとネットスローが開始となる。その後，段階的に負荷量を上げていき，12週で全力投球が許可となる。

2) 離断性骨軟骨炎 (OCD)

OCDは肘外側の投球障害の代表的な疾患であり，青少年の2〜3％で発生する[3,4]。発症初期は自覚症状がなく，疼痛を訴えたときには進行している例が多い。そのため野球肘エコー検診などで早期発見することが重要である。分類は透亮期，進行期，遊離期の3期に分類される[5,6]。このうちの透亮期の90.5％，進行期の52％が保存療法にて修復したと報告されている[7]。保存療法が選択される場合はスプリント固定による安静を指示する。その後，単純X線画像とCT画像を経時的に確認し，骨癒合が確認できれば投球を許可し，骨端線が閉鎖されておらず，骨癒合が不十分であれば手術療法が選択される。

2 運動療法の適応

　内側上顆下端裂離骨折とOCDは両者ともにスプリント固定による安静期間を要する。そのため主に患部外のストレッチングや姿勢指導を行う。肘の可動域制限がある場合，他動での無理な肘の可動域訓練は可動域をむしろ低下させてしまうため，自動運動を行う。

3 運動療法の内容と方法

　患部の安静期間に患部外の柔軟性を向上させることは非常に重要であり，森元ら[8]は，投球障害を呈する野球選手には，股関節内旋可動域制限，腸腰筋・ハムストリングスのタイトネスがある選手が過半数を超えていたと報告している。

　下肢の柔軟性の評価はstraight leg raising (SLR) や腹臥位にて膝を屈曲し踵部と殿部の距離を測るheel buttock distance (HBD)，股関節内旋可動域などを評価する。SLRは背臥位でつま先にタオルを引っかけ，そのまま下肢を挙上させると伸長させやすい（図1A）。また，大腿四頭筋のストレッチングは，側臥位で膝を最大屈曲させ股関節を伸

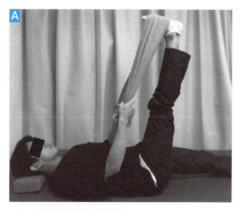
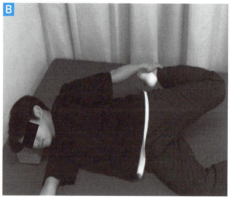
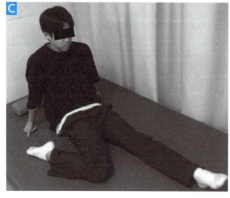

図1 ● 下肢の柔軟性の評価
A：SLR，B：大腿四頭筋ストレッチング，C：股関節内旋ストレッチング

展させる（図1B）。その際に足部を把持し他動的に伸長させる（図1C）。股関節内旋は，長座位で片側を内旋させ殿筋群を伸長させる。成長期では骨の成長に対して筋・腱の成長が遅く，特に下肢が著明とされている[9,10]。そのため，急激に身長の増加した場合は下肢の柔軟性低下を引き起こし，不良な投球フォームにつながる可能性があるため，注意が必要である。

また，座位姿勢も確認し，骨盤を前傾で保持できているか評価する。骨盤が後傾している場合は投球時にも後方重心になり，肘下がりの原因となる[11]。そのため，座位での骨盤指導を行い，立位・投球時と段階的に指導していく。

4 運動療法の留意点

内側上顆裂離骨折，OCDともに安静度を守ることが重要であり，スプリント固定期間は上肢のトレーニングやランニングも避ける必要がある。また，日常生活や学校生活の指導も繰り返し行う。まずは骨癒合を目指すことを患者本人や保護者に伝えた上で，理解を得られるように努める。その後，投球が許可されても急に球数を多く投げずに，段階的に進めていく必要がある。

文献

1) 伊藤恵康：肘関節外科の実際 私のアプローチ．南江堂，2011，p228-42.
2) 村山俊樹，他：少年野球選手における上腕骨内側上顆下端裂離骨折に対する外固定を用いた治療法の有用性．日肘関節会誌．2016；23(2)：350-3.
3) Matsuura T, et al：Prevalence of osteochondritis dissecans of the capitellum in young baseball players：Results based on ultrasonographic findings. Orthop J Sports Med. 2014；2(8)：2325967114545298.
4) Kida Y, et al：Prevalence and clinical characteristics of osteochondritis dissecans of the humeral capitellum among adolescent baseball players. Am J Sports Med. 2014；42(8)：1963-71.
5) 岩瀬毅信，他：上腕骨小頭障害．整形外科 MOOK．1988；54：26-44.
6) 岩瀬毅信，他編：よくわかる野球肘 離断性骨軟骨炎．全日本病院出版会，2013，p34-6.
7) 松浦哲也，他：離断性骨軟骨炎の保存療法の有効性と限界．MB Orthopaedics. 2012；25(2)：7-11.
8) 森元貴史，他：投球障害を呈した野球選手のメディカルチェック—投球動作解析を用いて—．理学療法長野．2012；41：68-70.
9) 鳥居　俊，他：発育期の筋タイトネスの経時的変化．AUXOLOGY．2001；8：55-8.
10) 古賀良生，他：成長期の身体柔軟性に関する調査結果．日整外スポーツ医会誌．1989；8：145-8.
11) 宮下浩二：運動連鎖から見た投球動作．臨スポーツ医．2012；29(1)：55-60.

1 成長期のスポーツ外傷・スポーツ障害【下肢】

❶ Osgood-Schlatter病

中瀬順介

1 疾患・障害予防の概要

　Osgood-Schlatter病（オズグッド病）は，1903年に報告された脛骨粗面部の骨端症で，成長期の膝スポーツ障害として代表的な疾患である。脛骨粗面部に疼痛，圧痛と腫脹を伴う。オズグッド病の発生率は10〜20％と報告されており，頻度が高い疾患であるにもかかわらず，保護者や指導者間でも「成長痛」と誤解され，医療機関を受診しないケースも多い。しかし，疼痛が非常に強い症例や長引く症例も散見され，子どもたちのスポーツ活動に大きな影響を与え，結果的にスポーツ活動の長期間の中断や競技種目変更につながってしまうことがあり，正確な疾患知識の普及と啓蒙が必要である。オズグッド病の約30％は両側性に発症し，男児では12歳前後，女児では10歳前後に発生することがほとんどである。

　オズグッド病の危険因子には，大腿四頭筋タイトネスの上昇[1]，足関節背屈制限[2]（下腿三頭筋タイトネスの上昇）などが報告されている。男子では13歳前後，女子では11歳前後に発育急進期があり，骨の長軸方向の成長に筋腱の伸長が追いつけず，相対的に筋腱のタイトネスが上昇する時期がある[3]。特に下肢の長軸方向の成長の約70％は膝関節周囲で生じるため，大腿四頭筋とハムストリングスのタイトネスが急激に増加する。また，この時期には膝関節屈曲筋力に比べて膝関節伸展筋力が急激に発達[4]し，脛骨粗面部の組織学的な脆弱性が加わり，オズグッド病が発生すると考えられている（図1）。

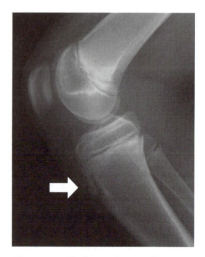

図1 ● オズグッド病のX線側面像（11歳男児）
矢印は裂離した2次骨化中心を示す。

2 運動療法の適応

すべての成長期スポーツ選手がストレッチングの対象であると考えている。特に，オズグッド病の発症を予防するためには，発育急性期前の大腿四頭筋と下腿三頭筋の柔軟性向上が重要となる。さらに，骨盤後傾を減少させ，大腿四頭筋から脛骨粗面へかかる力を減少させるために，ハムストリングスの柔軟性を向上させることが重要である[5]。

3 運動療法の内容と方法

1) 大腿四頭筋ストレッチング

大腿四頭筋タイトネスの上昇がオズグッド病の危険因子であるため，その予防や疼痛緩和に大腿四頭筋ストレッチングは有用である。筆者は大腿直筋に対するアクティブ・スタティック・ストレッチ[6]を，患児と保護者に指導している（図2）。

2) ハムストリングストレッチング

ハムストリングスをターゲットとしたアクティブ・スタティック・ストレッチである「ジャックナイフストレッチング」[7]を指導している（図3）。

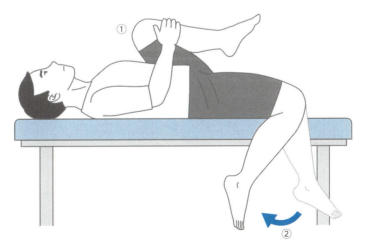

図2 ● 大腿直筋に対するアクティブ・スタティック・ストレッチ
①背臥位で非ストレッチ側（図では左側）の膝を抱える。
②ストレッチ側（図では右側）の膝を徐々に屈曲し，拮抗筋であるハムストリングスを収縮させる。目的筋である大腿直筋は相反抑制反射が働くことで，ストレッチングされていく。
10秒間のストレッチングを5セット，朝夕の2回行う。

（文献6から引用）

3) 下腿三頭筋ストレッチング

　下腿三頭筋のストレッチングでは，段差を利用した遠心性ストレッチングを指導している (図4)。近年，しゃがみ込みのできない児童が多く，足関節の背屈制限が問題となっている。

　上記ストレッチングを5セット，朝夕の2回行うように指導している。

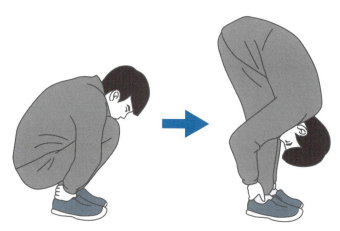

図3 ● ジャックナイフストレッチング
①アキレス腱部を両手で把持し，大腿前面と胸部を密着させる。
②大腿前面と胸部を密着させた状態で膝関節伸展していく。
③膝関節最大伸展位で5秒間保持する。
5セット，朝夕の2回行う。

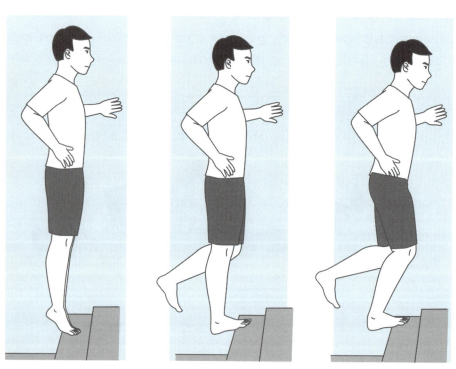

図4 ● 下腿三頭筋遠心性ストレッチング
①両脚でつま先立ちになる。
②片脚立ち(図では右側)になり，踵をぎりぎりまで下げる。
③右膝関節を屈曲し，左足をついて両脚つま先立ちに戻る。
5セット，朝夕の2回行う。

4 運動療法の留意点

　オズグッド病の運動療法で最も重要なことは，発症を予防することである．つまり，小学3，4年生の時期から，スポーツ活動前後のストレッチングを習慣づけることにある．また，オズグッド病発生後の運動療法では，疼痛出現動作を避けることが重要である．一方で，脛骨粗面への負荷がかからず疼痛を誘発しないストレッチングを，積極的に指導することも重要である．

文献

1) Nakase J, et al:Precise risk factors for Osgood-Schlatter disease. Arch Orthop Trauma Surg. 2015;135(9):1277-81.

2) Sarcevic Z:Limited ankle dorsiflexion:a predisposing factor to Morbus Osgood Schlatter? Knee Surg Sports Traumatol Arthrosc. 2008;16(8):726-8.

3) Micheli LJ:Overuse injuries in children's sports:the growth factor. Orthop Clin North Am. 1983;14(2):337-60.

4) Nakase J, et al:Relationship between the skeletal maturation of the distal attachment of the patellar tendon and physical features in preadolescent male football players. Knee Surg Sports Traumatol Arthrosc. 2014;22(1):195-9.

5) Circi E, et al:Treatment of Osgood-Schlatter disease:review of the literature. Musculoskelet Surg. 2017;101(3):195-200.

6) 野々市　剛, 他：大腿直筋に対するアクティブ・スタティック・ストレッチの効果. 東海スポーツ傷害研究誌. 2015;33:1-4.

7) Sairyo K, et al:Jack-knife stretching promotes flexibility of tight hamstrings after 4 weeks:a pilot study. Eur J Orthop Surg Traumatol. 2013;23(6):657-63.

1 成長期のスポーツ外傷・スポーツ障害【下肢】

❷離断性骨軟骨炎

中瀬順介

1 疾患・障害予防の概要

　離断性骨軟骨炎は、「特発性に発症し、限局的な軟骨下骨と骨の間で異常が生じて、骨軟骨片が不安定となったり、剥離を生じたりする疾患で、進行すれば変形性関節症に至るもの」とされる[1]。病理組織学的には離断した骨軟骨組織表層の軟骨は正常であるが、離断部では軟骨細胞の集簇と微小骨折がみられ、その母床側では線維組織や骨のリモデリングを認める[2]。そのため、本症は何らかの原因により軟骨下骨が微小骨折をきたし、治癒できずに壊死を生じて偽関節様となって離断した病態と考えられている。好発部位として、脛骨顆間隆起との衝突により大腿骨内側顆に生じることが多い。また、大腿骨外側顆発生例では高率に円板状半月板が合併したり、外側半月板切除術後に発生したりすることから、力学的環境の変化が一因と考えられている。また、1971年の報告[3]では、全膝離断性骨軟骨炎のうち、2％程度と報告されている大腿骨滑車部であるが、MRIが普及した現在ではその発見率が上昇し、当科の統計では、全膝離断性骨軟骨炎のうち、22％が大腿骨滑車部の発生であった。

　膝離断性骨軟骨炎は10歳代に多く発生し、男児が女児の4倍の発生率であり、スポーツ活動と関連するといわれている。膝離断性骨軟骨炎は、初期には単純X線像で軟骨下骨組織に骨透明像を認め、しだいに辺縁が骨硬化し、最終的には母床と離開し遊離体となる。単純X線像で明確に病期を分類することは困難であり、治療方針の決定にはMRIが必須である。MRIは、X線像で描出不可能な病変や軟骨下骨の信号変化を検出することが可能である。MRIでは病初期にはT1強調画像低信号、T2強調画像で高信号であるが、進行すると骨硬化や壊死性変化を反映してT1、T2ともに低信号を呈する。関節液が病変と母床の間に侵入すると不安定となり、T2強調画像で帯状の高信号で示される。また、骨端軟骨が残存しているかどうかも、治療方針の決定には必要な情報である（図1）。

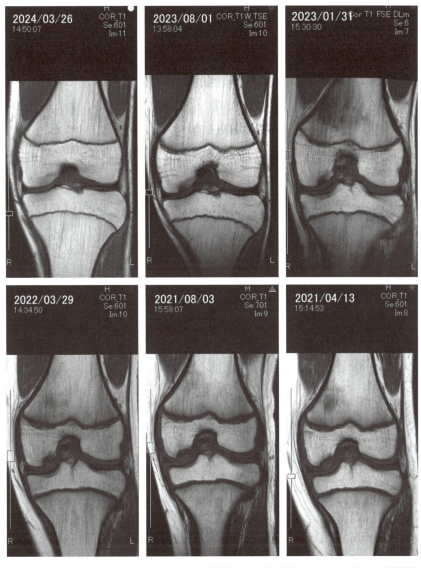

図1 ● 膝離断性骨軟骨炎（左大腿骨内側顆）保存療法例：MRI T1強調冠状断像
初診時から約3年で病巣が消失している。

2 運動療法の適応

　治療法の選択には，年齢，病期，病巣の大きさ，病巣の安定性などを考慮しなければならない．一般的には，骨端軟骨閉鎖前，病巣が小さく，安定，非荷重部であれば治療成績は良好とされる．保存療法には，安静，免荷，活動制限，装具，ギプス固定などがあり，骨端軟骨が開存し安定している病変では保存療法の適応となる．保存療法では，局所所見に加えて画像での経過観察を行い，徐々に活動範囲を広げるように指導する．

3 運動療法の内容と方法

　一定期間の荷重制限と膝関節の固定を行い，疼痛がなく，画像所見でも改善傾向がある場合に，運動療法を開始する。運動療法では，固定や免荷で低下した機能を改善することを目的として，まずは膝関節可動域訓練と大腿四頭筋とハムストリングスの筋力強化，動作指導を行う。そのほかの柔軟性の改善は，オズグッド病（☞第2章1【下肢】①「Osgood-Schlatter病」参照）と同じストレッチングを指導する。3〜4カ月が経過し，局所所見がなく，画像所見も改善し，十分な筋力が回復していれば，ランニングを開始する。その後は，ジャンプ動作やカッティング動作も許可し，段階的に競技へ復帰を許可する。

4 運動療法の留意点

　本疾患は活動量が多く，アスリートレベルが高い選手に発生しやすい。一定期間の局所安静により，自覚症状は改善することが多いが，画像所見が改善しない症例を経験する。効果が乏しい保存療法を長期間続けるのではなく，適切なタイミングで外科的に介入することも重要であり，そのためには適切な経過観察が重要である。

文献

1) Cruz AI Jr, et al：Pediatric knee osteochondritis dissecans lesions. Orthop Clin North Am. 2016；47(4)：763-75.
2) Shea KG, et al：Osteochondritis dissecans knee histology studies have variable findings and theories of etiology. Clin Orthop Relat Res. 2013；471(4)：1127-36.
3) Aichroth P：Osteochondral fractures and their relationship to osteochondritis dissecans of the knee. An experimental study in animals. J Bone Joint Surg Br. 1971；53(3)：448-54.

1 成長期のスポーツ外傷・スポーツ障害【下肢】

❸ 円板状半月

中瀬順介

1 疾患・障害予防の概要

　外側半月板では解剖学的な破格が多く存在する。円板状半月はその破格の代表的なものであり，多くの場合，外側半月板でみられる。外側円板状半月板の発生率は，0.4〜17％，内側円板状半月板の発生率は，0.06〜0.3％といわれ，日本人を含むアジアで多くみられる[1]。

　円板状半月の臨床症状は，膝関節伸展制限を中心とした可動域制限や疼痛，日常生活やスポーツにおける膝のひっかかり感や弾発，ロッキングなどである。膝関節内に滑膜炎が生じれば関節水腫を伴うこともある。

　単純X線像では，大腿骨外側顆関節面の平坦化や腓骨頭高位が観察できることがあるが，診断確定にはMRIが必須である。MRIでは，円板状半月の形態や断裂，転位の有無を評価する[2]（図1）。

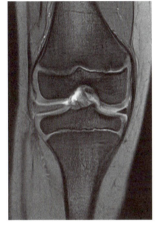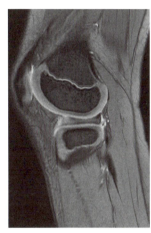

図1 ● 右膝外側円板状半月 MRI像（T2強調，冠状断像と矢状断像）
外側半月前節を中心に高信号化している。

2 運動療法の適応

　外側円板状半月では軽微な外傷を契機として受診する症例が多く，膝関節伸展制限を訴えることが多い。この膝関節伸展制限が，滑膜炎や疼痛によるものか，断裂した半月板が

機械的に可動域を制限しているものかを見きわめる必要がある。Yangらは保存療法の適応を3つ挙げている。1つ目は偶然発見された無症候性の円板状半月板，2つ目は症状が軽度で日常生活やスポーツ活動に影響を及ぼさない場合，3つ目は変形性膝関節症や関節リウマチなど他の疾患が膝関節痛に影響を及ぼしている可能性がある場合で，その場合には合併疾患の治療を優先するというものである[3]。筆者もMRI上，明らかな断裂や転位がなく疼痛や水腫による伸展制限を疑う場合には，局所麻酔薬と少量の水溶性ステロイドを関節内投与して反応を確かめることがある。

3 運動療法の内容と方法

　円板状半月の運動療法で重要なことは，荷重のコントロールと正常可動域の獲得である。疼痛や腫脹が強い場合の荷重コントロールは重要で，松葉杖を使用する。疼痛を契機に膝関節周囲筋の防御性収縮が生じ，伸展可動域の改善の妨げとなることがある。特にハムストリングスや腓腹筋の筋緊張が高くなるとその影響が強く生じ，膝伸展制限の原因となるため，ストレッチングによる筋緊張の緩和が必要となる。

4 運動療法の留意点

　円板状半月では前述のごとく，伸展制限を呈する症例が多い。関節内の環境を確認しながら膝窩部の緊張をほぐし，徐々に伸展可動域を獲得するが，強引で暴力的な伸展強制は禁忌である。特に本疾患は小児期に発症することが多い。小児患者は成人と比較し，一度強い疼痛を経験すると，防御性収縮の改善が得られにくいため，保護者の同席や説明，運動療法開始時のポジショニングなどを含めて配慮することが重要である。

文献

1) Kim JH, et al:Discoid lateral meniscus：importance, diagnosis, and treatment. J Exp Orthop. 2020;7(1):81.
2) Ahn JH, et al:Arthroscopic partial meniscectomy with repair of the peripheral tear for symptomatic discoid lateral meniscus in children:results of minimum 2 years of follow-up. Arthroscopy. 2008;24(8):888-98.
3) Yang B, et al:Utility of stability and tear location in a classification system for discoid meniscus surgical planning. J Pediatr Orthop. 2022;42(1):e50-4.

成長期のスポーツ外傷・スポーツ障害【脊椎】

❶ 腰椎疲労骨折・腰椎分離症

藤谷順三，西良浩一

1 疾患・障害予防の概要

腰椎分離症は主に発育期に腰椎椎弓の関節突起間部 (pars interarticularis) に生じる疲労骨折である[1]。その成因として遺伝的な要因も指摘されているが，主にはスポーツなどで腰椎の伸展・回旋応力が蓄積した結果と考えられる[2]。実際，スポーツ別の発生件数は報告によって違いがあるものの，野球，サッカー，バレーボール，バスケットボールなどに多い傾向がある[3]。ただし，これらは競技人口の影響も考えられるため，どのようなスポーツや身体活動であれ，腰椎の伸展・回旋動作を繰り返す動きには注意を要すると考えるべきである。

腰椎分離症の発生頻度や性差は報告により異なるが，2週間以上腰痛が続く小学生から高校生を対象にした調査では，小学生の46％，中学生の45％，高校生の30％に腰椎分離症を認めている[4]。男女比は中高生では6：1，小学生では3：1と男性の比率が高い[5]。よって成長期に持続する腰痛には，MRIも含めた適切な診断を行い，分離すべり症へ発症・進行させないよう注意深く対応する必要がある。

2 運動療法の適応

腰椎分離症は報告者による違いはあるが，おおむね初期 (不完全分離)，進行期 (完全分離)，終末期 (偽関節) に分類される。骨癒合が期待できる初期から進行期の分離は装具療法を主とした保存療法により骨癒合をめざし，骨癒合が期待できない終末期分離においては疼痛改善をめざす，というのが基本方針である[6]。しかし，骨癒合をめざす治療では長期のスポーツ休止を余儀なくされるため，アスリートにとって難しい選択を迫られる。そこで，我々は分離すべり症のリスクを骨成熟度に応じて正しく評価するとともに，経過フォロー中もX線にて分離すべり症に進展する兆候を見逃さないよう細心の注意を払い管理した上で，①エビデンスに基づくリスク評価，②運動療法による腰椎負荷軽減と疼痛

改善，で患者が望む限り最大限のスポーツ継続をめざす新たな保存療法を提唱している[7]。

　腰椎分離症に対する運動療法の効果を検討したnarrative review[8] において，運動療法を早期に開始することで筋萎縮とコンディショニングの低下を最小限に抑え，スポーツへの復帰を早めること，さらに運動療法は腹部深筋（腹横筋）と多裂筋を強化するように指導されるべきであると報告されており，運動療法の重要性を支持している。また，早期に運動療法を実施しても，骨癒合に対して悪影響を及ぼさないことが報告されている[9]。

3 運動療法の内容と方法

　腰椎への伸展・回旋応力の蓄積が腰椎分離症の要因となるが，では，なぜ腰椎に伸展・回旋応力が蓄積するのか？　その根本原因に対処するのが運動療法である。腰痛分離症患者は下肢筋群のタイトネス[10] や肩関節，胸椎の挙動不全[11] が指摘されており，その結果，腰椎に代償動作が生じると考えられる。そこで，運動療法のコンセプトは，joint by joint theory (JBJT)[12] に基づき，過可動な腰椎は安定性 (stability) を向上させ，低可動な胸椎・股関節は可動性 (mobility) を向上させることで，腰椎へのメカニカルストレスを低減・分散させることである。我々はピラティスがJBJTに最適であると考え臨床に応用している。具体的には，以下のとおりである。

- 腰椎を安定させるため，呼吸も用いながら腹横筋など体幹筋群をコントロール
- 椎体・椎間板へのストレスを軽減させるため，脊椎の長軸方向の伸長 (elongation)
- 脊椎の伸展・回旋動作に伴う腰椎へのメカニカルストレスを分散させるため，脊椎全体の分節的な動き (articulation)
- 上肢・下肢の動きに伴う腰椎伸展など代償動作を防ぐための分離運動 (isolation)
- 筋・筋膜スリングを考慮した全身の統合 (integration)

これらを運動学習させることが，ピラティスによる運動療法のねらいとなる。

　ピラティスの具体例を図1〜7に示す。図1は，腹横筋など深層筋を賦活させ，体幹の安定化を図る。図2は，上肢（肩関節）屈曲動作に伴う腰椎過伸展の代償動作を抑制する。図3は，胸椎伸展の可動性向上と胸椎伸展に伴う腰椎過伸展の代償動作を抑制する。図4は，下肢（股関節）伸展動作に伴う腰椎過伸展の代償動作を抑制し，大腿四頭筋のタイトネス改善を図る。図5は，胸椎回旋の可動性向上と，胸椎回旋に伴う腰椎回旋の代償動作を抑制する。図6は，スプリングの抵抗を利用し，Sairyoら[13] のジャックナイフストレッチングと同様，相反抑制によるハムストリングスのタイトネス改善をはかる。図7は，反り腰姿勢を修正するため骨盤後傾を意識させ，さらに脊椎を分節的に動かしながら股関節

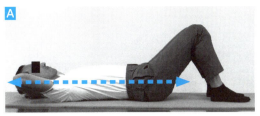 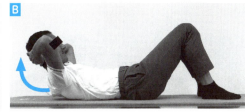

図1 ● 体幹の安定化を図るエクササイズ
A：脊椎はニュートラルとし，息を吸いながら軸の伸長を意識させる。
B：息を吐きながら頸椎・胸椎をしなやかに屈曲させる。その際，骨盤は後傾させずニュートラルを保持させる。戻る際も脊椎の分節的な動きを意識させる。

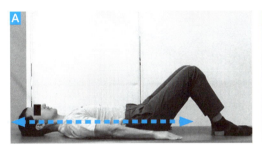 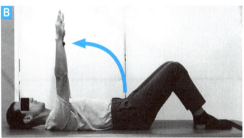

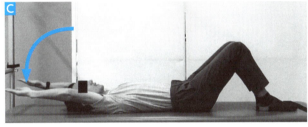 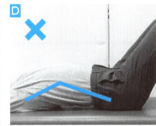

図2 ● 上肢の動きに伴う腰椎過伸展の代償動作を抑制するエクササイズ
A：脊椎はニュートラルとし軸の伸長を意識させる。
B：息を吸いながら上肢を90度屈曲させる。僧帽筋上部に余分な力が入って肩が挙上しないよう注意させる。
C：息を吐きながら上肢をバンザイさせる。このとき，胸郭が外旋し腰椎が過伸展しないようコアを安定させる。
D：腰椎過伸展の代償動作の例。

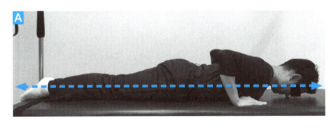

図3 ● 胸椎の可動性向上とそれに伴う腰椎過伸展の代償動作を抑制するエクササイズ

A：腹臥位で脊椎はニュートラルとし，息を吸いながら軸の伸長を意識させる。
B：息を吐きながら肩甲骨を内転・下制させ，頸椎・胸椎をしなやかに伸展させる。その際，腰椎が過伸展しないよう肋骨下部はベッドにつけたままとし，骨盤を後傾させ，恥骨をベッドにつけるよう意識させる。

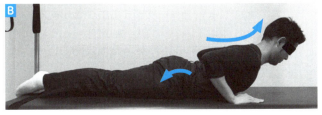

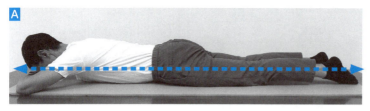
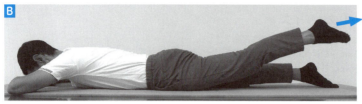
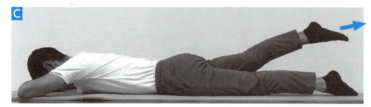

図4 ● 股関節伸展動作に伴う腰椎過伸展の代償動作を抑制するエクササイズ

A：腹臥位で脊椎はニュートラルとし，息を吸いながら軸の伸長を意識させる。
B：息を吐きながら股関節を伸展させる。この際，腰椎が過伸展しないよう恥骨をベッドにつけてコアを安定させ，足趾は高く上げるよりも遠くに伸ばすよう意識させる。

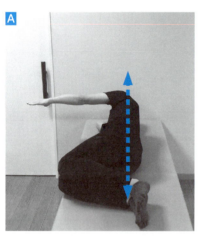
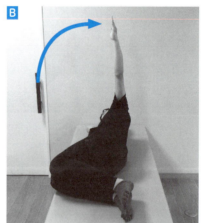
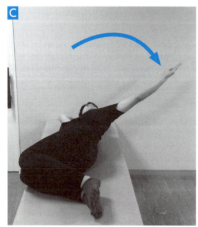

図5 ● 胸椎回旋の可動性向上と胸椎回旋に伴う腰椎回旋の代償動作を抑制するエクササイズ

A：側臥位で脊椎はニュートラルとし，軸の伸長を意識させる。
B：息を吸いながら上肢を肩甲骨面の延長線上まで水平外転させる。この際，頚椎も回旋させ目線は指先に。
C：息を吐きながら胸椎を回旋させる。この際，上肢だけ水平外転したり，腰椎が過伸展しないよう，腹斜筋と内転筋の筋膜スリングを意識してコアを安定させる。

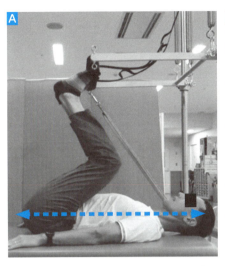
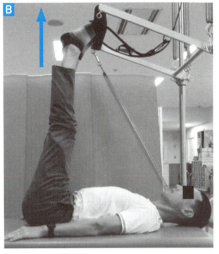

図6 相反抑制によるハムストリングスのタイトネス改善をはかるエクササイズ

A：脊椎はニュートラルとし骨盤ができるだけ後傾しないよう尾骨をベッドにつけるよう促す。息を吸いながら軸の伸長を意識する。
B：息を吐きながら股関節・膝関節を伸展させる。その際，コアを安定させ腰椎骨盤はニュートラルを保持させる。ハムストリングスの柔軟性に応じて臥位の位置を前後に調整する。

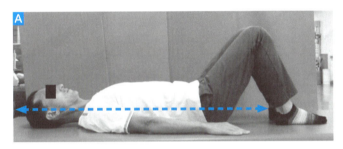
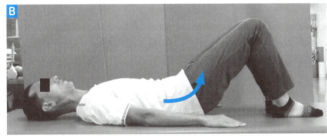
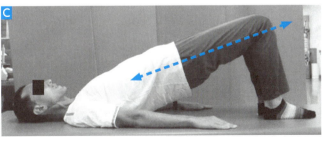

図7 骨盤後傾および脊椎の分節的な可動性向上をはかるエクササイズ

A：脊椎はニュートラルとし，息を吸いながら軸の伸長を意識させる。
B：息を吐きながら骨盤を柔らかく後傾させ，そのまま脊椎を分節的にベッドから浮かせていく。腰椎が過伸展しないよう，常に骨盤後傾を意識させる。
C：胸骨から膝までエロンゲーションを保持したまま息を吸い，息を吐きながら脊椎を分節的にベッドに降ろすよう促す。

を伸展させても腰椎が過伸展しない動きを獲得する。積極的に骨盤と脊椎の可動性獲得をねらうため，実施に際しては疼痛管理に配慮する。

4 運動療法の留意点

　今回紹介したピラティスはいずれも基本的なエクササイズなので，初期や進行期の患者でも実施可能であるが，実臨床においては個人特性や病態，大会のスケジュールなどを考慮したオーダーメイドのアプローチが重要である。患者本人と家族を中心に，医師，セラピスト，トレーナー，コーチなど多職種が連携したダイバーシティによる支援を切に願う。

（撮影協力：増渕喜秋，岩田卓也，石井大輔）

文献

1) Sairyo K, et al:Athletes with unilateral spondylolysis are at risk of stress fracture at the contralateral pedicle and pars interarticularis:a clinical and biomechanical study. Am J Sports Med. 2005;33(4):583-90.
2) Sairyo K, et al:Spondylolysis fracture angle in children and adolescents on CT indicates the fracture producing force vector:a biomechanical rationale. Internet J Spine Surg. 2005;1.
3) 寺門　淳, 他:成長期腰椎分離症の特徴. 関節外科. 2024;43(5):19-25.
4) Nitta A, et al:Prevalence of symptomatic lumbar spondylolysis in pediatric patients. Orthopedics. 2016;39(3):e434–7.
5) 寺門　淳, 他:小学生の腰椎分離症―その特徴と治療法. 脊椎脊髄ジャーナル. 2021;34(1):17-23.
6) Kasamasu T, et al:Rates of return to sports and recurrence in pediatric athletes after conservative treatment for lumbar spondylolysis. Spine Surg Relat Res. 2022;6(5):540-4.
7) 藤本秀太郎, 他 : 腰椎分離症. 非特異的腰痛の解体新書. 西良浩一，編. 文光堂, 2023, p183-6.
8) Vij N, et al:Back pain in adolescent athletes:a narrative review. Orthop Rev (Pavia). 2022; 14(3):37097.
9) 氷見　量, 他:新鮮腰椎分離症患者に対する早期リハビリテーションの検討―筋柔軟性と骨癒合の評価. 日臨スポーツ医会誌. 2022;30(1):31-8.
10) Iwaki K, et al:Physical features of pediatric patients with lumbar spondylolysis and effectiveness of rehabilitation. J Med Invest. 2018;65(3,4):177-83.
11) 成田崇矢:脊椎疾患における胸郭機能を考慮した運動療法. J Spine Res. 2024;15(6):854-9.
12) Cook G:関節別アプローチの概念. ムーブメント―ファンクショナルムーブメントシステム : 動作のスクリーニング, アセスメント, 修正ストラテジー. 中丸宏二, 他監訳. ナップ, 2010, p308-10.
13) Sairyo K, et al:Jack-knife stretching promotes flexibility of tight hamstrings after 4 weeks:a pilot study. Eur J Orthop Surg Traumatol. 2013;23(6):657–63.

1 成長期のスポーツ外傷・スポーツ障害
【脊椎】
❷ 脊柱側弯症

長江将輝

1 疾患・障害予防の概要

　脊柱側弯症は脊柱が回旋を伴い弯曲する疾患であり，原因が不明の特発性側弯症が約80％を占める。中でも，10歳代に発症する思春期特発性側弯症が最多である。思春期特発性側弯症に対する治療法としては，側弯の大きさ（Cobb角）が20〜25度未満の場合は経過観察の適応，20〜25度以上40〜45度未満の場合は保存療法の適応であり，現時点で医学的根拠のある保存療法は装具療法のみである。Cobb角が40〜45度以上の場合は，手術療法の適応である。

2 運動療法の適応

　思春期特発性側弯症に対する装具療法では，装具装着時間が長いほど治療効果があると報告されているが[1, 2]，思春期の患者においては学校生活も含めた長時間の装具装着は精神面からも困難な場合が多い。また，装具を装着することによる活動性の低下が成長期における体幹を含めた筋力低下につながる可能性もある。思春期特発性側弯症に対する運動療法についてはまだ十分な医学的根拠は得られていないが，装具療法の補助療法として適応されている。

3 運動療法の内容と方法

　思春期特発性側弯症に対する各種運動療法と，その有用性が報告されている。その内容としては，牽引力や圧迫力による側弯の矯正や胸肋関節のモビライゼーション，軟部組織のストレッチング，体幹筋力の増強などが挙げられる。自己での側弯矯正運動による治療効果も報告されているが[3]，複雑な運動療法を十分理解し，的確かつ継続的に行うことは

10歳代の患者において容易ではなく，簡便かつ継続的に施行しうる運動療法が望ましいと考える。

我々は，体幹の筋力訓練[4]に加えて，長谷が報告した頚椎症に対する自己牽引法[5]を思春期特発性側弯症に適用し，装具療法を施行できない時間帯に施行するよう指導している。具体的には椅子や机・台などを用い，肘かけや座面に手をついて上肢で体幹を支えて体幹の力を抜き，重力で脊柱を牽引する（図1）。運動療法の導入前に自己牽引での単純X線像を撮像し，側弯の変化を確認してから自己牽引を指導する（図2）。画像所見を患者と

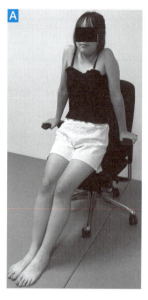
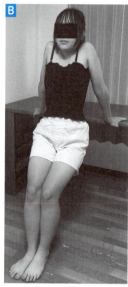

図1 ● 自己牽引
A：肘かけ椅子を用いた自己牽引
B：机や台を用いた自己牽引

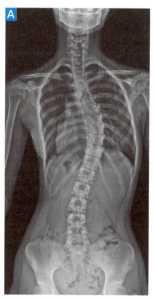
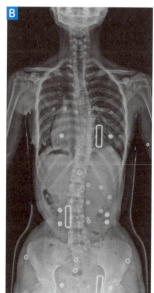
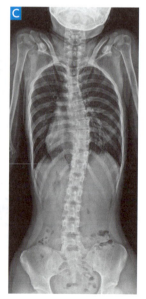

図2 ● 単純X線像（14歳女児，特発性側弯症）
A：立位　B：装具装着　C：自己牽引

家族に提示して説明することで，装具療法・運動療法双方のモチベーション向上にもつながると考える。

4 運動療法の留意点

　運動療法は装具療法の補助療法であり，運動療法のみに頼ることなく装具療法をしっかりと行う必要がある旨を患者と家族に十分説明し，理解を得る必要がある。患者の学校や家庭での状況を家族からもしっかりと聞き取り，装具療法に対する受け入れや精神面も考慮して，装具療法と運動療法を施行する。

　自己牽引については，安定した椅子や机・台などを用いて施行し，リラックスして体幹の力を抜くことが重要であり，上肢が疲労して体幹に力が入らない時間内で行うよう指導する。自己牽引を施行することで疼痛が出現する場合は，すぐに中止して申告するよう指導する。定期的に単純X線像で側弯の評価を行い，Cobb角の大きな症例では側弯の進行や症状なども考慮して，時期を逸しないように手術療法を検討する必要がある。

文献

1) Wienstein SL, et al：Effects of bracing in adolescents with idiopathic scoliosis. NEJM. 2013；369(16)：1512-21.
2) 川上紀明：運動療法，装具の歴史と現在の考え方. 小児脊柱変形治療の最前線. 日本側彎症学会，編，川上紀明，他責任編. 南江堂，2021，p60-5.
3) Monticone M, et al：Active self-correction and task-oriented exercises reduce spinal deformity and improve quality of life in subjects with mild adolescent idiopathic scoliosis. Results of a randomised controlled trial. Eur Spine J. 2014：23(6)：1204-14.
4) 荒本久美子：小児疾患の運動療法—脊柱側弯症. 運動療法ガイド. 第5版. 野崎大地，他編. 日本医事新報社，2012，p94-8.
5) 長谷　斉：頚椎症のリハビリテーション. Monthly Book Medical Rehabilitation. No.74. 長谷　斉，編. 全日本病院出版社，2006，p59-64.

2 アスリートのスポーツ外傷・スポーツ障害【上肢】

❶ 投球障害肩(オーバーヘッドスポーツ)

古屋貫治,西中直也

1 疾患・障害予防の概要

　オーバーヘッドスポーツにおいて,頭上動作は肩関節にとって過大な負荷がかかる。過大な負荷がかかるのが当たり前の中で,関節内の刺激を最小限に抑えるためには,上腕骨頭と肩甲骨関節窩の求心性,生理的な骨頭偏位を保つ必要がある。投球動作では,後期cocking期からball releaseの瞬間にかけて"safe zone",いわゆるゼロポジションを保つことが重要である(図1)。しかしゼロポジションを保つ能力が落ちていると,頭上動作中に生理的な範囲を超える過剰な上腕骨頭偏位,safe zoneを外れて水平外転位から

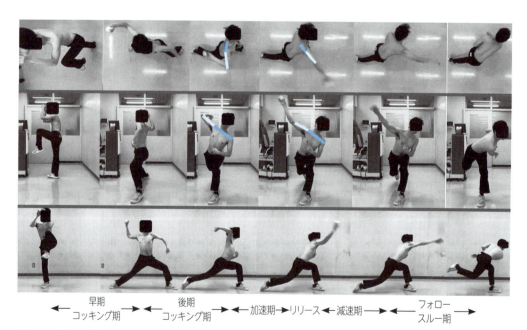

図1 ● ゼロポジションを保持した投球動作の例

後期コッキング期からリリースまで,両肩のラインと上腕骨軸が延長線上にあるゼロポジションを保持しながら投球動作を行うことが理想的である。ゼロポジションを保持できていないと,前額面では両肩のラインより肘が下がっている「肘下がり」,水平面では上腕骨が両肩のラインより後方にある水平外転→水平内転となるhyperangulationが「身体の開き」となる。これらのゼロポジションを保持できていない動作で繰り返し投球をすることにより損傷が起こりやすい。

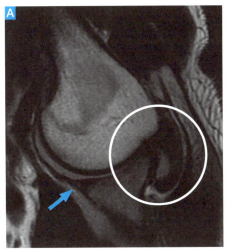 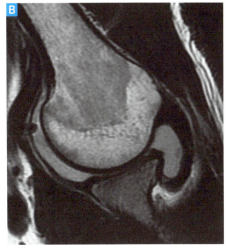

図2 ● 投球障害肩, MRアルトログラフィー, ABER (外転外旋) 位撮影
A: 上腕骨と肩甲骨関節窩の適合不良 (矢印) を認め, 後方関節唇と腱板関節包側とのインピンジメント (衝突) 現象を認める (○)。
B: 術後 (関節内デブリードマンのみ)。関節適合性が改善し, インピンジメントも消失している。

の水平内転運動 (hyperangulation) が起こる[1]。この肢位では, 前額面から見て上腕骨の線が両肩を結ぶ線より低くなると「肘下がり」, 水平面では上腕骨の線が両肩を結ぶ線より後方にあると「身体の開き」となり, 関節内や肩峰下でインピンジメント (衝突) 現象が起こり, 組織損傷を生じると考えることができる。主に肩関節内では, 上方関節唇損傷 (superior labrum anterior and posterior lesion: SLAP) 病変や関節内インピンジメント〔前上方関節内インピンジメント (anterosuperior impingement: ASI), 後上方関節内インピンジメント (posterosuperior impingement: PSI)〕が多く発生している[2,3] (図2)。

2 運動療法の適応

　我々は後期cocking期からball releaseまで, ゼロポジションを保持できる機能を重要視している。このゼロポジション位を保持したまま, 肩関節外旋位の筋力を発揮するZero外旋, 肘関節を伸展する筋力を発揮するZeroリリースを行える機能を検査している。ゼロポジションを保持したまま外旋, 肘伸展筋力が発揮できればZeroテストは陰性, 軸がぶれた状態, または筋出力が低下している場合は陽性とするが, その運動パターンによりZeroテストが陽性となる原因を見つけていく (図3)。具体的には, 肩甲骨不安定性による筋出力低下, 体幹機能低下, 胸郭・股関節・下肢タイトネス, 足部機能低下などを評価し, 軸がぶれることなく筋出力ができる身体機能を獲得することが必要と考えている (図4)[4]。一方で, ゼロポジションが保持できるにもかかわらず投球時の疼痛を訴える症

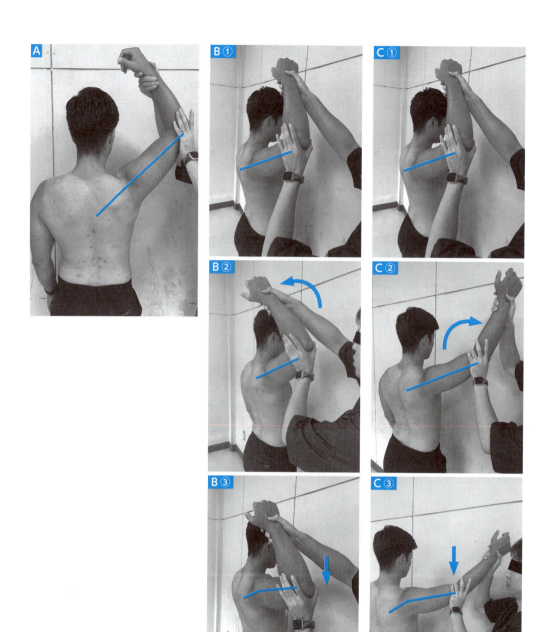

図3 ● Zero外旋テストとZeroリリーステストの実際と代表的な陽性例

A：ゼロポジション位。屈曲・外転120度程度で，上腕骨軸と肩甲棘を結んだ線が一直線となる位置。
B①：Zeroテストのスタート肢位。
B②：ゼロポジション位を保持しながら被検者に肩関節外旋位をとらせる。検者は肘の位置を固定し，被検者の外旋動作に対するストレスをかけ，ゼロポジションを保持できれば陰性である。
B③：肘下がりとなっており，Zero外旋テスト陽性である。
C①：Zeroテストのスタート肢位。
C②：ゼロポジション位を保持しながら被検者に肘伸展位をとらせる。検者は肘の位置を固定し，被検者の肘伸展動作に対するストレスをかけ，ゼロポジションを保持できれば陰性である。
C③：肘下がりとなっており，Zeroリリーステスト陽性である。

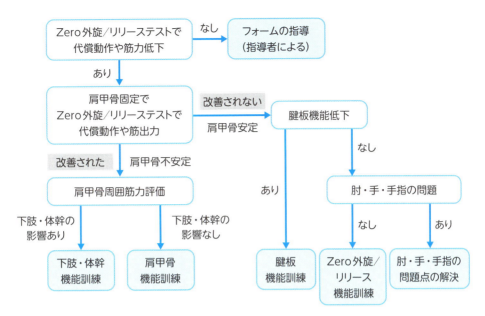

図4 ● Zero外旋／リリーステストによる身体機能評価のフローチャート

(文献4より引用)

例や，機能訓練を行っても改善のみられない症例では，解剖学的損傷が機能改善の妨げになっていると判断し，手術加療を検討している[5]。

3 運動療法の内容と方法

ゼロポジション保持機能を検査し，軸ぶれ，筋出力低下の原因と思われる運動パターンによりアプローチが異なる（図5，6）。

①肩甲骨は安定しており，腱板機能低下に起因する場合：腱板機能訓練を行う。

②肩甲骨不安定性に起因する場合：僧帽筋中・下部線維や前鋸筋機能向上のトレーニングを行う。

③体幹機能低下の場合：プランクなどの腹横筋を中心とした腰椎・骨盤安定性を高めるトレーニングを行う。

④胸郭・股関節・下肢タイトネスの場合：胸郭，股関節，大腿四頭筋・ハムストリングスのストレッチングを行う。

⑤足部機能低下の場合：足趾機能改善目的にタオルギャザーや足趾開排動作，インソールなども使用する。

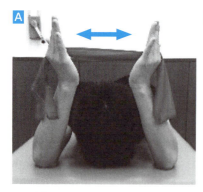
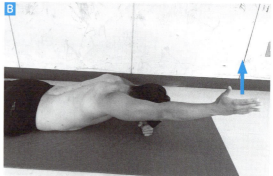
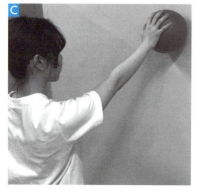

図5 ● 腱板と肩甲骨機能のトレーニング方法
A：腱板機能訓練。腹臥位で肘をマットに接地し，両手でバンドを引き合い肩関節外旋のストレスをかける。
B：僧帽筋下部線維トレーニング。腹臥位で上肢を浮かせた状態から最大挙上させる。
C：前鋸筋トレーニング。上肢挙上位でボールを壁に押しつける。このときに体幹の代償動作なしに，肩甲骨上方回旋，外転でしっかりと押し込むようにする。

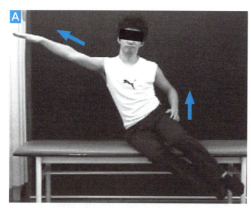
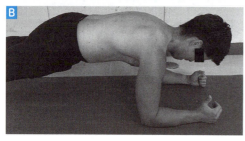
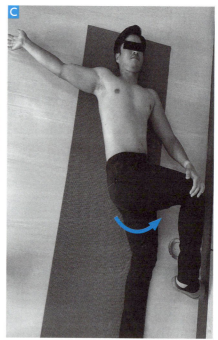

図6 ● 下肢体幹を鍛えるトレーニング法
A：骨盤・体幹の安定性を高めるトレーニング。ベッドに腰をかけ，足が浮いた状態で，上肢は前外側部へ向けて伸ばし，対側の殿部を上げて体幹を維持する。
B：プランク。腹横筋と前鋸筋を中心に，体幹・肩甲帯を安定させるトレーニングである。
C：殿部ストレッチング。仰臥位で股関節90度屈曲から対側へ捻り，同側の肩が浮かないように注意する。

これらの機能評価，機能訓練を行い，Zeroテストを評価した上で改善傾向にあれば，投球レベルを上げていく。

4 運動療法の留意点

投球時の疼痛とZeroテストの評価を総合的に判断し，疼痛がある状態で無理に投げ続けないことが大切である。あくまでも投球動作は全身の関節が連動してボールをリリースする動作であるため，肩関節に限らず全身的に評価，訓練を行うことが必要である。

文献

1) Mihata T, et al：Excessive humeral external rotation results in increased shoulder laxity. Am J Sports Med. 2004；32(5)：1278-85.
2) 西中直也, 他：野球・ソフトボールにおける肩肘の障害（成人）. 臨スポーツ医. 2018；35(12)：1246-50.
3) 古屋貫治, 他：SLAP病変：前上方または後上方関節唇損傷の病態評価と手術手技. MB Orhtop. 2023；36(8)：25-33.
4) 髙橋知之, 他：Zero外旋／リリーステストの理論と実践. MB Med Reha. 2024；304：19-26.
5) 西中直也：シンプル思考で診る肩―4つの安定化機構から考える. 文光堂, 2024.

2 アスリートのスポーツ外傷・スポーツ障害【上肢】

❷ 内側型野球肘

古屋貫治，西中直也

1 疾患・障害予防の概要

　投球動作において，肘の外反ストレスにより回内屈筋群，内側側副靱帯(ulnar collateral ligament：UCL)への牽引力が働く。骨化終了後はUCL，特に前斜走線維束(anterior oblique ligament：AOL)実質の損傷が中心であり，投球による繰り返しのストレスによりAOLに微小断裂が生じ，断裂の修復過程で組織変性も生じていると考えられる。しかし，静的支持機構であるAOLを動的支持機構である回内屈筋群(特に尺側手根屈筋，浅指屈筋)の筋活動により制御しているため，ほとんどは部分断裂であり，急性完全断裂はほぼない[1]。

　画像ではMRIと超音波検査が重要となる。特に超音波検査では，臥位で肘を診察台から外し，自重による負荷をかけた状態で所見を確認する。屈曲90度で投球側と非投球側を比較し，関節裂隙が2mm以上開大している場合は，AOLの機能不全であると考えられる(図1)。しかし，実際の症状とは一致しないことも多く見受けられる。さらに身体所見と併せて評価を行い，肘関節の外反への不安定性を認め，かつ機能訓練による改善が得

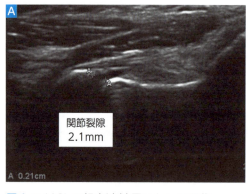 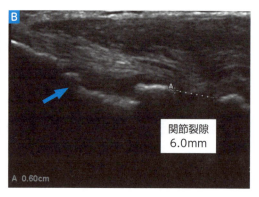

図1 ● UCLの超音波外反ストレス画像
A：健側(右)。AOLの線維は均一で，関節裂隙は2.1mmであった。
B：患側(左)。AOLの深層に低エコー領域があり，骨表面には段差があり骨棘を認める(矢印)。関節裂隙は6.0mmで，健側と比較して3.9mmの開大を認めた。

られない場合は，再建手術いわゆるトミー・ジョン手術が行われる[2]。

　予防するにあたっては，第2章2【上肢】①「投球障害肩（オーバーヘッドスポーツ）」と同様にゼロポジション保持機能を重要視している。後期cocking期〜ball releaseまでゼロポジションを保持することができれば，過度な外反ストレスを避けることができ，UCLへの負荷が少なくなると考えられる。

2 運動療法の適応

　まずは保存療法であり，身体機能改善が必須である。肘関節としては，疼痛を有する時期は過度な負荷をかけず，初期は安静が必要となる。しかしゼロポジション保持機能を改善する訓練は必要と考えており，初期から積極的に行うべきである。投球障害肩と同様に，ゼロポジション保持機能を確認しつつ，局所の疼痛が改善してから投球を再開，強度を上げていく。

3 運動療法の内容と方法

　基本的には投球障害肩と同様に，ゼロポジション保持機能を重要視している。

　また，橈骨の腹側偏位や回内屈筋群の柔軟性低下に伴う前腕回外制限は，肘外反ストレスのストレス増大によりAOLへの負荷がかかりやすい。そのため，前腕部のストレッチングは積極的に施行している。

4 運動療法の留意点

　基本的には投球障害肩と同様であるが，昨今は高校生であっても再建手術を施行する例が増えてきている。メジャーリーガーが華々しい復帰を遂げている[3]ため推奨されているが，やはり保存加療を第一に考えるべきである。仮に手術を行ったとしても，術後の復帰プログラムに則って段階的に復帰しなければならず，海外の報告でも手術前と比較して100％まで復帰する割合は高率ではないことを認知するべきである[4]。

文 献

1) 西中直也：内側投球障害肘の病態. 臨スポーツ医. 2019；36(11)：1222-6.

2) Jobe FW, et al：Reconstruction of the ulnar collateral ligament in athletes. J Bone Joint Surg. 1986；68(8)：1158-63.

3) Erickson BJ, et al：Rate of return to pitching and performance after Tommy John surgery in Major League Baseball pitchers. Am J Sports Med. 2014；42(3)：536-43.

4) Hones KM, et al：Variable return to play and sports performance after elbow ulnar collateral ligament reconstruction in baseball players：A systematic review. Arthroscopy. 2024；40(7)：1997-2006.

2 アスリートのスポーツ外傷・スポーツ障害【上肢】

❸ 反復性肩関節脱臼

古屋貫治，西中直也

1 疾患・障害予防の概要

　コンタクト・コリジョンスポーツにおいて，肩関節伸展外転外旋位を強制された際に前方脱臼することが全体の90％である。前方支持組織である関節包関節唇複合体（inferior glenohumeral ligament-labral complex：IGHL-LC）が破綻することで，求心位を保てずに脱臼する。これがBankart損傷である（図1）。そのほかに，IGHL-LCの付着部である肩甲骨関節窩が骨折する骨性Bankart，IGHL-LCの中央部で断裂する関節包断裂，上腕骨側で剥離するHAGL（humeral avulsion of the glenohumeral ligament）損傷がある。10歳代で初回脱臼した場合，再脱臼の確率は90％以上であるため，競技復帰に向けては手術が必要になる可能性が高い。

　手術は損傷部位に応じた修復を行うが，コンタクトスポーツであれば通常の関節唇修復（Bankart修復）を行う。一方で，コリジョンスポーツであれば通常のBankart修復でも再脱臼のリスクがあるため，Bankart修復に加えて烏口突起移行術（Bankart-Bristow法）を施行している（図2）。

　コリジョンスポーツにおいては，タックルをするときの脊椎後弯位や体幹側屈位は肩甲上腕関節水平外転運動が強制されやすい。そのため，障害予防として，タックルの体幹正中位を保持するために，体幹筋機能が必要であると考えられる[1, 2]。

2 運動療法の適応

　運動療法で脱臼を予防することは限界がある。しかし，腱板機能や肩甲帯機能を高め，関節としての適合性を改善させることはできる。運動療法として，肩甲骨の追従性と肩甲胸郭の安定性を高め，肩甲骨周囲筋の筋活動を向上させる必要がある[3]。

　一方で，運動療法を行っても肩甲骨周囲筋の筋力回復が芳しくない症例や，タックルに対する恐怖心を拭えず，ハイパフォーマンスを発揮できない症例では手術を考慮する。

2 アスリートのスポーツ外傷・スポーツ障害【上肢】 ❸反復性肩関節脱臼　155

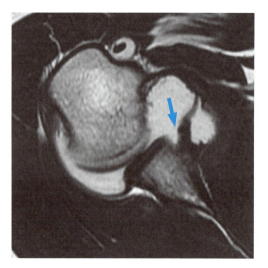

図1 ● 術前MRアルトログラフィー
T2強調横断像。前方支持組織であるIGHL-LCが関節窩から剥離し（矢印），関節適合性が不良となっている。

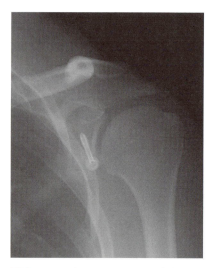

図2 ● Bankart-Bristow法術後のX線像
スクリューにより移行した烏口突起を固定している。

3 運動療法の内容と方法

　腱板機能や肩甲帯機能を高めるトレーニングが必要となる。いわゆるcuff exerciseで肩甲上腕関節のdynamic stabilizerとしての機能，そして内外旋筋力のバランスが重要である。また，反復性では肩甲骨の異常運動をきたすこともあり，scapular wingなどを抑える目的で前鋸筋，僧帽筋，菱形筋の作用を高め，肩甲胸郭関節の固定性を高める。前述の通り，タックル姿勢が不良であると肩関節脱臼のリスクがある。さらに，外傷性肩関節脱臼の既往があるラグビー選手は，胸郭挙上可動性が低下していた[4]。タックル時の姿勢不良である骨盤後傾位，胸椎後弯位を改善することが必要である（図3）。

4 運動療法の留意点

　脱臼が起きた最初の2週間程度はIGHL-LCへの負荷を避け，疼痛の生じない範囲から始めていく。回復期を経て，疼痛と肩周囲筋の筋力が回復してきたら負荷を増やし，競技復帰をめざしていく。また，脱臼不安感によるメンタルへの影響も大きいことに注意する。

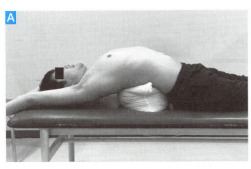 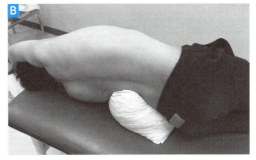
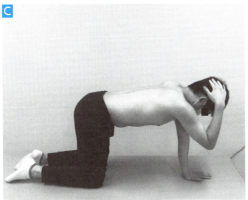 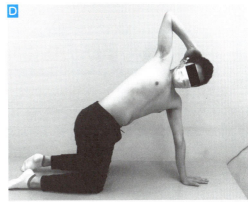

図3 ● 胸郭可動性を改善するエクササイズ
A：腰部に枕を入れ，上肢最大挙上位として胸郭を上方へ引き上げるようにストレッチングを行う．
B：側方もストレッチングを行う．
C，D：四つん這いとなり，下半身を固定し，肘頭を天井に向けて肩甲骨内転，胸郭を回旋させる．

文献

1) 濱野武彦, 他：コンタクトプレイに要する体幹の抗軸圧筋力に関する検討. 東海スポーツ傷害研究会誌. 2011；29：1-3.
2) 井上泰博, 他：反復性肩関節前方脱臼のラグビー選手のタックル姿勢—動作解析による検証—. 臨スポーツ医. 2015；32(11)：1099-105.
3) 仲見 仁, 他：外傷性（反復性）肩関節脱臼の保存療法・機能訓練とその限界. MB Med Reha. 2024；304：33-43.
4) 阿蘇卓也, 他：大学ラグビー選手における外傷性肩関節脱臼と肩甲骨上方回旋角度, 胸郭挙上可動性および体幹筋持久力の関係. 日臨スポーツ医会誌. 2024；32(3)：422-9.

2 アスリートのスポーツ外傷・スポーツ障害【上肢】

❹ 胸郭出口症候群 (TOS)

古屋貫治，西中直也

1 疾患・障害予防の概要

　胸郭出口症候群 (thoracic outlet syndrome：TOS) は，第1肋骨，鎖骨，斜角筋で形成される胸郭出口，その近傍における腕神経叢，鎖骨下動静脈の圧迫や伸長によって生じた上肢の痛みやしびれを有する疾患群である[1]。TOSによる臨床症状における分類は，動脈性，静脈性，神経性に分類されることが多く，腕神経叢造影検査において，圧迫型18％，腕神経叢牽引型8％，混合型74％と報告されている[2]。その圧迫や牽引を認めた部位は，斜角筋部30％，肋鎖間隙75％，小胸筋下間隙6％と報告されている[3] (図1)。解剖学的要因には，骨性要因が30％，軟部組織性要因が70％とされている[4]。骨性要因としては，①頚肋の存在，②肋鎖間隙の先天的な狭小，③第1肋骨低形成，④第1・第2肋骨の癒合，⑤第1肋骨疲労骨折や鎖骨骨折後の仮骨が挙げられる。

　投球動作を伴うスポーツ選手の罹患例が多く報告されている。古島らの報告では野球が

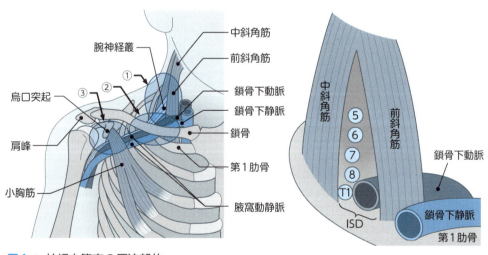

図1 ● 神経血管束の圧迫部位
①第1肋骨とそれに付着する前斜角筋，中斜角筋で形成される斜角筋部，②鎖骨と第1肋骨の間の肋鎖間隙，③烏口突起に付着する小胸筋下間隙

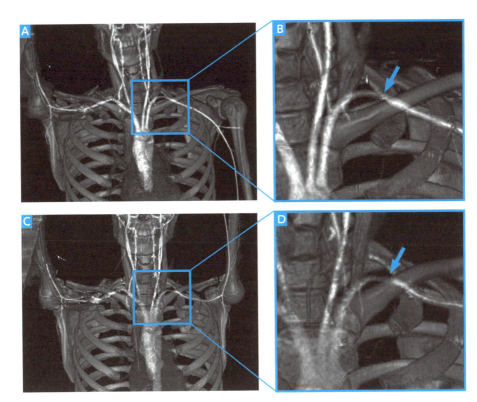

図2 ● 造影3D-CTでの鎖骨下動脈評価
A：左下垂位。
B：Aの拡大図。血管走行に異常は認めない（矢印）。
C：左最大挙上位。
D：Cの拡大図。最大挙上位とすると肋鎖間隙で血管の狭窄が認める（矢印）。

最も多く，ついでテニス，バドミントン，ソフトボールなどのオーバーヘッドスポーツが，保存例で92％，手術例で86％を占めた[5]。発症の要因として，オーバーヘッドアスリートでは肩関節外転・外旋位を強いられる場合に鎖骨が後退し，下垂位に比べて鎖骨と第1肋骨の距離が50％短縮され，腕神経叢が圧迫されやすいと報告されている[6]。また，長い頚椎となで肩を有する細身の女性では，肩が下制することにより神経血管が圧迫されやすくなるため，姿勢的な要因もありうる（図2）。

2 運動療法の適応

保存療法が基本治療の疾患である。リハビリを行っても改善がみられない場合や，症状が強くリハビリが進まない症例では神経ブロックを行う（図3）。それでも改善しない場合や，競技復帰しても症状が再燃する症例では，手術（神経・血管剥離，第1肋骨切除）を行う。

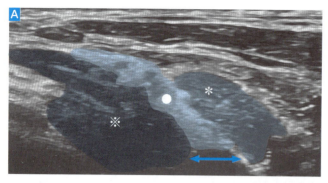

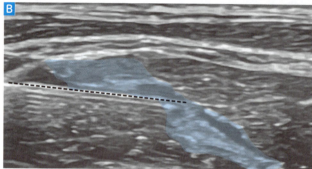

図3 ● 神経ブロック
A：患側を上にした側臥位として，鎖骨上窩にプローブを当てると前・中斜角筋間に神経束を観察することができる。
B：背側から針を刺入し，1％リドカインを注入する。斜角筋三角底辺間距離（inter-scalene distance：ISD）が薬液により拡大している。
＊：前斜角筋，○：神経束，※：中斜角筋，↔：ISD

3 運動療法の内容と方法

①症状の強い時期

　患肢の安静，腕神経叢に牽引や肋鎖間隙での圧迫が加わらないようにする。また，姿勢指導も行い，肩甲骨下制・外転位，骨盤後傾位などであれば，姿勢改善目的に下肢ストレッチングなどを行い，良姿勢の保持に努める。また，肩甲帯を挙上するshrug動作では肋鎖間隙幅が拡大するため，肋鎖間隙での神経血管束の除圧には，肩甲骨上方回旋・挙上動作であるshrug動作が適している。さらに，小胸筋や斜角筋のダイレクトストレッチにより，筋肉の緊張を改善する。

②症状改善期

　症状が改善してくれば，肩関節の柔軟性獲得，体幹や胸郭の可動性獲得を目的に運動療法を行う。また，腱板機能訓練も開始していく。

③競技復帰，再燃防止

　腕神経叢の圧迫・牽引を軽減し，症状を緩和させる肩甲骨位置を維持することが大切である。そのため，肩甲骨安定性を高める訓練を行う必要がある。また，上肢挙上位を保持することができる持久力の獲得が必要である（図4）。また，投球動作では，肩関節水平外転位では鎖骨が後退するため，腕神経叢の圧迫が助長される可能性がある。投球動作時に過度な肩関節水平外転が生じないように，動作修正を行うことも大切である。

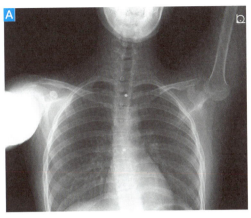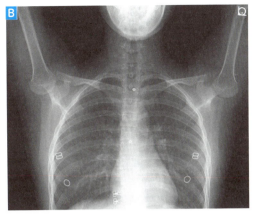

図4 ● 運動療法前後での単純X線上肢最大挙上位撮影（T-view撮影）
挙上動作困難であった症例（A）が，最大挙上が可能となった（B）。

4 運動療法の留意点

　上肢を牽引することになる重量物は，なるべく持たないように指導する。また，ストレッチング方法によっては血流を制限してしまうことがあるため，上肢挙上位で橈骨動脈の拍動が減弱する症例では，橈骨動脈の拍動を確認しつつ行うことが大切である。

文献

1) Peet RM, et al:Thoracic-outlet syndrome: evaluation of a therapeutic exercise program. Proc Staff Meet Mayo Clin. 1956；31(9)：281-7.
2) 片岡康文：胸郭出口症候群の病態―腕神経叢造影を用いて―. 日整会誌. 1994；68(5)：357-66.
3) Takeshita M. et al:Neurography of the brachial plexus in the thoracic outlet syndrome. Int Orthop. 1991；15(1)：1-5.
4) Atasoy E:A hand surgeon's further experience with thoracic outlet compression syndrome. J Hand Surg Am. 2010；35(9)：1528-38.
5) 伊藤惠康，監：胸郭出口症候群のすべて―診断のむずかしい上肢の痛み・しびれ. 古島弘三，他編. 南江堂，2023.
6) Matsumura JS, et al:Helical computed tomography of the normal thoracic outlet. J Vasc Surg. 1997；26(5)：776-83.

2 アスリートのスポーツ外傷・スポーツ障害【下肢（股関節）】

❶ FAI，関節唇損傷

高平尚伸

1 疾患・障害予防の概要

大腿骨寛骨臼インピンジメント（femoroacetabular impingement：FAI）は大腿骨側と寛骨臼側との衝突（インピンジメント）が原因で発症する病態である（図1）[1, 2]。FAIは骨形態異常が大腿骨頭側を主体とするcamタイプと，寛骨臼側を主体とするpincerタイプ，両者を合併したcombinedタイプにわかれる[3]。これまで一次性変形性股関節症とされてきた中にFAIに起因するものが存在し，一次性股関節症の少ないわが国においても画像診断の進歩や股関節鏡下手術の発展に伴ってFAIは注目されている[4, 5]。若年者のハイレベルなアスリートのFAIは変形性股関節症の早期発症を促進する病態であり[6]，疾患・障害予防は重要である。

関節唇は寛骨臼を包み込む線維軟骨からなる縁であり（図2），臼蓋の受け皿を深くして股関節内圧を陰圧にさせて密閉し，股関節を安定させる役割を有する。さらに関節の流体層膜を維持し，関節軟骨への負担の分散作用を有する[7~9]。また，感覚受容器である神経終末が存在し，損傷により痛みを生じる[10]。FAIの多くは，寛骨臼前上方の関節唇損傷と関節軟骨損傷が存在する[11]。発育性股関節形成不全症（developmental dysplastic hip：DDH）（図3）はわが国では多く[12]，DDHでは関節唇への荷重負荷は大きく，損傷部位は前上方から上方に多い[13]。たとえば，pincerタイプのFAIは寛骨臼の被り具合が深い骨形態であり，寛骨臼の被り具合が浅い骨形態であるDDHとは真逆な病態ではあるが，両者とも関節唇断裂は起こりやすく，変形性股関節症の発症リスクは増大する[14]。

したがって，変形性股関節症への進行予防には，FAIでは度重なるインピンジメントを回避して股関節への負担を減らすことが基本である。骨形態の異常であるため，場合により手術の適応がありうる。一方，関節唇損傷では関節唇への負担を減らすことが基本であるが，関節唇損傷は骨形態への異常であるFAIやDDHから起こりうることが多く，外科的にもととなるの病態の治療を優先する必要もあるが，関節唇の断裂などがあればその修復を行う必要もある。

162

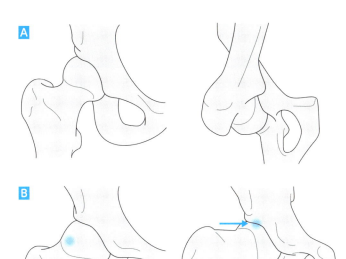

図1 ● 大腿骨寛骨臼インピンジメント（FAI）の病態

A：正常股関節の伸展位と屈曲位。インピンジメントは認められない。
B：camタイプのFAIを認める股関節の伸展位と屈曲位。青色の箇所が股関節屈曲位で衝突（インピンジメント）（矢印）が認められる。

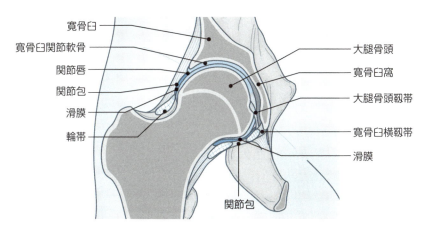

図2 ● 股関節における関節唇の解剖図
寛骨臼の外側縁に関節軟骨から連続した組織として関節唇が存在している。

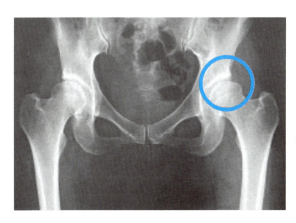

図3 ● 発育性股関節形成不全症（DDH）
左側の股関節は，大腿骨頭に対して寛骨臼の被覆が浅く，大腿骨頭に対して寛骨臼の曲率も適していない。

2 運動療法の適応

　FAIでは，鼠径部痛や股関節痛がみられ，特に症状の誘発される肢位や動作が存在していることが多く，職業，外傷の既往歴，スポーツ歴などで特徴的に繰り返される前方インピンジメント動作があれば，FAIを疑う．FAIの理学所見として，前方インピンジメントテスト陽性（図4）[6]，股関節屈曲内旋角度の低下（股関節90度屈曲位で内旋角度を健側と比較）がみられる．camタイプが進行していると，Drehmann徴候がみられることもある．

　画像検査で，単純X線では寛骨臼側のpincer変形や大腿骨側のcam変形（図5）[1] が認められる．pincer変形にはcross-over sign，posterior wall signなどが，cam変形にはピストルグリップ変形，コブ（bump）形成，herniation pitなどが認められる．単純X線によるα角での評価は有用であるが，3D-CTではbumpの局在が認められれば診断は難しくはない．FAIの診断により，まずは運動療法の適応になる．

　関節唇損傷では，局在のはっきりしない鼠径部痛や股関節痛，夜間痛，歩行時痛，ピボット動作時痛，股関節の脱力感，弾発現象などがあり，時に可動域制限，他動運動で疼痛が増強し，クリック音，キャッチングが起これば，関節唇損傷を疑う．徒手検査による理学所見では，股関節最大屈曲位から外転伸展でクリック感を触知，Scour test（Quadrant test）陽性などが認められる．画像検査では単純X線やCTで関節唇は写らないので，放射状MRIが最も有用である（図6）．なお，関節唇は無症候でも，40歳以上では前方部には異常所見の場合がある．確定診断の補助には，リドカイン塩酸塩（キシロカイン®）を注入して疼痛の低減効果を確かめるキシロカイン®テストをX線透視下やエコーガイド下で行うことが有用である．損傷の程度にもよるが，股関節唇損傷の診断においてもまずは運動療法の適応になる．

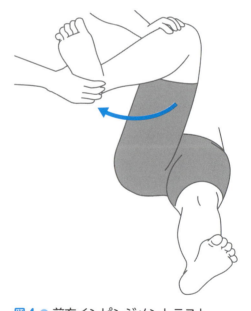

図4 ● 前方インピンジメントテスト
股関節の屈曲・内旋位で，疼痛が認められれば股関節の前方部でインピンジメントが認められ，前方インピンジメントテストは陽性である．

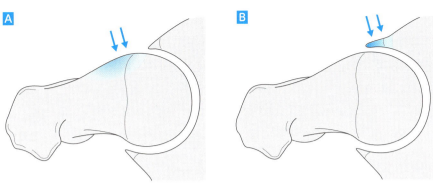

図5 ● 大腿骨側のcam変形と寛骨臼側のpincer変形
A：camタイプのFAIが認められるcam変形。大腿骨頸部移行部前方のくびれの減少と平坦化，あるいはコブが認められる（矢印）。
B：pincerタイプのFAIが認められるpincer変形。寛骨臼の前方での過剰被覆が認められる（矢印）。あるいは寛骨臼のretroversion（後方側に開きが強い）が認められる。

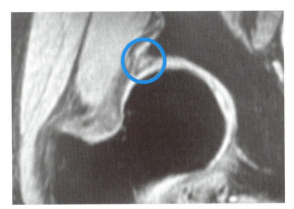

図6 ● 右股関節の放射状MRI像
関節唇の内部に高信号像が存在（丸印）しており，関節唇損傷が明瞭に認められる。

3 運動療法の内容と方法

　FAIは，炎症所見が強い場合には，いったん運動を中止する。特にインピンジメントを避けるために，ランニング，ジグザグ歩行，座面を下げたサイクリング，深屈曲での足組み動作は禁止する。その上で，炎症所見が軽快した2～3週目に股関節周囲筋肉のストレッチング，ついで股関節最大外旋位，内旋位をめざした可動域トレーニングを行う[15]。さらに，脊柱から骨盤帯にかけての体幹の柔軟性の獲得が重要である。具体的には，座位で骨盤を前傾位と後傾位を交互に繰り返す運動，床に四つん這いになって行うcat and dogエクササイズなどを行う。バランスボールなどを併用してもよい。さらに，股関節周囲筋から体幹にかけた安定性の獲得には，片側立位からのスクワット，腹臥位と側臥位でのプランク，bird and dogエクササイズ（ハンド・ニー）などを行う。慢性的な経過になっているアスリートでは，原因は単一でなく複雑である場合が少なくない。軟部組織損

傷の治療期間も含めて，6週間の保存療法が必要である。

関節唇損傷では，急性期では滑膜炎症状を伴うことが多く，股関節の安静，運動の休息などが必要である。その期間には，股関節周囲筋の等尺性運動や体幹筋の筋力トレーニングなどによる筋力強化を行う。疼痛が軽減してから等張性運動を開始し，股関節の安定性を図る。cat and dogを含めた四つ這いになって行う体幹筋力トレーニング，膝関節や足関節などの隣接関節周囲筋力のトレーニング，可動性を向上させるストレッチングなどを行う。スポーツの種目によっては，軸足の不安定性を改善させる筋力トレーニングも必要である。

4 運動療法の留意点

FAIでは，臨床症状，身体所見，および画像所見を総合的に判断して診断が行われてから運動療法を開始する。場合により，関節内にキシロカイン®を注入して疼痛の軽減効果を認める，キシロカイン®テストが必要になる場合もある。

関節唇損傷では，DDHを伴う場合には，変形性股関節症の初発症状の場合があり，関節唇単独の治療だけでなく，今後に変形性股関節症に進行する可能性も考慮して股関節周囲の骨切り術の適応についても検討が必要な場合がある。さらに，FAIを伴っている場合にも，関節唇損傷の治療だけでなく，インピンジメントの原因となっている寛骨臼のpincer変形部のトリミングや，大腿骨から頚部にかけてのcam変形部の切除が必要になる場合がある。再発防止のためには，どのような動作のときに症状が発生するのか，競技種目のフォームに問題がないか，などの関節唇損傷に至った原因をチェックすることも重要である。

文献

1) Ganz R, et al：Femoroacetabular impingement：a cause for osteoarthritis of the hip. Clin Orthop Relat Res. 2003；(417)：112-20.

2) 福島健介, 他：大腿骨寛骨臼インピンジメント(femoroacetabular impingement)の定義と診断の基準―最近の論文の傾向から―. Hip Joint. 2014；40：4-8.

3) Tannast M, et al：Femoroacetabular impingement：radiographic diagnosis―what the radiologist should know. AJR Am J Roentgenol. 2007；188(6)：1540-52.

4) 日本股関節学会FAIワーキンググループ：大腿骨寛骨臼インピンジメント(FAI)の診断について(日本股関節学会指針). Hip Joint. 2015；41：1-6.

5) 日本整形外科学会, 他監：変形性股関節症診療ガイドライン2016. 改訂第2版. 日本整形外科学会診療ガイドライン委員会, 他編. 南江堂, 2016.

6) de Silva V, et al：Does high level youth sports participation increase the risk of femoroacetabular impingement? A review of the current literature. Pediatr Rheumatol Online J. 2016；14(1)：16.

7) Seldes RM, et al：Anatomy, histologic features, and vascularity of the adult acetabular labrum. Clin Orthop Relat Res. 2001；(382)：232-40.

8) Ferguson SJ, et al:An *in vitro* investigation of the acetabular labral seal in hip joint mechanics. J Biomech. 2003;36(2):171-8.

9) Crawford MJ, et al:The 2007 Frank Stinchfield Award. The biomechanics of the hip labrum and the stability of the hip. Clin Orthop Relat Res. 2007;(465):16-22.

10) Shirai C, et al:The pattern of distribution of PGP 9 9.5 and TNF-alpha immunoreactive sensory nerve fibers in the labrum and synovium of the human hip joint. Neurosci Lett. 2009;450(1):18-22.

11) Beck M, et al:Hip morphology influences the pattern of damage to the acetabular cartilage:femoroacetabular impingement as a cause of early osteoarthritis of the hip. J Bone Joint Surg Br. 2005;87(7):1012-8.

12) Jingushi S, et al:Multiinstitutional epidemiological study regarding osteoarthritis of the hip in Japan. J Orthop Sci. 2010;15(5):626-31.

13) Jo S, et al:The role of arthroscopy in the dysplastic hip-a systematic review of the intra-articular findings, and the outcomes utilizing hip arthroscopic surgery. J Hip Preserv Surg. 2016;3(3):171-80.

14) Wenger DE, et al:Acetabular labral tears rarely occur in the absence of bony abnormalities. Clin Orthop Relat Res. 2004;(426):145-50.

15) Emara K, et al:Conservative treatment for mild femoroacetabular impingement. J Orthop Surg (Hong Kong). 2011;19(1):41-5.

2 アスリートのスポーツ外傷・スポーツ障害 【下肢（股関節）】

❷ 鼠径部痛症候群（グロインペイン症候群）

高平尚伸

1 疾患・障害予防の概要

　鼠径部痛症候群（グロインペイン症候群）は，器質的疾患の有無にかかわらず，スポーツ動作時に鼠径部に疼痛が起こる症候群である。スポーツの現場（フィールド）で診断機器や技術のない状況で，致し方なく診断名として使用されてきたのが現状であろう。第2章2【下肢（股関節）】① 「FAI，関節唇損傷」で述べた大腿骨寛骨臼インピンジメント（FAI）や股関節唇損傷などの器質的疾患，さらに以前はスポーツヘルニアと診断された疾患なども含まれ，器質的疾患がない場合も広く含まれる。近年では鼠径部痛に対して，超音波，CT，MRIなどの普及や診断技術の向上から器質的疾患が明確になる割合が増加している。器質的疾患の病態が明らかになれば，それに対する治療方法がより適している。

　器質的疾患がないことが定義とされている報告もあるが，「器質的疾患がない」とは診断機器や技術が十分でなく，また見逃されていたケースも含まれるため，国際的には，鼠径部痛の原因を局所別に分類して治療することが推奨されている。「アスリートの鼠径部痛」に限っては，2014年にドーハ会議から報告があったものの，「鼠径部痛症候群」については，2016年のイタリアでのコンセンサス会議では，「鼠径・恥骨・内転筋領域に局在し，スポーツ活動に影響を及ぼし，および/または日常生活活動（ADL）を妨げ，医療を必要とする患者によって報告される臨床症状」と定義され[1]，2023年には分類がアップデートされている[2]。

2 運動療法の適応

　スポーツのフィールドで，ランニング，サイドステップ，キック，ジャンプ着地などの動作時に，大腿内側部，股関節前面，鼠径部周辺に疼痛が生じる。特に，サッカー選手に多く発生する。スポーツ動作において，体幹から股関節周辺の筋力，筋緊張のバランスが崩れた結果，股関節が不安定になり，鼠径部周辺に痛みが生じる病態とも考えられている。

168

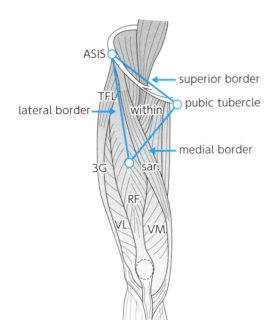

図1 ● 鼠径部周辺の圧痛部位

股関節前面，浅鼠径輪部，内転筋，恥骨結合部，大腿直筋部などの鼠径部周辺に圧痛がある。

（文献3より改変引用）

　徒手検査による理学所見では，股関節前面，浅鼠径輪部，内転筋，恥骨結合部，大腿直筋部などの鼠径部周辺に圧痛がある（図1）[3]。自動や抵抗を加えた腹筋運動，下肢伸展挙上（straight leg raising：SLR）テスト，仰臥位か端座位での股関節内転動作で鼠径部痛が誘発されることもある。

　画像検査では，単純X線，CT，超音波，MRIで器質的疾患が診断されることがある。したがって，画像検査により原因検索を行い，鑑別診断が重要である。診断により運動療法の適応になる。

3 運動療法の内容と方法

　治療戦略として，スポーツ復帰までのリハビリテーションを計画する。まずは，あらゆる画像により原因の特定をする。アスリートで，原因に対する保存療法に抵抗し，慢性的かつ再発性の経過の場合では，運動連鎖や潜在記憶の異常，さらに代償されたアライメント異常による姿勢の不均衡によることが少なくない。最適な姿勢を指導し，股関節周辺を中心とする筋腱の柔軟性を獲得し，体幹筋力を強化し，安定性を獲得する。

　次に，積極的かつ機能的なアスレティックリハビリテーションを行う。股関節周囲筋，特に外旋筋などの深層筋，大殿筋や中殿筋などの浅層筋，腸腰筋，さらに硬くなっている抗重力筋である姿勢筋のストレッチングを行う。また，腹横筋や体幹筋の筋力トレーニング，コアを構成する筋群の筋力強化を行う。その場合，事前にマッスルインバランスを取

り除き，協調運動パターンを正常化するように指導する．特に，肩関節，肩甲帯，胸郭，体幹，骨盤，股関節，下肢までを連動させた可動性，安定性，協調性の改善を図る．拘縮部は，マッサージ，関節マニピュレーション，モビライゼーション，ファシア（筋膜を含む）リリースなどにより可動域を拡大させる．立位での下肢の振り子運動による協調運動も，スポーツ復帰や予防に有用である．

4 運動療法の留意点

鼡径・恥骨・内転筋領域に疼痛が局在し，スポーツ活動やADLを妨げ，医療が必要になった場合に診断は確定できるが，症候群のため原因は多彩であること，原因不明なこともある．鼡径部痛症候群の器質的疾患の原因は，下前腸骨棘裂離骨折，大腿骨頚部疲労骨折，恥骨骨炎，内転筋付着部炎，変形性股関節症，大腿骨頭壊死症，鼡径ヘルニア，腫瘍，化膿性股関節炎，腸腰筋膿瘍など様々である．そのため，見逃しには注意が必要である．鼡径部痛は，原因となる体幹や下肢の可動性，安定性，協調性の不調和によることもあり，問診だけでなく体幹の評価も重要である．トップアスリートの場合では，原因は単一であることは少なく，腰椎疾患などがオーバーラップしていることも少なくない．

文献

1) Bisciotti GN, et al：Groin Pain Syndrome Italian Consensus Conference on terminology, clinical evaluation and imaging assessment in groin pain in athlete. BMJ Open Sport Exerc Med. 2016；2(1)：e000142.
2) Bisciotti GN, et al：Groin Pain Syndrome Italian Consensus Conference update 2023. J Sports Med Phys Fitness. 2024；64(4)：402-14.
3) Falvey EC, et al：The groin triangle：a patho-anatomical approach to the diagnosis of chronic groin pain in athletes. Br J Sports Med. 2009；43(3)：213-20.

2 アスリートのスポーツ外傷・スポーツ障害【下肢（膝関節）】 ❶ジャンパー膝

木村由佳

1 疾患・障害予防の概要

　ジャンパー膝（jumper's knee）は膝蓋骨付着部下極に生じる膝蓋腱炎と同義に，広義には大腿四頭筋付着部炎を含めて使用される。ジャンプやランニングなどのスポーツ動作によって繰り返し生じる膝伸展機構への牽引力が，力学的脆弱部である骨腱移行部に作用し，膝蓋腱の微細損傷が生じて発生する。ジャンプ着地動作を繰り返すバレーボールやバスケットボールに好発するほか，ランニングやダッシュ，急停止や方向転換などを伴うスポーツやサッカーのキック動作なども発生に関与するとされる。内的因子としては，体重，BMI，ウエスト・ヒップ比，脚長差，足部アーチ高，大腿四頭筋タイトネス，筋力，垂直ジャンプ能力などが報告されている[1]。予防的アプローチとして，ジャンプ着地動作を過度に繰り返さないよう練習内容を調整することや，ジャンプ着地時の衝撃吸収を股，膝，足関節のすべてを使って十分な衝撃吸収を行うように動作指導を行う。

2 運動療法の適応

　原則的に保存療法を行う。障害発生要因の排除により膝蓋腱への負荷を軽減し，疼痛に対する対称療法を行う。Roels分類（表1）[2]のPhase 1または2であればスポーツ活動の

表1 ● Roelsの病期分類

Phase 1	スポーツ活動後に自覚する膝蓋腱下極または上極の痛み
Phase 2	スポーツ活動時に痛みを自覚するが，ウォームアップで痛みは消失するためスポーツ活動に支障はない。しかしスポーツ後に再び痛みを自覚する
Phase 3	スポーツ活動中，活動後に痛みを自覚するためスポーツができなくなる
Phase 4	膝蓋腱断裂

（文献2より改変引用）

継続を許可するが，練習やトレーニング内容を確認し，膝蓋腱に強い負荷がかかるものは制限する．保存療法に抵抗性でスポーツ活動の継続が困難な場合に，手術治療が行われることもあるが頻度は低い．

3 運動療法の内容と方法

1) 筋力増強トレーニング

ジャンパー膝では，大腿四頭筋の遠心性収縮トレーニングとして，傾斜台上でスクワット動作を行うeccentric decline squatが広く行われている（図1）．平地で行うスクワットに比較して膝関節屈曲角度が深くなり，大腿直筋の筋活動や膝伸展モーメントが増大するとされている[3]．下肢全体での衝撃吸収を改善しつつ，膝蓋腱への負荷を抑制するために，足関節背屈運動，股関節屈曲運動によるエネルギー吸収を増加させる必要がある．そのため，下腿三頭筋（図2），大殿筋，ハムストリングスの遠心性収縮トレーニングが必要である．

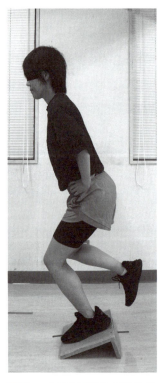

図1 ● 大腿四頭筋の遠心性収縮トレーニング
台上でつま平地で行うスクワットに対して膝関節屈曲角度が深くなる．

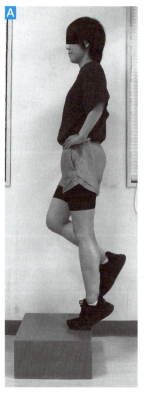 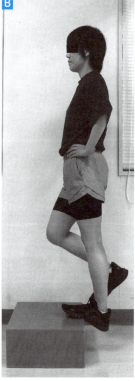

図2 ● 下腿三頭筋の遠心性収縮トレーニング
台上でつま先立ちとなり（A），足関節最大底屈位から下腿三頭筋を意識しながら徐々に足関節を背屈する（B）．

2) ストレッチング

減速動作時に伸張される下腿三頭筋（図3），大腿四頭筋（図4），大殿筋および骨盤前傾に関連するハムストリングスを対象としたストレッチングを行う。さらに膝蓋骨や前足部のモビライゼーションを行う。

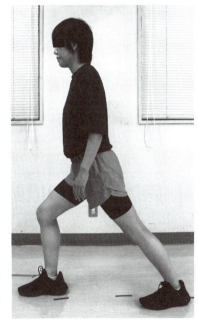

図3 ● 下腿三頭筋のストレッチング
膝伸展位では腓腹筋，屈曲位ではヒラメ筋が主に伸張される。

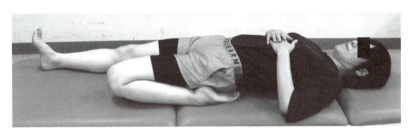

図4 ● 大腿四頭筋のストレッチング

4 運動療法の留意点

ほかのオーバーユース障害と同様に，保存療法を行う上で，患者指導は重要である。症状が消失するまでには月単位の治療期間が必要であることを説明して，練習や試合による負荷がジャンパー膝の発症に関連していることを理解させる。

文献

1) van der Worp H, et al：Risk factors for patellar tendinopathy：a systematic review of the literature. Br J Sports Med. 2011；45(5)：446-52.
2) Roels J, et al：Patellar tendinitis (jumper's knee). Am J Spots Med. 1978；6(6)：362-8.
3) 三谷保弘, 他：膝屈曲角度を規定したEccentric decline squatの運動特性. 臨バイオメカニクス. 2017；38：353-60.

2 アスリートのスポーツ外傷・スポーツ障害
【下肢（膝関節）】
❷ 前十字靱帯損傷

木村由佳

1 疾患・予防の概要

　前十字靱帯（ACL）損傷は，膝靱帯損傷の中で頻度の高い外傷である。バスケットボールやサッカー，バレーボールなどのジャンプ着地や方向転換を伴うスポーツ活動中に多く発生する。受傷時には，ほかのプレーヤーとの接触なしに生じる非接触型損傷が大部分を占める[1]。受傷時メカニズムとして膝外反に伴い，内側側副靱帯が緊張して外側コンパートメントに軸圧が加わり，外側脛骨高原の後傾により脛骨内旋と前方引き出しが生じてACLが断裂することが示されている[2]。このような特徴的な受傷機転を有することから，ACL損傷は偶発的な外傷もあるが，何らかのリスクファクターを有する者が受傷することが多いと考えられている。リスクファクターには年齢や性別，解剖学的骨形態のほか，動作に関連するバイオメカニクス因子や神経筋因子といった内因性のリスクファクターと，用具や環境といった外因性のリスクファクターが挙げられている。これまで種々の予防プログラムが提唱されており，ACL損傷リスクを低減することが示されている[3]。

2 運動療法の適応

　ACL損傷を受傷すると膝の不安定性が生じて，経年的に変形性膝関節症の発症率が高くなる[4]。また受傷から手術までの期間が長くなると半月板損傷の合併が増えることから[5]，アスリートに対しては基本的に早期に手術治療が行われることが多い。そのため，受傷から手術までの術前リハビリテーション，そして術後からスポーツ復帰まで術後リハビリテーション治療が行われる。骨端線が開存している小児では，手術を待機してリハビリテーションを含めた保存療法を行う場合がある。高校3年生などの最終学年においては手術治療を延期して大会出場をめざすこともあるが，ACL不全膝でパフォーマンスを発揮することは難しいことが多く，半月板などの合併損傷を増加させるリスクがあるため，基本的には推奨されない[6]。

174

3 運動療法の内容と方法

1) 術前リハビリテーション

術前には可能な限り可動域訓練や筋力訓練を行う。

2) 術後リハビリテーション

術後のリハビリテーションについては，これまで術後経過期間に沿ってリハビリテーションを行うtime-based protocolが多かった。しかし，術後の再損傷が高率であること，スポーツ復帰時のパフォーマンスが不十分であるといった問題点があることから，リハビリテーションを各ステージに分割し，ステージごとに到達基準を設定するcriteria-based protocolが推奨されている。基準に到達できていない項目があれば，再度指導を行い，後日再評価を行い，全ての基準が達成できれば次のステージに進める。

①Stage 1

Stage 1は術翌日から術後10日前後を目安とする。術翌日より，松葉杖を用いて疼痛に応じて荷重歩行を許可する。ACL単独再建では，術後3日目から可動域訓練を開始する。術後早期に膝の完全伸展の獲得をめざす。パテラセッティングや下肢伸展挙上（SLR）訓練といった四頭筋訓練，股関節周囲筋の筋力訓練を開始し，体幹や上肢の筋力訓練を積極的に行わせる。Stage 1の達成基準は，①膝の完全伸展，②膝屈曲90〜120度の獲得，③SLRの獲得，④片松葉歩行が可能なこと，である。また，推奨される肢位で両脚スクワット，両脚カーフレイズが可能であることを評価する。

②Stage 2

Stage 2は術後3〜8週を目安とし，ジョギング開始に向けたエクササイズを行う。主な内容は，ハムストリングトレーニング，フロントスクワット，サイドスクワット，片脚スクワット，フロントランジ・ランジウォーク，ニーベントウォーク，早歩きである。ハムストリングや股関節周囲の筋力トレーニングにはミニバンドを用いたトレーニング，バランス機能向上のためにバランスディスク上でのトレーニングも行っている。Stage 1〜2では，両脚での立位保持から開始し，安定して行うことができるようになれば両脚スクワット，片脚スクワットへと徐々にレベルを上げる。Stage 2の達成基準は，①患側下肢による40cmの台からの立ち上がりが推奨される動作で可能であること，②片脚スクワットが推奨される肢位で可能であること，を確認する（図1）。

③Stage 3

Stage 3は術後9〜12週を目安とする。ジョギングが許可され，ランニングに向けたエクササイズへと進めていく。主な内容はサイドランジ，ジョギング，ラダー，ターン（ニーリフト，ツイスティング，ピボット），サイドステップ，両脚・片脚ドロップスクワットなどである。

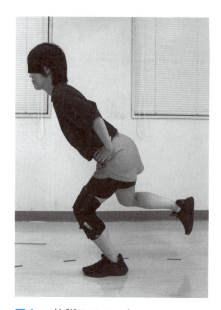

図1 ● 片脚スクワット
矢状面では股関節の前傾，体幹と下腿の前傾角度が平行であること，足底全体が接地していることを確認する。

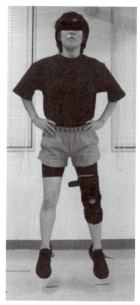
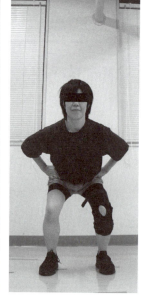

図2 ● 両脚ジャンプ
着地時には身体が左右に傾かない，骨盤が傾かない，つま先と膝が同じ方向を向き，下肢が外反位とならないことを確認する。

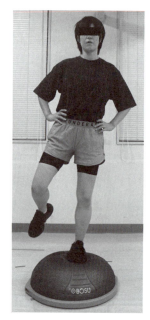
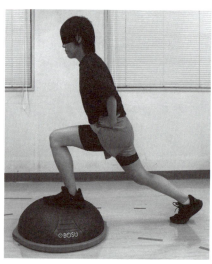

図3 ● BOSU® バランストレーナーを用いたトレーニング

　また台からの着地動作の訓練を行い，着地時の衝撃吸収や姿勢についても指導を行う。低い台からの両脚着地から開始し，徐々に台の高さを変え，片脚着地動作を行わせる。Stage 3の達成基準は，①患側下肢による30cmの台からの立ち上がりテストが可能であること，②推奨される動作でサイドランジが可能であること，③推奨される動作でドロップスクワットが可能であること，④膝伸展・屈曲の患健比がともに70％以上であること，の4つである。

④Stage 4

Stage 4は術後13～24週を目安とする。ランニング，ラダー，ストップ，ステップ動作からダッシュ，ジャンプ（図2），ステップは徐々にストップターンやピボット動作の習得へ進む。着地時の衝撃吸収やバランスのトレーニングとして，BOSU®バランストレーナーを用いたトレーニング（図3）やミニハードルを用いたアジリティートレーニングも行っている。Stage 4の達成基準は，①シングルレッグホップテスト（single hop, crossover hop, triple hop）の距離がいずれも健側の90％以上，②膝伸展・屈曲最大トルクの患健比がともに80％以上，③膝伸展最大トルクの体重比が男性で260％（60度/秒），170％（180度/秒）以上，女性で210％（60度/秒），150％（180度/秒）以上，④膝屈曲最大トルクの体重比が男性で140％（60度/秒），110％（180度/秒）以上，女性で110％（60度/秒），90％（180度/秒）以上，の4つである。

⑤Stage 5

Stage 5は術後25週以降を目安に，競技特異的な動作，患者の競技レベルやポジションなどを考慮したトレーニングを行い，術後7カ月以降の練習参加，9カ月以降の試合復帰を目標とする。

4 運動療法の留意点

ACL再建術後の再損傷の危険因子の1つとして，不良な神経筋コントロール機能が術後も長期間にわたり継続していることが指摘されている。これらの不良な動作パターンは，介入を行うことで修正することが可能であると考えられている。そのため，運動動作時の肢位や姿勢を意識させて，受傷に関連するとされる身体的因子を改善するための動作指導を含めた段階的なリハビリテーション治療が重要である。

文献

1) Boden BP, et al:Mechanisms of anterior cruciate ligament injury. Orthopedics. 2000;23(6):573-8.
2) Koga H, et al:Mechanisms for noncontact anterior cruciate ligament injuries:knee joint kinematics in 10 injury situations from female team handball and basketball. Am J Sports Med. 2010;38(11):2218-25.
3) Huang YL, et al:A Majority of anterior cruciate ligament injuries can be prevented by injury prevention programs. A systematic review of randomized controlled trials and cluster-randomized controlled trials with meta-analysis. Am J Sports Med. 2020;48(6):1505-15.
4) Sanders TL, et al:Is anterior cruciate ligament reconstruction effective in preventing secondary meniscal tears and osteoarthritis? Am J Sports Med. 2016;44(7):1699-707.
5) Sri-Ram K, et al:The incidence of secondary pathology after anterior cruciate ligament rupture in 5086 patients requiring ligament reconstruction. Bone Joint J. 2013;95(1):59-64.
6) Iio K, et al:Early return to sports to continue the season after anterior cruciate ligament injury is not recommended for student athletes. Prog Rehabil Med. 2021;6:20210046.

2 アスリートのスポーツ外傷・スポーツ障害【下肢（膝関節）】
❸半月板損傷

木村由佳

1 疾患・障害予防の概要

　半月板損傷は膝スポーツ外傷の中で高頻度に発生するものの1つであり，半月板単独損傷のほか，前十字靱帯損傷などの靱帯損傷に合併する損傷がある。また外傷による損傷以外に，加齢に伴う変性や，円板状半月などが挙げられ，それぞれ損傷部位や損傷形態に特徴がある。半月板は荷重分散，衝撃吸収，関節制動，潤滑といった機能を有する。損傷半月板の治療にあたっては，形態の再現だけでなく，正常半月板の有するこれらの力学特性を再獲得することが目標となる。しかし，半月板は辺縁には血流があるが，実質部には血流が乏しく，治癒能力が低い組織である。術後の運動療法やスポーツ復帰には，運動負荷が修復半月板の組織修復に悪影響を及ぼさないように治療計画を立てる必要がある。

2 運動療法の適応

　半月板は自然治癒能に乏しい組織であるため，有症状の場合には手術治療の適応となることが多い。受傷機転が明らかな外傷性の断裂では，受傷からの期間が経過するにつれて半月板の変性が進行し修復による温存が困難となるため，一般的に早期の手術治療が推奨される。しかし，疼痛があってもロッキング症状がなくMRI上も軽微な損傷であれば，患者の背景，つまり学年や所属チームの状況，試合日程やシーズン期間などを考慮して，運動療法を行いながらスポーツ活動を継続させる場合もある。

3 運動療法の内容と方法

　保存療法では可動域訓練と四頭筋の筋力訓練を中心としたリハビリテーションを行い，疼痛に応じて薬物療法を併用する。

半月板縫合術後では，損傷形態，損傷部位，縫合方法などによる初期固定性を考慮し，症例ごとにリハビリテーションを進める。早期には縫合部に過度の負荷がかからないよう，免荷としてブレースによる固定を行うことが多い。ブレース固定中にもパテラセッティングや下肢伸展挙上（SLR）訓練（図1）といった四頭筋訓練，股関節周囲筋の筋力訓練（図2）を開始し，体幹や上肢の筋力訓練を積極的に行わせる。ブレースは3週程度で除去し，可動域訓練とともに荷重歩行を開始する。初期には完全伸展位の獲得に重点を置き，膝周囲筋の等尺性筋力トレーニングから開始する。膝周囲筋のトレーニングは，スクワットなどの閉鎖性運動連鎖（CKC）トレーニング（図3）から徐々にトレーニングマシーンを使用した開放性運動連鎖（OKC）トレーニングへと進める。

　これらとは別に，体幹，股関節，足関節周囲の筋力訓練（図4）は術後早期から積極的に行う。術後3カ月を目安に，ジョギング，バランストレーニングを中心とした固有感覚トレーニング，ジャンプ動作，術後4カ月からカッティングやターン動作，スポーツ特異的動作を含めたトレーニングへと進め，術後5～6カ月でのスポーツ復帰をめざす。

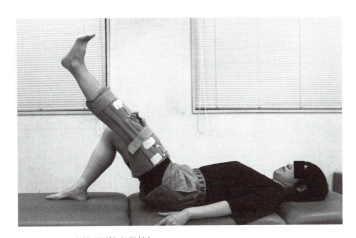

図1 ● 下肢伸展挙上訓練

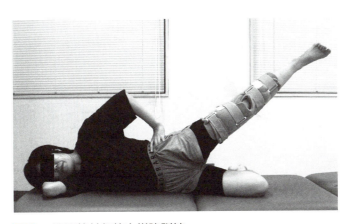

図2 ● 股関節外転筋力増強訓練

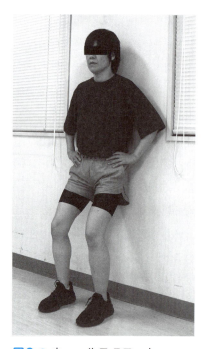 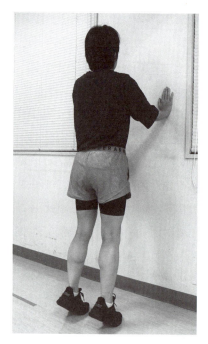

図3 ● ウォールスクワット
ウォールスクワットから徐々に通常のスクワットに進める。

図4 ● カーフレイズ
両脚から開始し，片脚に進める。

4 運動療法の留意点

　保存療法では，疼痛などの症状により通常の練習に参加できず，スポーツ復帰が見込めないと判断した場合，漫然と保存療法を継続することなく早期に手術治療を考慮する。

　外側半月板切除後の症例では，"rapid chondrolysis"とよばれる術後短期間に急速に軟骨損傷の進行を生じることがある。スポーツ活動を行う活動性が高い患者において発生するとされており[1]，半月板切除後，早期に高負荷が加わる運動には注意が必要である。

　半月板修復術後では臨床成績が必ずしも修復半月板の治癒に関連するものではないとされており[2]，リハビリテーションを進める際やスポーツ復帰時には，注意深い経過観察が必要である。

文献

1) Pioger C, et al：Risk factors for rapid chondrolysis after partial lateral meniscectomy：a scoping review of the literature. Orthop J ports Med. 2021；9(2)：2325967120981777.
2) Ahn JH, et al：Clinical and second-look arthroscopic evaluation of repaired medial meniscus in anterior cruciate ligament reconstructed knees. Am J Sports Med. 2010；38(3)：472-7.

2 アスリートのスポーツ外傷・スポーツ障害 【下肢（膝関節）】❹シンスプリント

木村由佳

1 疾患・障害予防の概要

　ランニングやジャンプなどの負荷により生じる脛骨の後内側または前内側の骨膜炎による痛みであり，脛骨の中央から遠位に好発する。内因性の因子として扁平足や回内足が挙げられ，脛骨内側の骨膜が引き延ばされるために骨膜炎が生じやすくなる。また，筋力不足により衝撃吸収ができないことが，発症に関与しているとされている。発症の内因性リスクファクターとして，女性，高度の舟状骨降下，BMI高値，体重増加，過度の足関節底屈角度，過度の股関節外旋角度，骨塩量の低下などが指摘されている[1, 2]。また，外因性の因子として，クッション性の乏しいシューズや硬い路面でのランニングが挙げられている。

2 運動療法の適応

　原則的に保存療法を行う。運動時のパフォーマンスに影響のない疼痛であれば，運動療法を行い，スポーツ活動の継続を許可する。疼痛によりパフォーマンスの低下がある場合や安静時の疼痛がある場合には，練習を休止して運動療法を行う。

3 運動療法の内容と方法

　足関節背屈，足趾伸展位で長趾屈筋・長母趾屈筋のストレッチング（図1）を行う。また，足関節底屈位で他動的に足趾を屈曲，長母趾屈筋と長趾屈筋を弛緩させて，後脛骨筋のストレッチングを行う（図2）。これらに加えてヒラメ筋，腓腹筋のストレッチングを行う。運動療法に合わせて，クッション性の高いシューズの指導やインソールの挿入を行う。

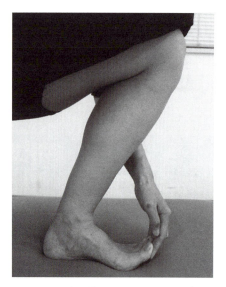 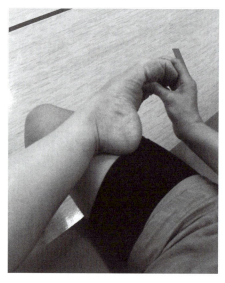

図1 ● 長趾屈筋のストレッチング　　図2 ● 後脛骨筋のストレッチング

4 運動療法の留意点

　鑑別診断として，疲労骨折が挙げられる。X線や，症状が強い場合にはMRI検査を行い，疲労骨折を除外する。

文献

1) Bliekendaal S, et al: Incidence and risk factors of medial tibial stress syndrome. A prospective study in physical education teacher education students. BMJ Open Sport Exerc Med. 2018;4(1):e000421.
2) Hamstra-Wright KL, et al: Risk factors for medial tibial stress syndrome in physically active individual such as runners and military personnel: a systematic review and meta-analysis. Br J Sports Med. 2015;49(6):362-9.

2 アスリートのスポーツ外傷・スポーツ障害【脊椎】❶腰痛症

金岡恒治，森戸剛史

1 疾患・障害予防の概要

　アスリートの腰痛を引き起こす要因は様々であるが，根底にはその競技種目に必要な身体機能が備わっていないことが考えられる。身体機能には筋力，柔軟性，有酸素運動能力，身体の使い方〔筋協調性，モーターコントロール (motor control：MC)〕が挙げられる。MCとは，適切な神経系の働きによってと複数の筋群が協調して身体の動きを適切に制御し，目的に応じた運動を正確に行うための機能をさす。このMC機能には，活動レベルが低い持続的な筋活動，活動レベルの高低がある筋活動，四肢の運動に先行的な筋活動の3つの活動様式が関与する。これらの活動様式が適切なタイミングで作用することは，アウターマッスルの過剰収縮を抑制し，関節に安定性を与えていると考えられる。

　特にスポーツによる運動器障害については，MC機能の低下が，特定の種目や練習方法において特に負荷が加わり続ける部位にスポーツ障害を引き起こす要因となる。そのため，スポーツ障害に対処する際には，単に障害発生部位を治療するだけでなく，その障害を引き起こした誘因を特定し，再発を予防することが求められる。

2 運動療法の適応

　腰痛患者の治療に関する国際ガイドラインでは，非ステロイド性抗炎症薬や心理社会的介入，運動療法が推奨されている。運動療法の1つとして，MCエクササイズ (motor control exercise：MCEx) がある。MCExは，脊椎を制御し支える深層筋 (腹横筋や多裂筋などのインナーマッスル) の協調的かつ効率的な機能を回復することを目的とした運動である。このMCExでは，まずは簡単な動作で筋を使用する練習を行い，患者のスキルが向上するにつれて，より複雑で機能的な動作へと進展していく。慢性腰痛に対してのみではなく，脊椎手術後の場合でも，簡単なMCExであれば早期から実施することが可能であり，組織の修復に応じて段階的に負荷を高めていく。このようなMCExは，ヨガ

やピラティスといった名称でも知られており，医療だけでなく腰痛予防や健康増進の観点からも，広い世代に普及している。

3 運動療法の内容と方法

スポーツ活動においては，四肢と体幹の筋が適切なタイミングで活動することで，安定した動作が可能となる。特にスポーツ動作時に繰り返される片脚での着地動作においては，着地の約100ミリ秒前から体幹深部筋群，対側の脊柱起立筋や腰方形筋が先行的に活動し，着地時の姿勢保持のために機能している[1]（**図1A**）。これは着地による衝撃で身

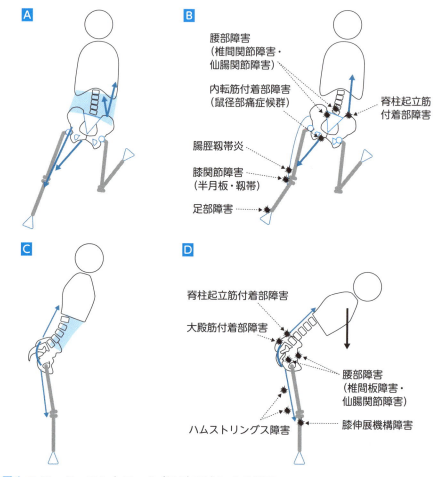

図1 ● モーターコントロール（MC）不全による障害
A, C：体幹筋と下肢筋群の適切にMCされた動作においては，体幹，骨盤，下肢が安定した動作を行うことができる。
B, D：MC不全によって体幹，骨盤，下肢が不安定となり，関節不安定性による腰痛，仙腸関節障害などを引き起こす。また体幹，骨盤，下肢の不安定性によって遠心性収縮を繰り返させられることによって，筋腱への牽引力よる様々な障害を生じる。

体のバランスが崩れることを防ぐためであると考えられる。筆者らがサイドステップ動作を行う際の体幹・下肢筋群の運動中の筋協調性を解析するシナジー解析を行ったところ、鼠径部痛症候群を有するものは対照群に比べて筋協調性に差があることを認めた[2]。また、疲労介入を行うことで、体幹と下肢の筋群が同時に収縮する筋協調性の発現タイミングが遅延していた[3]（図1B）。サイドステップの着地時に身体安定性に必要な筋群が適切に協調して活動していないことで、図1Bのように片脚着地時に身体の不安定性が生じ、脊柱起立筋や大腿内転筋などの骨盤外在筋に遠心性収縮が繰り返されることになり、脊柱起立筋付着部障害としての腰痛や、内転筋付着部症としての鼠径部痛症候群を発症することが推測された。

4 運動療法の留意点

実際に、慢性腰痛患者[4]や鼠径部痛症候群保有者[5]は、腹横筋の活動遅延を認めたことも報告されている。このような動的不安定性を改善するためには、サイドステップ時の体幹筋とその対側の下肢筋群を同時に収縮させる筋シナジーを形成するためのMCEx（インサイドブリッジ）が求められる（図2）。また、デッドリフトなどのウエイトトレーニング時には、図1Cのような負荷が身体に加わる。その際に体幹と下肢が正しくモーターコントロールされていないと、図1Dのように骨盤・腰椎の不安定性が生じ、同時に不安定な身体を立て直すために骨盤外在筋の過活動が生じる。この骨盤輪の不安定性によって仙腸関節に負荷が加わり、仙腸関節障害を引き起こし、腰椎不安定性によって特に屈曲方向の負荷が多くなることで椎間板障害を引き起こすことが推察される。また、骨盤外在筋の過

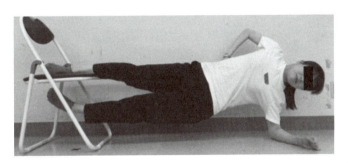

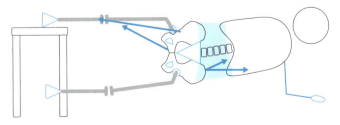

図2 ● 運動療法の一例（インサイドブリッジ）

サイドステップ時の筋シナジーを形成するためのMCエクササイズ（MCEx）。図では右の内転筋群と左の体幹筋の協調した筋活動が見込まれる。

活動は脊柱起立筋由来の障害，大殿筋やハムストリングスの付着部障害や肉離れなどの筋筋膜損傷，膝伸展機構への負荷によるジャンパー膝などのスポーツ障害を引き起こすと考えられる。このように，症状だけでなく病態や機能，発症した背景に応じて，運動療法を処方することが重要である。

文献

1) Oshikawa T, et al:Coordinate activity of the quadratus lumborum posterior layer, lumbar multifidus, erector spinae, and gluteus medius during single-leg forward landing. J Electromyogr Kinesiol. 2021;61:102605.
2) Matsunaga N, et al:Comparison of modular control during sidestepping with versus without groin pain. Int J Sport Health Sci. 2019;17:114-8.
3) Matsunaga N, et al:Comparison of modular control during side cutting before and after fatigue. Appl Bionics Biomech. 2021;2021:8860207.
4) Hodges PW, et al:Inefficient muscular stabilization of the lumbar spine associated with low back pain. A motor control evaluation of transversus abdominis. Spine (Phila Pa 1976). 1996;21(22):2640-50.
5) Cowan SM, et al:Delayed onset of transversus abdominus in long-standing groin pain. Med Sci Sports Exerc. 2004;36(12):2040-5.

3 中高齢者のスポーツ障害
【上肢】
❶ 腱板断裂

三幡輝久，竹田　敦，牧野康一

1 疾患・障害予防の概要

腱板とは，棘上筋腱，棘下筋腱，小円筋腱，肩甲下筋腱から構成され，主には肩甲上腕関節を安定させる作用がある。そのため腱板が損傷されると，肩甲上腕関節の上方への安定性が低下し，骨頭は上方に偏位するために肩峰下に衝突し，肩痛や可動域制限を引き起こす（肩峰下インピンジメント）。

腱板不全断裂や小断裂の場合には，残存腱板によって肩甲上腕関節の上方への安定性が保たれていることが多く，保存的治療で症状が改善することが多い。しかし腱板断裂によって肩甲上腕関節の上方への安定性が大きく損なわれている場合には，保存的治療を行っても肩の痛みや筋力低下が改善せず，手術を要することも少なくない[1, 2]。

1）肩痛

腱板断裂による肩痛の病態として肩峰下インピンジメントがある。このメカニズムとして，肩峰下インピンジメントが腱板断裂の原因となることがあれば，腱板断裂が肩峰下インピンジメントの原因となることもある。若いスポーツ選手などにみられる腱板不全断裂の場合は，肩甲骨位置異常などのコンディション不良によって起きる肩峰下インピンジメントやインターナルインピンジメント（肩関節内におけるインピンジメント）が原因で腱板が損傷される[3]。中高年にみられる外傷性腱板断裂においては，腱板断裂によって上腕骨頭が上方化し，肩峰下インピンジメントが起きる。また中高年の腱板断裂患者においては，肩関節拘縮が合併していることが多く，この肩関節拘縮は肩痛の原因となる。腱板断裂患者の典型的な症状の1つとして夜間痛がある。座位や立位においては，腕の重みにより骨頭が引き下がる方向に力が働くため肩峰下インピンジメントが起きにくいが，臥位になることにより腕の重みの引き下げ効果はなくなるため肩峰下インピンジメントが起きやすい。そのため，夜間の睡眠時に痛みが出やすい。腱板断裂に肩関節拘縮が合併することにより，夜間痛は増悪する[4]。

2) 可動域制限

若いスポーツ選手の腱板不全断裂においては，腱板断裂自体が可動域制限を起こすことはほとんどないが，痛みによって肩可動域が制限されることがある。中高年の腱板断裂の場合には，肩峰下インピンジメントが起きることで挙上制限が起きる。また肩関節拘縮を合併する場合には，すべての方向 (挙上，外旋，内旋) の可動域制限が起きる。

3) 筋力低下

若いスポーツ選手の腱板不全断裂においては，筋力低下を起こすことはほとんどない[5]。力が入らないという場合には，痛みによって筋出力が低下していることが多く，除痛の保存的治療を行うことで筋力は改善する。また肩甲骨位置異常が原因で肩関節筋力が低下することがあり[6]，理学療法により肩甲骨位置異常を改善させると筋力は回復する。スポーツ後の疲労により筋力低下がみられることがあるが，これに関しては数日で回復することが多い。

中高年の腱板完全断裂あるいは重度の腱板不全断裂においては，腱板断裂そのものが原因となって筋力低下が起きることが多い。棘上筋腱断裂においては外転筋力低下，棘下筋腱と小円筋腱断裂においては外旋筋力低下，肩甲下筋腱断裂においては内旋筋力低下がみられる。

中高齢者がスポーツを継続している場合には，競技を継続すること自体が腱板断裂のリスクとなる。特に野球，テニス，バレーボール，バドミントン，水泳などのオーバーヘッドスポーツを競技レベルで行っている場合には，繰り返される腱板への負荷により徐々に腱板が損傷され，断裂サイズが拡大する。障害予防のためには，腱板に加わる負荷を軽減させることが重要であり，日頃から体のケアを十分に行うことが大切である。特に運動連鎖の観点から，肩甲骨や体幹，股関節などの可動域を十分に確保することで肩に加わる負荷はかなり軽減するため，全身のストレッチングは障害予防には効果的といえる。

また体のケアを十分に行ったとしても，練習や競技を連続して行うことで筋疲労が蓄積して筋出力が低下することがある。同じスポーツの動きであっても，筋疲労により筋力が十分に発揮できない場合には，腱板に加わる負荷はかなり増大し，腱板損傷のリスクは高くなる。そのため適度な休憩をとりながら練習や競技を続けることが，腱板断裂の障害予防となる。

2 運動療法の適応

腱板に損傷のない人においては障害予防目的での運動療法は効果的であり，既に腱板断裂を認める人においても症状を緩和させてスポーツ復帰をめざすために運動療法は不可欠である。ただし腱板断裂を認める人がスポーツの継続を希望する場合には，手術治療を行った上で運動療法を行うことが推奨される。

3 運動療法の内容と方法

1) 肩甲骨の治療

中高齢者の多くに，肩甲骨の位置異常や動態異常が認められる[7]。特に肩甲骨が内方回旋や外方偏位している場合や，挙上時に上方回旋が制限される場合などには，肩峰下インピンジメントやインターナルインピンジメントが誘発されるために腱板断裂のリスクが高くなる[3,7]。また腱板断裂を認める患者においては肩甲骨の位置異常や動態異常が肩痛や筋力低下の原因となる。そのため肩甲骨に対するリハビリは腱板断裂に対しては必須である（図1，2）。

2) 肩関節周囲筋や腱板に対するストレッチング

腱板断裂患者においては，痛みや拘縮などにより肩関節周囲筋や腱板構成筋のインバランスを認めることが多い。ストレッチングにより筋緊張を緩和し，拘縮を改善させること

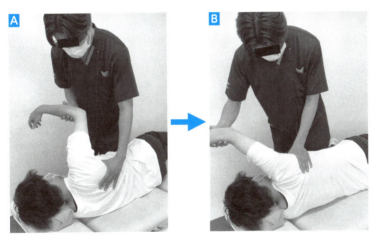

図1 ● 肩甲骨上方回旋の誘導
A：理学療法士は左手で肩甲骨下部を保持する。
B：肩を挙上させながら肩甲骨上方回旋を誘導する。

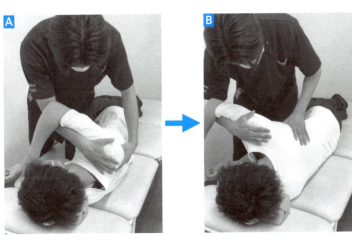

図2 ● 肩甲骨他動訓練（内方回旋，外方回旋）
A：理学療法士は両手で肩甲骨を保持して外方回旋させる。
B：同様に肩甲骨を内方回旋させる。

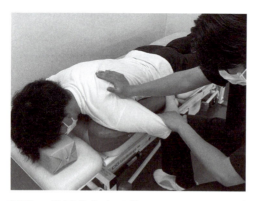

図3 ● 棘下筋と小円筋のストレッチング（ジョハンセンストレッチ）

腹臥位で肩を最大内旋位とし，理学療法士は右手で肩甲骨を外方回旋させる。それにより棘下筋と小円筋が伸長される。

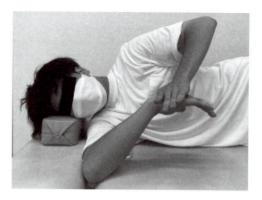

図4 ● 棘下筋と小円筋のセルフストレッチング（スリーパーストレッチ）

側臥位で肩を最大内旋位とし，対側の手で自ら肩関節を内旋強制する。それにより棘下筋と小円筋が伸長される。

により，肩関節の可動域改善や疼痛緩和が期待できる（図3）。症状が強い場合には理学療法士によるストレッチングが必要であるが，いったん症状が軽減すれば自主訓練によるストレッチングを継続することで症状の再発を防ぐことができる（図4）。

3）肩関節可動域訓練

　腱板断裂患者の多くに肩関節可動域制限を認めるが，単に可動域訓練を行うだけでは痛みが増強するだけで逆効果となる。前述したように，肩甲骨に対するリハビリと肩関節周囲筋や腱板に対するストレッチングを十分に行った上で，肩関節をできるだけ負担なく動かせる環境をつくってから（肩関節のキネマティクスを正常化してから）可動域訓練を行う。それにより痛みが軽減し，可動域の拡大が見込める。決して痛みを誘発させるような可動域訓練は行ってはならない。

4）腱板筋力訓練

　肩痛を認める患者にインナーマッスルトレーニングや腱板訓練が効果的であるということは一般的にも認知されているが，タイミングや方法を間違えると逆効果となる。可動域訓練と同様に肩甲骨の位置異常や肩関節周囲筋のインバランスがみられる状態で腱板筋力訓練を行うと，痛みが増強したり，肩関節周囲筋のインバランスがさらに悪化したりすることが考えられる。そのため，まずは肩甲骨に対するリハビリと，肩関節周囲筋や腱板に対するストレッチングを十分に行う。肩関節のキネマティクスが十分に改善し，可動域も反対側と同レベルまで改善したことを確認した上で，腱板筋力訓練を開始する。腱板筋力訓練は姿勢や方法が悪いと，腱板トレーニングにはならないため注意する（図5〜7）。

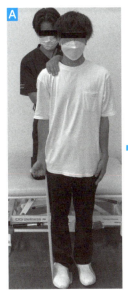
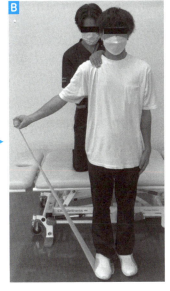

図5 ● セラバンドによる肩腱板訓練（外転）
A：理学療法士は左手で肩甲骨が内方回旋しないように保持する。
B：外転動作中も理学療法士は肩甲骨をよい位置に保持する。

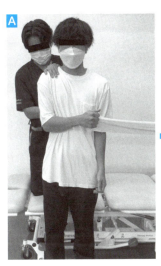
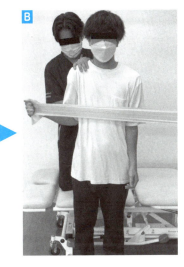

図6 ● セラバンドによる肩腱板訓練（外旋）
A：理学療法士は左手で肩甲骨が内方回旋しないように保持する。
B：外旋動作中も理学療法士は肩甲骨をよい位置に保持する。

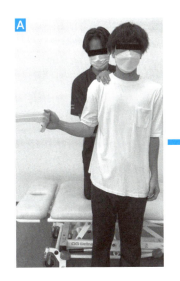
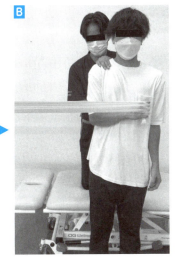

図7 ● セラバンドによる肩腱板訓練（内旋）
A：理学療法士は左手で肩甲骨が外方回旋しないように保持する。
B：内旋動作中も理学療法士は肩甲骨をよい位置に保持する。

4 運動療法の留意点

　腱板断裂に対して保存的治療としての運動療法を行う場合には，腱板断裂は自然治癒しないことを念頭に置き，断裂した状態でいかに症状を改善させることができるかを考える必要がある。腱板断裂術後の運動療法を行う場合には，運動療法により修復腱板は再断裂が起きる危険性があるということに留意して，主治医と相談しながら時期に応じた運動療法を進めることが大切である。

文献

1) 高谷耕二, 他：肩腱板断裂術後における装具除去プロトコールの違いは肩痛に影響を及ぼすか. JOSKAS. 2021；46(1)：20-1.
2) 竹田　敦, 他：腱板断裂に対する鏡視下肩上方関節包再建術は肩筋力を増大させる. 肩関節. 2019；3(3)：807-10.
3) Mihata T, et al：Effect of scapular orientation on shoulder internal impingement in a cadaveric model of the cocking phase of throwing. J Bone Joint Surg Am. 2012；94(17)：1576-83.
4) 高谷耕二, 他：腱板断裂と肩関節拘縮における夜間痛の特徴. JOSKAS. 2017；42(3)：460-4.
5) Mihata T, et al：Partial-thickness rotator cuff tear by itself does not cause shoulder pain or muscle weakness in baseball players. Am J Sports Med. 2019；47(14)：3476-82.
6) 野口裕介, 他：大学野球選手における肩甲骨位置異常は肩内旋筋力を低下させる. 肩関節. 2018；42(3)：760-3.
7) Mihata T, et al：Posterior shoulder tightness can be a risk factor of scapular malposition：a cadaveric biomechanical study. J Shoulder Elbow Surg. 2020；29(1)：175-84.

3 中高齢者のスポーツ障害【上肢】

❷ 肩関節周囲炎（五十肩）

三幡輝久，竹田　敦，牧野康一

1 疾患・障害予防の概要

　肩関節周囲炎の病態は，腱板損傷などの解剖学的損傷を伴わない肩関節拘縮である。50歳前後で起きることが多いために，五十肩，四十肩と呼ばれることが多い。また，氷が固まるように肩関節が動かなくなるために，凍結肩とも呼ばれる。肩関節周囲炎には病期があり，最初に炎症が主体で徐々に拘縮が進行するfreezing phase（炎症期），その後に肩関節拘縮が完成したfrozen phase（拘縮期），最後に徐々に拘縮が改善するthawing phase（回復期）の3期にわけられる。

1) freezing phase（炎症期）：約3〜6カ月

　この時期における病態は，主に肩関節内の炎症である。鏡視すると肩関節内は全体的に赤く充血している。症状としても強い痛みが出現し，特に夜間痛が強く，患者にとっては最もつらい時期である[1]。ある程度可動域は保たれているが，数カ月で徐々に拘縮が進行し，挙上制限や内旋制限が出現する。

2) frozen phase（拘縮期）：約3〜6カ月

　この時期においては，炎症は徐々に軽減するために肩痛は軽減するが，拘縮が完成した状態であるために，理学療法を行っても可動域は大きく変化しない。

3) thawing phase（回復期）：約3〜6カ月

　回復期に入ると，肩痛はほとんどなく，理学療法で可動域の改善がみられるため，患者の表情は明るくなる。

　肩関節周囲炎の原因が不明であるために発症を予防することは難しいが，症状の悪化を予防することは可能である。まずは肩関節周囲炎と思われる症状が出現した場合（特に原因なく肩痛が出現して場合）には，ストレッチングを十分に行い，拘縮の出現に備える。この時期に肩関節を動かさないようにしていると，一気に拘縮が進行することがある。ま

た炎症期に重労働や腱板筋力強化など筋緊張を高めることは拘縮悪化につながるために控える。糖尿病の患者においては，血糖コントロールを十分に行うことで拘縮の悪化を軽減させることができる。

2 運動療法の適応

スポーツ愛好家においては，肩関節周囲炎を発症するとスポーツを継続することができなくなるため，運動療法は必須である。適切な運動療法を行うことにより，早期スポーツ復帰をめざすことが可能となる。重度の拘縮を認める場合には，保存的治療だけでは拘縮改善までに1年以上かかることも少なくない。そのため重度の拘縮の症例においては，鏡視下肩関節授動術を行った上で運動療法を行う。鏡視下肩関節授動術を併用することにより，数カ月でスポーツ復帰が可能となることが多い。

3 運動療法の内容と方法

1) freezing phase (炎症期)

痛みが強い時期であり，理学療法で可動域を回復させることは困難である。多くの患者が「リハビリしても，可動域がどんどん悪くなる」と言うように，この時期の理学療法は可動域回復が目的ではなく，筋緊張を取り除いて肩痛を軽減させるということが目的となる。それにより拘縮の進行を緩和させることができるが，拘縮の進行を止めることはできない。この時期に不適切な可動域訓練や腱板筋力訓練などを行うと疼痛が増強し，拘縮も一気に悪化する。肩甲骨のモビライゼーション（動きの改善）（図1，2）と肩関節のリラクゼーション（マッサージ）（図3）が，この時期の運動療法の主体である。

2) frozen phase (拘縮期)

この時期においては炎症による肩痛は軽減してきており，可動域訓練による効果を得られやすい。肩甲骨のモビライゼーションと肩関節のリラクゼーションは継続して行い，その後に可動域訓練を追加する（図4）。拘縮期においては劇的な可動域の回復は見込めないが，この後の回復期に備える意味でも可動域訓練を少しずつ開始する。過度な可動域訓練は肩痛が誘発されるために行わない。肩痛が誘発されると筋緊張が強くなるため，可動域が改善しない。まだこの時期には腱板筋力訓練も行わない。肩関節のキネマティクスや可動域が改善していない状態での腱板筋力訓練は，まったく効果がない。

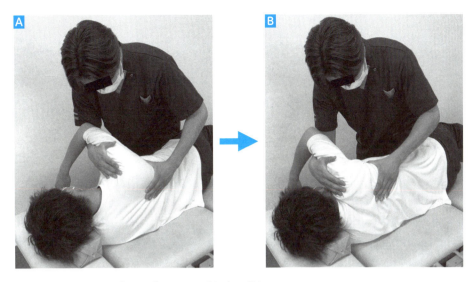

図1 ● 肩甲骨のモビライゼーション（上方回旋）
A：理学療法士は左手で肩甲骨下部を保持する。五十肩の患者の多くは，痛みのために挙上位保持が困難である。理学療法士が右手で肩挙上位を保持することで，痛みを出現させることなく肩甲骨訓練を行うことができる。
B：肩の挙上角度を変えることなく，上方回旋方向に肩甲骨他動訓練を行う。

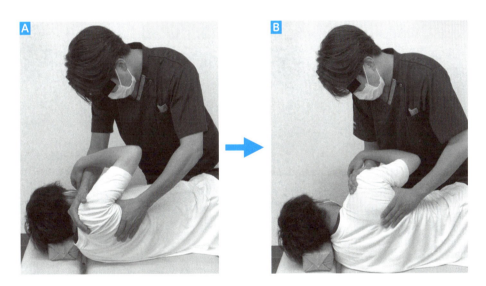

図2 ● 肩甲骨のモビライゼーション（内方回旋，外方回旋）
A：痛みが出現しない程度の肩挙上位とする。理学療法士は両手で肩甲骨を保持して，外方回旋させる。
B：同様に肩甲骨を内方回旋させる。

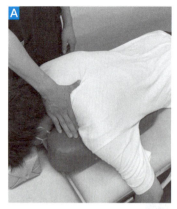
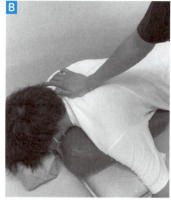
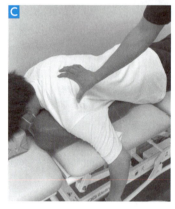
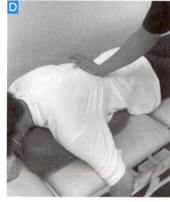

図3 ● 肩関節のリラクゼーション（マッサージ）

A：上部僧帽筋
B：菱形筋
C：小円筋
D：広背筋

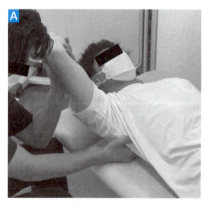
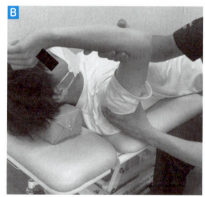
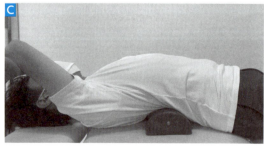

図4 ● 肩可動域訓練（挙上）

A：肩甲骨上方回旋を誘導した挙上訓練。五十肩の患者の多くは，痛みのために挙上位保持が困難である。理学療法士が左手で肩挙上位を保持することで，痛みを出現させることなく肩可動域訓練を行うことができる。理学療法士は右手で肩甲骨上方回旋を誘導する。
B：上腕骨頭の回旋を誘導した挙上訓練。同様に理学療法士は右手で肩挙上位を保持しながら，左手で上腕骨頭の回旋を誘導する。
C：肩甲骨後方回旋を誘導した挙上訓練。体幹を伸展させることで，肩甲骨の後方回旋を誘導する。

3) thawing phase（回復期）

　回復期においては，可動域訓練により可動域が目に見えて回復する．肩甲骨のモビライゼーションと肩関節のリラクゼーションはこの時期においても必ず行い，その後に可動域訓練を行う．拘縮期と同様に過度な可動域訓練は，肩痛が誘発されるために行わない．可能であればストレッチングを追加すると，可動域の回復が得られやすい（図5，6)[2]．可動域がほとんど反対側と同様になるまで回復したら，腱板筋力訓練を許可する．またスポーツ種目によっては，素振りなど少しずつスポーツ動作を許可していく．

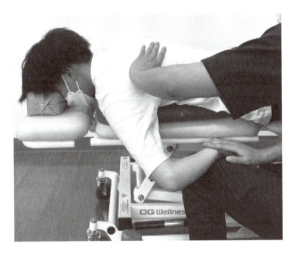

図5 ● 棘下筋と小円筋のストレッチング（ジョハンセンストレッチ）

腹臥位で肩を最大内旋位とし，理学療法士は左手で肩甲骨を外方回旋させる．それにより棘下筋と小円筋が伸長される．重度の拘縮の場合には，肩水平内転位で行う．痛みが誘発される場合には中止する．

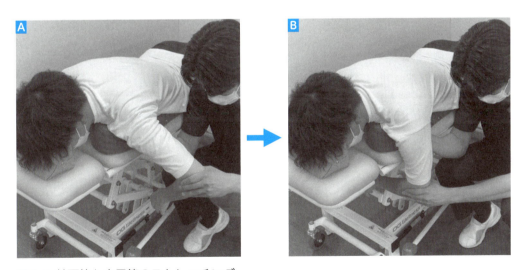

図6 ● 棘下筋と小円筋のストレッチング

A：腹臥位で痛みのない程度の肩関節挙上位とする．五十肩の患者の多くは痛みのために挙上位保持が困難である．そのため，理学療法士がしっかりと手で支えて肩挙上位を保持することで，痛みを出現させることなくストレッチングを行う．
B：ゆっくりと肩を水平内転させることで，棘下筋と小円筋のストレッチングを行う．痛みが誘発される場合には中止する．

4) 手術治療に関して

　鏡視下肩関節授動術は，経験豊富な肩関節外科医が行うことによって安全で劇的な効果が得られる治療法であり，強く推奨できる[3]。鏡視下に腱板疎部のリリースを行い（上関節上腕靭帯，烏口上腕靭帯を切除し，烏口肩峰靭帯を烏口突起から切離する），関節包靭帯を関節唇直上で360度切離する。肩峰下滑液包内鏡視においては，肥厚した肩峰下滑液包を可及的に切除し，烏口肩峰靭帯を肩峰から切離し，肩鎖関節の癒着を取り除く。最後にマニプレーションを行い，手術は終了となる。

　鏡視下肩関節授動術を行うことで，可動域回復までの期間が劇的に短縮し，早期スポーツ復帰が見込める。スポーツ愛好家にとって長期間の拘縮の持続は筋力低下につながり，中高年の患者においてはいったん低下した筋力を回復させることは容易ではないことから，スポーツ復帰をめざす患者においては，発症早期の鏡視下肩関節授動術が推奨される。鏡視下肩関節授動術は，肩関節周囲炎の病期にかかわらず効果的な治療法である。

4 運動療法の留意点

　肩関節周囲炎の運動療法はphaseによって方法を変える必要があるため，理学療法士は現在のphaseがどの時期にあたるのかを考慮しながら運動療法を進める必要がある。そして決して運動療法中に痛みを誘発させてはならない。痛みを伴う運動療法は症状を悪化させ，治療を長期化させる要因となる。

文 献

1)　高谷耕二, 他：腱板断裂と肩関節拘縮における夜間痛の特徴. JOSKAS. 2017；42(3)：460-4.

2)　Mihata T, et al：Posterior shoulder tightness can be a risk factor for scapular malposition：a cadaveric biomechanical study. J Shoulder Elbow Surg. 2020；29(1)：175-84.

3)　Hasegawa A, et al：Does the timing of surgical intervention impact on the clinical outcomes and overall duration of symptoms in frozen shoulder? J Shoulder Elbow Surg. 2021；30(4)：836-43.

3 中高齢者のスポーツ障害【下肢】❶変形性股関節症

新井祐志，中川周士，藤井雄太

1 疾患・障害予防の概要

1) 病態

変形性股関節症とは関節軟骨の変性，摩耗，反応性骨増殖，二次性滑膜炎によって股関節の変形を生じる非炎症性疾患である。明確な原因がない一次性と外傷や代謝性疾患などの原因によって生じる二次性に分類されるが，日本では発育性股関節形成不全や寛骨臼形成不全による二次性股関節症が多い。

2) 症状

動作開始時や歩行時の鼠径部痛が主訴であることが多い。夜間痛や安静時痛を自覚することもある。病期が進行すると屈曲〜伸展，外転や内旋方向の関節可動域制限，筋力低下，脚長差が生じる。疼痛，関節拘縮，中殿筋機能不全などによって様々な跛行を生じる。Trendelenburg徴候は，中殿筋の筋力低下によって患側立位時に骨盤が遊脚側である健側に傾き，体幹が患側に傾く現象である。

3) 診断

診断は単純X線像や症状，身体所見によって行う。単純X線像では股関節の関節裂隙の狭小化，骨硬化像，骨棘形成，骨嚢胞形成を認める。単純X線像の所見によって前期，初期，進行期，末期股関節症に分類される[1]（図1）。

4) 治療

保存療法として薬物療法，股関節周囲筋の筋力増強訓練，ストレッチング，減量，杖といった補助具使用などの生活指導を行う。保存療法に抵抗性で関節症性変化が進行した場合には，手術療法を行う。年齢や病期に応じて，骨盤側や大腿骨側の骨切り術（寛骨臼回転骨切り術や大腿骨内反骨切り術），人工股関節置換術が行われる。

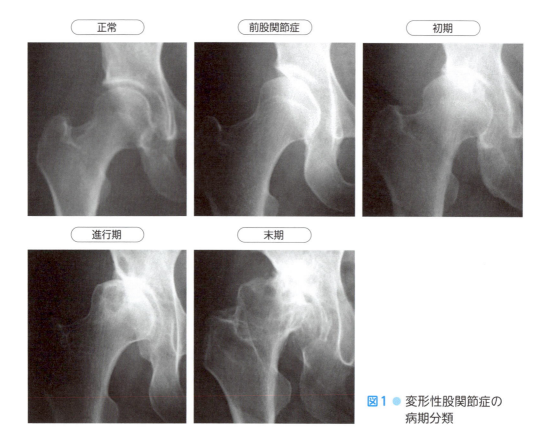

図1 ● 変形性股関節症の病期分類

2 運動療法の適応

　運動療法はどの病期においても効果が期待できるが，病期が進行すると運動療法の効果が劣る。国際変形性関節症学会(Osteoarthritis Research Society International：OARSI)のガイドラインでは，有症状の変形性股関節症に対する運動療法はエビデンスレベルに劣るものの推奨度が高い。水中運動については，高いエビデンスレベルが明らかになっている[2]。

3 運動療法の内容と方法

　患者教育(解剖や疾患への理解，体重管理，生活指導，運動指導，治療法の理解)は病識の向上に有効で，運動療法と併用して実施すべきである。持久力訓練(有酸素運動，水中歩行，エアロバイク)や筋力訓練(股関節周囲筋，膝関節周囲筋，腹筋)が推奨されており，頻度や期間は週に2〜4回，1時間以内，12週程度の報告が多い。股関節を小刻みに

振動させるジャグリングでは，進行期や末期股関節症に症状緩和が期待できる。股関節周囲筋を中心としたストレッチング，関節可動域訓練，筋力訓練を行う。股関節周囲だけでなく，膝関節周囲筋や体幹筋の訓練も同時に実施する。

1）筋力訓練

　　股関節外転筋（中殿筋，小殿筋，大腿筋膜張筋），股関節伸展筋（大殿筋，ハムストリング），股関節内転筋（大内転筋，長内転筋），大腿四頭筋の筋力増強訓練を行う。特に股関節外転筋の筋力強化が，股関節の求心性の維持や歩容の改善のために重要である

①股関節外転筋力訓練

　　主に中殿筋に対する筋力訓練である。側臥位で上側となる下肢を膝関節伸展位で約20cm挙上し，5秒静止後に下ろす運動を行う（図2）。下肢が外旋したり，股関節が屈曲したりしないように注意する。

②股関節伸展筋力訓練

　　主に殿筋とハムストリングに対する訓練として，reverse leg risingを行う。腹臥位で膝関節伸展したまま股関節を伸展する（図3）。大腿前面が床から浮くまで挙上し，約5秒静止する。

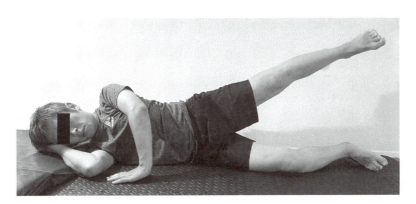

図2 ● 股関節外転筋力訓練

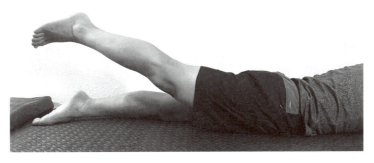

図3 ● 股関節伸展筋力訓練

③股関節内転筋力訓練

仰臥位で膝立てをして，ボールを膝の間に挟む（図4）。両大腿部でボールを押しつぶすようにして力を入れ，約5秒静止したあと力を抜く。

④**大腿四頭筋訓練**（☞第2章3【下肢】②「変形性膝関節症」で詳述）

2) 関節可動域訓練，ストレッチング

前・初期股関節症に対する可動域訓練として，軟部組織の短縮に対して反射性防御反応を生じないようにゆっくりストレッチングを行う。進行期以降の股関節症では，関節の変形や軟部組織の拘縮のために可動域が制限され始めるため，関節の可動範囲を正確に評価した上で関節可動域訓練を行う。膝関節など他関節に比べて訓練によって疼痛が生じやすいため，適応は限定される。

3) 有酸素運動

有酸素運動とは低強度，長時間の運動であり，ウォーキング，ジョギング，サイクリング，水泳などが挙げられる。有酸素運動によって減量効果，筋力増強効果も有する。股関節痛によって長距離の歩行が困難な場合には，浮力により関節への負荷が軽減する水中ウォーキングが効果的である。心肺機能低下を生じている高齢者に対しては，胸の深さまで入水することで心肺機能に負荷がかかるため注意を要する。

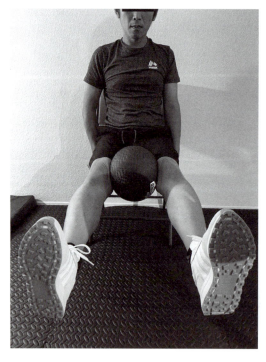

図4 ● 股関節内転筋力訓練

4 運動療法の留意点

　歩行時の不安定性や易転倒性がある場合には，杖などの歩行補助具を使用する。股関節高位脱臼や疼痛が強い場合には，関節可動域訓練による効果が期待できない。人工股関節置換術後の運動療法に際しては，注意すべき合併症として人工関節の脱臼および肺血栓塞栓症がある。脱臼しやすい方向や許容できる関節角度については，手術時の展開方法によって異なるため，可能であれば手術アプローチを確認する（前方，後方，側方アプローチなど）。たとえば後方アプローチでは股関節の屈曲，内旋，内転で脱臼のリスクとなる。靴下の着脱動作やあぐら，正座，しゃがみこみに際して姿勢に注意する。長期間の不動を余儀なくされた場合には，訓練開始時において肺塞栓症のリスクを念頭に置く必要がある。運動療法は少なくとも3カ月の継続が望ましいことから，訓練に対するモチベーションを維持するための工夫が必要である。

文　献

1) 上野良三：変形性股関節症―X線像からの評価. 日整会誌. 1971；45(10)：826-8.
2) Bannuru RR, et al：OARSI guidelines for the non-surgical management of knee, hip, and polyarticular osteoarthritis. Osteoarthritis Cartilage. 2019；27(11)：1578-89.

3 中高齢者のスポーツ障害【下肢】

❷ 変形性膝関節症

新井祐志, 中川周士, 藤井雄太

1 疾患・障害予防の概要

1) 病態

変形性膝関節症は膝関節の関節軟骨の変性, 摩耗, 反応性骨増殖によって膝関節の変形が惹起される非炎症性疾患である。有病者数は, 40歳以上で2,500万人以上と推測される。日本では明確な原因がない一次性が多い。

2) 症状

初期では歩行などの動作開始時痛が多く, 運動に伴い軽減する。進行すると歩行時や階段昇降時に疼痛が増悪し, 関節の腫脹や可動域制限, 膝後面部痛などを生じる。

3) 診断

症状, 身体所見, 単純X線像などの画像検査によって診断する。単純X線像では骨棘形成, 関節裂隙狭小化, 軟骨下骨の骨硬化像を認める。Kellgren-Lawrence分類GradeⅡ以上を変形性膝関節症とするが, 年齢や症状なども考慮して総合的に診断する[1] (図1)。

4) 治療

保存療法として非ステロイド性消炎鎮痛薬 (non-steroidal anti-inflammatory drugs：NSAIDs) を中心とする薬物療法, ヒアルロン酸やステロイドの関節内注射, 運動療法, 膝装具や外側楔状足底板などの装具療法, 杖などの歩行補助具, 減量などの生活指導などが挙げられる。保存療法の効果がなく病期が進んでいく場合には, 脛骨または大腿骨の膝周囲骨切り術や人工膝関節置換術が選択される。

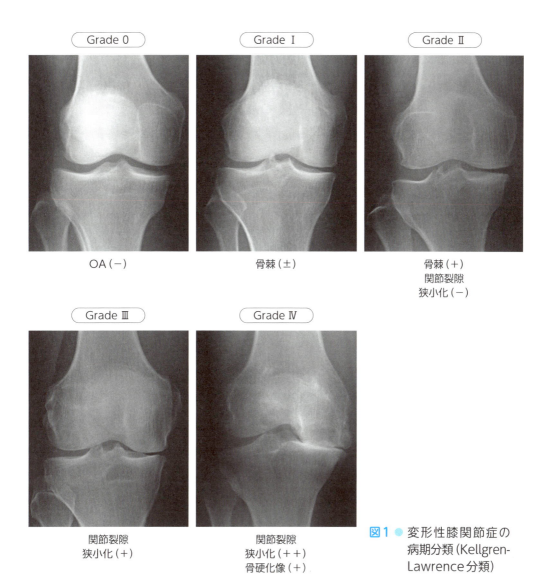

図1 ● 変形性膝関節症の病期分類(Kellgren-Lawrence分類)

2 運動療法の適応

　国際変形性関節症学会(OARSI)の変形性膝関節症に対するガイドラインに記載されているように,運動療法はcore treatmentとして分類されている。そのため,鎮痛,膝関節機能改善,日常生活動作改善を目的とする患者に対して広く適応される。またロコモティブシンドローム,サルコペニア,フレイル,肥満などに対する副次的な治療効果が期待される。日本のガイドラインにおいても,運動療法を実施することを推奨している[2]。

3 運動療法の内容と方法

運動療法は筋力訓練，ストレッチング，ヨガ，バランスエクササイズ，自転車や歩行などの有酸素運動，水中運動など様々である。

1) 筋力訓練

①大腿四頭筋訓練

膝関節周囲筋の中でも大腿四頭筋に対する筋力訓練は運動療法の中心である。等尺性運動，等張性運動，等速性運動に分類される。等尺性運動は関節運動を伴わない「静的」な状態での筋収縮で，随意的な出力が抵抗となるため関節に無理な力がかかりにくい運動形態として訓練に活用される。また特別な道具がなくても行える簡便な訓練である。

等張性運動は関節運動を伴う「動的」な状態での筋収縮である。この運動時に筋の長さが短縮しながら収縮する（求心性収縮）運動と，筋の長さが伸張しながら収縮する（遠心性収縮）運動の両方が可能であり，多様な負荷運動となる。

straight leg rising (SLR) 訓練は仰臥位で膝関節伸展位，足関節背屈位を保持しながら踵を15cm程度挙上したのちに約5秒間保持させ，下ろす運動である（図2）。状態に合わせて複数回行わせることを1セットとして，1日に3～4セット行う。負荷が足りない場合には，足関節に1～2kgの重錘を用いてもよい。内側広筋に対して筋力増強効果を求める場合には，下肢を外旋位にして挙上する。椅子に座って膝関節を伸展する動作でもよい（図3）。大腿四頭筋セッティングは膝関節伸展位として膝窩部に丸めたタオルを置き，膝の裏でタオルを床に押し込む状態を約5秒保持させる（図4）。1日20回程度を1セットとして行う。

膝関節痛が軽度で比較的活動性の高い場合には，open kinetic chain (OKC) だけで

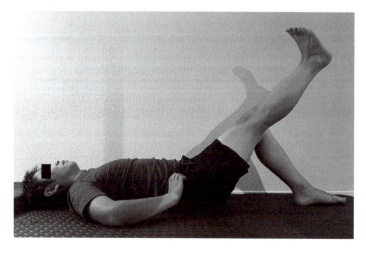

図2 ● 仰臥位でのSLR訓練

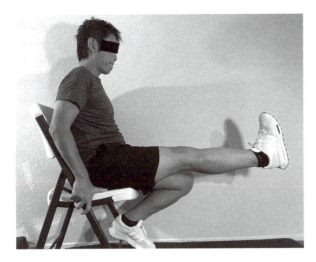

図3 ● 座位でのSLR訓練

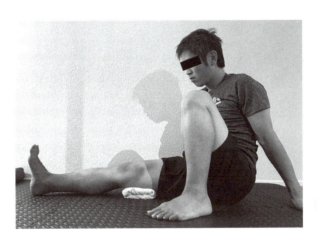

図4 ● 大腿四頭筋セッティング

なく，closed kinetic chain（CKC）での訓練も考慮する．CKCは多関節が運動に加わることで下肢全体の運動連鎖を意識させる訓練方法であり，年齢，疼痛，体重，認知機能などに考慮して行う．CKCの1つとして，ハーフスクワットを行う（図5）．ハーフスクワットは通常のスクワットに比べて膝関節の屈曲角度が浅く，疼痛を惹起しにくい．両足を肩幅程度，つま先を30度開いて，膝関節をゆっくり屈曲させる．この際に，膝関節がつま先よりも前に出ないようにする．膝関節の屈曲角度は90度までに制限したほうが安全で，屈曲することが困難な場合には，さらに浅い角度まででもよい．転倒予防やバランス保持のために椅子や平行棒などを把持したり，椅子に座る動作で代用したりしてもよい．股関節筋力訓練やハムストリングの筋力訓練も同様に行う（☞第2章3【下肢】①「変形性股関節症」参照）．

②**下腿筋力訓練**

前脛骨筋および下腿三頭筋の筋力訓練も行う．仰臥位あるいは長座位で足関節を背屈位（図6A）で5秒間，底屈位（図6B）で5秒間静止させる．

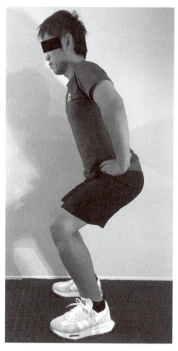

図5 ● ハーフスクワット

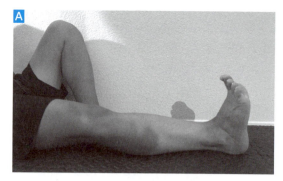
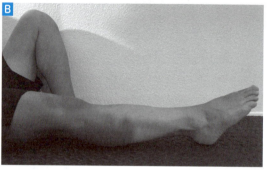

図6 ● 下腿筋力訓練
A：背屈位
B：底屈位

③その他

　股関節周囲や体幹の筋力訓練も併用する。膝関節の症状に応じて，等尺性運動や下肢自重やラバーバンドを用いた等張性運動の訓練を行う。

2）関節可動域訓練，ストレッチング

　進行した変形性膝関節症患者では屈曲および伸展可動域が制限されるため，疼痛に応じた可動域訓練を行う。ストレッチングは膝関節の可動域に関与する大腿四頭筋，ハムストリングだけでなく，腸脛靱帯，腸腰筋，大殿筋，下腿三頭筋も対象とする。疼痛のない範囲で，最大屈曲から最大伸展位までの訓練を2～3回行う程度でよいとされる。

3）有酸素運動

　ウォーキングやジョギングは，簡便な有酸素運動である。設備が整っていれば筋持久力，全身持久力の改善のために，歩行やエアロバイクを用いた有酸素運動を行う。エアロバイクは膝関節にかかる負担が少ないため，膝関節の可動域が十分であれば有用な訓練法である。肥満患者の場合，減量も重要なポイントである。

4 運動療法の留意点

運動療法による重大な有害事象は生じにくいとされているが，変形性膝関節症は高齢者に多いため訓練を行うにあたって既往歴について十分に聴取する。必要に応じて，画像評価を含む検査やかかりつけ医への診療情報提供の依頼をする。疼痛や膝関節可動域制限によって移動能力が低下していることがあり，運動療法中に転倒する可能性を考えて診療にあたる。また下肢静脈血栓症を合併している場合があり，リスクの高い患者，下肢腫脹やD-dimer高値を認める場合には，下肢静脈エコー検査などで除外することが望ましい。運動療法を約3カ月間実施しても効果が得られない場合や膝関節痛などの症状が増悪する場合には，運動療法の内容を見直す必要がある。

文献

1) Kellgren JH, et al：Radiological assessment of osteo-arthrosis. Ann Rheum Dis. 1957；16(4)：494-502.
2) 日本整形外科学会，監：変形性膝関節症診療ガイドライン2023. 日本整形外科学会診療ガイドライン委員会，他編. 南江堂，2023.

3 中高齢者のスポーツ障害

【下肢】

❸ アキレス腱症

宮本拓馬，田中康仁

1 疾患・障害予防の概要

　アキレス腱の障害は踵骨付着部より2cmを境に，それより近位（ふくらはぎ側）のアキレス腱症と遠位（踵骨側）のアキレス腱付着部症に分類される。この2つは病態も異なっており，そのため治療法も異なっているので，決して混同してはならない。アキレス腱症の病態は，初期病態として腱の微細な損傷が生じ，その後，同部位において外力の繰り返し損傷によって生じる不全治癒（変性）が主体となっている。そのため，炎症が主体と誤解を与えてしまう可能性がある「アキレス腱炎」とは，最近あまり呼ばれなくなってきている[1]。

　アキレス腱症の好発部位は，踵骨付着部から2～6cmの一般的に血流が乏しいといわれる範囲であり，一度損傷すると治癒が遷延し，腱の変性が生じやすい[2]。そして一度変性が生じると，さらに損傷が生じやすくなる。そのため本疾患を予防するためには，いかに早い段階で初期治療が行われるかが重要である。

　アキレス腱は，下腿三頭筋のエネルギーを踵骨に伝える役割をしている。そのため下腿三頭筋の柔軟性を失うとアキレス腱の負担が増加し，アキレス腱症のリスクが高くなる。また，疼痛を生じる原因は変性部位ではなく，周囲組織の滑膜炎や増生した血管の組織進入である[3]。そのため，予防においてはアキレス腱のみではなく，下腿三頭筋やその周囲の組織の組織も評価し，介入する必要がある。

2 運動療法の適応

　本疾患は保存療法が第一選択であり，約70～80％で効果がある[4]。熱感と腫脹があり，疼痛が強い場合は，まずは安静と消炎鎮痛薬の処方を行い，運動療法も患部に低負荷なものを主体で行う。また，疼痛が強すぎて運動療法が実施できない場合は無理をせず，患肢を部分免荷とする。そして急性炎症が改善した後に運動療法を積極的に行い，少なくとも

3〜6カ月継続する[5]。

また，症状が乏しくても，アキレス腱に違和感があったり，足関節の背屈可動域が小さくなってきたりしている際は，アキレス腱症の初期症状の可能性があるため，運動療法の適応である。

3 運動療法の内容と方法

運動療法の中で最もエビデンスレベルが高く，推奨度も高い方法が遠心性収縮運動（eccentric exercise）である[6]。代表的なプロトコールとしては，Alfredsonら[7]が提唱しているものがよく用いられる。階段などの段差を利用し，患側の前足部をかけて片脚で立ち（足関節中間位），踵をゆっくり落とし（足関節最大底屈位），3秒間保持する。その後もとの位置まで引き上げる（図1）。膝関節伸展位では腓腹筋に対し，屈曲位ではヒラメ筋に対して負荷をかけることを意識して行う。このプロトコールでは，膝伸展位，屈曲位でそれぞれ15回を3セット，1日2回，毎日，12週間実施する。

高齢者でeccentric exerciseを行う際に，不安定な場合は，歩行器を用いたり（図2），段差のないところや座位のままでヒールレイズを行う（図3）。

また，疼痛が強くeccentric exerciseが実施困難な場合は，まずは座位でのヒールレイズ（図3），チューブを用いた足関節底背屈運動（図4）から開始する。

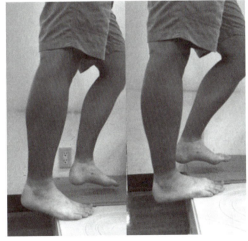 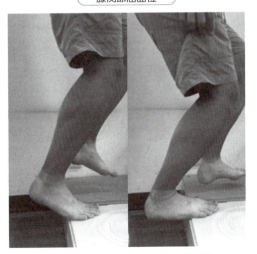

膝関節伸展位 　　　　　　　　　膝関節屈曲位

中間位　　最大底屈位　　　　中間位　　最大底屈位

図1 ● アキレス腱症の伸張性運動（eccentric exercise）
段差を用いてゆっくりと行い，伸張性収縮を意識する。

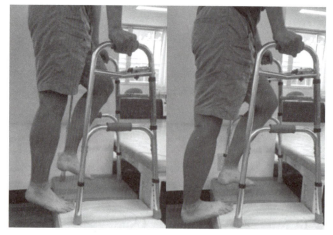

中間位　　　　　　最大底屈位

図2 ● 歩行器を用いた伸張性運動
高齢者など動作が不安定な場合は歩行器などを用いて同様の運動を行ってもよい。

座位　　　　　　　　　　　　段差のないところ

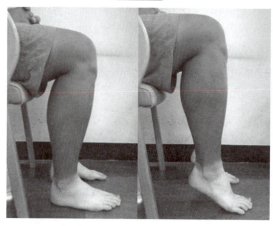 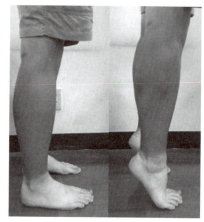

中間位　　　最大背屈位　　　　中間位　　　最大背屈位

図3 ● 段差のないところや座位のままでのヒールレイズ
立位保持が困難な場合や段差を使用する前の練習，また疼痛が強い場合にはこれらの手法を用いる。

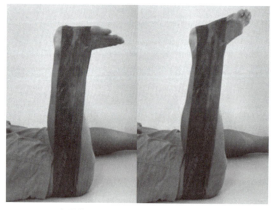

中間位　　　最大底屈位

図4 ● チューブを用いた足関節底背屈運動
疼痛が強い急性期では，まずは安静が必要である。その際は疼痛のない範囲で，チューブを用いながらこの手法で行う。

4 運動療法の留意点

　この運動療法においては，それぞれの動作に対して，患肢に急激な筋収縮が起きないようにゆっくりと時間をかけ，伸張性収縮を行うことが重要である。

　また，運動療法を行っている間は，常に後方への転倒に注意を払う必要がある。段差を用いて安定して行えない場合は，まずは両脚で練習を行う。それでも困難な場合は，段差のないところや座位で行っても問題ない。

　アキレス腱付着部症に関しても同様の運動療法を用いられることがあるが，アキレス腱症と比較して治療成績が良くないことから，アキレス腱付着部症では足関節中間位から底屈位の範囲で行う[8]。そのため，決してアキレス腱症とアキレス腱付着部症を混同して行ってはいけない。

文献

1)　熊井　司：アキレス腱症の問題とは何か―整形外科医から伝えたいこと．Sportsmedicine. 2020；32(7)：2-5.
2)　Cook JL, et al：Is tendon pathology a continuum? A pathology model to explain the clinical presentation of load-induced tendinopathy. Br J Sports Med. 2009；43(6)：409-16.
3)　篠原靖司, 他：筋腱付着部 (enthesis) の慢性疼痛発生機序．整形外科．2012；63(8)：767-72.
4)　van Gils CC, et al：Torsion of the human Achilles tendon. J Foot Ankle Surg. 1996；35(1)：41-8.
5)　Maffulli N, et al：Achilles tendinopathy. Foot Ankle Surg. 2020；26(3)：240-9.
6)　Murphy MC, et al：Efficacy of heavy eccentric calf training for treating mid-portion Achilles tendinopathy：a systematic review and meta-analysis. Br J Sports Med. 2019；53(17)：1070-7.
7)　Alfredson H, et al：Heavy-load eccentric calf muscle training for the treatment of chronic Achilles tendinosis. Am J Sports Med. 1998；26(3)：360-6.
8)　Wiegerinck JI, et al：Treatment for insertional Achilles tendinopathy：a systematic review. Knee Surg Sports Traumatol Arthrosc. 2013；21(6)：1345-55.

3 中高齢者のスポーツ障害【下肢】
❹外反母趾

上野優樹，田中康仁

1 疾患・障害予防の概要

外反母趾は，最も多い足部疾患の1つであり，母趾がMTP関節で外反回内変形をきたし，疼痛を生じるものである（図1）。発生要因としては，大きく内的要因と外的要因にわかれる[1]。

①内的要因

家族発症の報告から示唆される遺伝的な素因のほかに，外反母趾を生じやすい足の特徴として第1中足骨の内反，扁平足，エジプト型の足趾などがある[2]。

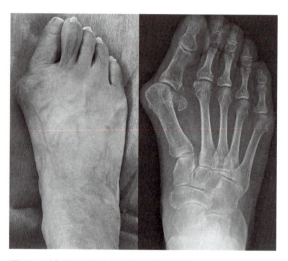

図1 ● 外反母趾の外観とX線画像

②外的要因

最も大きな要因として，靴の問題がある。『外反母趾診療ガイドライン2022』でも外反母趾の保存療法として靴指導の大切さについて書かれており，母趾MTP関節内足部を圧迫しない，toe boxが広く足趾運動を妨げない，ヒールを低めとする，やわらかい素材を使用する，靴紐はしっかり締める，適切なサイズの靴を選ぶ，といったことが挙げられている。

2 運動療法の適応

外反母趾の運動療法については，「軽度から中等度の外反母趾に対して運動療法を行うことを弱く推奨する」[2]とされている。文献的考察からは，運動療法単独による疼痛改善効果については明らかではないが，装具療法を併用することにより短期的ではあるが，変

形矯正効果や除痛効果が期待できる[3]。

3 運動療法の内容と方法

①母趾外転筋運動
足趾をグー，(チョキ，)パーと動かし足趾を開く運動(図2)。

②母趾MTP関節外側部の拘縮予防・除去
ゴム紐を両母趾にかけて母趾を内包に引き寄せる，Hohmann体操がよく知られている(図3)。

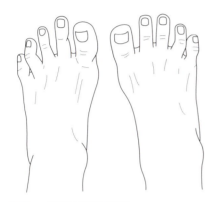

図2 ● 母趾外転筋運動

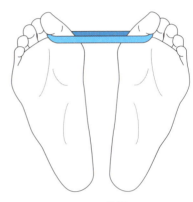

図3 ● Hohmann体操

4 運動療法の留意点

適応外の運動療法や無効な運動療法を長期間続けることは，手術介入が遅れ，治療期間の長期化や重症化といった患者の不利益を生ずるため，患者ごとの病態の把握と治療効果の評価が大切である。

文献
1) 高倉義典, 監：図説 足の臨床. 第4版. 田中康仁, 他編. メジカルビュー社, 2023.
2) 日本整形外科学会, 他監：外反母趾診療ガイドライン2022. 改訂第3版. 日本整形外科学会診療ガイドライン委員会, 他編, 南江堂, 2022.
3) Abdalbary SA：Foot mobilization and exercise program combined with toe separator improves outcomes in women with moderate hallux valgus at 1-year follow-up；a randomized clinical trial. J Am Podiatr Med Assoc. 2018；108(6)：478-86.

参考文献
▶ 高倉義典, 他編著：足の運動療法. メジカルビュー社, 2015.

3 中高齢者のスポーツ障害
【脊椎】
❶ 骨粗鬆症

工藤大輔，宮腰尚久

1 疾患・障害予防の概要

　骨粗鬆症は，骨の密度と質が低下する疾患で，骨が脆くなり骨折しやすくなる状態をさす。WHO（世界保健機関）では，「骨粗鬆症は，低骨量と骨組織の微細構造の異常を特徴とし，骨の脆弱性が増大し，骨折の危険性が増大する疾患である：A disease characterized by low bone mass and microarchitectural deterioration of bone tissue, leading to enhanced bone fragility and a consequent increase in fracture risk」と定義している[1]。

　骨密度は，少年期から思春期にかけて高まり，20歳前後でピークとなるが，やがて加齢や閉経にともない，破骨細胞による骨吸収が骨芽細胞による骨形成を上回ることや[2]，加齢による骨芽細胞機能の低下などが関与し，低下していく[3]。特に女性においては，50歳前後で閉経にともなう女性ホルモン（エストロゲン）の欠乏が破骨細胞の活性化を誘導し，閉経後10年の間に骨量が著明に減少する[4]。また壮年期以降は，骨におけるコラーゲン分子間の架橋も老化し，終末糖化産物（advanced glycation end products：AGEs）の増加により骨質が劣化する[5]。さらには，ビタミンDやビタミンKの不足による骨基質の変化によっても骨質の低下が生じるうえ[6]，日本人におけるビタミンDの充足はわずか9.1％であったとの報告がある[7]。

　骨粗鬆症の有病率は，腰椎では40歳以上の男性の3.4％，女性の19.2％，大腿骨頚部では各々12.4％，26.5％と報告されており，特に70歳代女性では30～40％に達することが報告されている[8, 9]。また，椎体骨折は男女ともに骨粗鬆症で最も多い骨折であり，その発生率は70歳代の女性で10万人当たり約3,000例（年3％程度），80代歳の女性で10万人当たり約8,000例（年8％程度）といわれている[10]。加えて，椎体骨折は負の連鎖をきたす。椎体骨折を起こすと次の骨折を起こすリスクが上がり，椎体骨折が1個あると次の骨折を起こすリスクが2.6倍，2個以上あると7.3倍に増加する[11]。さらに骨粗鬆症または骨密度の低下は生活の質（QOL）を低下させ[12]，有意に死亡リスクを上昇させることも知られている[13]。このように，骨粗鬆症は加齢とともに有病率が著しく増

加し，骨折だけでなく，QOLや生命予後にも影響を与える重要な疾患であるといえる。

診断

　原発性骨粗鬆症の診断基準の2012年度改訂では，脆弱性骨折の有無と骨密度により診断することが示されている[14]。脆弱性骨折は，立った姿勢からの転倒またはそれ以下の軽微な外力によって発生した非外傷性骨折と定義され，椎体，大腿骨近位部，下腿骨，橈骨遠位端，上腕骨近位部，肋骨などに生じやすい。脆弱性骨折の既往の多くは問診により確認できるが，椎体骨折の2/3は無症候性であるため，X線による確認を要する。骨密度は，dual-energy X-ray absorptiometry (DXA) を用いて，腰椎と大腿骨近位部の両者を測定することが望ましいとされる[15]。注意点として変形性脊椎症などによる骨硬化のために腰椎骨密度が不適切と考えられる場合は，大腿骨近位部骨密度とする。また大腿骨近位部は全大腿骨近位部と頚部骨密度のうち，若年成人平均値 (young adult mean：YAM) に対するパーセンテージが低いほうを採用する。

　以上より，低骨量をきたす骨粗鬆症以外の疾患 (多発性骨髄腫など)，または続発性骨粗鬆症の原因を認めないことを前提とした上で，椎体または大腿骨近位部の脆弱性骨折を認めるもの，そのほかの脆弱性骨折があり，かつ骨密度がYAMの80％未満であるもの，脆弱性骨折は認めないが骨密度がYAMの70％以下または− 2.5SD以下のものを，原発性骨粗鬆症と診断する (**表1**)[16]。

表1 ● 原発性骨粗鬆症の診断基準 (2012年度改訂版)

Ⅰ．脆弱性骨折あり
1．椎体骨折または大腿骨近位部骨折あり 　2．その他の脆弱性骨折あり，骨密度がYAMの80％未満
Ⅱ．脆弱性骨折なし
骨密度がYMAの70％以下または− 2.5SD以下

YAM：若年成人平均値 (腰椎では20〜44歳，大腿骨近位部では20〜29歳)

(文献16より引用)

2 運動療法の適応

　骨粗鬆症に対する運動療法の目的には，骨密度の増加，転倒予防，骨折の予防，脊柱アライメントの維持，改善，QOLの改善などがある。骨粗鬆症に対する運動療法は骨密度を増加させる効果が示され，『骨粗鬆症の予防と治療ガイドライン2015年版』[17]でも推奨グレードAとなっている。ただし，骨折予防効果については「運動介入には骨折を抑制するとの報告がある」と記載されており，推奨の強さはグレードB (行うように勧められ

る) となっている。Kemmlerら[18]による主に筋力訓練やバランス訓練を含む運動を行っていた10のランダム化比較試験 (RCT) によるメタアナリシスによると，運動療法が骨折を有意に抑制したことが明らかとなった (相対危険度0.49，95％信頼区間0.31-0.76)。

四肢骨折の多くや椎体骨折の一部は転倒によって生じることが多いため，骨折予防には転倒予防を目的とする運動が有用である。Sherringtonら[19]によるメタアナリシスでは，高齢者に対する転倒予防を目的としたバランス訓練や筋力訓練により，転倒が23％減少したと報告されている。また骨に力学的な負荷や衝撃が加わりやすい高強度のレジスタンストレーニングなどにより，骨密度が増加することが多数報告されている。Zhaoら[20]は，複合運動により腰椎 (標準化平均差0.170，95％信頼区間0.027-0.313，$p = 0.019$)，大腿骨頚部 (標準化平均差0.177，95％信頼区間0.030-0.324，$p = 0.018$) の骨密度が有意に増加したことをメタアナリシスにより分析した。

近年，バランス訓練とレジスタンス訓練を含めた複数種類の運動を実施することが推奨されている。英国骨粗鬆症協会による「骨粗鬆症に対する身体活動と運動」のクイックガイドでは，①骨と筋の強化：骨強度に対する荷重運動と筋力強化運動，②姿勢の安定：転倒予防のためのバランス訓練と筋力訓練，③背部のケア：姿勢や疼痛に対する背筋訓練などを病態，病状に応じて選択することが推奨されている[21]。

原則として，ほぼすべての骨粗鬆症に対して運動療法の適応があると考えられるが，対象となる患者の運動機能，認知機能，骨折の有無や状態，全身状態に影響する併存症の有無，通院可能か否か，などに応じて適切な運動療法を選択する。ただし，療養施設や病院に入所中，入院中の身体機能が著しく低下した高齢者では，運動療法の効果が期待できない可能性がある[22]。

3 運動療法の内容と方法

1) ロコモーショントレーニング (ロコトレ)

日本整形外科学会が推奨するロコトレは，特殊な機器が不要で場所を選ばず，単純で継続しやすい。バランス訓練の「片脚立ち」は床につかない程度に片脚を上げる運動で，転倒しないように机や手すりなどにつかまって行うとよい (図1)。下肢筋力強化にはスクワットが有効である (図2)。スクワットが難しい高齢者は，椅子と机を用いた「立ち上がり訓練 (chair rising)」がよい (図3)。また体力に合わせて「ヒールレイズ」(図4) による下肢の筋力強化，下肢の柔軟性，バランス能力，筋力を高める「フロントランジ」(図5) を追加するとさらに効果的である。

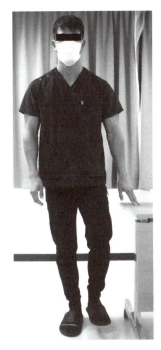

図1 ● 片脚立ち
床につかない程度に片脚を上げる．転倒しないように，机や手すりなどにつかまって行う．

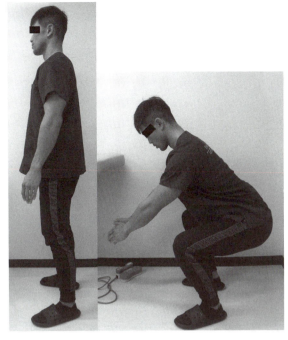

図2 ● スクワット
足を肩幅に広げて立ち，殿部を後ろに引くように，2〜3秒間かけてゆっくりと膝を曲げ，ゆっくりもとに戻る．

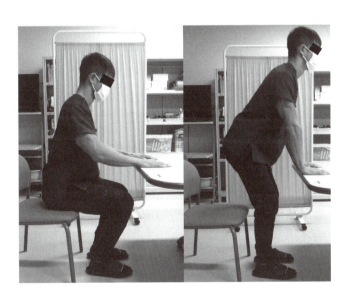

図3 ● 立ち上がり訓練 (chair rising)
椅子に腰かけ，机に手をついて，立ち座りの動作を繰り返す．

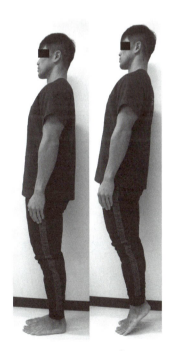

図4 ● ヒールレイズ
両脚で立った状態で踵を上げ，ゆっくり踵を下ろす．

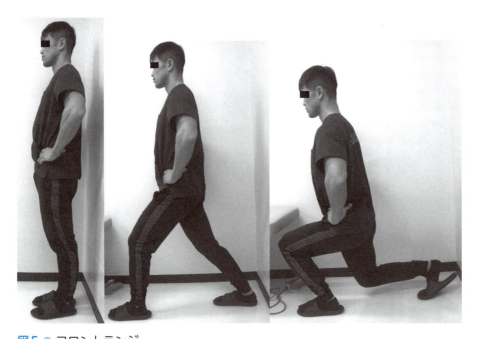

図5 ● フロントランジ
両脚で立った状態から，ゆっくり大きく前に踏み出し，大腿が水平になる程度に腰を深く下げる。
体を上げて，もとの位置に戻る。

2) 低負荷背筋運動

　　Sinakiら[23]は，腹臥位で行う背筋力増強運動を行い，背筋力の増加とともに椎体骨折の発症が減少したことを報告した。しかし，報告された背筋運動は，背部に重りの入ったバックパックを背負うものであり，骨粗鬆症を伴う高齢者には骨折や疼痛を生じる可能性があった。そのため，Hongoら[25]は，低負荷背筋運動の効果を検証するため，背中の重りを取り除き，脊柱中間位で5秒間維持する動作を1日10回繰り返し，これを週5回実施するように指導した（図6）。その結果，背筋力は運動群で有意に増強し，QOLスコアも改善した。本法は自宅でも手軽に実施可能で，運動実施率も73％と良好であったことから有用な方法である[24]。

3) 立位または座位での背筋運動

　　前述の背筋運動は，腹臥位で実施するため，強い後弯変形や脊柱の可動性が低下した患者では実施が困難である。このような患者では，立位または座位での運動が安全で有効である[25]。立位の運動では，壁から約30cm離れた位置で，上肢を挙上し，胸部を壁に近づけるように脊柱を伸展させる（図7）。座位の運動では，椅子などに座って上肢を挙上し，背もたれに寄りかかるように脊柱を伸展させる（図8）。

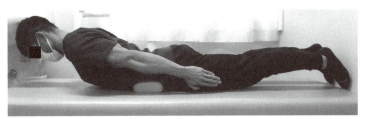

図6 ● 低負荷背筋運動

脊柱中間位で5秒間維持する動作を1日10回繰り返し，これを週5回実施する。

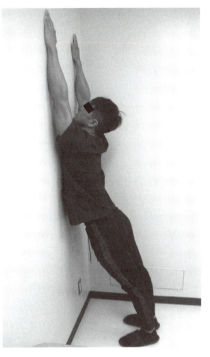

図7 ● 立位での背筋運動

壁から約30cm離れた位置で，上肢を挙上し，胸部を壁に近づけるように脊柱を伸展させる。

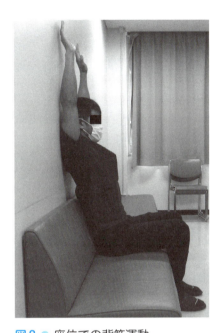

図8 ● 座位での背筋運動

椅子などに座って上肢を挙上し，背もたれに寄りかかるように脊柱を伸展させる。

4 運動療法の留意点

　不安定性を有する椎体骨折，骨折に伴う麻痺を有する患者に対する立位訓練，歩行訓練など，病状を悪化させる可能性がある運動は禁忌であり，手術療法を検討すべきである。急性期の椎体骨折や脊柱変形により腹臥位が困難な場合は，腹臥位での背筋運動は避ける。また運動機能，認知機能が著しく低下した患者に対する不適切なバランス訓練，歩行訓練などの転倒リスクが高いと考えられる運動も注意が必要である。高強度のレジスタンストレーニングやハイインパクトな運動は，重度の関節疾患，重度の骨粗鬆症を有する患者には危険な可能性がある。たとえば重度の骨粗鬆症患者では，腹筋運動など脊柱が過屈

曲となるような運動は椎体骨折の誘因となる可能性があるため，前屈動作を行わない等尺性の腹筋運動にとどめる[26]。

骨粗鬆症による骨折は高齢者に多く発生し，QOLだけでなく，生命予後を悪化させることから，その予防は非常に重要である。運動療法は，骨密度増加，骨折予防に有効と考えられる。特に，簡便で自宅でも実施可能なロコトレや低負荷背筋運動が有用である。

文献

1) World Health Organization:Assessment of fracture risk and its application to screening for postmenopausal osteoporosis. Report of a WHO study group. WHO technical report series, 1994, 843.
[https://iris.who.int/bitstream/handle/10665/39142/WHO_TRS_843_eng.pdf?sequence=1] (2025年2月閲覧)

2) Zaidi M, et al:Bone loss or lost bone:rationale and recommendations for the diagnosis and treatment of early postmenopausal bone loss. Curr Osteoporos Rep. 2009;7(4):118-26.

3) Rachner TD, et al:Osteoporosis:now and the future. Lancet. 2011;377(9773):1276-87.

4) Zebaze RM, et al:Intracortical remodelling and porosity in the distal radius and post-mortem femurs of women:a cross-sectional study. Lancet. 2010;375(9727):1729-36.

5) Saito M, et al:Collagen cross-links as a determinant of bone quality:a possible explanation for bone fragility in aging, osteoporosis, and diabetes mellitus. Osteoporos Int. 2010;21(2):195-214.

6) Takahashi M, et al:Effect of vitamin K and/or D on undercarboxylated and intact osteocalcin in osteoporotic patients with vertebral or hip fractures. Clin Endocrinol (Oxf). 2001;54(2):219-24.

7) Nakamura K, et al:Impact of demographic, environmental, and lifestyle factors on vitamin D sufficiency in 9084 Japanese adults. Bone. 2015;74:10-7.

8) Yoshimura N, et al:Prevalence of knee osteoarthritis, lumbar spondylosis and osteoporosis in Japanese men and women:the research on osteoarthritis/osteoporosis against disability study. J Bone Miner Metab. 2009;27(5):620-8.

9) Yoshimura N, et al:Cohort profile:research on osteoarthritis/osteoporosis against disability study. Int J Epidemiol. 2010;39(4):988-95.

10) Hagino H:Current and future burden of hip and vertebral fractures in Asia. Yonago Acta Med. 2021;64(2):147-54.

11) Lindsay R, et al:Risk of new vertebral fracture in the year following a fracture. JAMA. 2001;285(3):320-3.

12) Gao S, et al:Quality of life in postmenopausal women with osteoporosis:a systematic review and meta-analysis. Qual Life Res. 2023;32(6):1551-65.

13) Qu X, et al:Bone mineral density and all-cause, cardiovascular and stroke mortality:a meta-analysis of prospective cohort studies. Int J Cardiol. 2013;166(2):385-93.

14) Soen S, et al:Diagnostic criteria for primary osteoporosis:year 2012 revision. J Bone Miner Metab. 2013;31(3):245-57.

15) Leib ES, et al:Official positions of the international society for clinical densitometry. J Clin Densitom. 2004;7(1):1-6.

16) 宗圓　聰, 他：原発性骨粗鬆症の診断基準（2012年度改訂版）. Osteoporo Jpn. 2013;21(1):9-21.

17) 骨粗鬆症の予防と治療ガイドライン作成委員会, 編：骨粗鬆症の予防と治療ガイドライン2015年版. ライフサイエンス出版, 2015.

18) Kemmler W, et al：Effects of exercise on fracture reduction in older adults：a systematic review and meta-analysis. Osteoporos Int. 2013；24(7)：1937-50.

19) Sherrington C, et al：Exercise for preventing falls in older people living in the community. Cochrane Database Syst Rev. 2019；1(1)：CD012424.

20) Zhao R, et al：The effectiveness of combined exercise interventions for preventing postmenopausal bone loss：a systematic review and meta-analysis. J Orthop Sports Phys Ther. 2017；47(4)：241-51.

21) Royal Osteoporosis Society：Strong, steady and straight：physical activity and exercise for osteoporosis. Quick guide：summary. Published online 2019.
[https://theros.org.uk/media/0o5h1l53/ros-strong-steady-straight-quick-guide-february-2019.pdf](2025年2月閲覧)

22) Cameron ID, et al：Interventions for preventing falls in older people in care facilities and hospitals. Cochrane Database Syst Rev. 2018；9(9)：CD005465.

23) Sinaki M, et al：Stronger back muscles reduce the incidence of vertebral fractures：a prospective 10 year follow-up of postmenopausal women. Bone. 2002；30(6)：836-41.

24) Hongo M, et al：Effect of low-intensity back exercise on quality of life and back extensor strength in patients with osteoporosis：a randomized controlled trial. Osteoporos Int. 2007；18(10)：1389-95.

25) Miyakoshi N, et al：Effects of a simple, low-intensity back extension exercise on quality of life and back extensor strength in patients with osteoporosis and vertebral fractures：a 6-month randomized controlled trial. J Bone Miner Res. 2010；25(S1)：S342.

26) Sinaki M, et al：Postmenopausal spinal osteoporosis：flexion versus extension exercises. Arch Phys Med Rehabil. 1984；65(10)：593-6.

3 中高齢者のスポーツ障害【脊椎】

❷ 変形性脊椎症・腰部脊柱管狭窄症

工藤大輔，宮腰尚久

1 疾患・障害予防の概要

　腰椎の変性は，腰椎症または変性椎間板症と表現され，脊柱管狭窄症（脊柱管の狭窄），椎骨の不安定性および/または不整列を引き起こす可能性があり，腰痛および/または下肢症状を伴うことがある（図1）[1]。起床時や同じ姿勢からの動き始めに痛みが出現し，身体活動により軽減する。また重量物の運搬や中腰姿勢で痛みが誘発される。X線学的には，椎体の骨棘形成，椎間の狭小化，椎間関節の変性が認められる。40歳以上の住民の70.2％（男80.6％，女64.4％）にX線学的変化が認められる[2]。腰痛を有する患者は非常に多く，定期的に行われる厚生労働省の「国民生活基礎調査」[3]によれば，有訴者率は男女ともに腰痛が最多となっており，人口1,000対あたり男性で91.6人，女性で111.9人と報告されている。特に女性では，通院者率上位5傷病においても高血圧症，脂質異常症，眼の病気，歯の病気についで腰痛症が第5位で，人口1,000対あたり53.5人となっている[3]。

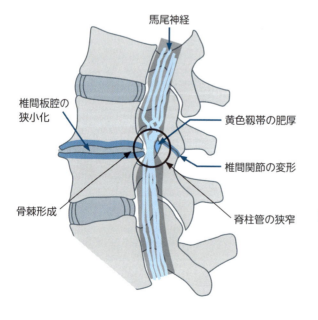

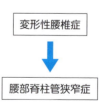

図1 ● 変形性脊椎症・腰部脊柱管狭窄症

椎間板，椎間関節の変性などが腰痛の原因となる。骨棘，椎間板，黄色靱帯などにより馬尾神経が圧迫されると腰部脊柱管狭窄症となる。

腰部脊柱管狭窄症の定義については，現時点で完全な合意は得られていないが，腰椎部の脊柱管あるいは椎間孔（解剖学的には脊柱管に含まれていない）の狭小化により，神経組織の障害あるいは血流の障害が生じ，症状を呈すると考えられている[4]。腰部脊柱管狭窄症に特徴的な病歴として，中高齢者で殿部から下肢に痛みやしびれがあること，症状が歩行や立位で増悪し，座位や前屈で軽減することである。日本脊椎脊髄病学会の腰部脊柱管狭窄症診断サポートツールの有用性が報告されており，7点をカットオフ値とした際の感度は92.8％，特異度は72.0％であった[5]。また画像診断には非侵襲的なMRIが最適であるが，MRI上の狭窄の程度と臨床症状は必ずしも一致するわけではないため，臨床症状や身体所見を含め，総合的に診断する。

変形性脊椎症・腰部脊柱管狭窄症に対する保存療法は，非ステロイド性抗炎症薬または馬尾型，混合型の腰部脊柱管狭窄症に対するリマプロストなどの薬物療法がある。手術療法は，腰痛の原因が椎間板障害と判明している場合の一部，腰部脊柱管狭窄症の保存療法無効例，症状が重度な例に適応があり，除圧術または固定術などが選択される[4, 6]。

2 運動療法の適応

急性腰痛に対する運動療法のランダム化比較試験（RCT）のメタアナリシスでは，運動療法は無治療群や他の保存療法と比較し，疼痛改善が同様であったと結論づけられており，現時点では急性腰痛に対する運動療法の有効性については明らかでない[7]。一方で，慢性腰痛患者のRCTでは，運動療法が腰椎可動域や機能障害の改善に効果があることや[8]，疼痛，運動機能，健康状態，筋力および持久力も改善することが示されている[9]。また腰部脊柱管狭窄症に対する運動療法の有効性については，『腰部脊柱管狭窄症診療ガイドライン2021』においてエビデンスの強さはB（中程度：効果の推定値に中程度の確信がある）であり，運動療法を行うことが勧められる。また専門家の指導下に行う運動療法は痛みの軽減，身体機能やADL，QOLの改善にセルフトレーニングよりも有効であること，除圧術よりも効果は劣るが，有害事象リスクは低く，低コストであり，重症例以外では推奨できると結論づけられている[4]。

さらに変形性脊椎症や腰部脊柱管狭窄症は，進行すると脊柱後弯や側弯などの脊柱変形を伴うことがある。脊柱変形は，腰背部痛，下肢痛などの痛みのみならず，身体機能低下，肺機能障害や胃腸障害などを生じてQOLを悪化させ，健康障害の原因となり，生存率も悪化させることが明らかとなっている[10]。脊柱後弯やQOLの低下には様々な因子が関連しており，腰椎前弯，骨盤後傾やsagittal vertical axisが背筋力と相関し，さらに脊柱後弯患者のQOLに影響を与える脊柱因子は，腰椎の可動性と背筋力であることが明らかとなっている[11]。そのため変形性脊椎症・腰部脊柱管狭窄症に合併する脊柱後弯に対して

は，背筋運動や脊柱可動性を改善させる運動療法が重要である。ただし，腰部脊柱管狭窄症では，腰椎の伸展により狭窄が増強し，症状が誘発されやすいことから，病態や重症度に応じて運動を処方する必要がある。

最近の腰椎固定術後アウトカムに対するリハビリテーション治療の効果を調べた18のRCTからなるメタアナリシスによると，短期的には運動療法が通常ケアよりも障害と痛みを軽減するのに効果的であることが示されている〔標準化平均差（95％信頼区間）：−0.41〔−0.71；−0.10〕および−0.36〔−0.65；−0.08〕，それぞれ4件および5件の研究〕[12]。さらに運動療法と認知行動療法の組み合わせで構成されたマルチモーダルリハビリテーションは，運動療法単独よりも障害と痛みに関連する恐怖を軽減するのに効果的であったことが明らかとなっている（−0.31〔−0.49；−0.13〕および−0.64〔−1.11；−0.17〕，それぞれ6件および4件の研究）[12]。以上のことから，変形性脊椎症・腰部脊柱管狭窄症に対する運動療法は，保存療法のみならず術後成績の改善としても有効である。

3 運動療法の内容と方法

1) 慢性腰痛症に対する運動療法

変形性脊椎症の主な症状は腰痛である。慢性腰痛に対しては，ストレッチングなどの柔軟性を高める運動，筋力増強運動，ウォーキングやサイクリングなどの有酸素運動，腰部安定化運動[13]，McKenzie法に代表される腰痛体操などがある[14]。ストレッチングの例として，腹直筋（図2）や脊柱起立筋（図3），腸腰筋（図4），大腿直筋，大腿筋膜張筋，大殿筋，ハムストリングス（図5）などがある。腰部安定化運動の例としてbird dogやside bridgeがあり，脊柱起立筋や腰方形筋，腹筋群，殿筋群が強化される（図6）。

2) 腰部脊柱管狭窄症に対する運動療法

本疾患患者では，下肢症状を誘発しないように前屈位姿勢をとることが多いことから，屈曲側の体幹・下肢の拘縮がみられるため，これらのストレッチングを行う。林ら[15]は，腰椎後弯可動性（posterior lumbar flexibility：PLF）テスト（図7）が歩行距離と相関し，拘縮改善を目的とする運動療法を実施し，股関節拘縮や腰椎可動性，歩行障害が改善することを報告した。本テストは，下位腰椎の可動性を反映し，多裂筋など腰部伸展筋のストレッチングが重要である。

3) 脊柱変形に対する運動療法

成人脊柱変形に対する運動療法の有効性を評価したシステマティックレビューによると，13論文のうち8論文で姿勢の改善が得られ，脊柱変形に対する運動療法は有効な可

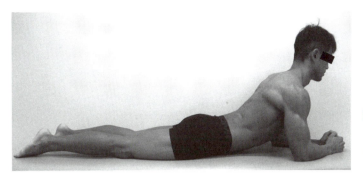

図2 ● 腹直筋のストレッチング
腹臥位でゆっくりと体幹を伸展させる。

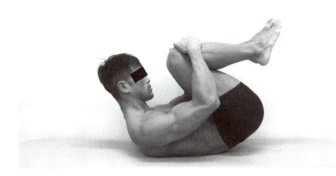

図3 ● 脊柱起立筋のストレッチング
仰臥位で背中を丸めるように，ゆっくり膝を抱え込む。

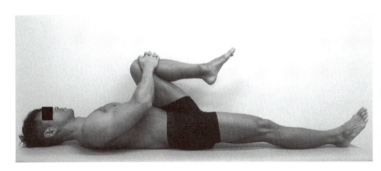

図4 ● 腸腰筋のストレッチング
仰臥位で片側の下肢を伸展し，ゆっくり対側の膝を抱え込む。

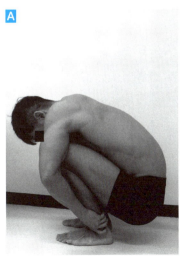
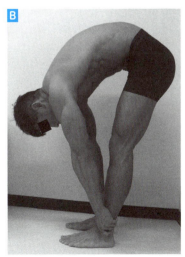

図5 ● ハムストリングスのストレッチング
A：ジャックナイフストレッチングとも呼ばれる。しゃがんだ状態から始め，両手で踵を保持する。
B：体幹と大腿部を密着させた状態で，徐々に膝関節を伸展させる。

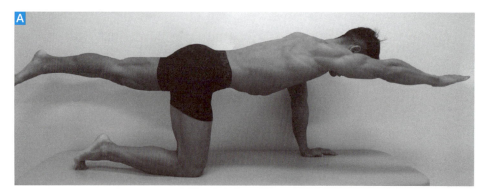
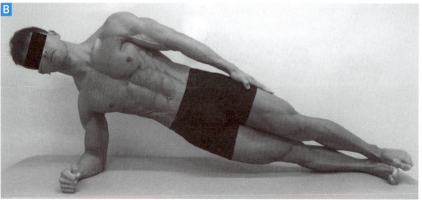

図6 ● 腰部安定化運動の例
A：bird dog。四つん這いの姿勢をとる。片脚と対側の上肢を上げて，伸ばした状態でキープする。
B：side bridge (plank)。頭から足まで一直線となるように，肘と足部で体幹を支持する。

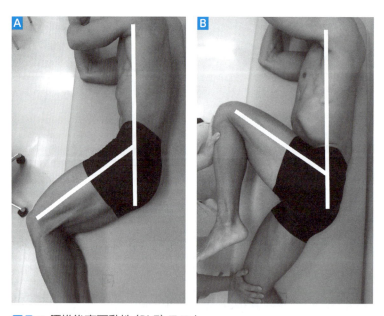

図7 ● 腰椎後弯可動性（PLF）テスト
A：側臥位で股関節を45度屈曲させる。
B：他動的に上方の股関節を屈曲させ，抵抗なく胸部まで接触できれば陰性とする。

能性がある[16]。変形性脊椎症や腰部脊柱管狭窄症は，種々の程度の骨粗鬆症や脊柱後弯を合併し，高齢の患者が多いことから前述の低負荷背筋運動が有用であり[17]，さらに患者の状態に応じて筋力増強運動，有酸素運動，ストレッチング，バランス運動なども実施する。

4 運動療法の留意点

　進行性の下肢麻痺，膀胱直腸障害を呈している場合は，手術の絶対適応であり，運動療法単独による治療は禁忌である。また運動に耐えられない全身疾患などがある場合を除いて，原則として運動療法は広く適応となりうるが，前述したように急性腰痛に対する運動療法の有効性については，現時点では明らかとなっていないことに留意する必要がある。

　運動療法は，変形性脊椎症や腰部脊柱管狭窄症に対して有効である。特に本疾患においては，腰椎可動性や背筋力が重要である，かつ高齢者が多いことなどから，簡便で自宅でも実施可能な低負荷背筋運動が有用である。しかしながら，適切な運動強度や頻度は確立されておらず，また高齢者では，他の運動器疾患や心血管疾患なども合併し，一様ではないことから，個々の病状に応じて適切な運動療法を処方することが必要である。

文献

1) Gibson JNA, et al：Surgery for degenerative lumbar spondylosis. Cochrane Database Syst Rev. 2005；2005(4)：CD001352.

2) Yoshimura N, et al：Epidemiology of the locomotive syndrome：The research on osteoarthritis/osteoporosis against disability study 2005-2015. Mod Rheumatol. 2017；27(1)：1-7.

3) 厚生労働省：2022（令和4）年 国民生活基礎調査の概況.
[https://www.mhlw.go.jp/toukei/saikin/hw/k-tyosa/k-tyosa22/dl/14.pdf]（2025年2月閲覧）

4) 日本整形外科学会, 他監：腰部脊柱管狭窄症診療ガイドライン2021. 改訂第2版. 日本整形外科学会診療ガイドライン委員会, 他編. 南江堂, 2021.

5) Konno S, et al：Development of a clinical diagnosis support tool to identify patients with lumbar spinal stenosis. Eur Spine J. 2007；16(11)：1951-7.

6) 日本整形外科学会, 他監：腰痛診療ガイドライン2019. 改訂第2版. 日本整形外科学会診療ガイドライン委員会, 他編. 南江堂, 2019.

7) Hayden JA, et al：Meta-analysis：exercise therapy for nonspecific low back pain. Ann Intern Med. 2005；142(9)：765-75.

8) Nemcic T, et al：Comparison of the effects of land-based and water-based therapeutic exercises on the range of motion and physical disability in patients with chronic low-back pain：single-blinded randomized study. Acta Clin Croat. 2013；52(3)：321-7.

9) Cuesta-Vargas AI, et al：Exercise, manual therapy, and education with or without high-intensity deep-water running for nonspecific chronic low back pain：a pragmatic randomized controlled trial. Am J Phys Med Rehabil. 2011；90(7)：526-34.

10) Ensrud KE, et al:Prevalent vertebral deformities predict mortality and hospitalization in older women with low bone mass. Fracture Intervention Trial Research Group. J Am Geriatr Soc. 2000;48(3):241-9.

11) Miyakoshi N, et al:Back extensor strength and lumbar spinal mobility are predictors of quality of life in patients with postmenopausal osteoporosis. Osteoporos Int. 2007;18(10):1397-403.

12) Bogaert L, et al:Rehabilitation to improve outcomes of lumbar fusion surgery:a systematic review with meta-analysis. Eur Spine J. 2022;31(6):1525-45.

13) Standaert CJ, et al:Evidence-informed management of chronic low back pain with lumbar stabilization exercises. Spine J. 2008;8(1):114-20.

14) Paatelma M, et al:Orthopaedic manual therapy, McKenzie method or advice only for low back pain in working adults:a randomized controlled trial with one year follow-up. J Rehabil Med. 2008;40(10):858-63.

15) 林　典雄, 他：馬尾性間欠破行に対する運動療法の効果. 日腰痛会誌. 2007;13(1):165-70.

16) Bansal S, et al:Exercise for improving age-related hyperkyphotic posture:A systematic review. Arch Phys Med Rehabil. 2014;95(1):129-40.

17) Hongo M, et al:Effect of low-intensity back exercise on quality of life and back extensor strength in patients with osteoporosis:a randomized controlled trial. Osteoporos Int. 2007;18(10):1389-95.

第3章
リハビリテーション医療における運動療法

　2025年には団塊の世代全員が後期高齢者になり，認知症患者675万人が5年後の2030年には744万人に，単身高齢者も2025年の751万世帯から5年後の2030年には45万世帯増の796万世帯になると予想されている。障害者の高齢化も進んでおり，特に85歳以上で要介護認定率が上昇することから，医療と介護の複合ニーズがいっそう高まることになる。それによって救急搬送や在宅医療需要の増加も見込まれている。私の生まれた1963年には153人だった数が，2024年で95,119人，約600倍になった。100歳以上の高齢者数である。また，2007年に日本で生まれた子どもの半数が107歳より長く生きると推計されている。2022年7,494万人と減少した生産年齢人口も2040年には6,000万人を切るといわれ，財政的にも大問題を抱えている。

　大変な時代になった。リハビリテーション医療の守備範囲も予防から治療，維持に至るまで幅広くなってきたということである。要するに，予防から治療，維持に至るまで，すべての生活期間において，健康に注意を払い自己管理をしなければならないということになった。そうすることが健康寿命を延伸させることにも繋がる。それには，運動，検診，食事の重要性をしっかり理解してもらう環境作りから実践に至るまで十二分に配慮をする必要がある。

　2002年にN Engl J Medに出されたMyers Jらの論文で，平均年齢59±11.2歳の6,213名の男性において，心血管疾患等のリスクの有無にかかわらず，適切な管理の下で運動を行い，運動耐容能を1METs増加させることは，生存率の12％の改善をもたらすことが示された。Kokkinos Pらは2010年に平均年齢71.4±5歳の男性退役軍人5,314名において，運動耐容能を1METs増加させると，死亡危険率は12％低下することを示し，運動耐容能5METs以上の運動を行うことが死亡危険率を低下させられるため，毎日20〜40分間のウォーキングを推奨している。

　上記のことをふまえて，本章では，入院期の主たる11疾患に対する運動療法について，実臨床で著名な先生方に執筆をお願いした。それぞれの疾患の特徴や運動療法を行ううえでの注意点について記載をしてもらった。いずれも実臨床に重要で役立つことがしっかりまとめられている。急性期から目的を持ったリハビリテーション治療が重要であることが理解できる。ご執筆に対し，改めて深謝申し上げる。

安保雅博

1 リハビリテーション医学・医療

安保雅博

1 リハビリテーション医学の歴史

　「リハビリテーション」という用語が医学領域で使用され始めたのは，今からおおよそ110年前の第一次世界大戦の頃といわれている。膨大な数の戦傷者をいかに社会に復帰させるか，という社会的課題に対応するためのものだった。その頃のリハビリテーションは，医学的治療と並行して進めるという位置づけでもあった。第二次世界大戦でさらにその必要性と有用性が重視され，米国でAmerican Board of Physical Medicine and Rehabilitationとして認知され，すなわち専門の臨床領域となった。

　現在，リハビリテーションという言葉は一般的になっているが，日本にリハビリテーションという概念が導入されたのは，この1950年代の米国からであるといわれている。そして，1963年には，日本リハビリテーション医学会が設立された。Physical MedicineとRehabilitation Medicineの両者が含まれる，日本における「リハビリテーション医学」として総括されている。翌年には，第1回日本リハビリテーション医学会が開催，学会機関誌『リハビリテーション医学』が創刊されている。その後，日本医学会に加入し専門医制度が始まっている。

　「リハビリテーション科」は，1996年に診療科名としての標榜が認可され，2001年には日本専門医機構の18基本領域（2024年現在は19）の1つにリハビリテーション科が加わった。他の科に対する認知度と比べれば，歴史的に浅いため低いものになっている。しかし，2000年から始まった介護保険制度や回復期リハビリテーション病棟の制度化により，リハビリテーション医療が保険診療の中で整理され始めた。また，2003年に科学研究費に複合領域「リハビリテーション科学・福祉学」の細目が誕生した。2012年に日本リハビリテーション医学会は，社団法人から「公益社団法人日本リハビリテーション医学会」となり，2016年には会員総数が1万人を超えた（2023年3月31日現在，計1万1,298名：医師1万877名，医師以外304名，専門職会員127名）。

　たとえば，2004年に政府与党から示された「健康フロンティア戦略」においては，「脳卒中は救急疾患であると同時に，リハビリテーション治療によっても機能予後の改善が大

きく期待できる」と示され，少子高齢化が切羽詰まったこともあり，この20年はほぼ全診療科でリハビリテーション医学・医療のニーズが高まっている。要するに現在のリハビリテーション医療というのは，疾患多様性であり，病期多様性であるということである。疾患多様性とは，いろいろな疾患の障害を評価し，適切なリハビリテーション治療を提供することを意味し，病期多様性とは，すべてのステージにおけるリハビリテーションチームのマネジメントを行うということである。

また，リハビリテーション医療を担う有能な人材を将来にわたって確保するためには，教育が欠かせない。卒前教育，卒後教育の充実のためには，医学部におけるリハビリテーション医学講座の設置を推進することが必要である。厚生労働省は，2011〜2013年までの間で「専門医の在り方に関する検討会」を実施し，2014年に専門医養成・認定を統一的に行う第三者機関として日本専門医機構が設立された。さらに，日本専門医機構が行う専門医研修が2018年から開始され，2021年秋に機構認定専門医が初めて誕生している状況である。1974年に日本で初めて獨協医科大学にリハビリテーション医学講座が設置されたが，時代の要請もあり，2011年度以降に23大学にリハビリテーション医学講座が新しく設置されるに至っている。特に専門医研修開始の2018〜2022年度の5年間の間に，9大学に新しく設置されている。講座ではなくリハビリテーション科の病院教授も増えており，今後ますます増大し，講座に昇格することが望まれる状況にある。

時代の流れとともに，リハビリテーション医学が必要される領域は，ほぼ全診療科に及んでいる。これまでの「障害を克服する」というリハビリテーション医学の考え方だけでは，対処できない分野も増えた。よって，2017年に日本リハビリテーション医学会で，リハビリテーション医療を「活動を育む医学」と再定義することにした。病や外傷で低下した身体的・精神的機能を回復させ，障害を克服するという従来の解釈の上に立ち，人の営みの基本である「活動」に着目し，その賦活化を図る過程をリハビリテーション医学・医療の中心に据える考え方で，活動を賦活するというプラス思考でもある。つまりは，健康寿命を伸延させる役割も担えると考えている。将来の介護予防にもつながり，人生100年時代の到来を見据え対応が求められる日本社会では，きわめて重要な存在といえる。

また，リハビリテーション医学を通じた社会貢献の1つとして，「寛容社会」の実現に貢献できる。超高齢社会では，何らかの疾患や障害をもっているのが当たり前の状況になり，複数の疾患・障害を抱えることは容易に想像できることであろう。その際，困難な状態に対処する術があることは，前向きの気持ちを維持するためにきわめて大切である。たとえ完治が無理でも，生活を維持する治療法があることは希望につながる。何らかの疾患や障害と向き合う際，リハビリテーション医学というよりどころがあれば，心に余裕ができ，他者にも寛容になれるので，身体だけでなく心の健康に役立つリハビリテーション医学寛容社に貢献できる存在になってきた。

2 リハビリテーション医療

　リハビリテーション医学という科学的裏付けのもとに，リハビリテーション医療がある。リハビリテーション診療はリハビリテーション医療の中核であり，診断・治療・支援の3つのポイントがある。活動の予後を予測するのが，リハビリテーション診断である。そして，その活動を最良にするのが，リハビリテーション治療である。さらに，環境調整や社会資源の利用などの支援を行っていくのが，リハビリテーション支援である。また，図1[1]のようにリハビリテーション科の医師に加えて各科の医師や看護師，理学療法士，栄養管理士，社会福祉士などがチームを形成しているのが特徴である。

　リハビリテーション医療は，複数の障害が併存する重複障害・複合障害を「活動」という視点から治療できる専門分野ということもできる。このような状況の中，リハビリテーション医学を整理し，学術的に裏付けされたリハビリテーション医療を行っていく必要がある。まず，急性期，回復期，生活期のフェーズ（図2）[1]を問わず，「日常での活動」「家庭での活動」「社会での活動」について，病歴・診察，各種の検査・評価をふまえながら，活動の予後を予測するリハビリテーション診断を行う（表1）[2]。そして，それらの活動の予後を最良にするために目標（ゴール）を定め，適切な治療法を組み合わせたリハビリテーション処方を作成し，リハビリテーション治療を実施していく。さらに，リハビリテーション治療に相まって環境調整や社会資源の活用などのリハビリテーション支援を行い，最高のQOLの実現をめざす。

　2001年にWHO総会で採択され，現在，国際的に整備が進められている国際生活機能

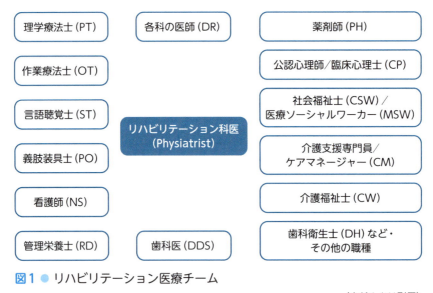

図1 ● リハビリテーション医療チーム

（文献1より引用）

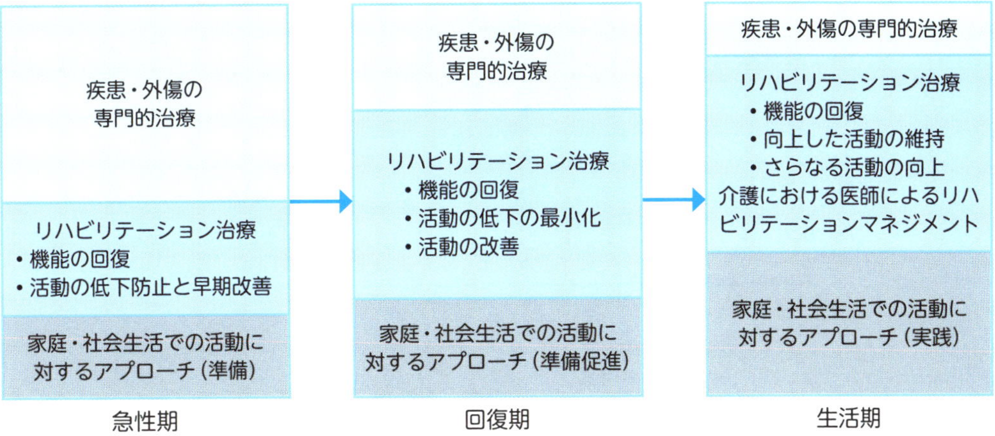

急性期　　　　　　　　　　　　回復期　　　　　　　　　　　　生活期

図2 ● 急性期・回復期・生活期のリハビリテーション医学・医療

(文献1より引用)

表1 ● リハビリテーション診療

リハビリテーション診断	リハビリテーション治療	リハビリテーション支援
〔活動の予後を予測する〕 • 問診 　病歴，家族歴，生活歴，社会歴など • 身体所見の診療 • ADL・QOLなどの評価 　FIM（機能的自立度評価法）， 　Barthel指数，SF-36など • 高次脳機能検査 　改訂長谷川式簡易知能評価スケール 　（HDS-R） 　MMSE（mini-mental state examination） 　FAB（frontal assessment battery） 　など • 画像検査 　超音波，単純X線，CT，MRI， 　シンチグラフィーなど • 血液検査 • 電気生理学的検査 　筋電図，神経伝導検査，脳波，体性 　感覚誘導電位（SEP），心電図など • 生理学的検査 　呼吸機能検査，心肺機能検査など • 摂食嚥下機能検査 　嚥下内視鏡検査，嚥下造影検査など • 排尿機能検査 　残尿測定 　ウロダイナミクス検査など • 病理検査 　筋・神経生検	〔活動の予後を最良にする〕 • 理学療法 　運動療法 　物理療法 • 作業療法 • 言語聴覚療法 • 摂食機能療法 • 義肢装具療法 • 認知療法・心理療法 • 電気刺激療法 • 磁気刺激業法 　rTMS（repetitive transcranial magnetic stimulation）など • ブロック療法 • 薬物療法（漢方を含む） 　疼痛，麻痺，排尿，排便，精神， 　神経，循環，代謝，異所性骨化 　など • 生活指導 • 排尿・排便管理 • 栄養管理（リハビリテーション診療 　での栄養管理） • 手術療法 　腱延長術，腱切断術など • 新しい治療 　ロボット，BMI（brain machine interface），再生医療，AI（artificial intelligence）など	〔活動を社会的に支援する〕 • 家屋評価・住宅（家屋）改修 • 福祉用具 • 支援施設（介護老人保健施設，特別養護老人ホーム） • 経済的支援 • 就学・就労支援 • 自動車運転復帰 • 障害者スポーツ活動 • 法的支援 　介護保険法 　障害者総合支援法 　身体障害者福祉法など

(文献2より引用)

1 リハビリテーション医学・医療　235

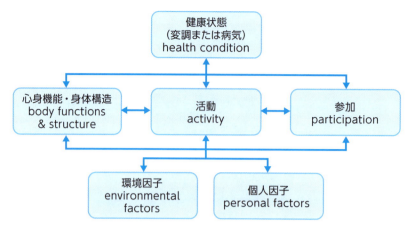

図3 ● 国際生活機能分類（ICF）モデル

(文献2より引用)

分類（International Classification of Functioning, Disability and Health：ICF）の基本的な考え方とも合致する（図3）[2]。ICFの参加（participation）は，「社会での活動」に相当する。「活動を育む」医学・医療とは，人の営みの基本である「活動」に着目し，「日常」「家庭」「社会」における「活動」を，長期的視野をもって科学的に賦活化していく医学・医療である。「日常での活動」として挙げられるのは，起き上がる，座る，立つ，歩く，手を使う，見る，聞く，話す，考える，衣服を着る，食事をする，排泄をする，寝るなどである。これらの活動を組み合わせて行うことで，掃除，洗濯，料理，買い物などの「家庭での活動」につながる。さらに，それらを発展させると学校生活，就業，地域行事，スポーツなどの「社会での活動」となる。

　時代，地域，社会環境により「活動を育む」主な対象は変化する。少子高齢社会のわが国では，「活動を育む」主眼は高齢者に置かれがちだが，成長段階の小児や社会の中心的役割をしている青壮年期も対象である。すべての年齢層に「活動を育む」意義を示しながら，身体機能の回復・維持・向上を図り，生き生きとした社会生活をサポートしていく必要がある。今後，疾病や障害の一次・二次予防においても，リハビリテーション医学・医療には大きな役割が期待される。

文献

1) 久保俊一, 編：リハビリテーション医学・医療コアテキスト. 第2版. 医学書院, 2022.
2) 久保俊一, 他編：総合力がつくリハビリテーション医学・医療テキスト. 日本リハビリテーション医学教育推進機構, 2021.

2 リハビリテーション医療における運動療法の位置づけ
——運動療法と物理療法，作業療法

中山恭秀

1 リハビリテーション医療

　リハビリテーション医療とは，医師を中心としたチームで患者を診る医療をさす。様々な専門性をもつ医師がそれぞれの領域において，病棟における離床支援や廃用症候群の予防，退院に向けた医学的リハビリテーションを進める。その中で，特にリハビリテーション医学を専門とする医師であるリハビリテーション科医師が，専門的なリハビリテーション治療技術を投入する必要があると判断して行われるリハビリテーション治療には，理学療法として行われる運動療法と物理療法，作業療法士により行われる作業療法がある。さらに近年のリハビリテーション治療には，言語聴覚療法や摂食嚥下療法，義肢装具療法，磁気刺激治療などが加わっており，医行為として行われる薬物療法と組み合わせることで，現代医学では欠かすことのできない医学の一領域となっている。医師は様々な評価を行い，患者の問題を分析する。そして，明確なリハビリテーション治療計画を立案する。医師の治療には薬物療法のほか，装具療法，理学療法，作業療法，物理療法などがある。

2 運動療法

　運動療法（図1）は，運動力学を概念にもつ運動医学由来の整形外科的治療の1つとして発展した治療法である。今日では循環器疾患や呼吸器疾患などに対する内科的治療，がんの外科的治療における周術期など

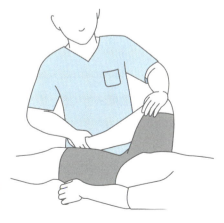

図1 ● 運動療法：下肢の関節可動域（ROM）訓練の一例

でも重要視されている．様々な医学的治療と組み合わせることで，障害の克服のみならず，生命維持においても必要不可欠なものとなっている．運動 (movement) は，最小単位のものが関節運動である．そのため，関節可動域や筋力との関連が強い．いくつかの関節運動が組み合わされることで，動作 (motion) を形成する．生活動作としては，寝返りや起き上がり，立ち上がりといったものが基本動作として定義されている．動作 (motion) は，意思を伴うことで活動や行為 (action) となる．意思とは，「〜のために」という表現で明確に区別できるものであり，International Classification of Impairment, Disability, Handicap (ICIDH) に代表される障害モデルでは，運動から直線的に動作との間でつながりを探ることは混乱をまねく可能性がある．国際生活機能分類 (ICF) では，個人因子や環境因子とのつながりを見出すことで，その関連性が明確にされている．このつながりこそが，リハビリテーション医療関連職種が理解しておかなければならない近代医学における重要な視点であり，リハビリテーション医学会が掲げる「活動を育む」の基底にある概念である．

　日本リハビリテーション医学会が示す運動療法には，関節可動域 (range of motion: ROM) 訓練，筋力増強訓練，持久力 (心肺機能) 訓練，協調性訓練，バランス訓練，基本動作訓練，歩行訓練などがある[1]．また，治療体操という概念も運動療法として含まれている．運動は筋萎縮を予防し，関節可動域を維持することに役立つ．また，動作は自立した生活を営む上で重要な基本的要素である．動作や活動のためには有酸素運動による心肺機能向上が不可欠であり，活動範囲の拡大といった視点も円滑な地域生活を送るためには重要であることから，対象とする動作の可否が影響する生活を見通すことも大切である．理学療法士による運動療法は，心身機能や身体構造における問題を運動，動作，そして活動に連結[2]することで科学的に治療法を探ることが可能となる (図2)．

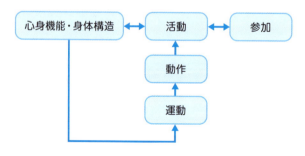

図2 ● 運動療法とICFとの連結

(文献2をもとに作成)

3 物理療法

物理療法は，非侵襲的な電気刺激や音波，振動刺激，温熱刺激を生体に加えることで，鎮痛や機能向上・回復を図ることを目的とした治療法である（図3）。物理療法は，運動療法と合わせることで効果を高めることが知られている。物理的刺激の種類は，熱エネルギー，電磁エネルギー，音響エネルギー，力学的エネルギーの4種類があり[3]，熱エネルギーを用いる温熱療法，電磁エネルギーを用いる超短波療法や極超短波療法，光線療法，低周波などに代表される電気刺激療法がある。音響エネルギーを用いる超音波療法は，温熱療法の1つである。力学的エネルギーには様々なものがあり，牽引療法や体外衝撃波治療などがある。

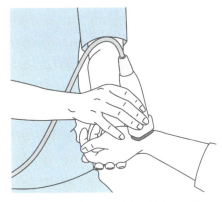

図3 ● 物理療法：超音波療法の一例

温熱療法は，身体を温めることにより循環改善や鎮痛作用が期待できる治療である。電気刺激療法は神経や筋へ刺激を与えることで膜電位に作用し，筋収縮や神経の興奮を誘発することが可能である。経皮的電気刺激には鎮痛作用もある。いずれも身体への影響はあるため，明確な適応と禁忌を理解して用いなければならない。理学療法士の養成カリキュラムには，医療技術職の中で唯一，物理療法治療が含まれている。

4 作業療法

作業療法（図4）は，作業療法士が生業とする治療である。"occupation"が「作業」と訳されたことから日本の作業療法士という名称ができたことは知られているが，「職業」とも訳される。言葉の意味からわかる通り，本来は急性期医療を脱した段階で，患者が回復期から社会復帰を図る上で必要な諸作業技能・能力を向上させるための治療手技である。決して単純な動作ではない生活関連動作や，職業における専門性の高い

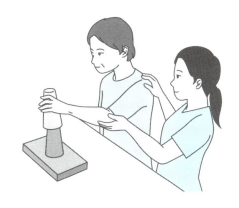

図4 ● 作業療法

動作の達成や援助も治療目標となる。動作に意図をもつ諸活動や行為は，患者の知能や性格，認知機能なども深く関係するため，様々な机上検査の結果をつなぎ合わせることで，作業の質をとらえる。具体的な作業療法には，日常生活動作訓練や手段的日常生活動作訓練，高次脳機能障害に対する訓練などがあり，復職および復学のための訓練や自動車運転再開のための訓練なども作業療法の範疇に入る。そのため，すべての作業を念頭に置くため，関節可動域訓練や筋力トレーニングも作業療法に含まれることになる。作業療法には，書字や編み物，木工といった基本的なものから，他者とのコミュニケーションを伴う諸活動そのものが訓練となる。また，麻雀やオセロといったゲームなども治療に用いられる。

文献

1) 小池有美, 他：理学療法 (運動療法・物理療法) ―他の職種から理解を得るために. 総合力がつくリハビリテーション医学・医療テキスト. 日本リハビリテーション医学教育推進機構, 他監, 久保俊一, 他総編. 日本リハビリテーション医学教育推進機構, 2021, p35-72.

2) 藤澤宏幸：臨床における運動・動作分析の科学的検証―体系化に向けて. 理学療法学. 2004;31(8):483-8.

3) 吉田秀樹：Crosslink 理学療法学テキスト 物理療法学. 吉田秀樹, 編. メジカルビュー社, 2020, p2-4.

3 疾患別運動療法
——主に入院期の運動療法
❶脳血管疾患—片麻痺・麻痺の重症度別

新見昌央

1 疾患・手術の概要

1) 脳血管疾患の概要

脳血管疾患として脳梗塞，脳出血，くも膜下出血を中心に概説する。

①脳梗塞

脳梗塞は，脳動脈が狭窄あるいは閉塞することで，虚血に至った脳組織が壊死する疾患である。脳梗塞の分類には一般的に1993年に発表されたTOAST (Trial of Org10172 in Acute Stroke Treatment) 分類が用いられることが多い。TOAST分類によると，脳梗塞はアテローム血栓性脳梗塞，心原性脳塞栓症，ラクナ梗塞，他の確定した原因による脳梗塞，潜因性脳梗塞に分類される。脳動脈は前方循環系と後方循環系にわけられ，前方循環系には内頚動脈や前大脳動脈，中大脳動脈が含まれる。後方循環系には椎骨動脈や脳底動脈，後大脳動脈が含まれる。

アテローム血栓性脳梗塞は，径の太い脳主幹動脈の狭窄や閉塞によって生じる。心原性脳塞栓症は，心臓にある血栓が脳動脈に流入して閉塞することで生じる。特に非弁膜性心房細動が原因で，左心耳に血栓を形成する場合が多い。心原性脳塞栓症は突然発症し，大脳皮質を含んだ広範囲の病変をきたしやすい。ラクナ梗塞は脳主幹動脈から分岐した穿通枝が閉塞して生じ，病巣は15mm以下である。他の確定した原因による脳梗塞は脳動脈解離，血管炎，静脈血栓症，血液凝固異常，悪性腫瘍などによって生じる。潜因性脳梗塞では通常の検索では明らかな原因が同定できない。

TOAST分類に含まれてはいないが，注意すべき脳梗塞の病型としてbranch atheromatous disease (BAD) がある。BADは脳主幹動脈から穿通枝への分岐部の狭窄や閉塞によって生じると考えられる。BADでは発症から時間の経過とともに神経症状が進行することが比較的多い。図1に示すように，神経症状の悪化に一致して，脳画像上の病変も拡大する。BADは中大脳動脈の穿通枝であるレンズ核線条体動脈や，脳底動脈の穿通枝である傍正中橋動脈などで生じる。脳梗塞に近い病態として一過性脳虚血発作がある。一過性脳虚血発作では，一過性の脳や網膜の虚血によって短時間のみ神経症状が生じ，通常

241

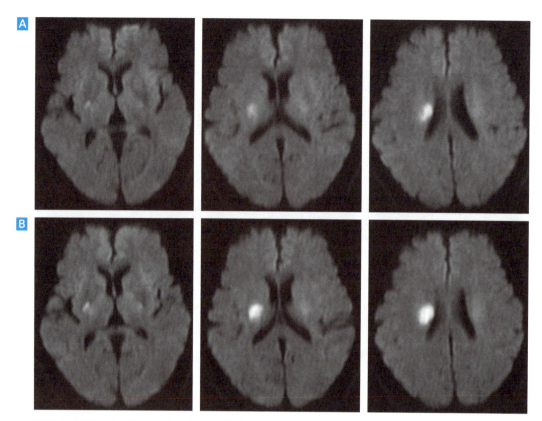

図1 ● MRIにおけるBAD病変の継時的変化
A：発症12時間後のMRI画像（拡散強調画像）
B：発症72時間後のMRI画像（拡散強調画像）
片麻痺進行とともに病変が拡大する。

24時間以内に症状が消失する。一過性脳虚血発作発症後は，脳梗塞を生じる危険が高い。
　発症から4.5時間以内の脳梗塞では，慎重に適応が判断された上で，閉塞する血栓を溶解するために遺伝子組み換え組織型プラスミノゲン・アクティベータ（recombinant tissue-type plasminogen activator：rt-PA）の静脈内投与が行われる。発症早期の脳主幹動脈閉塞に伴う脳梗塞では，機械的血栓回収療法が施行される。発症48時間以内のアテローム血栓性脳梗塞やBADには選択的トロンビン阻害薬であるアルガトロバンが点滴投与される。発症48時以内の脳梗塞や一過性脳虚血発作では，抗血小板薬であるアスピリンの経口投与が行われる。中大脳動脈灌流域を含む一側大脳半球梗塞では，進行する脳浮腫によって頭蓋内圧亢進をきたすことで死に至ることがあるため，減圧開頭術が施行されることがある。

②脳出血

　脳出血は，脳血管が破綻して脳実質内に血液が流出する疾患である。脳出血は高血圧性脳出血と二次性脳出血に分類される。高血圧症脳出血の好発部位として，頻度が高い

順に被殻，視床，皮質下，脳幹，小脳がある。二次性脳出血の原因には脳腫瘍，脳動静脈奇形，海綿状血管腫，もやもや病，アミロイドアンギオパチー，血管炎，出血性素因などがある。出血が生じた部位の脳組織が破壊されるとともに，血腫による圧迫によって，血腫の周囲にも脳損傷が生じる。血腫量が多い場合や，脳浮腫や水頭症の合併により頭蓋内圧が亢進すると脳ヘルニアをきたし，死に至ることがある。血腫量の計算には，下記の式を用いる。

> 頭部CTで認める血腫の最大の長径 (cm) ×長径に直行する短径 (cm)
> ×スライス厚 (cm) × 1/2

　脳出血の急性期には降圧管理が重要であり，早期に収縮期血圧140mmHg未満とする。降圧薬として，カルシウム拮抗薬であるニカルジピンの点滴投与が行われることが多い。被殻出血では血腫量が31mL以上で，血腫による圧迫所見が高度であれば開頭血腫除去術が施行される。適応を満たせば，開頭血腫除去術よりも侵襲度の低い定位的血腫除去術や，内視鏡下血腫除去術が選択されることもある。小脳出血では，血腫の最大径が3cm以上で神経症状が増悪している場合や，閉塞性水頭症を合併している場合に開頭血腫除去術が施行される。

③くも膜下出血

　脳表面は3層構造の髄膜で覆われている。髄膜の内側層である軟膜と中間層であるくも膜の間にくも膜下腔と呼ばれる空間があり，くも膜下出血は，脳血管の破綻によりくも膜下腔に血液が流出する疾患である。くも膜下出血の原因のほとんどが脳動脈瘤破裂で，他に脳動静脈奇形，もやもや病，脳動脈解離，頭部外傷などがある。くも膜下出血が生じると，髄膜が刺激されて激しい頭痛を呈し，頭蓋内圧が急激に亢進するため意識障害を伴いやすい。くも膜下出血発症後早期には，再出血を起こす危険がある。また，くも膜下出血では交感神経過緊張状態となり，カテコラミン分泌が亢進しているため，たこつぼ型心筋症や神経原性肺水腫を合併することがある。くも膜下出血発症から5～14日には，遅発性脳血管攣縮により脳梗塞を発症する可能性があり，この時期はスパズム期と呼ばれる。遅発性脳血管攣縮の重症度とくも膜下腔の血管周囲血腫量の間には，相関があると報告されている。

　くも膜下出血の原因が脳動脈瘤の破裂であれば，血管内治療であるコイル塞栓術か開頭クリッピング術が施行される。脳動静脈奇形が原因であれば，血管内塞栓術，外科的摘出術，定位放射線治療，もやもや病が原因であれば血行再建術，脳動脈解離が原因であれば血管内治療が施行される。遅発性脳血管攣縮予防のため，エンドセリン受容体拮抗薬であるクラゾセンタンの点滴投与が行われる。

2) 脳血管疾患で生じる片麻痺

　運動に関わる神経の経路として，最も重要なのが皮質脊髄路である。皮質脊髄路は中心前回にある一次運動野の第Ⅴ層にある錐体細胞に始まり，この神経線維は放線冠を下行し，内包後脚を通る。脳幹においては中脳の大脳脚を通り，橋では腹側の錐体，延髄では内側の錐体を通り，延髄でほとんどの神経が反対側へ交叉する。延髄を出た後，脊髄においては側索を下行し，前角で二次運動ニューロンにシナプス結合し，前角からは四肢の末梢神経が分布する。図2にMRI上における左側の皮質脊髄路を示す。脳血管疾患で片側の皮質脊髄路に損傷を受けた際に，病変とは反対側の上肢および下肢の運動障害である，片麻痺が出現する。

　運動麻痺の評価には，表1[1]に示したようなBrunnstrom Recovery Stage (BRS) がしばしば使用される。

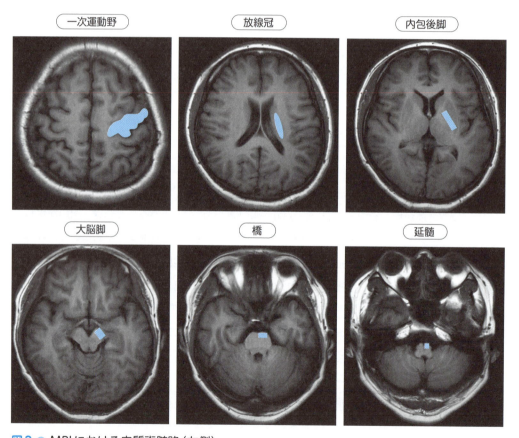

図2 ● MRIにおける皮質脊髄路（左側）
皮質脊髄路は一次運動野の錐体細胞に始まり，放線冠を下行し，内包後脚を通る。脳幹では大脳脚を，橋では腹側の錐体，延髄では内側の錐体を通る。延髄でほとんどの神経が反対側へ交叉する。

表1 ● 運動麻痺の評価（BRS）

<table>
<tr><td rowspan="13">上肢</td><td>ステージ1</td><td colspan="2">随意運動を認めない</td></tr>
<tr><td>ステージ2</td><td colspan="2">連合反応として，共同運動が不随意に出現する</td></tr>
<tr><td>ステージ3</td><td colspan="2">共同運動が随意的に出現する</td></tr>
<tr><td>ステージ4</td><td colspan="2">共同運動から逸脱した分離運動が出現する</td></tr>
<tr><td></td><td>1.</td><td>手背を腰の後方につけることが可能である</td></tr>
<tr><td></td><td>2.</td><td>肘関節を伸展しながら前方水平位まで上肢の挙上が可能である</td></tr>
<tr><td></td><td>3.</td><td>肘関節を90度屈曲したまま前腕を回内回外することが可能である</td></tr>
<tr><td>ステージ5</td><td colspan="2">共同運動からさらに逸脱した分離運動が可能である</td></tr>
<tr><td></td><td>1.</td><td>肘関節伸展位かつ前腕回内位で横水平位まで上肢の挙上が可能である</td></tr>
<tr><td></td><td>2.</td><td>肘伸展位で上肢を前方から頭上まで挙げることが可能である</td></tr>
<tr><td></td><td>3.</td><td>肘伸展位で前腕を回内回外することが可能である</td></tr>
<tr><td>ステージ6</td><td colspan="2">分離運動を自由に行うことが可能である</td></tr>
<tr><td rowspan="6">手指</td><td>ステージ1</td><td colspan="2">随意運動を認めない</td></tr>
<tr><td>ステージ2</td><td colspan="2">手指の屈曲がわずかに可能である</td></tr>
<tr><td>ステージ3</td><td colspan="2">手指の集団屈曲が可能だが，随意的な手指の伸展はできない</td></tr>
<tr><td>ステージ4</td><td colspan="2">手指の伸展がわずかに可能である</td></tr>
<tr><td>ステージ5</td><td colspan="2">手指の集団伸展が可能である</td></tr>
<tr><td>ステージ6</td><td colspan="2">手指の伸展が全可動域で可能で，手指の分離運動も可能である</td></tr>
<tr><td rowspan="11">下肢</td><td>ステージ1</td><td colspan="2">随意運動を認めない</td></tr>
<tr><td>ステージ2</td><td colspan="2">随意的な筋収縮，または連合反応が出現する</td></tr>
<tr><td>ステージ3</td><td colspan="2">共同運動が出現し，座位または立位で股・膝・足関節の屈曲が同時に可能である</td></tr>
<tr><td>ステージ4</td><td colspan="2">共同運動から逸脱した分離運動が出現する</td></tr>
<tr><td></td><td>1.</td><td>座位で膝関節を90度屈曲しながら足部を床上で滑らすことが可能である</td></tr>
<tr><td></td><td>2.</td><td>座位で踵を床につけて膝関節を90度屈曲しながら足関節を随意的に背屈できる</td></tr>
<tr><td>ステージ5</td><td colspan="2">共同運動からさらに逸脱した分離運動が可能である</td></tr>
<tr><td></td><td>1.</td><td>立位で股関節を伸展ながら膝関節を屈曲できる</td></tr>
<tr><td></td><td>2.</td><td>立位で踵を前方に少し振り出し，膝関節を伸展しながら足関節だけを背屈できる</td></tr>
<tr><td>ステージ6</td><td colspan="2">分離運動を自由に行うことが可能である</td></tr>
<tr><td></td><td>1.</td><td>立位で骨盤挙上による関節可動域を超えて股関節を外転できる</td></tr>
<tr><td></td><td>2.</td><td>座位で足関節の内がえし，外がえしを伴って下腿を内旋，外旋できる</td></tr>
</table>

（文献1より改変引用）

3) 片麻痺以外の神経症状，合併症

脳血管疾患において，片麻痺以外で重要な神経症状，合併症を概説する。

①感覚障害

脳血管疾患では，片麻痺とともに感覚障害を呈することが多い。感覚の種類は表在感覚と深部感覚に大別される。表在感覚として触覚や温痛覚があり，深部感覚には振動覚や関節覚がある。特に深部感覚が障害されると，関節の位置や運動方向，筋の出力の程度が正確に知覚できなくなり，姿勢保持や動作に悪影響を与える。

②高次脳機能障害

左大脳の病変では失語症，右大脳の病変では左半側空間無視を呈することがある。失語症で言語理解が障害されると，指示通りに動作を行えない可能性がある。左半側空間無視があると，左側の障害物にぶつかりやすい。注意障害，記憶障害，遂行機能障害，社会的行動障害など，他の高次脳機能障害も運動療法を行う際の学習効果に悪影響を与える。

③痙縮

痙縮は，腱反射を伴った緊張性伸張反射の速度依存性増加を特徴とする運動障害で，伸張反射の亢進の結果生じる上位運動ニューロン徴候である。脳血管疾患では片麻痺を呈す患者の麻痺側上下肢に痙縮を生じるため，麻痺肢の運動をさらに阻害する。上肢においては，肩関節内転，肘関節屈曲，手関節掌屈，手指屈曲を生じやすく，下肢においては足関節底屈 (尖足) を生じやすい。

④関節拘縮

関節拘縮は，関節周囲軟部組織の器質的変化に由来した関節可動域制限である。脳血管疾患では，発症後 3～6 週の間に関節拘縮が出現しはじめると報告されている。関節拘縮を合併すると当該関節の可動域が制限されるため，麻痺肢の運動を阻害する。

2 運動療法の適応と禁忌

1) 脳血管疾患における運動療法の適応

脳血管疾患では片麻痺を呈することが多く，片麻痺を呈す患者では必ず運動療法を施行すべきである。脳血管疾患発症からある程度時間が経過して意識障害がなければ，片麻痺の有無や程度を評価することができる。しかしながら，脳血管疾患発症後早期では，意識障害やせん妄により片麻痺の評価が十分に行えない場合も多い。脳血管疾患発症早期で，意識障害やせん妄を呈している患者では全身状態が不良であり，集中治療室 (ICU) やstroke care unit (SCU) に入院している場合が多い。このように全身状態不良で片麻痺の有無が評価困難な患者でも運動療法は行うべきである。

脳血管疾患に限らず，全身状態不良でICUに入院している患者ではpost intensive

care syndrome (PICS) を生じやすく，その後の生命予後や日常生活動作 (ADL) が不良となりやすい。PICSの身体機能障害として，肺機能障害，神経筋障害，全般的機能障害があり，神経筋障害として四肢のびまん性筋力低下はICU-acquired weakness (ICU-AW) と呼ばれている。PICSの認知機能障害として，記憶障害，注意障害，遂行機能障害，視空間認知障害，処理速度の低下が生じると報告されている。特に，ICU入室中のせん妄がPICSにおける認知機能障害と強く関連していることがわかっている。PICSにおけるメンタルヘルス障害として，うつ，不安，心的外傷後ストレス障害 (posttraumatic stress disorder : PTSD) が生じると報告されている。PICSの予防や改善には，早期からの運動療法を中心としたリハビリテーション治療が有効であることがわかっている。

軽症の脳梗塞や一過性脳虚血発作などの患者で片麻痺を認めていなかったとしても，運動療法が不要ということではない。脳血管疾患の発症には生活習慣病が強く関与していることがわかっており，生活習慣病を是正し，脳血管疾患の再発を予防するために運動療法が重要である。

2) 脳血管疾患における運動療法の開始時期，禁忌

急性期脳血管疾患におけるリハビリテーション診療の指針が日本脳卒中学会の公式国内誌，および日本リハビリテーション医学会の公式国際誌にて発表されている[2, 3]。この指針では，脳血管疾患における運動療法の開始時期についても示されており，現時点では発症後24〜48時間からの開始が妥当とされている。しかしながら，軽症や非高齢などの患者では，発症後24時間以内の開始を考慮してもよいとされている。

脳血管疾患で運動療法が禁忌となる状況は少ないが，病態が不安定で神経症状が増悪しているときには積極的な運動療法は控えるべきである。神経症状が増悪している際には，脳梗塞が拡大している，脳出血が増大している，頭蓋内圧が亢進している可能性があり，運動療法よりも各種病態をコントロールする治療を優先すべきである。くも膜下出血の患者で再出血予防手術が行われていなければ，くも膜下出血の再発が生じる危険があるので，運動療法よりも手術治療を優先すべきである。くも膜下出血では，運動療法施行によって脳血管攣縮の頻度が高まることはない，とする報告が複数ある。そのため，スパズム期でも運動療法は禁忌ではない。体温，血圧，心拍数，動脈血酸素飽和度などのバイタルサインに異常がみられる場合，バイタルサイン安定化のために必要な治療および原因検索を優先させることが望まれる。しかしながら，原因が判明しており，病態が安定していれば，症候やバイタルサインを十分に観察しつつ，運動療法を継続することは可能である。

3 運動療法の内容と手技・手法

1) 重度片麻痺患者における運動療法

　　BRS 1および2は，重度の麻痺とすることが多い。重度麻痺の患者では随意的な筋収縮や関節運動が不能であり，麻痺側上肢で機能的な動作を行うことはできない。麻痺側下肢では，立ち上がり動作や立位保持も不安定で介助を要することが多い。立位困難だからといって臥床状態が続くと，健側下肢にも筋力低下を生じる恐れがある。そのため，重度麻痺の患者では，早期から座位訓練や立位訓練を行うことが重要である。

　　座位訓練では，ベッド上臥位の姿勢から，起き上がり動作を経て床に両下肢を下垂させ，ベッドの端で座位姿勢をとる，端座位を行う。端座位にも，重心移動訓練や，非麻痺側上肢で前方や側方へのリーチ動作も施行する。立位訓練では，平行棒のなかで平行棒を健側上肢で把持して，立ち上がりや立位保持を行うことが主流である。リハビリテーション室で施行できない場合は，ベッドの柵を健側上肢で把持して行う。体幹が不安定な場合や，体格が大きく介助下でも立位訓練が困難な場合は，tilt table でのギャッチアップを検討する。立位訓練の際，麻痺側下肢への荷重訓練や重心移動訓練，麻痺側下肢を前方に振り出す訓練も施行する。

　　立位姿勢がある程度安定してきたら，歩行訓練を開始する。重度麻痺の患者で歩行訓練を行うためには，長下肢装具を使用する必要がある。長下肢装具を使用することで膝や足関節を安定化させ，麻痺側下肢の支持性を向上させることができるので，歩行訓練も施行しやすくなる。重度下肢麻痺の患者では，膝折れ防止のため膝継手はリングロック，足継手は調整性の高いダブルクレンザックとすることが一般的である。長下肢装具を用いた歩行訓練のアプローチとして，後方介助歩行が主流である。後方介助では介助者が長下肢装具の大腿部を把持しながら，患者の体幹後部を介助者の体幹前部で適宜支持し，2動作前型歩行を行う。図3は長下肢装具装着下で後方介助歩行を行っている様子である。

　　重度上肢麻痺の患者では，麻痺側肩関節の亜脱臼や不良肢位を生じやすいため，肩装具を装着することが勧められる。麻痺側肩関節の亜脱臼や不良肢位が続くと，肩手症候群を生じる可能性がある。肩装具として，三角巾やアームスリングがしばしば使用されてきたが，これらでは肩関節亜脱臼は整復されず，肘屈曲位，肩内転・内旋位といった不良肢位での関節拘縮を生じる危険がある。図4に示すような上肢懸垂用肩装具を使用すると，肩関節亜脱臼はある程度整復され，肘は伸展位をとり，不良肢位での関節拘縮を生じにくい。また，麻痺側上肢が良肢位に保たれることで，歩容も安定しやすい。痙縮合併などにより関節拘縮を生じるリスクが高い場合は，肘装具，手関節固定装具，手指対立装具も検討する。

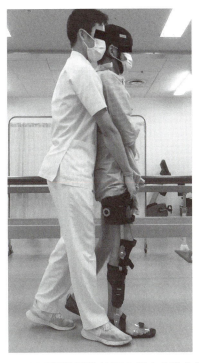

図3 ● 長下肢装具装着下の後方介助歩行

介助者が長下肢装具の大腿部を把持しながら，患者の体幹後部を介助者の体幹前部で適宜支持し，2動作前型歩行を行う。

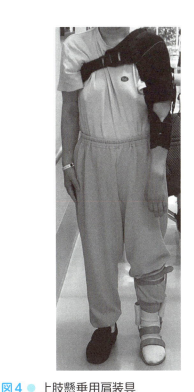

図4 ● 上肢懸垂用肩装具

肩関節亜脱臼はある程度整復され，肘は伸展位をとり，不良肢位での関節拘縮を生じにくい。また，麻痺側上肢が良肢位に保たれることで，歩容も安定しやすい。

2) 中等度片麻痺患者における運動療法

　本項ではBRS 3〜5を中等度の麻痺とする。中等度の麻痺では，随意的な筋収縮や関節運動がある程度可能である。中等度の下肢麻痺に対する運動療法としては歩行訓練を中心に施行し，上肢麻痺に対する運動療法としては課題指向型訓練を中心に施行する。

　立位時や歩行時立脚中期の膝折れが生じない程度に膝関節が安定していれば，短下肢装具での歩行訓練を行う。痙縮による尖足があれば，金属支柱付短下肢装具を使用するのが一般的である。歩行訓練を行うときは2動作前型歩行をめざす。

　課題指向型訓練では，各患者で得られている随意運動に基づいて課題動作を設定し，反復して課題動作の訓練を施行する。たとえば，上肢の水平位までの挙上保持，肘の屈曲伸展が可能だが，手指の集団屈曲が少し可能で手指の分離運動が得られていない患者であれば，体から離れた位置に向かって上肢をリーチしてボールを把持し，把持したボールを空中で移動させ，所定の位置にボールを置く，あるいは放すといった課題動作が想定される。

3) 軽度片麻痺患者における運動療法

BRS 6の麻痺は軽度の麻痺とされる。軽度麻痺の患者では装具や杖などの補装具が無くても整備された平地では歩行が可能である場合が多い。しかしながら，麻痺側下肢支持での片脚立位は不安定であることがしばしばある。そのためバランス訓練や階段昇降訓練，屋外等で不整地での歩行訓練を主体に行う。また，麻痺が軽度であっても長距離歩行では疲労を呈す場合もあるので，トレッドミル歩行訓練や自転車エルゴメーター駆動訓練といった有酸素運動も行うべきである。

軽度の上肢麻痺や手指麻痺では，麻痺側上肢を使用したADL動作の獲得をめざす。そのためにはまだ獲得していないADLの中で獲得すべき目標を決め，そのADL訓練やADLに沿った課題指向型訓練を反復して施行する。また，患者の社会生活で必要なIADL (instrumental activities of daily living) についても獲得すべき目標を決め，IADL訓練を施行する。

4) 全身状態不良な脳血管疾患の患者における運動療法

全身状態不良な脳血管疾患の患者では，段階的なギャッチアップから開始する。ギャッチアップ30〜45度の挙上から開始し，有害事象が生じなければ，ギャッチアップの角度を徐々に上げる。ギャッチアップ80度まで行えたら，次は端座位を行う。端座位では両下肢を下垂させるため，ギャッチアップ時よりも血圧が低下しやすい。端座位でも有害事象を認めなければ，立位や歩行を検討する。端座位以降の離床では吸気努力が強くなりやすく，人工呼吸管理中ならばファイティングにより頭蓋内圧が亢進するため，人工呼吸器設定を調節しながら運動を行う。吸気努力が強い時は人工呼吸器による換気に頼る持続強制換気 (continuous mandatory ventilation：CMV) よりも，自発呼吸をメインとする持続自発換気 (continuous spontaneous vebtilation：CSV) へ変更したほうがよい場合が多い。

5) 運動麻痺を認めない脳血管疾患患者における運動療法

軽症の脳梗塞や一過性脳虚血発作などの脳血管疾患患者で片麻痺を呈していない場合でも，脳血管疾患予防に運動療法が重要である。有酸素運動を主体に，適宜レジスタンストレーニングを行う。

4 運動療法の留意点

脳血管疾患における運動療法の効果を促進する治療として，ボツリヌス療法や反復経頭蓋磁気刺激治療 (repetitive transcranial magnetic stimulation：rTMS) がある。

1) ボツリヌス療法

痙縮に対する治療として，ボツリヌス療法が推奨されている。痙縮出現からボツリヌス療法開始までの期間が長くなると麻痺側上下肢の関節拘縮を合併しやすく，ボツリヌス療法の有効性が低くなる。そのため，痙縮が出現してから早期にボツリヌス療法を施行することが望ましい。

2) 反復経頭蓋磁気刺激治療 (rTMS)

脳血管疾患による片麻痺に対してrTMSが有効である。国際的rTMS治療ガイドラインでは，亜急性期において脳血管疾患後の運動麻痺に対する健側一次運動野への低頻度刺激が，明確な改善効果がある治療として推奨されている。

文 献

1)　日本脳卒中学会脳卒中治療ガイドライン委員会, 編：脳卒中治療ガイドライン2021. 協和企画, 2021, p299.
2)　日本脳卒中学会「脳卒中急性期リハビリテーションの均てん化および標準化を目指すプロジェクトチーム」：脳卒中急性期リハビリテーション診療の指針. 脳卒中. 2024；46(1)：47-86.
3)　Kakuda W, et al：Evidence and recommendations for acute stroke rehabilitation from the Japan Stroke Society：abridged secondary publication of the Japanese-language version. Prog Rehabil Med. 2024；9：20240015.

3 **疾患別運動療法**
――主に入院期の運動療法
❷脳外傷―高次脳機能障害

渡邉 修

1 疾患・手術の概要

1) 疫学 (年齢と原因)

脳外傷は，若年層では交通事故が，高齢層では転落・転倒事故が主な原因である。

若年層は，生産性の高い男性に多い。重度例であれば，やっと成人し社会で活躍しようとした矢先に中途障害を負う。そのために，社会やその家族への影響ははかりしれない。未婚者も相当含まれ，その場合の介護者は母親となることが多い。しかし，若年者であるために，機能的な回復や社会適応を目標に，長期的な支援体制をとる必要が生ずる。

一方，後者の高齢層の場合は転倒・転落事故が増えてくるが，交通事故に比べると外力の程度は強くない。しかし脳の可塑性という点では，高齢者は若年者に劣るので，機能的な予後は必ずしも良好とはいえなくなる。そのほか，脳外傷の原因には，スポーツ，虐待，暴力，レクリエーションなどがある。

2) 受傷機転および脳外傷の分類

脳への外力には主に2つの加わり方がある。1つは頭部打撲のように，直接に外力が直線的に加わる場合であり，この場合は，外力が加わった直下に脳損傷が生じやすい。もう1つは，外傷性頚部症候群の重症例のように，頭部が頚部，脳幹を基点として前後左右に加速，減速され，回転加速度が加わり，その直接的・間接的衝撃の結果，脳に衝撃が加わる場合である。この場合は，**図1**のように，大脳の前方に突出している前頭葉と側頭葉前端部，さらに帯状回，大脳白質が損傷を受けやすい。後述するびまん性軸索損傷 (diffuse axonal injury：DAI) も，回転加速度の結果生じやすい。

脳外傷による多様な診断名は，Gennarelli らの分類[1] (**表1**) が，広く用いられている。すなわち，まず，①骨折群，②局所脳損傷群，③びまん性脳損傷群にわける。局所脳損傷とは，急性硬膜外血腫，急性硬膜下血腫，脳挫傷，外傷性脳内血腫を含む。

急性硬膜外血腫は，脳を包む硬膜の外側にできる血腫で，頭蓋骨骨折により生じやすい。血腫が脳を圧迫するような場合は，開頭血腫除去術を行う。圧迫が早期に除去できれば，

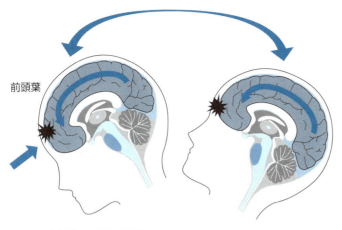

図1 ● 脳外傷の受傷機転
頭部は外力により前後に揺さぶられ，その結果，前方に突き出している前頭葉に損傷が生じやすくなる．

表1 ● 脳外傷の分類

①頭蓋骨骨折　Skull injury
1) 円蓋部骨折　vault fracture 　• 線状骨折　linear fracture 　• 陥没骨折　depressed fracture 2) 頭蓋底骨折　basiler fracture
②局所脳損傷　focal brain injury
1) 急性硬膜外血腫　acute epidural hematoma (AEDH) 2) 急性硬膜下血腫　acute subdural hematoma (ASDH) 3) 脳挫傷　brain contusion 4) 外傷性脳内血腫　traumatic intracerebral hematoma (TICH)
③びまん性脳損傷　diffuse brain injury (DBI)
1) 軽症脳震盪　mild concussion 　　一時的な神経機能障害（記憶障害）のみで意識障害なし 2) 古典的脳震盪　classical cerebral concussion 　　6時間以内の意識障害あり 3) びまん性軸索損傷　diffuse axonal injury (DAI) 　　mild DAI　昏睡6〜24時間 　　moderate DAI　昏睡24時間以上，脳幹部障害なし 　　severe DAI　昏睡24時間以上，脳幹部障害あり

（文献1より改変引用）

後遺症はないことが多い．

　急性硬膜下血腫は，硬膜と脳の間にできる血腫で，脳全体に回転加速度が生じた結果発生することが多い．③のびまん性脳損傷を合併しやすく，後遺障害が発生しやすい．血腫が脳を圧迫していれば，開頭血腫除去術を行う．びまん性脳損傷の結果，脳浮腫が激しく頭蓋内圧が高い場合は，減圧目的で頭蓋骨を外す，頭蓋内圧を下げる薬剤を投与するなどの処置を行う．

脳挫傷は，外傷性脳内血腫とともに，**図1**のように前頭葉や側頭葉先端部に発生しやすい。その結果，後述する前頭葉症状がみられる。血腫が大きい場合は，開頭血腫除去術を行う。

一方，びまん性脳損傷とは，脳へ回転加速度が加わった結果生じたもので，1) 軽症脳震盪，2) 古典的脳震盪，3) びまん性軸索損傷の3つに分類される。軽症脳震盪は，一時的な神経機能障害 (記憶障害) のみで意識障害はない。古典的脳震盪は，受傷後，意識障害が生じても6時間以内と定義される。一般的に，軽症脳震盪，古典的脳震盪では後遺障害が生じない，あるいは後述する高次脳機能障害が生じても回復するとされるが，一部の例で数年にわたり残存する。

びまん性軸索損傷は，神経細胞同士をつなぐ神経線維，すなわち，軸索が広範に損傷する病態をさす。脳MRIでは，軸索の走行する大脳白質 (特に前頭葉白質) に損傷が認められる。**表1**のように，昏睡時間および脳幹損傷の有無によって，軽度，中等度，重度と区別される。びまん性脳損傷の場合，大脳が前後に振られることで，中脳が位置する脳幹上端部が損傷を受けやすい。その結果，中脳で交差する小脳から対側大脳半球に向かう上小脳脚線維が損傷されやすい。そのため，歩行時に失調がみられる例が少なくない。

3) 重症度

重症度は，一般に受傷後48時間以内の意識障害の程度で推測され，生命予後，機能的な予後に影響する。たとえば，受傷直後から声かけや痛み刺激でも開眼しない，いわゆる昏睡状態に陥る例であれば，脳に及ぼされた外力は重篤と考えられ，重度脳外傷と判断される。一方，受傷後に意識が清明あるいは脳震盪のように軽度の意識障害にとどまる場合であれば，脳への外力は軽微であり，軽度脳外傷と判断され，生命予後も機能的な予後も良好ということができる。このような観点から，国際的には脳外傷の重症度について，意識障害の評価分類スケールとしてグラスゴー・コーマ・スケール (Glasgow Coma Scale：GCS) を使用している。GCSは，開眼・言語・運動の3分野にわけて点数化し，その総点が13〜15点を軽度脳外傷，9〜12点を中等度脳外傷，8点以下を重度脳外傷と分類している。重度例は，その約1/3が死亡する。リハビリテーション医療の対象は，重度例から中等度例である場合が多い。

4) 障害像

①身体障害

前頭葉の特に前頭前野の損傷が主であることから，運動麻痺は生じにくい。運動野は，前頭前野の後方にあるからである。しかし，脳挫傷，硬膜下血腫，硬膜外血腫などが，直接あるいは圧迫によって錐体路を損傷すると，片麻痺がみられる。また，脳幹損傷をきたしている場合は，四肢不全麻痺を呈することがある。

一方，小脳や小脳から中脳に向かう上小脳脚が損傷されると，四肢や体幹の失調，すなわち，ふらつきを呈しやすくなる。12対の脳神経の中では，前頭葉底面の損傷から，嗅神経が最も損傷を受けやすい。嗅覚障害は食事や調理などの際に問題となる。

② 高次脳機能障害（図2）

脳外傷の主たる損傷は，前頭葉および側頭葉の皮質あるいは皮質下である。これらの広範囲損傷は，以下の高次脳機能障害を残しやすい。

- 注意障害：注意機能は，注意を一点に集中する能力（選択性注意），注意を維持・持続させる能力（持続性注意），複数の刺激に同時に注意を向ける能力（配分性注意），注意の方向を転換する能力（転換性注意）にわけられる。これらの障害によって，物事に集中できない，すぐに飽きる，注意が散漫，1つのことに注意を向けるとほかのことに注意が向かないなど，日常生活のあらゆる場面で支障が生じる。特に，配分性注意，すなわち複数の刺激，たとえば運転中に歩行者や自動車，オートバイに，同時に注意を向ける能力は，最も障害されやすい。

- 遂行機能障害：遂行機能とは，目的をもった一連の活動を自ら効果的に遂行する認知能力である。このためには，①目標を決め，②手順を考え（計画），③そのための複数の方法から取捨選択をし，④実施し（決断），⑤その結果を確認する（フィードバック）能力が必要である。すなわち，意思決定能力（decision making）および思考（推論）能力（reasoning）含んでいる。1日のスケジュールをうまく組み立てられない，複数の作業の優先順位が決められないなど，するべき課題が複雑化すると顕在化する障害である。

- 社会的行動障害：社会的行動障害とは，意欲の低下，引きこもり，うつ状態などの発動性の問題，暴力，暴言，自己中心的，衝動性などの脱抑制の問題，病識の低下など自己内省の問題など様々な症状の総称である。いずれも社会性の低下をもたらす。こうした症状は，脳に損傷がなくても，心因性要因によって表れることがあるが，いわゆる高次脳機能障害とは，症状を説明しうる器質的損傷（責任病巣）がある場合にいう。

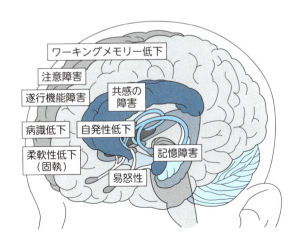

図2 ● 前頭葉損傷による高次脳機能障害

前頭葉損傷により，注意障害，遂行機能障害，記憶障害，ワーキングメモリーの障害，自発性低下，易怒性などの社会的行動障害が生じやすい。

2 運動療法の適応と禁忌

1) 急性期

　重度例では，脳浮腫を伴い脳圧の管理を要する例もある。そのほか，てんかん発作が重積する例，脳室ドレナージや呼吸器管理を受けている例，多発外傷合併例，抗利尿ホルモン不適合分泌症候群(syndrome of inappropriate antidiuretic hormone secretion：SIADH) などの電解質異常例，すなわち，意識障害がある例，全身状態が不安定な例では，急性期治療が優先される。このような場合は，廃用症候群を予防するために，ベッドサイドでのリハビリテーション治療にとどまることが多い。また，急性期は通過症候群などといわれ，興奮など精神状態が変容する例がある。この場合，安全性を確保する目的で抗精神病薬が投与されることもあり，積極的なリハビリテーション治療ができないこともある。

2) 回復期

　回復期は，脳浮腫が軽減あるいは消失し，身体障害および高次脳機能障害の改善は著しい。意識障害が改善し，全身状態の安定を確認し，後述する基本動作訓練，日常生活動作(ADL) 訓練，手段的日常生活動作(IADL) 訓練を進める。活動性が高まってくるにしたがい，理学療法場面では，四肢体幹機能障害，高次脳機能障害の結果，転倒，転落，迷子，離院などのリスクが高くなるので注意を要する。

3) 生活期

　急性期から回復期を経て退院となると，在宅生活，外来リハビリテーション，総合リハビリテーションセンター病院や療養型病院，施設などへ転院などに方向性がわかれる。在宅生活の場合，ADL訓練の後，前述のIADL訓練まで指導する。IADL訓練は，高次脳機能を動員する訓練であり，高次脳機能障害に対するリハビリテーションの好対象となる。すなわち，料理や買い物などは動機が得やすく，注意機能，遂行機能を必要とする。こうした目標とする動作を，家族や後述する地域の支援スタッフのもとで，難易度を徐々に上げながら再学習していく。公共交通機関の利用訓練も，将来の就労や社会参加のために重要である。

　脳損傷の範囲が大きい場合，高次脳機能障害は退院後も後遺するので，在宅生活が開始された場合は，地域の社会資源を活用したリハビリテーションが重要となる。その際，多職種によるチームを形成したアプローチが有効であること，そして，地域をベースとしたリハビリテーションの効果は，入院でのリハビリテーションと同程度の効果が期待されることが報告されており[2, 3]，後述するような，長期的な地域連携の重要性を支持している。

3 運動療法の内容と手技・手法（図3）

1) 感覚入力

　基本的な生物の営みは、環境にある様々な情報を受け入れ、それに反応することである。疾患の急性期は原疾患に対する治療が優先されるが、脳は突然の損傷により各種の感覚入力が断たれた状態にあることから、ベッドサイドにて早期から多面的に感覚刺激を入れることが、高次脳機能障害に対しても望ましい。

　重症例は意識障害を伴っていることが多く、昏睡から混迷、そして、せん妄から錯乱の状態にあるが、感覚入力のない状態を学習させることなく、発症以前の感覚を取り戻せるように、聴覚、視覚、表在覚、深部覚、嗅覚刺激を早期から導入していく。しかし一方で、刺激が過剰とならないよう調整することにも配慮する。

2) 基本動作訓練，ADL訓練，IADL訓練

　ICUより、基本動作（寝返り、起き上がり、座位、端座位、立ち上がり、移乗、歩行、車椅子駆動）の練習を中心に、徐々に負荷をかけていく。注意機能が低下した例では、各

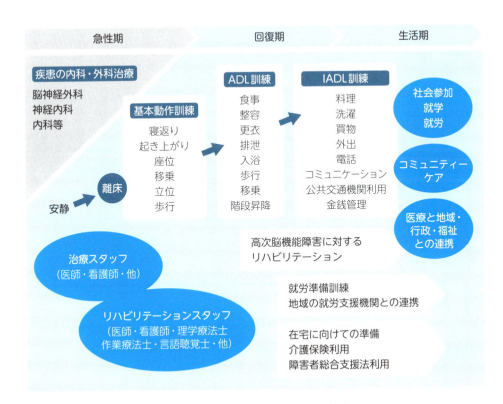

図3 ● 急性期〜回復期〜生活期のリハビリテーションの流れ
急性期は、ベッドサイドから基本動作訓練を開始し、ついでADL訓練にてセルフケアの自立を目指す。

動作はシンプルにして繰り返し動作とする。目的とする動作を行う前に言語化し，意識化させることも大切である。

　一般病棟では，食事，更衣，整容，排泄，入浴などのADL訓練へと進めていく。この時点より，注意障害，記憶障害，易疲労性などの高次脳機能障害が顕在化していく。食事場面では，半側空間無視の影響，更衣や歩行，階段昇降では，着衣失行や視空間認知障害など，整容では歯ブラシの使い方，化粧の手順などの失行が表面化することもある。一般に，院内生活では計画し実行する能力，すなわち遂行機能を駆使することは少ない。1日の予定は，すべて職員が指示してくれるからである。入院中でも，退院後の生活を思い描き，自主的に行動する習慣づけが大切である。

　さらに，ADL能力が回復すると，主に生活期に入ってからとなるが，料理，洗濯，買い物，外出，公共交通機関の利用，電話，金銭管理などのIADL訓練に進む。生活期は社会性を再獲得することに焦点を置く。外出は社会参加への第一歩となる。公共交通機関の利用は一般就労するための必要条件となるので，理学療法として自宅から就労先までの通勤練習も行う。生活期はIADL訓練こそが，高次脳機能障害に対するリハビリテーションの主体を占める。

3) 生活期における医療地域連携

　脳損傷後の認知障害および社会的行動障害は，重度例であっても，時間をかけたなだらかな改善を示し，損傷後，数年以上にわたって回復していく。地域をベースとしたリハビリテーションの効果は，前述のように，入院でのリハビリテーションと同程度の効果が期待されるとするエビデンスがあり，地域連携は地域リハビリテーションを成功させる上で，欠かすことができない。そこで，各個人のニーズ，高次脳機能障害の内容，将来の目標によって，適宜，高次脳機能障害拠点機関，福祉事務所，保健所，地域包括支援センター，保健福祉センター，作業所，授産施設，介護保険サービス機関，就労支援機関，相談支援事業所，患者家族会などと連携を図る。医療機関はこうした支援機関と緊密な情報交換(疾患の病態，リスク，高次脳機能障害の内容，対応方法，目標等)を行い，連携を図ることが重要である。

4 運動療法の留意点

1) 脳外傷における合併症の理解

　外傷に付随する合併症は，重度であるほど他の器官にも及ぶ。米国立衛生研究所(National Institutes of Health：NIH)が，専門職の合意としてまとめた脳外傷者の慢性期の合併症として，以下の4項目を報告している[4]。

- **神経学的合併症**：多様な運動障害，てんかん発作，頭痛，視覚障害，睡眠障害など
- **非神経学的合併症**：呼吸器疾患，代謝性疾患，栄養障害，消化器系疾患，筋骨格系疾患，皮膚疾患など
- **高次脳機能障害**：注意障害，遂行機能障害，言語障害，視空間認知障害，病識低下，情報処理速度の低下など
- **行動障害**：易怒性，衝動性，社会性の低下，感情障害，人格変化，うつ状態，不安など

同様に，Rutherfordらは脳外傷者の長期的後遺症として，特に中等度から重度の脳外傷例では，認知機能や心理社会的問題のほかに，てんかん発作，うつ，易怒性，非就労状況，社会的孤立，内臓疾患（特に下垂体機能の低下）などの問題があると指摘した[5]。Bellらは，外来通院している305名の脳外傷患者（軽度17.8％，中等度68.2％，重度14.1％）について調査したところ，頭痛を訴えていた者は47.9％に，記憶障害は42.0％に，受傷後にてんかん発作を発症した事例が7.9％にみられたと報告した[6]。また，Fannらは，入院した559名の脳外傷患者のうつ病合併が，受傷後1年の時点で，52％にみられたと報告し，文献的にも，外傷後のうつ病は数年にかけて25％以上に発症すると述べた[7, 8]。

一方，軽度の脳外傷例では，80％は受傷後6カ月の時点で後遺障害はみられないが，20％は頭痛，めまい，易疲労性，集中力の低下，記憶障害，焦燥感，情動の問題を自覚している[9]。

すなわち，脳外傷は重症度に依存して，高次脳機能障害，運動障害，視覚障害のほかに，多様な合併症が付随するので，リハビリテーションに際し，阻害要因にならないかを判別する必要がある。特に，てんかん発作は社会復帰を判断する上で重要である。受傷後7日以内に発生する早期てんかん（early seizure）の発症率は2.6〜16.3％，受傷後8日以降に発症する晩期てんかん（late seizure）の発症率は，重度脳外傷の受傷後1年では7.1％，5年では11.5％，中等度脳外傷の受傷後1年では0.7％，5年では1.6％と報じられている[10]。早期てんかんが晩期てんかんの素因になる可能性は否定できないが，最も問題となるのは，晩期てんかんのコントロールである。てんかん発作の誘因には，飲酒，喫煙，疲労，ストレスなどがある。

2) 全人的，包括的リハビリテーションの重要性

多職種による全人的（Holistic），包括的（comprehensive）リハビリテーションは効果的である，とするエビデンスの高い報告がある[11]。こうしたリハビリテーションの体制は，患者および家族に対し，医師，看護師，理学療法士，作業療法士，言語聴覚士，臨床心理士，ソーシャルワーカー，職業訓練職，ケアマネージャーなどが，身体面，認知面，心理面，経済面などに対し，包括的に関わることにとどまらず，統合された治療環境のもとで個人療法あるいはグループ療法によって，認知機能の改善のみでなく，自己認識の向上や対人関係のスキルアップ，感情のコントロールにも焦点を当てている。

文 献

1) Gennarelli TA, et al:Influence of the type of intracranial lesion on outcome from severe head injury. J Neurosurg. 1982;56(1):26-32.

2) Turner-Stokes L, et al:Multi-disciplinary rehabilitation for acquired brain injury in adults of working age. Cochrane Database Syst Rev. 2015;2015(12):CD004170.

3) Cicerone KD:Cognitive rehabilitation. Brain injury medicine:Principles and practice. Zasler ND, et al, ed. Demos Medical, 2007, p765–77.

4) Consensus conference:Rehabilitation of persons with traumatic brain injury. NIH Consensus Development Panel on Rehabilitation of Persons With Traumatic Brain Injury. JAMA. 1999;282(10):974-83.

5) Rutherford GW, et al:Long-term consequences of traumatic brain injury. J Head Trauma Rehabil. 2009;24(6):421-3.

6) Bell C, et al:Symptomatology following traumatic brain injury in a multidisciplinary clinic: experiences from a tertiary centre. Br J Neurosurg. 2018;32(5):495-500.

7) Fann JR, et al:Treatment for depression after traumatic brain injury:a systematic review. J Neurotrauma. 2009;26(12):2383-402.

8) Fann JR, et al:Incidence, severity, and phenomenology of depression and anxiety in patients with moderate to severe traumatic brain injury. Psychosomatics. 2003;44:161.

9) British Society of Rehabilitation Medicine, et al:Rehabilitation following acquired brain injury:National Clinical Guidelines. Lynne Turner-Stokes L, ed. The Lavenham Press, 2003.

10) Szaflarski JP, et al:Post-traumatic epilepsy:current and emerging treatment options. Neuropsychiatr Dis Treat. 2014;10:1469-77.

11) Geurtsen GJ, et al:Comprehensive rehabilitation programmes in the chronic phase after severe brain injury:a systematic review. J Rehabil Med. 2010;42(2):97-110.

3 疾患別運動療法
——主に入院期の運動療法
❸ 脊髄損傷

中村　健

1 疾患・手術の概要

1) 疾患概要

　脊髄損傷は，脊髄が損傷を受け機能障害を起こした状態である。損傷要因には，外傷性と非外傷性がある。外傷性損傷は，脊椎に過度の外力が加わることにより脊髄に損傷を起こし，骨傷を伴う場合と伴わない場合がある。外傷性脊髄損傷の損傷原因としては，若年層でスポーツや交通事故の割合が多く，年齢の上昇に伴い転落や転倒の割合が高くなっている。一方，非外傷性損傷は，脊椎に外力は加わらずに，脊椎変性による脊柱管狭窄，腫瘍による脊髄圧迫，血行障害，脊髄炎，脊髄変性疾患などの様々な要因で脊髄に損傷が起こる。

　脊髄損傷は，損傷高位以下の運動障害や感覚障害を起こし，完全麻痺と不全麻痺がある。完全損傷では，損傷高位以下の運動機能や感覚機能が完全に損傷されていると判断され，損傷高位以下の運動障害や感覚障害の予後は不良となる。

　脊髄損傷では，損傷高位以下の自律神経 (交感神経および副交感神経) の障害も起こす。交感神経線維は第1胸髄から第3腰髄のレベルより起始し，交感神経幹に入った後に各器官と組織に分布している。一方，副交感神経線維は中脳・延髄および第2〜4仙髄のレベルより起始し，各器官と組織に分布している。このため，頚髄損傷や高位の胸髄損傷においては，交感神経の障害により起立性低血圧や自律神経過反射などの循環調節障害を合併する。また，脊髄損傷に伴う交感神経障害により，麻痺域における発汗と皮膚血流の調節障害が起こり，体温調節障害が起こる。さらに，低位胸髄と腰髄の交感神経と仙髄の副交感神経は膀胱直腸機能を調節しているため，脊髄損傷により膀胱直腸機能障害も起こる。

2) 評価

　脊髄損傷における運動障害と感覚障害は，損傷髄節とその尾側の髄節が支配している骨格筋と感覚領域に起こる。脊髄損傷では，運動障害と感覚障害の損傷高位と重症度の評価が重要となる。運動機能は，徒手筋力テスト (manual muscle testing：MMT) による

筋力評価や反射 (深部腱反射, 表在反射, 球海綿体反射など), 感覚機能は温痛覚障害や触覚障害などの身体所見で評価を行う. 脊髄損傷の運動障害や感覚障害の評価指標として, ASIAの神経学的評価法, Frankel分類, Zancolliの上肢機能分類などが広く用いられている.

　ASIAの神経学的評価法は, 米国脊髄損傷学会 (American Spinal Injury Association：ASIA) により開発された脊髄損傷の神経学的分類の国際基準 (International Standard for Neurological Classification of Spinal Cord Injury：ISNCSCI) の評価シート (図1)[1] を用いて評価する. その内容は, 運動機能スコア, 感覚機能スコア, 神経学的損傷レベル (neurological level of injury：NLI), 完全麻痺または不全麻痺, ASIA機能障害尺度 (ASIA impairment scale：AIS), 部分的残存領域 (zone of partial preservation：ZPP) より構成されている.

　運動機能スコアは, 上肢, 下肢の脊髄髄節における左右の主要筋群について6段階 (0〜5点) の徒手筋力テストで評価し, 総合得点で評価する. 感覚機能スコアは, 感覚領域を第2頸髄から第4〜5仙髄までの28の皮膚髄節にわけ, 左右の触覚とピン刺激をそれぞれ測定し, 評価する. 各皮膚髄節に主要感覚点が決められており, 各主要感覚点の触覚と

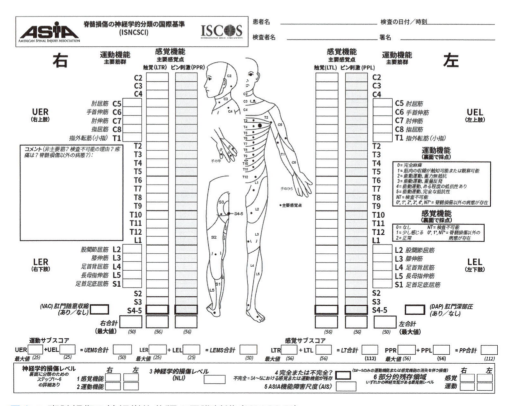

図1 ● 脊髄損傷の神経学的分類の国際基準 (ISNCSCI)

(文献1より引用)

ピン刺激を，正常が2点，少し感じるを1点，なしを0点で評価し，総合得点で評価する。

神経学的損傷レベルは，機能がどの髄節まで残存しているかを評価する。まず，運動機能レベルおよび感覚機能レベルにおいて，左右それぞれにわけて評価を行う。運動機能レベルにおける損傷レベルは，収容筋群のMMTが3以上の最下位の髄節とする。ただし，MMTが3の髄節より頭側にある主要筋群のMMTが，正常（5）でなくてはならない。感覚機能レベルにおける損傷レベルは，触覚およびピン刺激ともに正常な主要感覚点の最下位の髄節とする。左右の運動機能レベルの損傷レベルと感覚機能レベルの損傷レベルの最も上位の髄節を，神経学的損傷レベルとする。

完全麻痺または不全麻痺は，脊髄の最尾側にある第4～5仙髄の運動と感覚が完全に消失しているものを完全麻痺とし，それ以外を不全麻痺とする。第4～5仙髄の感覚は肛門皮膚粘膜移行部の触覚，ピン刺激で評価し，運動は肛門括約筋の随意収縮の有無で評価を行う。

▶ **AIS**：運動機能と感覚機能の障害程度によってA～Eの5段階に分類されている（**表1**）[1]。Aは完全麻痺であり，Bは感覚不全麻痺，CとDは運動不全麻痺に含まれ，Eは正常となる。

▶ **部分的残存領域（ZPP）**：S4～5の運動あるいは知覚が完全に消失している場合に，損傷レベルから尾側に部分的に残存している運動機能あるいは感覚機能の領域を評価する。

▶ **Frankel分類**：A～Eまでの5段階評価であり，運動機能と感覚機能の残存の有無，反射亢進の有無にて分類されており，障害の重症度を評価する指標である。

▶ **Zancolliの上肢機能分類**：上肢の詳細な運動機能評価として整形外科的機能再建の指標として作成され，上肢の損傷高位を示す評価法として国際的に広く用いられている。

表1 ● ASIA機能障害尺度（AIS）

A ＝ **完全麻痺**。仙骨分節S4～5に感覚または運動機能が残存していない状態。

B ＝ **感覚不全麻痺**。運動機能は麻痺しているが，感覚は神経学的レベルより下位に残存し，S4～5の仙骨分節を含み（S4～5の触覚またはピン刺激，もしくは深部肛門内圧検査に反応する），かつ体のいずれかの側面で，運動レベルより3レベルを超えて低い運動機能が残存しない状態。

C ＝ **運動不全麻痺**。随意肛門収縮（VAC）のある最尾側の仙骨分節で運動機能が残存する，または，患者は感覚不全麻痺の基準を満たし（LT，PPまたはDAPによって，最尾側仙骨部分節S4～5の大半で感覚機能が残存する），かつ体のいずれかの側面で，同側運動レベルが3レベルを超えて低い運動機能が一部残存する状態。（これに含まれる主要または非主要筋機能により，運動不全麻痺状態を判定。）AISがCの場合，単一神経学的レベルより下位の主要な筋機能の半分未満の筋肉がグレード3以上。

D ＝ **運動不全麻痺**。上で定義した単一神経学的レベル下位での主要な筋機能の少なくとも半分（半分以上）がグレード3以上の筋肉を有する運動不全麻痺状態。

E ＝ **正常**。ISNCSCIを用いて検査した感覚と運動機能が全項目で正常と評価され，患者に以前は欠陥があった場合，AISグレードはEです。初期の脊髄損傷がない場合は，AISの評価をされません。

NDの使用：感覚，運動及びNLIレベル，ASIA機能障害尺度グレード，及び/又は部分的保存域（ZPP）が検査結果に基づいて決定できない場合に記録する。

（文献1より引用）

3) 手術を含めた急性期治療 (運動療法を除く)

外傷性脊髄損傷に対する急性期治療では，救命と損傷の進行防止が重要となる。急性期は損傷部の局所管理が重要であり，手術も含めて適切に判断しなければならない。さらに，急性期は，損傷髄節にもよるが，呼吸機能障害や自律神経障害の影響も加わり合併症が起こりやすく，適切な全身管理が重要となる。

まず，外傷性脊髄損傷の急性期には，損傷局所の安静と病変の安定化が重要になる。急性期において損傷局所の安静を確保するためには，局所の固定が必要となる。損傷局所の脊椎に不安定性がないことが確認できれば強固な固定は必要ないが，骨傷などがあり脊椎の支持性が失われている場合は固定が必要となる。また，脊椎の脱臼などにより脊椎のアライメントの不整がある場合は，整復し，アライメントを整えることも必要となる。固定方法には，非観血的固定と観血的固定があり，非観血的固定では牽引や装具により体外より損傷局所を固定し，観血的固定は手術により脊椎を直接固定するものであり，一般的に観血的固定のほうが強固となる。

牽引による固定は，主に頚髄損傷に対する頚椎の固定に使用される。頚髄損傷における頚椎の非観血的固定方法として，頚椎装具が使用される場合もある。頚椎装具には，頚椎カラー，フィラデルフィアカラー，SOMI (sternal occiput mandibular immobilization) ブレースなどがある。頚椎カラーは，前後屈の動きはある程度の抑制はできるが，回旋力に対する固定性はない。一方，フィラデルフィアカラーやSOMIブレースは，頚椎カラーに比べて固定性が高いが，いずれにしても強固な固定性は得ることができない。また，胸腰髄損傷に対しては，胸腰椎の非観血的固定法として体幹装具が使用される場合がある。主に，金属フレームや熱可塑性プラスチックを使用した硬性タイプの体幹装具を用いるが，頚椎装具と同様に強固な固定性は得ることができない。つまり，装具による固定は，骨傷や脱臼がなく脊椎の不安定性が強くない場合や，観血的固定後における補助的な固定として使用される。

非観血的固定法において最も固定性に優れているのは，頚髄損傷時に使用されるハローベストである。ハローベストは，骨傷による不安定性がある場合や脱臼の牽引による整復後において使用される。ハローベストは，ピンで頭蓋骨に直接固定されたハローリングを，金属支柱によりベストに固定しており，固定性が高いために損傷局所の安静を保ちながら体を動かすことが可能である。

観血的固定法は，手術により脊椎を直接固定するため，骨傷や脱臼などにより脊椎の支持性が失われ，強固な固定が必要とされる場合に適応となる。また，脱臼や骨傷に伴うアライメントの不整，骨片などによる脊髄の圧迫などがある場合は，脊椎固定とともに整復，脊髄の圧迫解除を観血的に行う。基本的には脊椎の前方と後方のどちら側を固定するかによって，前方固定と後方固定にわけられる。前方固定は，手術時に椎体の切除，椎体の再建，破裂骨折などによる前方からの脊髄圧迫の解除が可能であり，プレートや骨移植など

により固定を行い，固定範囲は比較的狭くすることができる。一方，後方固定では，脱臼骨折などにより椎間関節ロッキングがあり後方要素が破綻している場合は，手術時にこれらの解除と整復を行い，椎弓根スクリューなどを用いて固定を行うことができるが，前方固定と比較すると広い範囲の固定が必要となる場合が多い。

　脊髄損傷では損傷髄節により呼吸機能障害や自律神経障害を伴い，損傷急性期はこれらの影響もあって合併症が起きやすく全身管理が重要となる。第4頚髄節以上の損傷の場合，横隔膜麻痺が起こるため自発呼吸が困難となり，挿管による人工呼吸器管理が必要となる。一方，第4頚髄節以下の損傷で横隔膜が機能していれば，生命維持に必要な換気能力は残存していると考えられる。しかし，頚髄損傷や上位胸髄損傷では呼吸補助筋の麻痺が起こるため，肺活量と呼気流量の低下が起こる。さらに，損傷急性期は交感神経障害に伴い副交感神経活動が優位となり，分泌物の増加と気道の狭小化を起こす。このため，喀痰量が増加し，喀痰排出も困難となり，肺炎や無気肺の合併が起こりやすい状態となっている。つまり，これら合併症を予防するために，体位変換によるドレナージや用手的胸郭圧迫などによる排痰の促進などの呼吸管理が重要となる。もし，肺炎や無気肺などが合併し呼吸状態が悪化した場合は，一時的な人工呼吸器管理や気管切開などの処置が必要になることがある。

　頚髄損傷や上位胸髄損傷では，交感神経障害に伴う循環調節障害も起こる。脊髄損傷急性期における循環管理は重要であり，十分な輸液や昇圧薬などによる血圧維持や不整脈の管理が必要となる。自律神経障害に伴う膀胱機能障害や消化器機能障害に対する管理も，急性期から必要となる。損傷急性期の膀胱機能障害は，損傷高位以下の脊髄反射が消失しており膀胱収縮が起こらない弛緩性膀胱となっている場合が多く，尿道カテーテル留置による管理が必要となることが多い。また，消化器機能障害として麻痺性イレウスを合併する場合があるが，脊髄損傷者は感覚障害により腹痛などの自覚症状に乏しく，腹部膨満などの腹部所見や画像所見などの検査所見に注意しておく必要がある。

2 運動療法の適応と禁忌

　外傷性脊髄損傷では，受傷時の骨傷（椎体破裂骨折，椎体脱臼など）により脊椎の支持性が失われている場合は，体動により損傷脊髄に外力が加わり損傷が拡大する恐れがある。特に頚椎は可動性が大きいため，頚髄損傷では体動により外力が加わりやすく，損傷が上方に拡大し第4頚髄レベル以上に拡大すると呼吸ができなくなる可能性もある。また，骨盤骨折の合併症などにより安静が必要となる場合がある。つまり，外傷性脊髄損傷の急性期では，脊椎や骨盤の不安定性などにより安静が必要となり，体動を伴う運動療法が禁忌となる場合がある。

頚髄損傷や高位胸髄損傷者では，呼吸器筋麻痺による呼吸機能障害を認め，急性期は人工呼吸器管理が必要となる場合もあるが，人工呼吸器管理は離床や運動療法の禁忌とはならない。むしろ早期離床と運動療法は，肺炎などの肺合併症を予防し，人工呼吸器の早期離脱にもつながる。また，頚髄損傷や高位胸髄損傷では，自律神経障害により起立性低血圧を認める場合が多く離床時の血圧には注意が必要であるが，起立性低血圧も離床や運動療法の禁忌とはならない。起立性低血圧がある場合は，弾性ストッキング・弾性包帯による両下肢圧迫や状況に合わせて腹帯による腹部の圧迫を加え血圧低下を予防しながら離床や運動療法を実施する。

　脊髄損傷では，深部静脈血栓症の合併することがある。運動は深部静脈血栓症の予防効果があるが，深部静脈血栓症を認めた場合は，下肢の運動により血栓が飛び肺血栓塞栓症を起こす可能性があるため安静が必要となる場合がある。離床や運動療法の開始については，抗凝固療法や状況によっては下大静脈フィルター挿入により肺塞栓症を予防した上で検討する必要がある。

　脊髄損傷では，股関節や膝関節などの関節に異所性骨化を合併することがある。異所性骨化を合併した関節に対する過度の可動域訓練は，骨化を促進し関節拘縮を悪化させる可能性があり注意が必要である。

3 運動療法の内容と手技・手法

1) 入院期における運動療法の目的とゴール設定

　脊髄損傷における運動療法は，安静臥床による弊害（関節拘縮，筋力低下など）を予防するためにも発症（受傷）早期から開始することが重要である。さらに，運動療法は，脊髄損傷により低下した身体機能の改善と，残存している身体機能のさらなる強化を図り，ADL能力を含めた身体能力を向上するための重要な治療手段となる。脊髄損傷において適切な運動療法を実施するためには，身体機能および能力の予後予測に基づいたゴール設定を行い，ゴール達成のために必要な運動療法を判断する必要がある。つまり，入院期における脊髄損傷の運動療法を実施するためには，予後予測に基づいたゴール設定が必要となる。

　脊髄損傷後完全麻痺（AIS A）の場合，損傷高位より下位の運動障害の改善の可能性が低く，損傷高位診断によって比較的早期から予後予測に基づいたゴール設定が可能となる（**表2**）。頚髄損傷では，損傷高位が1髄節変われば能力的な予後が大きく変わる場合がある。たとえば，損傷が第7頚髄レベル以下になれば車椅子の移乗動作が可能となり，車椅子を使用したADL動作自立がゴール設定となる。胸・腰髄損傷では，完全麻痺であっても上肢運動機能は残存しているため，車椅子を使用したADL動作の自立が可能である。さ

表2 ● 脊髄損傷後完全麻痺における損傷高位と能力的予後

損傷高位	主な支配筋	能力的予後	
		移動手段	自立度
C1〜C2	胸鎖乳突筋	電動車椅子操作可能（下顎などを使用し操作）	人工呼吸器 全介助
C4	横隔膜 僧帽筋	電動車椅子操作可能（下顎などを使用し操作）	全介助（環境コントロールシステムは使用可能）
C5	三角筋 上腕二頭筋	平地での車椅子駆動可能（ハンドリムに要工夫）	重度介助 自助具による食事動作
C6	橈側手根伸筋	車椅子駆動可能	中等度介助 寝返り 上肢装具などを利用して書字可能 更衣の一部自立
C7	上腕三頭筋 橈側手根屈筋	車椅子駆動可能 移乗動作可能 自動車運転可能	車椅子での日常生活がほぼ自立 プッシュアップ可能 ピンチ動作不可能
C8〜T1	深指屈筋 小指外転筋	車椅子駆動可能 自動車運転可能	車椅子での日常生活がほぼ自立
T5		骨盤帯付長下肢装具・杖での歩行可能 実用的には車椅子	車椅子での日常生活が自立
T12		長下肢装具・杖での歩行可能 実用的には車椅子	車椅子での日常生活が自立
L3	大腿四頭筋	短下肢装具・杖での歩行可能 車椅子は必ずしも必要としない	歩行による日常生活がほぼ自立

らに，第3腰髄レベル以下の損傷であれば，膝関節伸展動作が可能となるため，装具，杖などの使用により実用的な歩行が可能となり，歩行によるADL自立がゴール設定となる。つまり，完全麻痺の場合は，ADL自立が難しいのか，車椅子を使用すればADLが自立するのか，歩行によるADL自立がゴールとなるのか，を損傷レベルから判断して運動療法の内容を設定する。ただし，発症急性期には完全麻痺から不全麻痺に移行する場合もあり，発症後1カ月程度は頻回に評価を行い，完全麻痺から不全麻痺への移行の有無を確認して判断する必要がある。

　一方，AIS BやCの不全麻痺の場合，時間経過とともにAISレベルや麻痺筋の筋力アップを認める可能性もあり，機能改善に伴って能力的予後が変化する場合がある。このため，不全麻痺の場合は，時間経過とともにゴール設定が変わる可能性があり，経過中の機能改善に合わせて運動療法の内容について再検討しなければならなくなることがある。

2）急性期における運動療法の実際

　外傷性脊髄損傷では，骨傷（椎体破裂骨折，椎体脱臼など）や骨盤骨折などの合併症により，安静が必要となる場合がある。この場合においても，受傷直後から関節可動域訓練

や筋力訓練を開始する。しかし，安静臥床による弊害や合併症を予防するためには，受傷直後から離床（座位，立位など）や運動負荷を開始することが重要である。このため，脊椎や骨盤などの不安定性がある症例に対しては，体を動かすことができる固定方法を早期に実施し，できるだけ受傷後早期から離床や運動負荷が実施できるようにすることが重要である。

麻痺が重度であると立位を行うことが難しい場合もあるが，チルトテーブルなども利用して立位負荷をかけていくことも有効である。また，運動負荷量を増やすためにハンドエルゴメーターなどを用い，早期から上肢運動を積極的に実施することも有効である。ハンドエルゴメーターによる上肢運動は，ベッドサイドで行うことも可能であり，完全麻痺であっても第5頚髄レベル以下の損傷であれば導入可能である（図2）[2]。

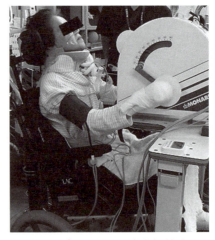

神奈川リハビリテーション病院脊髄損傷リハビリテーションマニュアル編集委員会，編：脊髄損傷リハビリテーションマニュアル 第3版. 医学書院, 22-23, 2019. より転載

図2 ● 頚髄損傷者におけるハンドエルゴメーターを使用した運動

3）回復期における運動療法の実際

脊髄損傷では，家庭あるいは社会復帰するまでに，入院によるリハビリテーション治療期間が長くなる場合も多く，頚髄損傷の完全麻痺では1年程度を要することもある。つまり，損傷高位や麻痺の程度によって違いはあるものの，脊髄損傷における回復期の運動療法には比較的長い期間が必要となる。

回復期にける運動療法の目的は，脊髄損傷により低下した身体機能の改善と，残存している身体機能のさらなる強化を図り，設定したゴールに向けてADL能力を中心とした身体能力の向上を図り，家庭あるいは社会復帰を果たすことである。このためには，前述したように予後予測に基づいたゴール設定を行い，ゴール達成に向けた適切な運動療法を実施する必要がある。ADL自立は難しく，介助レベルをゴールとするのか，車椅子を使用したADL自立をゴールとするのか，歩行によるADL自立をゴールとするのか，などによって運動療法の内容とプログラムは大きく異なる。

損傷高位が第5頚髄の完全麻痺の場合，移乗動作ができないため，車椅子を使用してもADLの自立は難しく，自助具を使用した食事動作の自立と車椅子駆動の自立（平地レベル）がゴールとなる。まず，目標とするゴールを達成するためには，座位耐久性の向上が必要となる。頚髄損傷では起立性低血圧を認める場合が多く，血圧に注意しながら座位訓練を進める。起立性低血圧を認める場合は，弾性ストッキング・弾性包帯による両下肢圧迫

や，状況に合わせて腹帯による腹部の圧迫を加え，血圧低下を予防しながら実施する．さらに，残存筋である三角筋および上腕二頭筋の筋力増強訓練を行い，残存筋筋力の強化を進めるとともに，肩関節および肘関節を中心とした関節可動域訓練を行い，可動域の維持改善に努める．

食事動作訓練は，手指動作ができないため自助具を使用し，スプーンなどを手に固定して実施する．肘関節の屈曲動作と肩関節の外転動作により，スプーンを口まで持っていけるように訓練を行う．また，残存筋筋力が弱く，うまくスプーンを口まで持っていけない場合は，スプリングバランサーなどを利用して実施する（図3）[2]．車椅子駆動は，上腕三頭筋による肘関節伸展運動ができないため，ハンドリム（ハンドリムに工夫が必要）の後方に手をかけ，上腕二頭筋による肘関節屈曲運動と三角筋による肩関節伸展運動を用いて駆動できるように訓練を実施する．

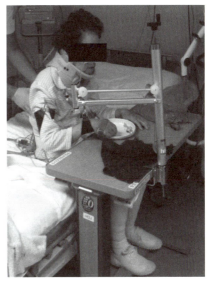

神奈川リハビリテーション病院脊髄損傷リハビリテーションマニュアル編集委員会，編：脊髄損傷リハビリテーションマニュアル 第3版. 医学書院, 22-23, 2019. より転載

図3 頚髄損傷者におけるスプリングバランサーを使用した食事動作訓練

完全麻痺でも，損傷高位が第7頚髄レベル以下になると上腕三頭筋を利用してプッシュアップ動作ができ，車椅子への移乗動作が可能となるため，ゴール設定は車椅子を使用したADL自立となる．車椅子移乗が自立するためには，床上動作訓練（寝返り・起き上がり動作訓練，座位訓練，プッシュアップ訓練）および車椅子移乗訓練を実施する．車椅子移乗のためには，上腕三頭筋を中心とした残存筋の筋力増強訓練，上肢の関節可動域訓練も重要である．また，車椅子を使用したADL自立のために，床上での更衣動作などのADL訓練も重要となる．車椅子駆動は，上腕三頭筋が使用できるため，通常通り肘関節伸展運動による車椅子駆動が可能である．車椅子駆動訓練は，上腕三頭筋筋力強化や車椅子移動の耐久性強化のためにも有効である．この場合，ひもなどを使用して車椅子のクロスバーに砂嚢などの重りを取り付けた状態で，車椅子駆動訓練を行う．また，上肢や体幹の残存機能によっては難しい場合もあるが，段差や溝，坂道などがクリアでき，屋外での車椅子移動をスムーズにできるようになるために，キャスター上げ訓練も実施する．

完全麻痺でも損傷高位が第3腰髄レベル以下であれば，膝関節伸展動作が可能となるため，装具，杖などの使用により実用的な歩行が可能となり，ゴール設定は歩行によるADL自立となる．歩行が自立するためには，当然ではあるが起立訓練，歩行訓練が重要となる．損傷高位によって必要としない場合もあるが，第3腰髄レベルの完全麻痺であれ

ば，足関節の底背屈ができないため，短下肢装具を使用し歩行訓練を実施する。最初は平行棒内で起立・立位・歩行訓練を行い，歩行が安定してきたらロフストランド杖などの杖歩行訓練を実施する。

不全麻痺の場合は，時間経過とともに損傷レベル以下の麻痺筋の改善を認める場合も多く，筋力改善に伴いゴール設定を変える必要ある。このため，不全麻痺の場合は，経過中の改善に合わせて適宜ゴール設定を変更し，ゴール達成のために必要な訓練内容へ変えていかなければならない。

4 運動療法の留意点

脊髄損傷者では，運動障害，感覚障害に加え損傷高位によって呼吸機能障害，自律神経障害による起立性低血圧，体温調節障害，膀胱・消化器機能障害などを起こし，これらの障害に起因する肺炎，無気肺，深部静脈血栓症，尿路感染症，麻痺性イレウス，褥瘡，異所性骨化などの様々な合併症が起こる場合があり，運動療法期間中も注意する必要がある。

文 献

1) The American Spinal Injury Association：Japanese ISNCSCI Worksheet.
[https://asia-spinalinjury.org/wp-content/uploads/2024/08/Japanese-ASIA-ISNCSCI-final.pdf]
（2025年2月閲覧）
2) 神奈川リハビリテーション病院脊髄損傷リハビリテーションマニュアル編集委員会，編：脊髄損傷リハビリテーションマニュアル．第3版．佐伯　覚，他編．医学書院，2019.

参考文献

▶　上田　敏, 他監：標準リハビリテーション医学．第4版．医学書院, 2023.

3 疾患別運動療法
──主に入院期の運動療法
❹ パーキンソン病

和田直樹

1 疾患の概要

　パーキンソン病 (Parkinson's disease：PD) は中脳黒質にあるドパミン神経細胞が障害され，基底核のドパミンが欠乏することで，動作緩慢，振戦，筋強剛，姿勢保持障害といった錐体外路症状を中心とする運動症状をきたす神経変性疾患である。1817年に英国のParkinsonが"Essay on the Shaking Palsy"として初めて報告したため，その名が疾患名につけられた（図1）[1]。PDでは黒質のドパミン細胞だけでなく，自律神経系，ノルアドレナリン神経細胞，セロトニン神経細胞，コリン作動性神経細胞も障害されるため，運動症状以外に自律神経症状，うつ症状，睡眠障害，認知症状などの非運動症状も合併する。日本における有病率は10万人あたり100～180人程度で，患者数は20万人程度と推測されており，神経変性疾患の中でも頻度の高い疾患である。

　2015年にInternational Parkinson and Movement Disorder Society (MDS) が提唱したPDの診断基準が，日本の診療ガイドラインにも掲載されている（表1）[2]。嗅覚

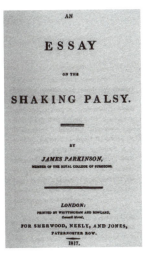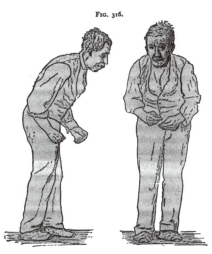

図1 ● James Parkinsonによる最初の報告　　（文献1より引用）

表1 ● International Parkinson and Movement Disorder Society (MDS) 診断基準

臨床的に確実なパーキンソン病 (clinically established Parkinson's disease)

パーキンソニズムが存在しさらに,
1) 絶対的除外基準に抵触しない。
2) 少なくとも2つの支持的基準に合致する。
3) 相対的除外基準に抵触しない。

臨床的にほぼ確実なパーキンソン病 (clinically probable Parkinson's disease)

1) 絶対的除外基準に抵触しない。
2) 絶対的除外基準と同数以上の支持的基準がみられる。ただし2つを超える相対的除外基準がみられてはならない。

支持的基準 (supportive criteria)

1. 明白で劇的なドパミン補充療法に対する反応性がみられる。この場合,初期治療の段階では正常かそれに近いレベルまでの改善がみられる必要がある。もし初期治療に対する反応性が評価できない場合は以下のいずれかで判断する。
   a. 用量の増減により顕著な症状の変動 (UPDRS part Ⅲでのスコアが30%を超える) がみられる。または患者または介護者により顕著な改善がみられたことが確認できる。
   b. 明らかに顕著なオン/オフ現象がみられる。
2. L-ドパ誘発性のジスキネジアがみられる。
3. 四肢の静止時振戦が診察上確認できる。
4. 他のパーキンソニズムを示す疾患との鑑別上,80%を超える特異度を示す検査法が陽性である。現在この基準を満たす検査としては以下の2つが挙げられる。
   a. 嗅覚喪失または年齢・性を考慮した上で明らかな嗅覚低下の存在
   b. MIBG心筋シンチグラフィによる心筋交感神経系の脱神経所見

絶対的除外基準 (absolute exclusion criteria)

1. 小脳症状がみられる。
2. 下方への核上性眼球運動障害がみられる。
3. 発症5年以内に前頭側頭型認知症や原発性進行性失語症の診断基準を満たす症状がみられる。
4. 下肢に限局したパーキンソニズムが3年を超えてみられる。
5. 薬剤性パーキンソニズムとして矛盾のないドパミン遮断薬の使用歴がある。
6. 中等度以上の重症度にもかかわらず,高用量 (＞600mg) のL-ドパによる症状の改善がみられない。
7. 明らかな皮質性感覚障害,肢節観念運動失行や進行性失語がみられる。
8. シナプス前性のドパミン系が機能画像検査により正常と評価される。
9. パーキンソニズムをきたす可能性のある他疾患の可能性が高いと考えられる。

相対的除外基準 (red flags)

1. 5年以内に車椅子利用となるような急速な歩行障害の進展がみられる。
2. 5年以上の経過で運動症状の増悪がみられない。
3. 発症5年以内に重度の構音障害や嚥下障害などの球症状がみられる。
4. 日中または夜間の吸気性喘鳴や頻繁に生じる深い吸気など,吸気性の呼吸障害がみられる。
5. 発症から5年以内に以下のような重度の自律神経障害がみられる。
   a. 起立性低血圧:立位3分以内に少なくとも収縮期で30mmHgまたは拡張期で15mmHgの血圧低下がみられる。
   b. 発症から5年以内に重度の尿失禁や尿閉がみられる。
6. 年間1回を超える頻度で繰り返す発症3年以内の転倒
7. 発症から10年以内に,顕著な首下がり (anterocollis) や手足の関節拘縮がみられる。
8. 5年の罹病期間の中で以下のようなよくみられる非運動症状を認めない。
   a. 睡眠障害:睡眠の維持障害による不眠,日中の過剰な傾眠,レム睡眠行動障害の症状
   b. 自律神経障害:便秘,日中の頻尿,症状を伴う起立性低血圧
   c. 嗅覚障害
   d. 精神症状:うつ状態,不安,幻覚
9. 他では説明できない錐体路症状がみられる。
10. 経過中一貫して左右対称性のパーキンソニズムがみられる。

(文献2より引用)

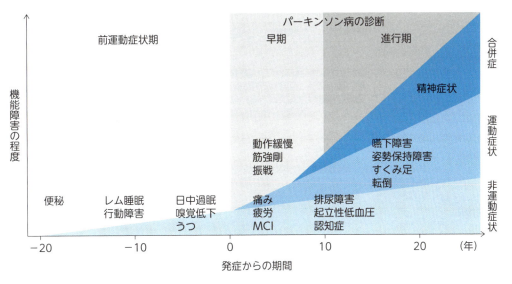

図2 ● パーキンソン病の臨床症状と進行の経過

(文献3より引用)

低下，便秘，レム睡眠行動障害などの症状は，典型的な運動症状の発現より前に現れることが多い。運動症状は動作緩慢，筋強剛，振戦などから始まり，徐々に姿勢保持障害やすくみ足がみられるようになる。さらにドパミン作動薬による治療が長期化すると，薬の効いている時間が短くなり，症状の日内変動を示すwearing-off現象や，服薬時間と関連なく一過性に症状が増悪するon-off現象，四肢や頸部などが不随意に動いてしまうジスキネジアといった運動合併症が出現するようになる。これらの運動症状に加えて，うつ症状，不安，無気力，睡眠障害，膀胱機能障害などの非運動症状が加わり，患者の日常生活活動(ADL)や生活の質(QOL)を低下させていく(図2)[3]。

治療の主軸であるL-ドパを中心としたドパミン作動薬による治療では，症状に合わせた調整が必要であり，場合によっては他の薬物療法，運動療法，外科療法を追加する必要がある(図3)[4]。これらの治療の進歩により生命予後が向上している一方で，前述したような長期治療に伴う問題も明らかになっている。

2 運動療法の適応と禁忌

PDにおける運動療法は，診療ガイドラインでは「薬物療法や手術療法とともに運動療法を行うことで運動症状の改善が得られ，有用である」[2]と記載され，推奨されている。運動療法の症状改善機序としては，brain-derived neurotrophic factor (BDNF)を中

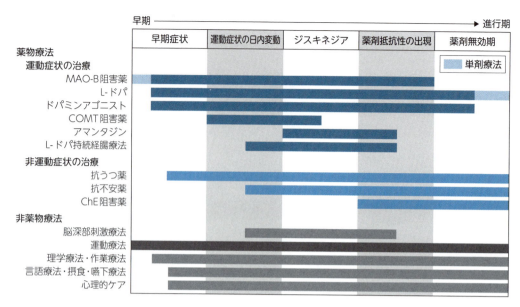

図3 ● 症状の進行と治療

（文献4より引用）

心とする神経栄養因子の増加，α-シヌクレイン凝集抑制，ミトコンドリアの生合成・オートファジーのupregulationによる酸化ストレスの減少による神経保護作用，中枢神経細胞の構造・機能を修正する脳の可塑性への関与などが近年報告されている。

　運動療法は薬物療法開始より前から行い，進行期で薬剤が無効な時期においても継続することが推奨されており，すべての病期において適応となる（図3）[4]。実際の開始時期については，症状の程度，日常生活での不自由さ，職業などを考慮して検討する。診断が確定してもすぐに薬物療法が始まらないこともあるが，運動症状が認められる場合は積極的に介入していく。運動療法は，進行性疾患に対してADL，QOLを長期に維持していくことが目標であり，長期的な視点に基づいたプランが必要となる。パーキンソニズムの症状自体を改善させることにこだわらず，活動の維持，不動による合併症の予防を目標とすることが重要である。

　PDの重症度はHoehn-Yahrの重症度分類の5段階で評価され（表2），運動療法の内容は病期に応じて変更する必要がある。Hoehn-Yahr重症度によるアプローチの内容とその目標について，以下に述べる（表3）[5]。

1) Hoehn-Yahr重症度Ⅰ～Ⅱ

　病初期の軽症例でも原疾患による症状以外に，不動による合併症の要素を認めることがあり，転倒に注意しながら，外出，社会参加などの活動の機会を増やし，仕事を続けている場合は可能な限り就労を維持していくことを目標とする。この時期は歩行やADLは自

表2 ● Hoehn-Yahr の重症度分類と生活機能障害度

H-Y Stage	症状	生活機能障害度	
I	一側性のパーキンソニズム	I 度	日常生活，通院にはほとんど介助を要しない
II	両側性のパーキンソニズム		
III	軽度～中等度のパーキンソニズム 姿勢保持障害がみられる	II 度	日常生活，通院に介助を要する
IV	高度の障害を認めるが，介助なしで歩行は可能		
V	介助なしではベッドまたは車椅子生活となる	III 度	日常生活に全面的な介助を要し，起立歩行困難

表3 ● 症状の進行と治療

	早期 (H-Y I～II)	中期 (H-Y III～IV)	進行期 (H-Y V)
治療目的	活動性維持 転倒予防 身体能力の改善	転倒予防 ADL(移乗，姿勢，リーチ動作，把持能力，バランス，歩行)の維持	介護量軽減 拘縮予防 肺炎予防 褥瘡予防
アプローチ	有酸素運動 筋力増強運動 バランス練習 応用歩行練習 軽スポーツ参加 自主トレ指導	歩行練習 バランス練習 ADL練習 リーチ，把持練習 住宅改修 家族指導 嚥下訓練 発声訓練	基本動作練習 ROM訓練 嚥下訓練 呼吸(排痰)訓練
その他	薬物治療開始	特定疾患の申請 介護保険の申請 身体障害者手帳の申請 外科的治療の検討	

(文献5より引用)

立しているが，頚部や肩，体幹，足関節などに既に可動域制限がみられることもあり，ストレッチングなどの自主トレを指導することが有用である。転倒のリスクが比較的少なく全身運動が可能な時期であり，レジスタンストレーニングがL-ドパの使用量を抑制するという報告もあり，積極的な筋力増強，有酸素運動を行う。心肺機能向上を目的に，可能な範囲で軽スポーツなどへの参加も勧める。太極拳やダンスによる転倒予防の効果も報告されている。

2) Hoehn-Yahr 重症度Ⅲ～Ⅳ

　姿勢保持障害が現れ，転倒のリスクが増える時期である。運動療法では歩行訓練やバランス訓練が中心となる。適切な歩行補助具の使用や住宅改修に積極的に関わり，転倒を防ぎながら活動性を維持することを目標とする。外出や運動の機会が減ることにより不動の要素も加わる場合は，筋力強化や自転車エルゴメーターなどでの有酸素運動も取り入れる。腰痛を訴える患者には，器質的な異常を除外した上で腰痛体操などを適宜指導する。遂行機能障害を呈している場合は，ADLの訓練として動作を簡略化し，繰り返し練習する，実際に行う前にリハーサルを行う，などの手法も有効である。特定疾患の申請はHoehn-Yahr 重症度Ⅲ以上で，生活機能障害度Ⅱ度以上の日常生活・通院に介助が必要な状態となると申請できるため，この時期に申請を勧める。住宅改修や福祉機器の導入など，環境面での調整も必要となるため，身体障害者手帳の申請や介護保険の申請も，患者のニーズに合わせて検討する。

　運動合併症としてのwearing offやon-off症状がみられる場合は，運動療法は原則としてonの時間に行い，onの状態のADL拡大を目標とする。ジスキネジアやジストニアなどの不随意運動もADLの阻害因子となることがあるが，薬剤が効いているときの不随意運動 (peak-dose dyskinesia) の場合には，不随意運動が強い時期のほうが，むしろ動きやすいということがあり，患者個々の不随意運動の出現時間やADLを把握することが必要である。

　この時期には声量の低下や嚥下機能の低下も顕在化することが多く，発声・構音訓練，摂食嚥下訓練も必要となる。認知機能の低下，幻覚などの非運動症状もみられることがあり，副作用軽減のために薬剤が減量された場合，運動症状の増悪には注意が必要である。

3) Hoehn-Yahr 重症度Ⅴ

　この時期はADL全般に介助が必要となる。車椅子での移動や寝たきりとなることが多く，介護量の軽減を目標としたアプローチを行う。介護保険でのリハビリテーションが主体となり，関節拘縮予防，褥瘡予防を目標として施設内や訪問リハビリテーションとして行われることが多い。自律神経症状による起立性低血圧が強い例では，失神などを防ぐため，弾性ストッキングやリクライニング車椅子の使用を検討する。嚥下障害も進行するため，口腔ケア，食形態の調整，食事摂取時の適切なシーティング，肺理学療法による誤嚥性肺炎の予防が大切である。適切な医療・介護サービスの利用についての情報提供も行う。

3 運動療法の内容と手技・手法

PDに特徴的な運動症状に対する運動療法のアプローチについて，以下に述べる。個々の症状そのものを改善させることに固執せず，不動による合併症を予防し，ADLを維持し，転倒，誤嚥などの合併症を予防することが大切である。

1) 筋強剛 (rigidity)

PDでみられる筋強剛は，歯車様 (cogwheel) あるいは鉛管様 (lead pipe) として特徴づけられ，運動の全範囲で抵抗が増加する。手首にみられやすいが，肘，下肢，頸部，体幹にもみられる。筋強剛そのものを運動療法で軽減させることは困難であるが，筋強剛による頸部，体幹，股関節の可動域制限は転倒の原因となるため，頸部，体幹の捻転動作を取り入れた運動を行うことは重要である (図4A)。肩関節可動域制限はADLや呼吸機能に影響するため，棒を用いた肩の伸展運動も有効である (図4B)。

2) 振戦 (tremor)

PDでみられる振戦は4〜6Hzの静止時振戦が多い。母指と示指・中指をすり合わせるような特徴的な動きはpill-rolling tremorと呼ばれ，歩行時によくみられる。振戦が利き手側に強く出現し，食事や書字動作の妨げになっている場合は，作業療法を取り入れ，利き手交換や自助具などの導入を検討してもよい。

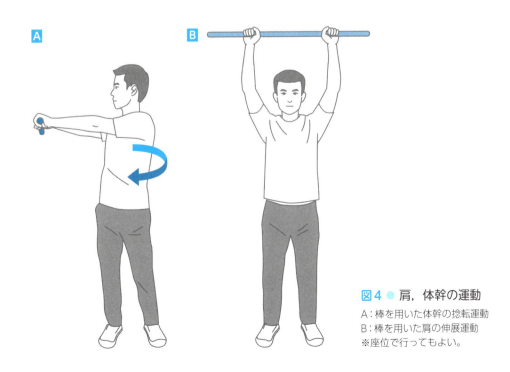

図4 ● 肩，体幹の運動
A：棒を用いた体幹の捻転運動
B：棒を用いた肩の伸展運動
※座位で行ってもよい。

3) 姿勢保持障害 (postural instability)

　立位時に頸部，体幹が前屈し (図1)，立ち直り反射が障害され，結果として転倒しやすくなる。初期には後方突進現象がみられるが，進行すると，前方にも倒れやすくなる。PD患者は一般の高齢者と比べ転倒時に体幹の反応と上肢の支持がないため，頭部や顔面を受傷することが多いといわれている。姿勢保持障害に対する運動療法は，視覚フィードバックや固有知覚訓練などの介入も有効との報告はあるが，転倒を減らす効果は確認されていない。

4) すくみ足 (freezing)

　すくみ足は，歩行開始時，方向転換時，狭い場所に入る際に足がすくんで歩けなくなる現象である。一方で，階段などでは足がスムーズに出ることがあり，この現象は矛盾性運動 (kinesie paradoxale) と呼ばれている。これに対してはcue (合図) を用いた歩行訓練の有用性が報告されている。床に平行線を描き，それに合わせて歩行させる視覚的cue (図5A) と，音楽やメトロノームに合わせて歩行する聴覚的cue (図5B) といった運動療法が有効である。歩行補助具 (歩行器やシルバーカー) の利用も勧められている。

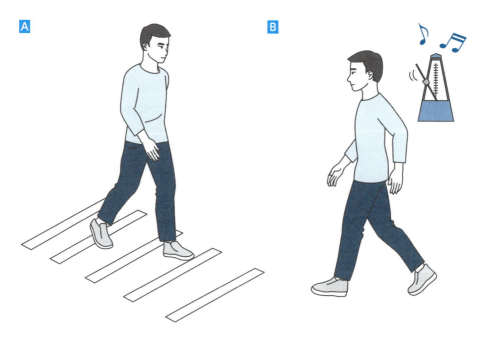

図5 ● cueを用いた歩行訓練
A：視覚的cue (床に貼ったビニールテープをまたぐように歩く)
B：聴覚的cue (メトロノームのリズムに合わせて歩く)

5) 発声障害 (dysphonia)

PDの発声障害は，小声，粗糙 (そぞう) 性，声のふるえ，抑揚のなさが特徴的で，コミュニケーションの障害がうつやアパシーを悪化させる可能性もある。腹式呼吸を含めた発声訓練や，大きな声を出すことを意識するプログラムLSVT Loud®の有効性が報告されている。

6) 嚥下障害 (dysphagia)

PDの嚥下障害は準備期，口腔期，咽頭期，食道期の障害など多相にわたる。舌の運動，声門閉鎖運動，嚥下時の喉頭挙上位での息をこらえ (メンデルゾーン手技)，頚部の可動域訓練が有効とされている。問診が大切だが，自覚症状に乏しい場合もあり，スクリーニングテスト (反復唾液嚥下テスト，水のみテスト) を行い，必要であれば嚥下造影検査を追加し，適正な食形態，一口量を決定する。

7) 呼吸機能障害 (respiratory disturbance)

PDの呼吸障害は円背や胸郭可動域の低下による拘束性換気障害が特徴であり，頚部・体幹・肩の可動域の拡大，姿勢の改善，全身運動などのアプローチが有効である。進行例では，排痰，咳嗽も障害されるため，肺理学療法も行う。

運動療法について特に禁忌はないが，症状の変動や自律神経障害については留意する必要があるため，次の留意点にて述べる。

4 運動療法の留意点

PDの運動療法で留意する点としては，症状の日差変動，日内変動により常に同じプログラムが実施できないことがあるため，内服時間の確認や状態に応じた対応が必要となる点が挙げられる。また，特徴的な運動症状に目が行きがちだが，しっかり問診をすることで痛みや疲労感，うつ症状などの非運動症状を見落とさないようにすることが重要である。起立性低血圧，突発性睡眠などの非運動症状が転倒の原因となっていることも十分ありうる。非運動症状の中でも特に気をつけるべき自律神経障害の特徴とその対応について，以下に述べる[6]。

1) 便秘 (constipation)

PDにおける便秘は，運動症状の発症前からみられることが多く70〜80％に合併するといわれ，大腸生検では72％にLewy小体の出現がみられると報告されている。自律神

経症状のみならず，活動性の低下や治療に用いられる薬剤も便秘に影響する。重度の便秘により麻痺性イレウスを併発することもあり，適切な治療が不可欠である。便秘の治療には食物繊維を多く含む食品と水分の摂取を励行し，定期的な運動を勧める。

2) 起立性低血圧 (orthostatic hypotension)

PDでは起立性低血圧が約30％にみられ，特に高齢者，長期罹患例，重症例で頻度が高い。起立3分以内に収縮期血圧20mmHg以上，あるいは拡張期血圧が10mmHg以上低下した場合，起立性低血圧と定義している。起立性低血圧の治療は，まず急な姿勢変化を避け，心不全や高血圧の合併のない症例では，塩分や水分を十分に摂取させるような生活の指導を行う。多剤併用している患者では，降圧薬や利尿薬の必要性について再検討を行う。立位時に失神を伴うような重症例では下肢の弾性ストッキングの装着も有効であるが，自己装着が困難なことが多い。薬物療法としては，ノルアドレナリンの前駆物質であるドロキシドパの有効性が報告されている。

3) 排尿障害 (urinary symptoms)

排尿障害の頻度は65％と高い。夜間頻尿が最も多く，尿意切迫感，日中頻尿が続く。PDの排尿障害は過活動膀胱による尿意切迫症候群が主な症状であり，罹病期間とは相関せず重症度と相関すると報告されている。排尿障害の原因はまだ明らかではないが，ドパミントランスポーターを使用した検査では，排尿障害のある症例のほうが，ない症例よりも線条体へのドパミントランスポーターの取り込みの低下が高度であったことより，基底核の機能低下が関与していることが示唆されている。排尿障害に対する治療として高いエビデンスを有する治療方法はないが，過活動膀胱に対して抗コリン薬が使用されることが多い。

4) 発汗障害 (hyperhidrosis)

PDにおける発汗障害は発汗過多が多く，off時やon時の運動合併症としてのジスキネジアの発現に伴って，発汗発作とも呼ばれる発汗過多が生じることがわかっている。発汗過多はADL，QOLに影響するため，運動合併症の治療をしっかりと行うことが重要である。発汗障害（発汗過多）に対する根本的な治療はなく，対症的に外用の抗コリン薬やA型ボツリヌス毒素の局所的投与の効果が報告されており，保険適用となっている。

5) 流涎 (drooling)

流涎は，姿勢（頚部の前屈）や嚥下障害が原因と考えられている。嚥下障害は，PDにおける死因の30％を占める誤嚥性肺炎の原因となる。流涎を減らすには抗コリン薬が有効であるが，便秘などの副作用があるため，流涎の改善目的のみで使用すべきではない。嚥

下障害を合併していることを念頭に置き，嚥下機能の精査を行うことが勧められる。

　PDの運動療法について述べた．治療の進歩により患者の平均余命は健常者に近づいており，発症早期より患者の能力を最大限に引き出し，長期にわたり機能を維持するために運動療法は不可欠となっている．治療が長期となるため，運動療法が利用できる環境を提供しながら患者のモチベーションを保つことも重要である．

文献

1) Lewis PA：James Parkinson：the man behind the shaking palsy. J Parkinsons Dis. 2012；2(3)：181-7.
2) 日本神経学会, 監：パーキンソン病治療ガイドライン2018. パーキンソン病治療ガイドライン作成委員会, 編. 医学書院, 2018.
3) Kalia LV, et al：Parkinson's disease. Lancet. 2015；386(9996)：896-912.
4) Okun MS：Management of Parkinson Disease in 2017：Personalized approaches for patient-specific needs. JAMA. 2017；318(9)；791-2.
5) Keus SHJ, et al：Physical therapy in Parkinson's disease：evolution and future challenges. Mov Disord. 2009；24(1)：1-14
6) 和田直樹：パーキンソン病の自律神経障害. Jpn J Rehabil Med. 2019；56(3)：204-8.

3 疾患別運動療法
——主に入院期の運動療法
❺ 大腿骨頚部・転子部骨折術後

馬庭壯吉

1 疾患・手術の概要

1) 大腿骨近位部骨折とは

　大腿骨近位部骨折は，骨頭骨折，頚部骨折，頚基部骨折，転子部骨折，転子下骨折に分類される（図1）。頚部骨折と転子部骨折は高齢者の転倒により生じることが多く，本項ではこの両者を対象として扱う。頚部骨折は関節包内骨折であり，関節包外骨折である転子部骨折とは血管支配が異なり，骨癒合率や大腿骨頭の骨壊死率に差があるため，手術方法の選択が異なってくる[1]。

2) 大腿骨近位部骨折の発生率と発生原因

　日本の大腿骨頚部骨折／転子部骨折の年間発生数は，2012年では17万5,700例（男性3万7,600例，女性13万8,100例）であった[2]。発生率は40歳から増加し，70歳を超えると急激に上昇し，高齢者では男性より女性が高かった[2〜4]。また，高齢者ほど転子部骨折の発生率が上昇していた[3]。

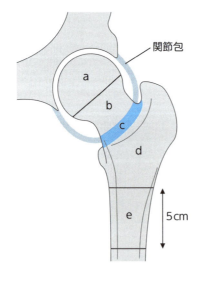

図1 ● 大腿骨近位部骨折の分類
a：骨頭骨折（head fracture）
b：頚部骨折（neck fracture）
c：頚基部骨折（basicervical fracture, basal fracture of the femoral neck）
d：転子部骨折（trochanteric fracture）
e：転子下骨折（subtrochanteric fracture）

3) 大腿骨近位部骨折の予後

① 歩行能力の予後

　大腿骨近位部骨折術後の歩行能力に影響する主な因子は，年齢，受傷前の歩行能力，認知症の程度である．自宅退院した患者（中でも同居している場合）では，施設入所例よりも機能予後が良い[1]．大腿骨近位部骨折術後の650名の患者において，術後6カ月，12カ月の歩行能力と日常生活の自立度を調査した研究[5]では，術後の歩行能力は6カ月以内に決定されるとしている．退院時にT字杖歩行ができた患者では，受傷前の歩行能力のレベルに関係なく，12カ月時の歩行能力の低下が少なかった．大腿骨転子部骨折に対してγネイルによる治療を受けた85名の調査では，80歳以上，リハビリテーション開始時期の遅れ（術後6日以降），認知症，心疾患・精神疾患の合併，反対側の大腿骨頚部骨折の既往があると，術後の歩行能力が低下していた[6]．

② 生命予後

　日本における1万754例の大腿骨近位部骨折の調査では，1年後の死亡率は10.1%であった[7]．生命予後に影響する因子として，性別（男性が不良），年齢（高齢ほど不良），受傷前の歩行能力（低いほど不良），認知症（合併例で不良）などがある[1]．手術方法に関しては，人工骨頭置換術のほうが骨接合術より死亡率が高い[1]．

4) 手術療法の種類

　頚部骨折，転子部骨折ともに，9割以上の患者に対して手術が行われている．手術方法は，ピン，スクリュー，髄内釘，スライディング・ヒップスクリュー（sliding hip screw：SHS）などを使用した骨接合術と，人工骨頭や人工股関節を用いた人工物置換術（関節形成術）にわけられる（図2）．

　非転位型の頚部骨折にはピンやスクリューを用いた骨接合術が，転子部骨折では髄内

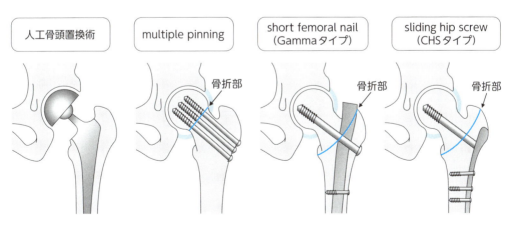

図2 ● 手術方法の種類

釘，SHSなどが用いられ，転位型の頚部骨折には人工骨頭や人工股関節全置換術（total hip arthroplasty：THA）が使用される。THAは人工骨頭置換術より疼痛が少なく，機能改善は良好で再手術が少ないが，手術侵襲が大きく脱臼率が高い[1]。

2 運動療法の適応と禁忌

高齢者大腿骨近位部骨折患者は様々な合併症を有していることが多いため，運動療法を実施する際には安全に配慮することが前提条件となる。運動療法の基本としては低強度の運動を低頻度から漸増していき，合併する疾患に合わせた運動量を設定する必要がある。

心血管疾患を有する患者における運動療法の禁忌としては，不安定な冠動脈疾患，重症で症状のある弁膜症性心疾患，代償されていない心不全，コントロールされていない不整脈などがある[8]。

高度の呼吸不全や肺性心を合併している場合や高齢者では，継続しやすい低強度負荷運動が適している。慢性閉塞性肺疾患を合併した患者での運動療法の禁忌として，高度の炎症反応，下肢静脈血栓症，酸素吸入下でもSpO_2が90％を維持できない場合などがある[19]。

糖尿病合併患者で血糖コントロールが不良な場合，運動療法によって低血糖を生じる可能性がある。糖尿病性腎症4期やネフローゼ症候群，増殖性糖尿病網膜症などを有する患者でも注意が必要である。

3 運動療法の内容と手技・手法

1）術前の運動療法

ベッド上臥床となるため，不動による関節拘縮，筋萎縮，深部静脈血栓症（deep vein thrombosis：DVT）の予防に努める。健側下肢の筋力増強訓練，患側足関節の自動底背屈運動，頭部挙上による体幹筋の筋力増強訓練を行う。呼吸器合併症の予防のためにファーラー位またはセミファーラー位をとらせ，排痰訓練を行う。入院中の多職種連携診療が推奨されており，尿路感染症，栄養障害，術後せん妄などの合併症予防に有効である[1]。特に脳卒中の既往のある患者では誤嚥性肺炎の危険性が高く，言語聴覚士による嚥下機能評価・訓練や，歯科衛生士による口腔ケアが重要である。

2）術直後の運動療法

術直後から，DVT予防のために足関節底背屈運動を開始する。同時に健側下肢の抵抗運動（図3）を行うことで，大殿筋，大腿四頭筋，ハムストリングの筋収縮を促す。患側下

肢では疼痛があるため，大腿四頭筋の等尺性運動から始める．

3) 急性期の運動療法

早期離床と早期歩行開始によって廃用症候群を予防する．手術翌日から端座位，車椅子移乗を開始し，離床を進める．荷重に制限がなければトイレの使用を開始し，下肢筋力や心肺機能の維持に努める．

運動療法は端座位での膝関節自動伸展運動，足関節・足指の自動底背屈運動を行い，DVTの予防，筋力増強を図る（図4）．健側下肢の筋力を評価し，患肢への荷重量と荷重開始時期を確認した後に，起立・歩行訓練に移行する．

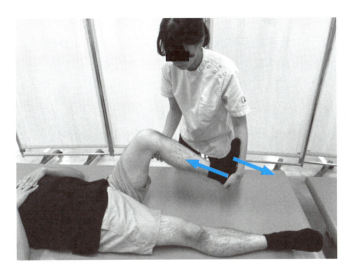

図3 ● 術直後のベッドサイドでの運動療法

術直後からDVT予防のための足関節運動を指導するとともに，ベッド上での抵抗運動を行う．下肢伸展の抵抗運動時は，徒手抵抗に対して爪先で押すように運動させ，下腿三頭筋の収縮を図る．

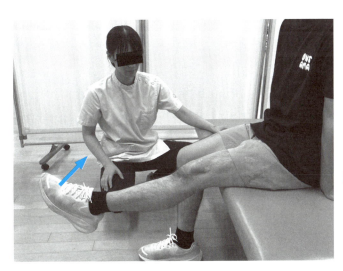

図4 ● 座位での膝関節自動伸展運動

患側，健側ともに行う．足指と足関節を背屈させながら行うことで，大腿四頭筋の活動が高まる．

①頚部骨折

▶**骨接合術**：非転位型骨折では早期荷重が可能である。転位型骨折であっても，固定性が良好であれば早期荷重が可能である[1]。高齢者では荷重制限指示の遵守が困難であるため，部分荷重を要する術後指示は避けなければならない[10]。早期荷重のほうが術後成績を改善するという報告はないが[1]，早期の歩行能力獲得は患者の利益につながる。受傷前に歩行可能であった患者では，T字杖使用による歩行の獲得をめざす。

▶**人工骨頭またはTHA**：全身状態が安定していれば，術翌日から起立・荷重歩行訓練を開始する。手術が後方進入で行われた場合，あるいは前方進入法や前側方進入法で行われていても最小侵襲手術で筋腱が温存されていれば，股関節外転運動を早期に開始できる。脱臼発生率は1〜5.6％と報告されており[1]，THAと比較して人工骨頭で少なく，前方進入法と比較して後方進入法で発生しやすい。後方進入法では股関節屈曲・内転・内旋位，前方進入法では股関節伸展・内転・外旋位が脱臼の危険肢位となるため，ADL訓練の中で指導を行う。

②転子部骨折

整復位が良好で固定性に問題なければ，術翌日から起立・荷重歩行訓練を行う。受傷前に歩行が可能であった患者では，T字杖を使用した歩行能力の獲得をめざす。

非転位型の大腿骨転子部骨折では，髄内釘 (short femoral nail：SFN) やSHSが使用される。これらのインプラントでは，ラグスクリューのスライディング (テレスコーピング) 作用によって骨折部に圧迫力が加わり，骨癒合を促進する。しかし過度のテレスコーピングが生じると，大腿骨頚部の短縮が生じ，疼痛，脚長差，跛行の原因となる。ラグスクリューのカットアウト (骨頭穿破) も，疼痛や歩行障害の原因となる。カットアウトを予防するためには，安定性のある整復位を獲得することと，ラグスクリューを大腿骨頭の中央近くに挿入することが重要である。前者を達成するために，あえて解剖学的な整復を行わず，骨頭側の骨片が骨幹部側の髄内に落ち込まないように骨頭側骨片の内側皮質骨を髄外型に整復する操作が行われており，その効果が証明されている[11]。後者の指標として，tip-apex distance (TAD) を20mm以内にすることが重要である[12]。整復位や固定性に問題がある場合には，早期荷重によりカットアウトが生じる危険性があるため，3〜4週間程度荷重を遅らせる必要がある。

4) 回復期の運動療法

回復期の運動療法の目的は，股関節周囲筋，膝伸展筋の筋力強化，歩行能力およびADLの再獲得である。そのためには，急性期施設退院後のリハビリテーションを継続することが重要である。医療制度の影響により，急性期施設での入院期間は短縮しているため，回復期病院での3〜6カ月間のリハビリテーションが必要であるとされている[1]。

筋力訓練は，疼痛に配慮して等尺性訓練から開始する。疼痛が改善し，自動運動や下肢

伸展挙上（SLR）が可能となれば，徒手抵抗運動を用いた開放性運動連鎖（OKC）での股関節外転運動を行う（図5）。

歩行訓練は平行棒，歩行器，杖の順番で進めていくことが多い。疼痛が強い場合や筋力低下があり歩行が不安定な場合には，歩行器を使用する（図6）。部分荷重歩行訓練が必要な場合には，固定型（ピックアップ型）歩行器が用いられる。

歩行が安定化すれば，閉鎖性運動連鎖（CKC）での筋力訓練を取り入れる。スクワット運動や椅子からの立ち上がり訓練を実施する。

ADL訓練は，患者の自宅の家屋評価に基づき実施する。転倒防止を念頭に，階段昇降訓練（図7）や脱臼予防に配慮した入浴動作訓練などを行う。

術後患者の歩行中にみられる肢位の異常には，股関節屈曲位，股関節外転位，膝関節屈曲位，足関節底屈位，体幹の前傾などがある。疼痛がなく，エネルギー効率のよい歩行を獲得するためには，関節可動域の回復とスムーズな運動連鎖の回復が求められる。股関節屈曲拘縮があると，立脚期，遊脚終期で下肢全体の伸展が不十分となり，歩幅の減少，膝屈曲の原因となる。膝関節屈曲位での歩行は大腿四頭筋の筋疲労をもたらす。股関節屈曲拘縮の代償として腰椎前弯が十分にできない場合には，立脚中期，立脚終期おおび前遊脚期に体幹の前傾が生じる[13]。股関節屈筋群，関節包，関節包靱帯のストレッチングと腹筋群の強化を行う。

股関節外転拘縮があると開脚歩行となり，相対的な脚延長を生じ，遊脚相の開始にスムーズに移行できない。術後に長期間外転枕を使用した場合に生じやすく，外転筋や腸脛靱帯の短縮によって生じるため，これらの組織のストレッチングを行う。

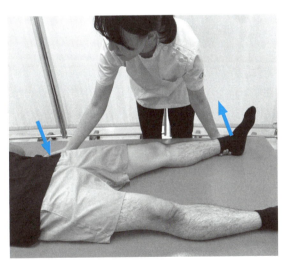

図5 ● 臥位での股関節外転徒手抵抗運動：open kinetic chainでの外転運動

療法士は骨盤部を右手で固定し，下腿遠位部に抵抗をかけて運動を行わせる。骨接合部に問題がなく，筋力も十分に回復すれば，立位での外転運動に移行する。

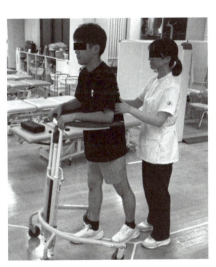

図6 ● 前腕支持型歩行器を使用した歩行訓練

上半身の体重を歩行器に設置された支持台で支えることにより，下肢の荷重量が軽減する。筋力の弱い患者や荷重時痛のある患者に適している。

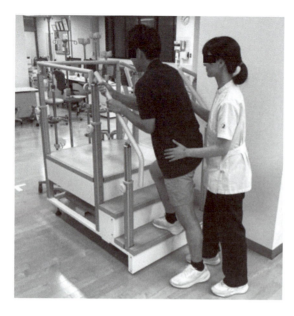

図7 ● 転倒防止に配慮した階段昇降訓練：自宅玄関を想定した動作訓練

下肢筋力やバランスが低下した患者では，手すりを適切に使用した階段昇降訓練を行う。

5) 生活期の運動療法

　急性期施設からの退院後，リハビリテーションを約6カ月間行うと，歩行能力とQOLが有意に改善したとするRCT研究がある[14]。退院後のリハビリテーション期間に関しては，3カ月では歩行能力が術前レベルに回復したのは半数以下であり，3～6カ月継続すると疼痛，筋力，関節可動域が改善したという報告がある[15]。術後3カ月間のリハビリテーションを行った後よりも，術後12カ月間リハビリテーションを継続した後の歩行能力と日常生活の自立度が良好であったとする報告もある[16]。したがって，退院後も訪問リハビリテーションや通所リハビリテーションを利用して運動療法を継続することが，機能改善につながる。

6) 再受傷予防のための運動療法

　大腿骨近位部骨折発生の原因としては，転倒が最も多い。高齢になるほど転倒の発生率は急上昇し，転倒による骨折数も年齢とともに指数関数的に増加する[1]。

　在宅高齢者におけるシステマティックレビューでは，複合グループプログラムは転倒数を減少させ〔RR0.71（95％CI 0.52-0.82）〕，1回以上の転倒者数も減少させた〔RR 0.85（95％CI 0.76-0.96）〕。在宅運動プログラムは転倒数を減少させ〔RR 0.68（95％CI 0.58-0.80）〕，1回以上の転倒者数も減少させた〔RR 0.78（95％CI 0.64-0.94）〕。太極拳では転倒数の減少効果を認めなかったが〔RR 0.72（95％CI 0.52-1.00）〕，1回以上の転倒者数は減少した〔RR 0.71（95％CI 0.57-0.87）〕。転倒関連骨折は転倒予防運動プログラムによって減少したが〔RR 0.34（95％CI 0.18-0.63）〕，大腿骨近位部骨折のデータの記載がなかった[1, 17]。

在宅高齢者における運動療法の転倒予防に関するメタ解析では，バランス訓練と週3回の運動療法が転倒率を21％減少させ〔RR 0.79（95％CI 0.73-0.85）〕，パーキンソン病や認知機能障害のある高齢者でも転倒が減少したとしている[18]。

運動療法による大腿骨近位部骨折の予防効果は証明されていないが，転倒予防には有効であるため，在宅高齢者では運動療法を行うことが提案されている[1]。その中には，筋力訓練のほかにも太極拳などバランス運動の要素を取り入れることが重要であると考えられる。

4 運動療法の留意点

大腿骨近位部骨折患者に対する運動療法の効果判定に用いられる指標として，Timed Up & Go Test（TUG）[19]，片脚立ち時間[20]，Berg balance test[21]，股関節機能評価としてHarris Hip Score[22]，健康関連QOLを測定するSF-36[23]，Euro QOL-5D[24]などがある。

59名の大腿骨近位部骨折患者の退院時（中央値：術後10日目）にTUGを行い，6カ月の転倒と再骨折を前向きに調査した研究では，32.2％に1回以上の転倒を認め，6.8％に新たな大腿骨近位部骨折が発生していた。転倒を予測するTUGカットオフ値は24秒であった[25]。

多職種による包括的リハビリテーションを急性期・回復期だけでなく維持期にも継続（1年間）すると，骨折後18カ月の身体的パフォーマンス（TUG，Elderly Mobility Scale，fall risk screeningによる評価）が対照（通常のケアを実施）と比較して向上していた。包括的リハビリテーション実施群（76名，平均77.9歳）と対照群（77名，平均79.9歳）の再骨折率はそれぞれ1.32％，10.39％であり，前者で有意に低く（$p = 0.034$），医療費全体も前者で低く抑えられていた[26]。多職種連携による統合されたリハビリテーション治療のネットワークを，施設内だけでなく地域にまで広げることで，患者のADL，QOLを向上させ，医療費を抑制できると考えられる。

文献

1）日本整形外科学会，他編：大腿骨頸部／転子部骨折診療ガイドライン2021. 改訂第3版. 南江堂，2021, p9, p33, p40-1, p52-70, p72-3, p77, p79-80, p83-98, p102-3, p105-6, p138-41, p148-7.

2）Orimo H, et al：Hip fracture incidence in Japan：Estimates of new patients in 2012 and 25-year trends. Osteoporosis Int. 2016；27（5）：1777-84.

3）Hagino H, et al：Recent trends in the incidence and lifetime risk of hip fracture in Tottori, Japan. Osteoporosis Int. 2009；20（4）：543-8.

4）Miyasaka D, et al：Incidence of hip fracture in Niigata, Japan in 2004 and 2010 and the long-term trends from 1985 to 2010. J Bone Miner Metab. 2016；34（1）：92-8.

5）Fukui N, et al：Predictors for ambulatory ability and the changes in ADL after hip fracture in patients with different levels of mobility before injury：a 1-year prospective cohort study. J Orthop Trauma. 2012；26（3）：163-71.

6) 河本旭哉, 他：大腿骨転子部骨折に対する Gamma nail 法の治療成績　術後歩行能力の低下に影響する因子の分析. 整形外科 2002；53(4)：395-8.

7) Sakamoto K, et al：Report on the Japanese Orthopaedic Association's 3-year project observing hip fractures at fixed-point hospitals. J Orthop Sci. 2006；11(2)：127-34.

8) 日本循環器学会, 他：2021年改訂版 心血管疾患におけるリハビリテーションに関するガイドライン. 2021, p27-38.
[https://www.j-circ.or.jp/cms/wp-content/uploads/2021/03/JCS2021_Makita.pdf](2025年2月閲覧)

9) 東本有司：内部障害のリハビリテーション医学・医療テキスト. 日本リハビリテーション医学教育推進機構, 他監, 久保俊一, 他総編. 医学書院, 2022, p115-20.

10) Kammerlander C, et al：Inability of older adult patients with hip fracture to maintain postoperative weight-bearing restrictions. J Bone Joint Surg Am. 2018；100(11)：963-41.

11) Inui T, et al：Anterior malreduction is associated with lag screw cutout after interbal fixation of intertrochanteric fracture. Clin Orthop. 2024；482(3)：536-45.

12) Baumgaertner MR, et al：The value of the tip-apex distance in predicting failure of fixation peritrochanteric fractures of the hip. J Bone Joint Surg Am. 1995；77(7)：1058-64.

13) 嶋　隆行：大腿骨近位部骨折術後患者に対する三次元動作解析装置を用いた歩行解析. 骨折. 2017；39(1)：5-10.

14) Peterson MGE, et al：Measuring recovery after a hip fracture using the SF-36 and Cummings scales. Osteoporosis Int. 2002；13(4)：296-302.

15) Walheim G, et al：Postoperative improvement of walking capacity in patients with trochanteric hip fracture：a prospective analysis 3 and 6 months after surgery. J Orthop Trauma. 1990；4(2)：137-43.

16) Pourabbas B, et al：Does mobility of the elderly with hip fractures improve at one year following surgery? A 5-year prospective survey. Orthop Traumatol Rehabil. 2016；18(4)：311-6.

17) Lesley GD, et al：Interventions for preventing falls in older people living in the community. Cochrane Database Syst Rev. 2012；2012(9)：CD007146.

18) Sherrington C, et al：Exercise to prevent falls in older adults：an updated systematic review and meta-analysis. Br J Sports Med. 2017；51(24)：1750-8.

19) Podsiadlo D, et al：The timed "Up & Go"：a test of basic functional mobility for frail elderly persons. J Am Geriatr Soc. 1991；39(2)：142-8.

20) Vellas BJ, et al：One-leg balance is an important predictor of injurious falls in older persons. J Am Geriatr Soc. 1997；45(6)：735-8.

21) Berg KO, et al：Clinical and laboratory measures of postural balance in an elderly population. Arch Phys Med Rehabil. 1992；73(11)：1073-80.

22) Harris WH：Traumatic arthritis of the hip after dislocation and acetabular fractures：treatment by mold arthroplasty. An end-result study using a new method of result evaluation. J Bone Joint Surg Am. 1969；51(4)：737-55.

23) Fukuhara S, et al：Translation, adaptation, and validation of the SF-36 Health Survey for use in Japan. J Clin Epidemiol. 1998；51(11)：1037-44.

24) EuroQol Group：EuroQol：A new facility for the measurement of health-related quality of life. Health policy. 1990；16(3)：199-208.

25) Kristensen MT, et al：Timed "up & go" test as a predictor of falls within 6 months after hip fracture surgery. Phys Ther. 2007；87(1)：24-30.

26) Cheung WH, et al：Evaluation of a multidisciplinary rehabilitation programme for elderly patients with hip fracture：A prospective cohort study. J Rehabil Med. 2018；50(3)：285-91.

3 疾患別運動療法
——主に入院期の運動療法

❻ 人工関節置換術後（股関節・膝関節）周術期リハプログラム

井上敦夫，新井祐志

1 疾患・手術の概要

1) 人工股関節置換術・人工膝関節置換術とは

　人工関節置換術は二十世紀の整形外科分野で最も発展成功した医療技術の1つとされ，末期変形性関節症（図1A，2A，2C）や関節リウマチ（rheumatoid arthritis：RA）による関節変形で苦しむ患者の疼痛改善やADL改善に多くの福音をもたらしてきた。現在，日本では年間に約7万件の人工股関節全置換術（THA）（図1B），年間に約10万件の人工膝関節全置換術（total knee arthroplasty：TKA）（図2B）および人工膝関節単顆置換術（unicompartmental knee arthroplasty：UKA）（図2D）が行われており，人工関節置換術は高齢化の進む現代において今後も需要は益々高まると考えられている。

2) THAを要する疾患

① 変形性股関節症

　原因が明確ではない一次性股関節症と二次性股関節症に分類される。二次性股関節症には，発育性股関節形成不全（developmental dysplasia of hip：DDH），寛骨臼形成不全，大腿骨頭壊死症や外傷などに伴うものがある。わが国ではDDHや寛骨臼形成不全に続発した二次性股関節症が多い。

　変形性股関節症の主な症状は，疼痛や関節可動域制限に伴う歩行障害である。単純X線画像から，病期は前股関節症，初期股関節症，進行期股関節症，末期股関節症の4期に分類される。

　中高年以降の進行期股関節症や末期股関節症でADL障害を伴う場合，手術療法としてTHAが選択される（図1）。

② 大腿骨頭壊死症

　大腿骨の無菌性，阻血性の壊死に伴い，大腿骨頭の圧壊・変形が生じる疾患である。特発性（狭義の特発性，ステロイド性，アルコール性）と二次性（外傷，放射線障害）がある。壊死範囲が広範で骨頭が圧壊・変形すると，二次性の股関節症に進んでいく。

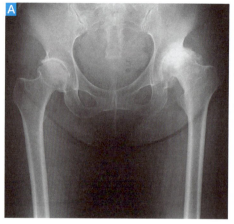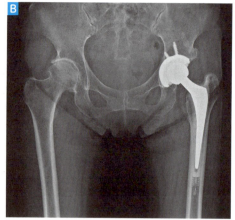

図1 ● 単純X線画像
A：左変形性股関節症
B：左人工股関節全置換術。寛骨臼側cupはセメントレス，大腿骨側stemはセメントで固定されている。

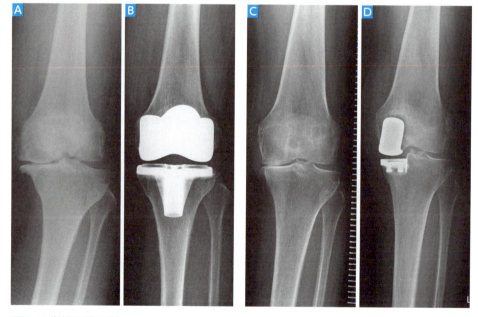

図2 ● 単純X線画像
A：著明な内反変形を伴う末期変形性膝関節症
B：人工膝関節全置換術
C：左膝関節内側中心の末期変形性膝関節症
D：人工膝関節単顆置換術

　寛骨臼側の関節症性変化がなければ大腿骨人工骨頭置換術が選択される場合もあるが，近年，良好な除痛や長期成績から，寛骨臼側の関節症性変化を認めなくてもTHAが選択されることが多い。

③関節リウマチ

　RAの主病変は関節の滑膜炎である。病勢のコントロールがつかない場合は，著明な関節変形，骨欠損へ移行する場合もある。近年の診断・治療の発展から，以前にみられたような骨頭圧潰や臼蓋底突出のような著しい関節変形は少なくなっている[1, 2]。

3) TKA・UKAを要する疾患

①変形性膝関節症

　原因が明確ではない一次性と二次性に分類されるが，変形性股関節症と異なり一次性が多い。発症の危険因子として高齢，肥満，女性，下肢アライメント異常などがある。近年，内側半月板後角損傷が生じると内側半月板の逸脱が生じ，大腿骨内顆骨壊死や変形性膝関節が急速に進行する場合があることが報告されている[3, 4]。ロコモティブシンドロームを引き起こす主要疾患の1つであり，転倒リスクが増大する。

　主な症状は，疼痛，関節水腫，関節可動域制限や下肢アライメント異常を伴う歩行障害である。動作開始時に疼痛を伴うことが多い。単純X線画像による骨棘形成の有無，関節裂隙狭小化の程度から進行度が評価される。

　保存療法を行っても症状の改善がない場合，手術療法が選択される。関節軟骨が完全に消失した末期の関節症症例には，歩行障害の改善のためTKAやUKAが選択される（図2）。TKAは著明なアライメント異常や骨欠損のある症例でも対応可能であり，20年以上の長期成績が期待できる手術手技である。一方，UKAは，主に単顆を中心とした関節症性変化で，著明なアライメント異常がなく，前十字靱帯機能が温存されている膝関節症に選択される。UKAはTKAに比べ低侵襲な手術であり，膝関節すべての靱帯機能が温存されるため，適応を満たせば良好な治療成績が期待できる（図2C，D）。

②特発性膝骨壊死

　特発性膝骨壊死（spontaneous osteonecrosis of the knee：SONK）は，高齢者（女性が多い）の大腿骨顆部または脛骨高原に限局して生じる病態である。本疾患の病態は軟骨下脆弱性骨折であり，病変部の内圧が上昇し，骨壊死が生じると考えられている。SONKが発生する危険因子として，高齢，女性，骨粗鬆症，内側半月板後角損傷などがある。3カ月程度保存療法を行うことで関節痛や関節水腫が消退する場合も多いが，ADL障害が残る場合は手術療法が検討される。高齢者や末期の関節症へ移行する場合は，UKAやTKAが選択される。

③関節リウマチ

　RAの主病変は関節の滑膜炎である。病勢のコントロールがつかない場合は著明な関節変形，骨欠損へ移行する場合もあるが，近年の診断・治療の発展から，以前にみられたような著明な変形は少なくなっている[1, 2]。RAとしての病勢はコントロールされているが，経年的に関節症変化が進行し歩行障害が生じた場合や，変形性関節症を患う高齢者にRA

が合併した場合などは，ADLの向上のためTKAが選択されることは依然として多い。

2 運動療法の適応と禁忌

　術後歩行能力の再獲得と筋力改善のため，術後早期からリハビリテーションを開始する。基本的にTHA，TKA，UKAとも，疼痛や筋力の改善に合わせて全荷重歩行訓練を行う。人工関節手術は高齢者に施行されることが多く，心疾患，呼吸器疾患や糖尿病など既往症に注意することは必要であるが，早期離床は筋力低下予防，深部静脈血栓症（DVT）予防のため重要である[5]。

3 運動療法の内容と手技・手法

1）術前の運動療法

　患肢を中心に筋力低下が存在するため，筋力トレーニングを行う。関節可動域訓練は，拘縮予防のために重要である。関節周囲筋のストレッチ効果のため疼痛改善効果も期待できる。
　片側の股関節症の場合，脚長差が問題になることがある。杖歩行や補高装具でADLが改善する場合もある。対側膝関節の関節症が進行している場合が多く，注意が必要である。
　膝関節の屈曲拘縮が進むと，大腿四頭筋筋力をうまく発揮できず歩行能力が低下するため，膝伸展可動域の確保に努める。人工膝関節後の可動域は術前の可動域の影響を受ける[6]ため，術前から膝の可動域を維持することは重要である。

2）急性期の運動療法

　術後リハビリテーション治療の目的は疼痛，可動域制限，筋力低下を改善することにより，移動能力およびQOLを向上させることである。
　THA，TKAとも，術後から筋力トレーニングを開始する。歩行訓練は，平行棒内歩行，歩行器歩行，杖歩行と筋力の改善に合わせて段階的に進める。自動で下肢伸展挙上（SLR）が可能（図3A）となれば，杖歩行訓練に移行する。
　THA，TKAとも，術後から疼痛管理下に可動域訓練を行う。患部以外の関節拘縮を伴っていることも多く，手術部のみの可動域訓練でなく，患側・健側を含め，股関節や膝関節，足関節の可動域訓練を行うほうがよい。
　TKAでは，術後1週以内に完全伸展および屈曲90度をめざす。屈曲90度を超えてのROM訓練では，下腿が後方に落ち込まないように支えながら，大腿骨のroll backを誘導するように行う（図3B）。

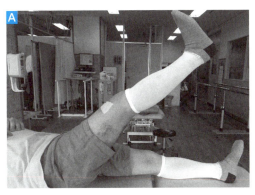 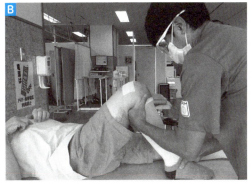

図3 ● 急性期の運動療法
A：下肢伸展挙上（SLR）。extension lagなく挙上できている。
B：人工膝関節置換術後の可動域訓練の様子。下腿が後方に落ち込まないように支えながら，大腿骨のroll backを誘導するように行う。

術後持続的な他動運動を促すためにcontinuous passive motion（CPM）を使用し，関節可動域訓練を行う施設もある。CPMの効果に関してのエビデンスは低く，術後マニピュレーションを必要とするような可動域不良な症例が生じるリスクは低下するが，臨床的に明らかな有効性は認められていない[7]。術後長期的に使用する必要性はないが，短期的なROMの改善には有効であるとの報告もある[8]。

3）回復期の運動療法

筋力トレーニングや可動域訓練など，患者自身で行える訓練の継続を促す。THAでは安定した歩行能力の獲得のため，股関節の求心性を高めることが重要である。中殿筋，大殿筋，内転筋だけでなく，深層の小殿筋，内外閉鎖筋や腸腰筋の強化も行う。TKA術後では膝関節周囲だけでなく，股関節周囲筋や体幹筋力のトレーニングも行う。

問題なく日常生活動作（寝返り動作，更衣動作，入浴動作など）ができるか確認する。THAでは脱臼肢位に関する説明を再度行い，危険な肢位をとることがないか確認する。退院前には居住環境に応じた指導を行い，転倒予防，脱臼予防に努める。必要があれば，生活様式の変更（簡易ベッドの使用など）や転倒予防対策を指導する。

4 運動療法の留意点

1）深部静脈血栓症・肺塞栓症

THAおよびTKA，UKAの重篤な術後合併症に，肺血栓塞栓症（pulmonary thromboembolism：PTE）がある。これは，術後下肢に生じたDVTが肺血管に詰まることで生じる。PTEは術後リハビリテーション中に生じることもあり，施術中，呼吸困難感，胸痛，頻

呼吸，冷感などの気分不良が生じた際は，酸素飽和度やバイタルサインの確認を速やかに行う。重篤な場合は死に至ることもあり，適切な対応が必要である。

早期離床や下肢自動運動，早期の荷重歩行がDVT発症予防に有効である[5]。特に歩行は，下肢の筋ポンプ作用により足底静脈叢に貯留した血液を押し上げる効果があり，下肢の静脈血流量が増加するためDVT予防となる。これらの運動は，安価で比較的リスクの低い基本的な予防法であり，積極的に行うよう患者に促す必要がある。

2) THAの留意点

THAの術後脱臼に注意が必要であり，手術アプローチを把握しておくことが重要である。後方アプローチでは，屈曲位，内転位，内旋位で後方脱臼するリスクがある（図4）。前方および前側方アプローチでは後方脱臼の可能性は低いが，伸展位，外旋位で前方脱臼する可能性がある。combined anteversion（寛骨臼側インプラントの前方開角と大腿骨インプラントの前捻角の和を40〜60度にする）の理論を用いて安全域にインプラントを設置し，適切な軟部組織緊張の再獲得を行えば，術後脱臼を予防できる[9]。近年，コンピュータ支援整形外科手術（computer-assisted orthopedic surgery：CAOS）の発展に伴い，インプラントの設置精度はさらに向上している[10, 11]（図5）。高齢者などでは，大径骨頭の使用やdual mobilityタイプのインプラントを選択することで，脱臼予防を行っている場合がある[10]。

インプラントの固定方法には，セメントタイプやセメントレスタイプがあり，どのような手術が行われているか把握しておく。ハイブリッドで行われている場合は，寛骨臼側（セメントレス）と大腿骨側（セメント）で固定方法が異なることもある（図1B）。セメントは，骨粗鬆症の進行した脆弱な骨に対しても術直後から優れた固定力がある。臼蓋底など骨移植を併用している症例では，荷重制限の後療法の指示がある場合もあり，注意が必要である。

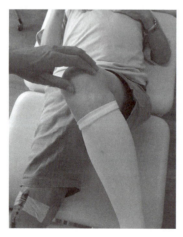
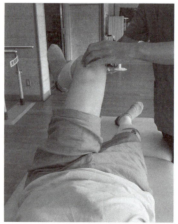

図4 ● 人工股関節の脱臼肢位（左股関節，屈曲・内転・内旋位）
屈曲・内転・内旋位をとらないように指導する（健常人で施行）。

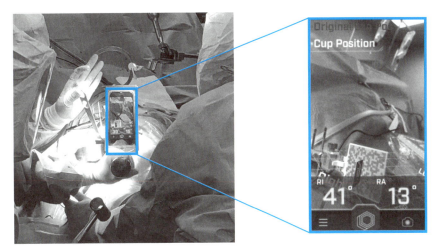

図5 ● コンピュータ支援整形外科手術（CAOS）を用いた人工股関節全置換術におけるカップの設置

RI：カップの外転角，RA：カップの前方開角
AR (augmented reality) 技術を利用したポータブルナビゲーション，術中iPhone画面にカップの設置角度がリアルタイムに表示されている。

3) TKAの留意点

　術前の可動域は術後に反映される[6]ため，術前の可動域を把握しておく。インプラントは主にセメントで固定されているが，比較的若年で骨質の良好な患者にはセメントレスタイプのTKAが使用されることもある。

　TKAでは後十字靱帯 (posterior cruciate ligament：PCL) を残して行うCR (cruciate retaining) 型TKA，PCL機能をインプラントで代替するPS (posterior stabilized) 型TKA (図6A)，前十字靱帯 (anterior cruciate ligament：ACL) およびPCL機能を代替するBCS (Bi-cruciate stabilized) 型インプラントがあり，どのようなコンセプトのインプラントが使用されているか把握する必要がある。近年，適応は限られるが，ACL，PCLを温存するBCR (Bi-cruciate retaining) 型タイプのTKAもある。

　一般的に，kneeling（跪き動作）は避けたほうがいい。特にPS型ではpost・cam機構（図6A）というPCL機能を代替している部位の破損の可能性が長期的にあるため，kneeling（図6B）は避けたほうがいい。

　従来，下肢機能軸を整えるMA (mechanical alignment) 法でインプラントを設置していたが，近年軟部組織バランスに重点を置いたKA (kinematic alignment) 法でインプラントを設置する術者も増えている（図7）[12]。ナビゲーションやロボット支援手術などのコンピュータ支援整形外科 (computer assisted orthopaedic surgery：CAOS) の発展に伴い，インプラント設置の微調整が容易となり，KA法が徐々に広まっている。KA法のほうが術後早期に可動域の改善を得やすく，患者立脚型評価も高いとの報告がある[13]一方，中期の成績は変わらないとの報告も多い[14]。

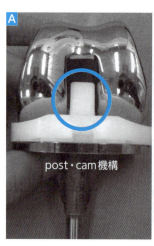
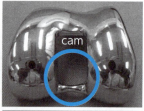
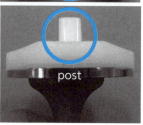
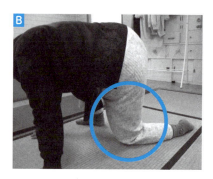

図6 ● 人工膝関節全置換術（TKA）の留意点
A：PS型の人工膝関節。インサートにあるpostと大腿骨インプラントのcamが接触し，roll back運動が誘導される。
B：kneeling（跪き動作）

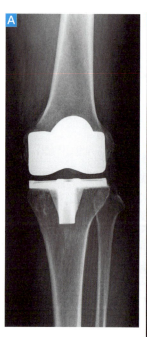
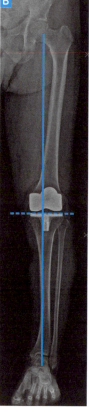
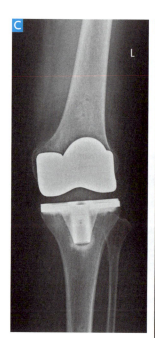
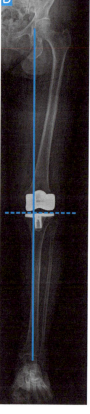

図7 ● 人工膝関節全置換術（TKA）後のアライメント
A，B：MA法。下肢機能軸（実線）に対してインプラント（破線）は垂直に設置されている。
C，D：KA法。従来の関節面傾斜を再現するように設置され，内外側の靱帯バランスは整いやすい。下肢機能軸（実線）に対してインプラントは傾斜を伴って設置されているが，荷重時，地面に対して関節面（破線）はほぼ並行に設置される。

4) UKAの留意点

TKAに比べ筋力の改善も早く，早期に歩行可能となる症例も多いが，高齢者に施行されることも多く，稀にインプラント下脆弱性骨折が生じる場合があり注意が必要である。術後順調に歩行訓練が進んでいたが，急激に痛みの悪化が生じる場合には，インプラント下脆弱性骨折を疑う必要がある。単純X線では判断できない場合もあり，疼痛が悪化している間は荷重制限を行うほうがいい。

文献

1) Momohara S, et al:Decrease in orthopaedic operations, including total joint replacements, in patients with rheumatoid arthritis between 2001 and 2007:data from Japanese outpatients in a single institute-based large observational cohort (IORRA). Ann Rheum Dis. 2010;69(1):312-3.

2) Matsushita I, et al:Radiographic changes and factors associated with subsequent progression of damage in weight-bearing joints of patients with rheumatoid arthritis under TNF-blocking therapies-three-year observational study. Mod Rheumatol. 2017;27(4):570-5.

3) Allaire R, et al:Biomechanical consequences of a tear of the posterior root of the medial meniscus. Similar to total meniscectomy. J Bone Joint Surg Am. 2008;90(9):1922-31.

4) Krych AJ, et al:Nonoperative management of degenerative medial meniscus posterior root tears:poor outcomes at a minimum 10-year follow-up. Am J Sports Med. 2023;51(10):2603-7.

5) 日本整形外科学会, 監:症候性静脈血栓塞栓症予防ガイドライン2017. 日本整形外科学会診療ガイドライン委員会, 他編. 南江堂, 2017.

6) Laskin RS, et al:Stiffness after total knee arthroplasty. J Arthroplasty. 2004;19(4 Suppl 1):41-6.

7) Harvey LA, et al:Continuous passive motion following total knee arthroplasty in people with arthritis. Cochrane Database Syst Rev. 2014;2014(2):CD004260.

8) Lenssen TA, et al:Effectiveness of prolonged use of continuous passive motion (CPM), as an adjunct to physiotherapy, after total knee arthroplasty. BMC Musculoskelet Disord. 2008;9:60.

9) Nakashima Y, et al:Combined anteversion technique reduced the dislocation in cementless total hip arthroplasty. Int Orthop. 2014;38(1):27-32.

10) Rowan FE, et al:Prevention of Dislocation After Total Hip Arthroplasty. J Arthroplasty. 2018; 33(5):1316-24.

11) Kurosaka K, et al:Does augmented reality-based portable navigation improve the accuracy of cup placement in THA compared with accelerometer-based portable navigation? a randomized controlled trial. Clin Orthop Relat Res. 2023;481(8):1515-23.

12) Rivière C, et al:Alignment options for total knee arthroplasty:A systematic review. Orthop Traumatol Surg Res. 2017;103(7):1047-56.

13) Lee YS, et al:Kinematic alignment is a possible alternative to mechanical alignment in total knee arthroplasty. Knee Surg Sports Traumatol Arthrosc. 2017;25(11):3467-79.

14) Wang G, et al:Superiority of kinematic alignment over mechanical alignment in total knee arthroplasty during medium-to long-term follow-up:A meta-analysis and trial sequential analysis. Knee Surg Sports Traumatol Arthrosc. 2024;32(5):1240-52.

| 3 | **疾患別運動療法**
──主に入院期の運動療法

❼心大血管疾患（急性心筋梗塞・急性大動脈解離）

西山一成，西村行秀

1 疾患・手術の概要

　現在，心疾患のリハビリテーション治療は心臓のみを標的とした治療ではなく，全身的・多面的な疾病管理と適切な栄養・運動療法が推奨されている[1]。その目的の中には運動耐容能の増加，フレイル予防や抑うつの改善などが含まれている。

　安静臥床や低活動は，心身機能を低下させるがことにICU管理となるような重症患者において著しい[2]。また侵襲が少ない手術ほど，患者の術後の身体機能と活動性は良好である[3]。心臓血管外科領域でも人工心肺を使用しない手術や従来の胸骨正中切開をしない小切開の手術，低侵襲心臓手術（minimally invasive cardiac surgery：MICS）が増加している。しかし，救命，治療のために大きな手術侵襲が必要となることも少なくない。

　急性心筋梗塞で経皮的冠動脈インターベンション（percutaneous coronary intervention：PCI）を受け，3日以上ICUに滞在した患者において，早期（3日以内の開始）からのリハビリテーション治療は退院時のBarthel Indexの改善にはつながらなかったが，ICU滞在期間，在院日数，および医療費を減少させた。院内死亡は増加せず，適切な管理下においては，早期からのリハビリテーション治療は安全に実施できると考えられる[4]。

　より侵襲の大きい手術症例ではどうか。冠動脈バイパス術を含む心臓手術後の早期リハビリテーション治療では，身体機能，ADLも改善することが報告されている[5, 6]。身体侵襲の大きい手術症例こそ，より積極的な早期からの運動療法が推奨されるのかもしれない。

　心臓は左右の2つのポンプで構成され，血管を介して全身の臓器や肺に血液を供給する。急性心筋梗塞，大動脈解離では血管の構造破壊により心臓・血管の機能が破綻し，生命が脅かされる。

1）急性心筋梗塞

①急性心筋梗塞の病態と手術

　心筋は冠動脈により栄養される。急性心筋梗塞では，冠動脈壁に蓄積した動脈硬化プ

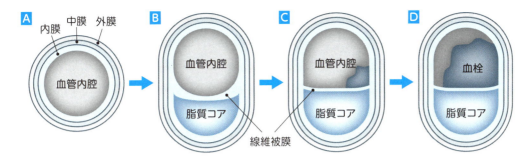

図1 ● プラークの破綻による心筋梗塞
A：正常血管は内膜，中膜，外膜の3層からなる
B：動脈硬化病変であるプラーク（脂質コア）は線維被膜に覆われる。この時点ではまだ血管内腔は保たれている
C：脂質コアの拡大により線維被膜が菲薄化しプラークが破綻する
D：血栓により血管内腔が閉塞する（心筋梗塞）

ラークの破綻などにより冠動脈が閉塞する（図1）。急性心筋虚血が生じ，時間とともに心筋が壊死するため，早期の冠動脈血流の再還流が重要である。左主幹部病変，多枝病変の有無などを考慮し，治療方針が決定される。PCIは，バルーンやステントにより狭窄を解除する。人工血管バイパス術では，全身麻酔下にグラフト血管（自分の血管）を用いてバイパス路を形成し，狭窄部以遠の心筋に血流を供給する。

②急性心筋梗塞の合併症

急性心筋梗塞の合併症には，重症かつ急速で致命的なものが含まれる。起こりうる合併症を想定しておき，急変時の対応を訓練しておく必要がある。

▶ポンプ失調

心筋壊死の大きさは，心臓がもつポンプ機能障害の重要な要素である。左室心筋の梗塞が20％以上，40％以上でそれぞれ心不全，心原性ショックを起こすとされる[7]。右室はもともと酸素需要が少なく，左冠動脈からの側副血行路などがあるものの，右冠動脈閉塞（下壁梗塞）で右室梗塞による右室機能不全を生じることもある。

▶不整脈

ⅰ）心室不整脈

持続性心室頻拍／心室細動などの心室性不整脈は，心筋梗塞発症からきわめて早期に生じ，院外死亡の主因であった。除細動器の普及により減少してはいるものの，注意が必要である。

ⅱ）上室性不整脈

ポンプ失調に伴う左房圧上昇により，心房粗動や心房細動を生じる。血行動態の悪化を伴う心房細動，心房粗動では電気的除細動が推奨される。

ⅲ）徐脈性不整脈

房室結節は右冠動脈の房室結節枝からほとんどの還流を受けており，右冠動脈の閉塞

（下壁梗塞）により房室ブロックなどを生じる。His束よりも上位の障害であり，予後は良好である。多くは一過性で1週間のうちに回復する。左前下行枝を病変とする前壁中隔梗塞でも房室ブロックを生じることがあるが，His束以下の障害で持続することも少なくない。心不全，心室細動を併発することもあり，下壁梗塞に合併する房室ブロックよりも予後は悪い。

▶ **機械的合併症**

再灌流療法の普及に伴い発症率は低下しているものの，心筋梗塞後に心破裂（左室自由壁破裂，心室中隔破裂，乳頭筋破裂）を起こすことがある。急性心筋梗塞の発症から1週間に生じることが多く，発症24時間以内の早期と3〜5日の2峰性のピークがある。14日以降の発症は稀である。左室自由壁破裂，出血による心タンポナーデ，心室中隔穿孔に伴う左右シャント，乳頭筋不全，断裂による僧帽弁閉鎖不全が生じ，ショックや心不全の原因となる。

2) 急性大動脈解離

① 急性大動脈解離の病態と手術

大動脈壁は内膜，中膜，外膜の3層から成る。典型的な大動脈解離では内膜に亀裂（エントリー）が生じ，流入した血流により大動脈壁が2層に剥離し解離が進行する。その結果，本来の血管腔（真腔）と別に偽腔が形成される。偽腔内の血流は遠位の交通孔（リエントリー）から真空へと戻るが，リエントリーがない場合，真腔が圧され，閉塞することもある。また分枝への解離の進行や血管閉塞は，末梢臓器虚血の原因となる。エントリー部位と解離の範囲，臓器虚血の有無などを考慮し治療方針が決定されるが，上行大動脈にエントリーを有するもの（A型大動脈解離）は心筋梗塞や心タンポナーデなどによる急性期死亡の割合が高く，緊急手術となることが多い。大動脈解離は，偽腔の血流状態により分類されることもあり，偽腔閉塞型，偽腔開存型，その中間であるULP型に分類できる。偽腔閉塞型では偽腔への血流がなく，偽腔開存型よりも予後が良好である。

A型大動脈解離でも保存加療が選択されることがある。しかし，経過中に血栓が退縮せず，血流が出現し手術適応となることがある。人工血管置換術は損傷した血管を人工血管に置き換える。経皮的ステント内挿術では血管の亀裂を塞ぎ，真空への血流を増加させるとともに偽腔への血液の流入を遮断し，解離の進行，血管破裂を予防する。末梢臓器の虚血に対して，人工血管バイパス術が施行されることもある。

高血圧症は大動脈解離患者の最も多い併存症かつ主要なリスク因子で，発症や進行には脈圧や心拍数が関与する。保存加療の患者では安静時の収縮期血圧を100〜120mmHg，心拍数を60回/分未満で管理する[8]。

2 運動療法の適応と禁忌

　わが国の保険診療において，急性期心筋梗塞，大動脈解離を含むほとんどの心疾患がリハビリテーション治療の対象となっている[1]。米国スポーツ医学会でも同様であるが，禁忌として起立性低血圧，血栓性静脈炎や発熱，300mg/dL以上の高血糖などが含まれている[9]。しかし，実際の臨床現場においては原因がはっきりしており，適切な治療が行われていれば，このような症例にも運動療法を実施することがあるのではないか。つまり，症例ごとに運動療法の可否について検討が必要である。「心血管疾患におけるリハビリテーションに関するガイドライン」には，過度な運動負荷により悪化しうる疾患や病態が積極的な運動療法の禁忌として提示されており，そちらも参考にされたい（表1）[10〜12]。一方，高齢，左室駆出率の低下，不整脈，強心薬やデバイスの使用があっても，血行動態が安定していれば禁忌とはならない。

3 運動療法の内容と手技・手法

1) 安静臥床，低活動の循環・呼吸器系への影響

　安静臥床や低活動が筋骨格系，精神神経系，循環・呼吸器系を含むあらゆる臓器に悪影響を及ぼす[13]。肺うっ血の強い心不全患者が臥位になると，呼吸苦が増悪する。普段は気づきにくいが，重力が我々の循環・呼吸に及ぼす影響は少なくないのである。臥位から立位になると血液は下側に集まり，心臓への静脈還流量が減少する。その結果，血圧が低下する。これを圧受容体が感知し，交感神経活動を亢進させることで心拍数，末梢血管抵抗が増加し，血圧は保たれる。

　臥床すると下肢の血流が胸腔に移動するが，この状態が持続すると生体は体液過剰と判断し，尿量を増加させる。循環血液量は減少し，心臓自体も萎縮して左心室容量が減少する。交感神経の応答も鈍くなり，起立性低血圧を生じる。下腿における静脈還流の減少，血液粘稠性の低下は深部静脈血栓症ひいては肺血栓塞栓症の要因にもなる。さらに，臥床すると腹腔内臓器による横隔膜挙上と圧迫により，胸郭運動の減少が生じる。これにより機能的残気量が増加し，換気量が減少する。さらに，換気血流比に不均衡が生じる。呼気筋である腹筋群の筋力低下は咳嗽力を減弱する。安静臥床は，肺炎や無気肺といった呼吸器合併症の発症，遷延や人工呼吸器からの離脱の遅れにもつながりうる。これらを予防するために，離床，運動が重要である。

表1 ● 積極的な運動療法が禁忌となる疾患・病態

絶対的禁忌
1. 不安定狭心症または閾値の低い（平地のゆっくり歩行［2MET］で誘発される）心筋虚血
2. 過去3日以内の心不全の自覚症状（呼吸困難，易疲労感など）の増悪
3. 血行動態異常の原因となるコントロール不良の不整脈（心室細動，持続性心室頻拍）
4. 手術適応のある重症弁膜症，とくに症候性大動脈弁狭窄症
5. 閉塞性肥大型心筋症などによる重症の左室流出路狭窄
6. 急性の肺塞栓症，肺梗塞および深部静脈血栓症
7. 活動性の心筋炎，心膜炎，心内膜炎
8. 急性全身性疾患または発熱
9. 運動療法が禁忌となるその他の疾患（急性大動脈解離，中等症以上の大動脈瘤，重症高血圧[*1]，血栓性静脈炎，2週間以内の塞栓症，重篤な他臓器疾患など）
10. 安全な運動療法の実施を妨げる精神的または身体的障害

相対的禁忌
1. 重篤な合併症のリスクが高い発症2日以内の急性心筋梗塞[*2]
2. 左冠動脈主幹部の狭窄
3. 無症候性の重症大動脈弁狭窄症
4. 高度房室ブロック
5. 血行動態が保持された心拍数コントロール不良の頻脈性または徐脈性不整脈（非持続性心室頻拍，頻脈性心房細動，頻脈性心房粗動など）
6. 最近発症した脳卒中[*3]
7. 運動負荷が十分行えないような精神的または身体的障害
8. 是正できていない全身性疾患[*4]

禁忌でないもの
1. 高齢者
2. 左室駆出率低下
3. 血行動態が保持された心拍数コントロール良好な不整脈（心房細動，心房粗動など）
4. 静注強心薬投与中で血行動態が安定している患者
5. 補助人工心臓（LVAD），植込み型心臓電気デバイス（永久ペースメーカ，植込み型除細動器［ICD］，両室ペーシング機能付き植込み型除細動器［CRT-D］など）装着

＊1：原則として収縮期血圧＞200mmHg，または拡張期血圧＞110mmHg，あるいはその両方とすることが推奨されている.
＊2：貫壁性の広範囲前壁心筋梗塞，ST上昇が遷延するものなど.
＊3：一過性脳虚血発作を含む.
＊4：貧血，電解質異常，甲状腺機能異常など.

（文献10〜12より作成）

2) 心臓手術後の離床，リハビリテーション治療の開始

①急性心筋梗塞（表2[14]，3[1]）

　早期再還流に成功し，明らかな合併症を伴わない急性心筋梗塞における早期離床，早期リハビリテーション治療の開始が死亡や合併症を増加させない[15]。「急性冠症候群ガイドライン」では身体機能，QOLも考慮し発症3日以内にリハビリテーション治療を開始することを推奨している[16]。モニター管理下に端座位，立位，足踏み，歩行と，段階的に離床，運動を進める。200m歩行が可能となれば有酸素運動を開始し，負荷量を漸増する[1]。

②急性大動脈解離

　「大動脈瘤・大動脈解離診療ガイドライン」に大血管疾患術後のリハビリテーション治療開始基準および中止基準が示されている（表4[17]，5[18]）が，急性大動脈解離の手術症例の

304

表2 ● CCU早期リハビリテーション開始基準（国立循環器病研究センター例）

1. 急性不安定病態からの離脱ができている
   - 原疾患が治癒または改善傾向にある
2. 心不全増悪の徴候がない
   - 尿量の著明な減少，浮腫の増悪や体重増加，胸部X線で肺うっ血陰影の増強，CTRの拡大など
3. 12時間以内に心血管作動薬を増量していない
4. アクティブな心筋虚血がない
   - CK/CK-MB がPeak out している
   - 12時間以内に1mm以上の有意なST変化がない
5. 活動を制限されるような治療を受けていない
   - PCPS，低体温療法中など
   - CHDF 施行中は端座位まで
6. 患者の覚醒と協力が得られる
   - RASS 0〜 −1 (SATをクリアしている)
   - RASS −2〜 −5 はROM訓練とH-up 90°まで
7. 24時間以内に意識障害，麻痺など神経症状の進行がない
8. 38℃以上の発熱がない
9. 安静時心拍数50回/分以上，120回/分以下
10. 安静時収縮期血圧80mmHg以上でショック状態ではない，収縮期血圧140mmHg以下
11. 新しい抗不整脈薬の投与が必要となる不整脈の出現がない
12. 安静時呼吸数10回/分以上，30回/分以下
13. 人工呼吸器と同調している
14. PaO_2 60mmHg以上，SpO_2 90%以上
15. FiO_2 60%以下，PEEP 10cmH_2O以下

(文献14より引用)

クレアチンキナーゼ (creatine kinase：CK)，クレアチンキナーゼMB分画 (CK-MB) は一般的な心筋壊死のマーカーである。CK，CK-MBの最高値は心筋壊死量を反映し，PCIを施行されたST上昇型心筋梗塞患者において，CK，CK-MBの入院時の値および最高値が院内死亡や早期合併症の発生の予測因子となる可能性が示唆されている[19]。開始にあたってはCK，CK-MBがピークアウトしていることを確認する。

表3 ● 急性心筋梗塞患者に対する心臓リハビリテーションのステージアップの判定基準

1. 胸痛，呼吸困難，動悸などの自覚症状が出現しないこと．
2. 心拍数が120/min以上にならないこと，または40/min以上増加しないこと．
3. 危険な不整脈が出現しないこと．
4. 心電図上1mm以上の虚血性ST低下，または著明なST上昇がないこと．
5. 室内トイレ使用時までは20mmHg以上の収縮期血圧上昇・低下がないこと．
   (ただし2週間以上経過した場合は血圧に関する基準は設けない)

負荷試験に不合格の場合は，薬物追加などの対策を実施したのち，翌日に再度同じ負荷試験を行う．
日本循環器学会/日本心臓リハビリテーション学会. 2021年改訂版心血管疾患におけるリハビリテーションに関するガイドライン. https://www.j-circ. https://www.j-circ.or.jp/cms/wp-content/uploads/2021/03/JCS2021_Makita.pdf. 2025年2月閲覧

ほとんどは緊急手術で，解離の範囲や臓器虚血症状，血圧のコントロール状況などが症例ごとに異なるため，離床開始も個別に対応することが推奨されている[8]。急性期の大動脈関連の合併症を防ぐため，最初の24時間はベッド上安静となるが，その後は座位，立位，ベッド周囲の歩行，病棟内歩行と段階的に安静度を拡大し，運動療法を開始し，負荷量を漸増する[8]。

表4 ● 大血管疾患術後リハビリテーションの開始基準

以下の内容が否定されれば離床を開始できる.
1. 低（心）拍出量症候群（LOS）により,
　①人工呼吸器, IABP, PCPSなどの生命維持装置が装着されている.
　②ノルアドレナリンやカテコラミン製剤などの強心薬が大量に投与されている.
　③（強心薬を投与しても）収縮期血圧が80〜90mmHg以下.
　④四肢冷感, チアノーゼを認める.
　⑤代謝性アシドーシス.
　⑥尿量：時間尿が0.5〜1.0mL/kg/h以下が2時間以上続いている.
2. スワン・ガンツカテーテルが挿入されている.
3. 安静時心拍数が120／min以上.
4. 血圧が不安定（体位交換だけで低血圧症状がでる）.
5. 血行動態の安定しない不整脈（新たに発生した心房細動, Lown Ⅳb以上の心室期外収縮）.
6. 安静時に呼吸困難や頻呼吸（呼吸回数30回／min未満）.
7. 術後出血傾向が続いている.

IABP：大動脈内バルーンパンピング, PCPS：経皮的心肺補助

（文献17より引用）

表5 ● 大血管疾患術後リハビリテーションの中止基準

1. 炎症
　• 発熱37.5℃以上
　• 炎症所見（CRPの急性増悪期）
2. 循環動態
　• 新たな重症不整脈の出現
　• 頻脈性心房細動の場合は医師と相談する
　• 安静時収縮期血圧130mmHg以上
　• 離床時の収縮期血圧30mmHg以上の低下
　• あらたな虚血性心電図変化：心拍数120／min以上
3. 貧血
　• Hb 8.0g/dL以下への急性増悪
　• 無輸血手術の場合はHb 7.0g/dL台であれば医師に相談
4. 呼吸状態
　• SpO_2の低下（酸素吸入中も92％以下, 運動誘発性にSpO_2が4％以上低下）
　• 呼吸回数　40回以上
5. 意識状態
　• 意識・鎮静レベルがRASS ≦ − 3
　• 鎮静薬の増量, 新規投与が必要なRASS > 2
　• 労作時の呼吸困難：患者の拒否

RASS：Richmond Agitation Sedation Scale

（文献18より引用）

急性大動脈解離の保存加療では運動負荷時の収縮期血圧140mmHg, 心拍数100以下に管理することが明記されているが, 急性大動脈解離の手術後における明確な血圧, 心拍数の基準はみあたらなかった. 症例ごとの対応が必要である.

3) 運動療法の内容

運動の種類にはendurance exercise, resistance exercise, flexibility exercise, neuromotor exerciseの4つがある[9]。運動の種類や時間配分を患者の状態に合わせて設定する。

①endurance exercise

有酸素運動, 持久力 (心肺機能) 訓練と呼ばれ, いわゆる体力をつけるための運動である。心臓手術後のリハビリテーション治療では, 他疾患以上に血圧, 心拍数に注意が必要である。有酸素運動は筋力増強訓練と比べて血圧, 心拍数の変動が穏やかである。また同じ負荷量であれば, 上肢よりも下肢で行うのが循環動態への影響が少ない。そのため, 心疾患のリハビリテーション治療では, 自転車エルゴメーター運動が頻用されている。機器を用いた運動には, 負荷量を一定に保て, 調整がしやすいという利点がある。

負荷量の設定は最大酸素摂取量を指標とし, 退院前後での計測が推奨される。しかし, 測定設備がない場合などは, 心拍数 (予備心拍数法) や自覚症状 (Borg Scale) を基準にする。無酸素性作業閾値は最大酸素摂取量の60%, Borg Scaleの13程度に該当する[20]。これ以下の負荷量であれば, 急激なアシドーシス, カテコラミン分泌の亢進は起こりにくく, 比較的安全に運動が行える。そのため, 心疾患のリハビリテーション治療は, 酸素摂取量や心拍数では40〜60%の強度, Borg指数では12〜13程度の負荷でendurance exerciseが実施されることが多い。慢性期大動脈疾患の安静時血圧管理目標は130/80mmHg未満であるが, 軽い有酸素運動は問題ない (収縮期血圧はせいぜい150mmHg程度に維持される)[8]。

②resistance exercise

筋力増強を目的とした訓練である。心疾患患者の運動療法においては, 血圧や心拍数の急激かつ過度の増加は望ましくないことが少なくない。resistance exerciseは関節運動の有無により動的運動と静的運動にわけられるが, 後者は血圧や心拍数の過度な上昇を起こしやすい[21]。心臓手術後亜急性期の患者を対象とした研究ではresistance exercise時の血圧, 心拍数の増加は負荷量だけでなく運動時間の影響を受け, 軽負荷で長時間行うよりも高強度で短時間行うほうが血行動態への影響が少ないとしている[22]。また, セット間に90秒以上の休息を挟むよう勧めている[23]。筋力はADLに直接影響する。心筋梗塞手術後の超急性期であっても, 高度デコンディショニング患者に対してセラバンド®などを用いたresistance exerciseを行っていることが報告されている[16]。急性心筋梗塞の外来リハビリテーション治療では, 週に2〜3回のresistance exerciseも推奨されている[1]。慢性期の大動脈解離では, 体重の50%程度の重量物の運搬なども許容される[8]。

③flexibility exercise (stretching)

リハビリテーション治療におけるflexibility exerciseの主要な目的は, 関節可動域の制限を予防, 改善することであるが, PhaseⅠとされる急性期においても過度な心血管

応答を起こさずに安全に行え，血管内皮機能や末梢循環を改善する[24]ことも報告されている。

④neuromotor exercise

巧緻性やバランス能力など，様々な運動技能に関する能力を高めるための運動である。歩行などの動作訓練もこれに含まれる。心臓・大血管疾患およびその手術では脳梗塞や脊髄梗塞による運動障害などを合併することもあり注意が必要である。このような症例では通常よりもneuromotor exerciseの重要性が増す。

胸骨正中切開術後は離開のリスクがあり，従来，術後に上肢の運動制限が課されてきたが，近年では厳格な制限よりも早期から上肢の動作や運動を行うことを推奨する文献も少なくない。肩甲帯と上腕骨の動きを制限することで胸骨の横方向への引っ張りを最小限に抑え，痛みのない範囲での運動が推奨されている[25, 26]。

4 運動療法の留意点

運動療法開始基準や中止基準にも含まれるように，循環動態，心筋虚血，不整脈，心不全兆候に注意しながら運動療法を実施する。具体的には意識レベル，自覚症状，バイタルサインやモニター心電図などに注意を払う。事前に検査結果やカルテ記載からも状態を把握しておく（表6, 7）。

患者背景や治療経過が発症リスクに関わることがあり，臨床経過を確認し，リスクの高い患者について情報を共有し，対応する。たとえば，急性心筋梗塞の合併症である心破裂は，高齢，女性，高血圧症の既往，初発の心筋梗塞，治療開始の遅れ（発症後24時間以上），発症後の過度な身体活動がリスクと考えられている[27]。反対に早期の再灌流および開存血管の維持は心破裂のリスクを減少させる[28]。再灌流療法を行ったか，治療が成功であったか不成功であったかなど，治療経過の確認も重要である。ST上昇が持続，再上昇したり心嚢液が出現，増加したりする症例も心破裂のリスクが高く，破裂リスクが高い心筋梗塞発症から9日間における血圧上昇を伴う積極的な運動を控えるよう推奨されている[16]。

運動療法中の患者の容体変化にはショック，致死性不整脈など生命にかかわる重篤なものも含まれる。致死的不整脈が出現した場合は運動療法を中止し，意識レベルの低下が疑われる場合は頚動脈拍動，呼吸を確認するとともに応援，AED/除細動器を要請する。起こりうる変化を想定しておき，急変時の対応を訓練しておくことも重要である。

待機的に人工血管バイパス術を受ける虚血性心疾患者の術前リハビリテーションは，身体機能の改善，在院日数や合併の減少につながる[29, 30]。心臓手術後の嚥下障害は少なく

表6 ● 心不全の主な症状とその要因

症状	要因
労作時の息切れ	肺のうっ血症状による
起坐呼吸	重度の肺うっ血では臥位時の静脈還流の増加によって増悪する
全身倦怠感，易疲労感	低心拍出量症状による骨格筋への血流低下による
尿量減少	腎血流の低下により生じる
体重増加，浮腫	右心系の障害によるうっ血症状による

看護，体位変換や運動療法に関わる看護師，療法士はこのような症状変化に気づきやすく，このような症状がみられた場合は情報を共有する。

表7 ● 主な検査と確認事項

症状	要因
胸部レントゲン	心胸郭比，うっ血所見
（モニター）心電図	不整脈，ST変化
心臓超音波検査	壁運動，左室駆出率，心嚢液，下大静脈，弁膜症
冠動脈造影検査	狭窄部位（治療後は残存病変の有無も）
採血	CK，CK-MB，BNP，NT-proBNP

主治医の確認により指示内容が変更されるが，担当する患者の情報は自身でも確認しておくのが望ましい。

ないが，術前にフレイルのある患者に多く，6分間歩行距離が強い予測因子であることが報告されている[31]。周術期から生活期にかけての心疾患のリハビリテーション治療の有用性は既にガイドラインに示されているが，今後は術前からのリハビリテーション治療の効果にも期待ができるかもしれない。

　心疾患のリハビリテーション治療においても，治療の原則に従い予防，早期診断・早期治療が重要であると考える。運動療法では薬物と同様に強度と用量に依存して治療効果が期待されるものの，治療である以上，当然副作用やリスクを伴う。侵襲の大きい心臓手術後でも，患者の状態，検査結果を把握しつつ早期から積極的なリハビリテーション治療を行うことが望ましく，生じうる合併症や急変への対応を日頃から想定しておくことが重要である。

文献

1) 日本循環器学会, 他：2021年改訂版 心血管疾患におけるリハビリテーションに関するガイドライン.
[https://www.j-circ.or.jp/cms/wp-content/uploads/2021/03/JCS2021_Makita.pdf]（2025年2月閲覧）

2) Hardy EJO, et al：The time course of disuse muscle atrophy of the lower limb in health and disease. J Cachexia Sarcopenia Muscle. 2022；13(6)：2616-29.

3) Labib HsA, et al：Effect of minimally invasive cardiac surgery compared with conventional surgery on post-operative physical activity and rehabilitation in patients with valvular heart disease. Egypt Rheumatol Rehabil. 2023；50(1).

4) Nakamura K, et al：Early rehabilitation after acute myocardial infarction：A nationwide inpatient database study. J Cardiol. 2021；78(5)：456-62.

5) Kanejima Y, et al：Effect of early mobilization on physical function in patients after cardiac surgery：a systematic review and meta-analysis. Int J Environ Res Public Health. 2020；17(19)：7091.

6) Sezai A, et al：Efficacy of early cardiac rehabilitation after cardiac surgery—verification using Japanese diagnosis procedure combination Data. Circ Rep. 2022；4(11)：505-16.

7) Page DL, et al：Myocardial changes associated with cardiogenic shock. N Engl J Med. 1971；285(3)：133-7.

8) 日本循環器学会, 他：2020年改訂版 大動脈瘤・大動脈解離診療ガイドライン.
[https://www.j-circ.or.jp/cms/wp-content/uploads/2020/07/JCS2020_Ogino.pdf]（2025年2月閲覧）

9) Liguori G：ACSM's Guidelines for Exercise Testing and Prescription. 11th ed. WOLTERS KLUWER, 2022.

10) Fletcher GF, et al：American Heart Association Exercise, Cardiac Rehabilitation, and Prevention Committee of the Council on Clinical Cardiology, Council on Nutrition, Physical Activity and Metabolism, Council on Cardiovascular and Stroke Nursing, Council on Epidemiology and Prevention. Exercise standards for testing and training：a scientific statement from the American Heart Association. Circulation. 2013；128：873-934.

11) 日本循環器学会, 他：急性・慢性心不全診療ガイドライン（2017年改訂版）.
[https://www.j-circ.or.jp/cms/wp-content/uploads/2017/06/JCS2017_tsutsui_h.pdf]（2025年2月閲覧）

12) 日本循環器学会, 他：慢性冠動脈疾患診断ガイドライン（2018年改訂版）.
[https://www.j-circ.or.jp/cms/wp-content/uploads/2018/10/JCS2018_yamagishi_tamaki.pdf]（2025年2月閲覧）

13) 佐藤知香, 他：安静臥床が及ぼす全身への影響と離床や運動負荷の効果について. Jap J Rehabil Med. 2019；56(11)：842-7.

14) 玉城雄也, 他：集中治療室における重症心不全に対する急性期心臓リハビリテーションの試み. 循環制御. 2017；38：107-12.

15) Herkner H, et al：Short versus prolonged bed rest after uncomplicated acute myocardial infarction：a systematic review and meta-analysis. J Clin Epidemiol. 2003；56(8)：775-81.

16) 日本循環器学会, 他：急性冠症候群ガイドライン（2018年改訂版）.
[https://www.j-circ.or.jp/cms/wp-content/uploads/2018/11/JCS2018_kimura.pdf]（2025年2月閲覧）

17) 日本集中治療医学会早期リハビリテーション検討委員会. 集中治療における早期リハビリテーション～根拠に基づくエキスパートコンセンサス～. 日集中医誌 2017；24：255-303.

18) Adler J, et al：Early mobilization in the intensive care unit：a systematic review. Cardiopulm Phys Ther J. 2012；23：5-13.

19) Popa DM, et al:The prognostic value of creatine kinase-MB dynamics after primary angioplasty in ST-elevation myocardial infarctions. Diagnostics (Basel). 2023;13(19):3143.

20) Purvis JW, et al:Ratings of perceived exertion at the anaerobic threshold. Ergonomics. 1981;24(4):295-300.

21) 日本リハビリテーション医学教育推進機構, 他監:リハビリテーション医学・医療コアテキスト. 第2版. 久保俊一, 総編. 医学書院, 2022.

22) LamotteM, et al:The effect of different intensity modalities of resistance training on beat-to-beat blood pressure in cardiac patients. Eur J Cardiovasc Prev Rehabil. 2005;12(1):12-7.

23) Lamotte M, et al:Acute cardiovascular response to resistance training during cardiac rehabilitation:effect of repetition speed and rest periods. Eur J Cardiovasc Prev Rehabil. 2010;17(3):329-36.

24) Hotta K, et al:Stretching exercises enhance vascular endothelial function and improve peripheral circulation in patients with acute myocardial infarction. Int Heart J. 2013;54(2):59-63.

25) El-Ansary D, et al:An evidence-based perspective on movement and activity following median sternotomy. Phys Ther. 2019;99(12):1587-601.

26) Brocki BC, et al:Precautions related to midline sternotomy in cardiac surgery:a review of mechanical stress factors leading to sternal complications. Eur J Cardiovasc Nurs. 2010;9(2):77-84.

27) Figueras J, et al:Relevance of delayed hospital admission on development of cardiac rupture during acute myocardial infarction:study in 225 patients with free wall, septal or papillary muscle rupture. J Am Coll Cardiol. 1998;32(1):135-9.

28) Bi X, et al:Clinical manifestation of cardiac rupture in patients with ST-segment elevation myocardial infarction:early versus late primary percutaneous coronary intervention. Glob Heart. 2022;17(1):69.

29) Steinmetz C, et al:Prehabilitation in patients awaiting elective coronary artery bypass graft surgery-effects on functional capacity and quality of life:a randomized controlled trial. Clin Rehabil. 2020;34(10):1256-67.

30) Herdy AH, et al:Pre- and postoperative cardiopulmonary rehabilitation in hospitalized patients undergoing coronary artery bypass surgery. Am J Phys Med Rehabil. 2008;87(9):714-9.

31) Ogawa M, et al:Impact of frailty on postoperative dysphagia in patients undergoing elective cardiovascular surgery. JACC Asia. 2022;2(1):104-13.

3 疾患別運動療法
——主に入院期の運動療法
❽ 慢性呼吸器疾患

佐々木信幸

1 疾患・手術の概要

1) 手段としての呼吸

呼吸器疾患に対するリハビリテーション治療を考える前に，まず我々の呼吸の目的を認識しなければならない。我々の活動の源，車にとってのガソリンに相当するのはアデノシン三リン酸（ATP）であり，その効率的かつ持続的な産生にはミトコンドリアへの酸素輸送が必要である（図1）[1]。呼吸とは，そのATP産生を目的とした材料の取り込み手段である。この目的と手段の違いは重要であり，呼吸すること自体を目的と考えてはならない。

2) 呼吸器系以外への影響

慢性的にATP産生効率が低下していれば，弱い活動でもすぐ嫌気性代謝に移行するため，活動量自体も低下するし，栄養摂取量，そして筋肉量自体も低下しやすくなる。それがさらに活動低下を加速させる悪循環に陥る。この悪循環を断ち切るには狭義の呼吸機能改善のみでは不十分であり，栄養や運動の改善も必要ということになる。

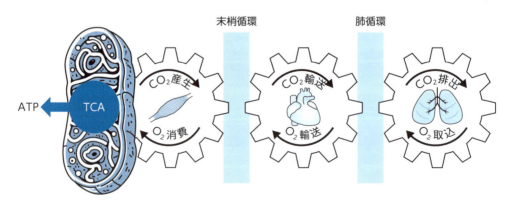

図1 ● 手段と目的の違い
あくまでも呼吸・循環は末梢に酸素を届ける手段でしかない。その目的とは，ミトコンドリアのTCAサイクルでATPを産生することである。

（文献1より改変引用）

循環器系は，**図1**に示したように呼吸器系と連携するATP産生手段である。そのため呼吸器疾患に対するリハビリテーション治療は，循環器疾患に対するリハビリテーション治療とともに考慮する必要があり，実際に扱う指標や構成内容は共通する部分が多い。また，肺における二酸化炭素（CO_2）排出は，腎臓における重炭酸（HCO_3）と連携して酸塩基平衡を担う。急性呼吸促迫症候群の35％は急性腎障害を併発し，その場合の180日以内死亡率は非併発の約2倍である[2]。互いに機能代償し合う関係であるため，注意が必要である。

3) 慢性閉塞性肺疾患の現状とリハビリテーション治療

慢性呼吸器疾患で最も多いのが，慢性閉塞性肺疾患（chronic obstructive pulmonary disease：COPD）である。COPDは喫煙や粉塵，大気汚染など有害性物質を長期的に吸入したことなどにより生じる，生活習慣病の側面をもつ慢性炎症性疾患である。日本における疫学調査（NICE study）では40歳以上のCOPD有病率は8.6％であり，推定患者数は約530万人であるのに対し[3]，実際にCOPDと診断された患者数はおおむね22～26万人である。つまり，約500万人もの潜在的なCOPD患者がいることがうかがえる。ただし2018年まで増加の一途であったCOPD死亡者数は，それ以降頭打ち傾向，死亡順位も低下傾向ではある。

COPDに対するリハビリテーション治療には，十分なエビデンスが示されている。世界保健機構（WHO）と米国心臓・肺・血液研究所が主導し，日本も参加しているGlobal Initiative for Chronic Obstructive Lung Disease（GOLD）のガイドライン最新版「2024 GOLD REPORT」[4]の，リハビリテーション治療に関わる要点を**表1**に示す。教

表1 ● 2024 GOLD REPORTで示されたリハビリテーション治療関連のエビデンス

呼吸 リハビリテーション	• リハビリテーション治療は，関連する症状および/または増悪のリスクが高いすべての患者に適応される（エビデンスA） • 呼吸リハビリテーションは，状態が安定した患者の呼吸困難，健康状態，運動耐容能を改善する（エビデンスA） • 呼吸リハビリテーションは，最近症状が増悪した患者（直近の入院から4週間未満）の入院を減少させる（エビデンスB） • 呼吸リハビリテーションは不安や抑うつ症状を軽減する（エビデンスA）
教育と 自己管理	• 患者の知識を変えるためには教育が必要であるが，それだけで患者の行動が変わるという証拠はない（エビデンスC） • 医療専門家とのコミュニケーションをとって自己管理を行うことは，健康状態を改善し，入院や救急外来受診を減少させる（エビデンスB）
統合ケア プログラム	• 統合ケアと遠隔医療については現時点では有用性が証明されていない（エビデンスB）
身体活動	• 身体活動は死亡率の強力な予測因子である（エビデンスA） 　COPD患者は身体活動のレベルを上げるよう奨励されるべきであるが，成功の可能性を高める最善の方法はまだわかっていない

（文献4より改変引用）

育指導のみでは不十分で，実際のリハビリテーション治療が呼吸機能および身体機能・活動の改善に必要であることがわかる。COPDの生命予後との関係が最も強いのは身体活動性であり，発症早期からの活動維持が重要である[5]。

2 運動療法の適応と禁忌

1）基本的な治療構成

リハビリテーション治療全般に望まれるのは，「どのような状態であればしてはならないか」よりも，「この状態ならば何ができるか」という姿勢である。リスクについては，避けるよりも把握して攻める意識をもたなければならない。静脈血栓塞栓症など，低活動時にはマスキングされていたが活動上昇により顕在化するリスクや，不安定狭心症など，リハビリテーション治療を工夫したところで避けられないリスク，急性炎症性疾患や血糖動態不良など，運動により全身状態の悪化をまねくリスクには特に注意が必要である。

治療構成の基礎となるのがFITTで，FITTはそれぞれfrequency（頻度），intensity（強度），time（持続時間），type（種類）の頭文字である。たとえば重症者であれば全身の持久力訓練や筋力増強訓練といった運動療法よりも，コンディショニングや基礎的なADL訓練に重きを置くことになるが（図2）[6]，運動療法の実施を諦めすぎてしまっては悪循環からは抜け出せない。常に運動療法実施の可能性については考慮すべきである。

コンディショニングとは，呼吸そのものの練習やリラクセーション，胸郭可動域訓練，ストレッチング，排痰などをさし，一般に呼吸リハビリテーション・肺リハビリテーションと呼ぶことも多い。コンディショニングのエビデンスは必ずしも高くないが，そもそも名前の通り運動療法に対するコンディショニングのため単独でのエビデンス構築は困難であり，どちらも大切である。

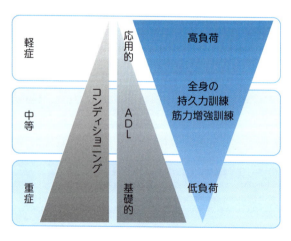

図2 ● FITTの観点から計画するリハビリテーション治療の構成

状態に応じて，各訓練のfrequency（頻度），intensity（強度），time（持続時間），type（種類）の構成を討する。

（文献6より改変引用）

2) 呼吸困難感とパニックコントロール

呼吸困難感は活動制限の最大要因であり，適切な評価のもとリハビリテーション治療構成を検討する必要がある．ただし，客観的な検査所見と主観的な呼吸困難感の間に大きな乖離を認めることはめずらしくない．

呼吸困難感とは，大脳皮質が感じる総合的な表現型である．大動脈小体や頚動脈小体が動脈血の酸素化低下を感知して延髄呼吸中枢が発動するが，その呼吸運動の結果は血液ガス状態の変化のみならず，横隔膜や肺胞の物理的変化といった感覚情報も合わせてフィードバックされる[7]．たとえば風呂に深く浸かると息苦しく感じるのは，水圧により本来フィードバックされるはずの感覚情報変化が過小となるためである．必要な呼吸ができていないと感じる心理的プロセスも加わると，いわゆるパニックを引き起こしやすい．

パニック時にはゆっくりと大きく呼吸し，前傾姿勢をとることが有効である．後述する口すぼめ呼吸は，呼吸数を落とし大きな呼吸につながるため，呼吸指導の基本となる．前傾姿勢は，座位であれば肘を机についたり手を膝に突っ張ったりすることで得られる（図3）．立位であれば，何かに寄り掛かることで前傾姿勢を安定させる．仰臥位の場合は可能ならヘッドアップを行うが，膝を少し曲げることも有効である．呼吸補助を行える人がそばにいるならば，胸郭運動を他動的に介助し，フィードバックされる感覚情報を増加させることも有効と考えられる．

逆に長期のCOPD患者などでは，非常に不良な血液ガスにもかかわらず，自覚症状を認めないケースも少なくない．呼吸困難感がなくても，客観的指標の変化の確認は重要である．

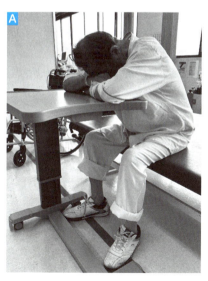 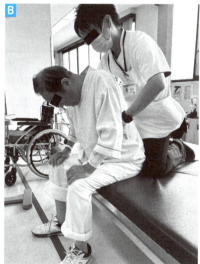

図3 ● パニックコントロール姿勢
A：安定した前傾姿勢で大きくゆっくりと呼吸をすると，呼吸困難感が軽減する．机や椅子の背もたれを用いて姿勢を安定させるとよい．立位の場合は壁にもたれてもよい．
B：介助を行う場合は，後方から下部胸郭に手を回し，呼気に合わせて内下方に胸郭運動を補助する．

3 運動療法の内容と手技・手法

慢性呼吸器疾患に対するリハビリテーション治療の基本戦略は，1回換気量 (tidal volume：TV) 増大と呼吸数 (respiration rate：RR) 正常化，そして持久力・筋力の増強である。

1) TV増大とRR正常化

ガス交換を例えるならば，O_2 や CO_2 は荷物，肺胞は集配所，肺胞壁は交換作業台，横隔膜はベルトコンベアを動かす動力である。機能する肺胞数が少なくなれば集配所は狭くなり，肺胞壁が肥厚すれば荷物の受け渡しが困難になり，横隔膜が菲薄化すれば搬入量は低下する。TVの減少は，RRの増加で容易に補完できるようなものではない。TVには解剖学的死腔150mLが含まれるため，たとえばTV 500mL，RR 15/minのガス交換気体量は (500 − 150) × 15 = 5,250mLであるのに対し，TV 250mL，RR 30/minでは (250 − 150) × 30 = 3,000mLにすぎない。

そもそも頻呼吸は，はなはだ非効率である。本来の自然呼気は肺や胸郭の弾性復元であるのに対し，頻呼吸では次の吸息を急ぐため呼気筋を動員し努力呼気を行う。前述の通り呼吸とはATP産生手段であるのに，頻呼吸では無駄なATP消費を許すことになる (図4)。

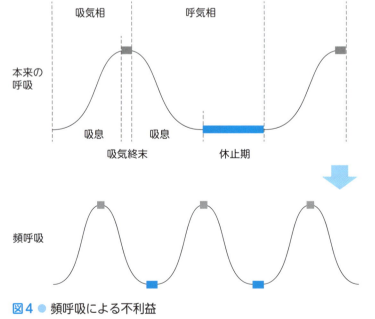

図4 ● 頻呼吸による不利益

本来弾性復元である呼気で呼気筋によるエネルギー消費が生じる上に，肺胞リクルートメントが不十分となりガス交換効率が低下する。横隔膜も疲労しやすくなる。

(文献1より改変引用)

また，本来は吸気終末にわずかな定圧期間があり，その間に各肺胞にガス再分配がなされる（肺胞リクルートメント）。頻呼吸ではその再分配が十分に得られず，ガス交換効率が低下する。

①口すぼめ呼吸

頻呼吸による素早く強い呼息では，肺にかかる圧力が細気管支〜肺胞道を潰し，肺胞で交換したガスを排出できなくなる。呼気時に口をすぼめることで上気道からの気道抵抗が増し，肺胞の虚脱を防ぎつつ，十分にガス交換を行えるようになる（図5）。吸気1：呼気3〜5程度の割合で，1分あたり10回のゆっくりとした呼吸をめざす。呼息初期における気道抵抗は，前述の肺胞リクルートメントに有効に働くため，多くの肺胞がガス交換を行えるようになる。口すぼめ呼吸によってRRを抑制することでTVも増加し，横隔膜の疲労も抑えられる。最も簡便，かつ有効なコンディショニングといえる。

②腹式呼吸に対する注意

通常の呼吸における胸郭容量変化の約7割は横隔膜由来であり，腹式呼吸こそが最も効率的かつ十分な呼吸様式である。ボリュームのみでいえば胸腹式呼吸が最も肺活量を得られるが，補助吸気筋による胸郭引き上げは横隔膜に対しては逆作用に働く。管楽器のロングトーンなど，過剰なATP消費を犠牲にしてでも肺活量を稼ぐ必要のある呼吸様式が胸腹式呼吸である。そのため一般的には，腹式呼吸で横隔膜機能を高めることが，TV増加とRR正常化に対して有用と考えられ推奨される。

ただし横隔膜ドームが平坦化したような重症患者では，腹式呼吸を促すことでかえって呼吸困難感が増悪するケースも認められる。必要性から胸式呼吸が自然と選択された場合

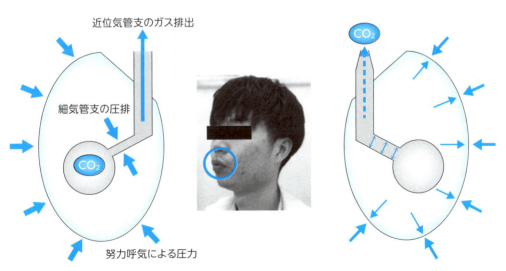

図5 ● 口すぼめ呼吸の意義
頻呼吸による強く早い呼息では，CO_2の排出が十分できていない。呼気時に口をすぼめることで，ゆっくりと十分なガス交換を行えるようになる。

（文献1より改変引用）

もあるだろうし，ガス交換に有効な肺胞が肺尖部に偏るなど，換気性分布と陰圧格差の不一致があるかもしれない。呼吸様式にこだわりすぎず，ゆっくり大きく吸うように指導することが大切である。

③座位・立位の励行

臥位では横隔膜は胸腔内陰圧に引き込まれ頭側にシフトするため，TVを稼ぐ観点からは，呼吸様式によらず座位や立位のほうが有利である。座位以上であれば胸椎肋骨関節も十分機能し，痰喀出能力も向上するし，換気血流ミスマッチにも有利に働く。本格的な運動療法が困難でコンディショニングがメインになる場合でも，座位・立位を励行すべきである。

なお，心ポンプ作用などから座位・立位が不能であっても，仰臥位よりは側臥位のほうが胸郭容積変化は得られる[8]。ただし，肺病変の左右差が強い場合，不良部を下側にした側臥位ではガス交換能が低下しやすいし，右側臥位では下大静脈圧排による静脈還流の阻害にも注意が必要である。

2) 持久力・筋力の増強

慢性呼吸器疾患において下肢筋は特に障害されやすく，たとえばCOPD患者では大腿直筋断面積[9]，大腿四頭筋耐久性[10]ともに低下する。そのため，下肢を用いる全身運動を主として行う。トレッドミルを含めた歩行訓練や自転車エルゴメーターなどの持久力訓練が中心になる場合が多いが，筋肉量が減少した状態では必要動作に強収縮が要求されるため，交感神経の賦活により血管収縮，心後負荷がかかりやすい。そのため，特に立ち上がりや階段昇降が困難な患者では，踏み台昇降などの自重を用いた筋力増強訓練の要素も併せもつ持久力訓練を取り入れる。持久力訓練と筋力増強訓練が共に必要というのは，循環器疾患に対するリハビリテーション治療と同様の考え方である。

①持久力訓練と筋力増強訓練のどちらがよいか

持久力訓練と筋力増強訓練の効果を比較したメタアナリシスでは明らかな差は認めず，どちらも有効であることが示されているが[11]，最近のRCTでは長期的な運動能力に関しては筋力増強訓練のほうが有利な可能性も指摘されている[12]。

この問題に関しては様々な報告・意見があるものの，一定した見解としては前述の通り"どちらも有効"であるし，結局はどちらも患者ごとに検討すべきである。特に，慢性呼吸器疾患に対するリハビリテーション治療は長期間継続する必要があるため，患者の参加しやすさやドロップアウト回避の視点も重要である。

②運動強度の指標

持久力訓練の指標として最も簡便なものは修正Borgスケールであり，通常であれば4（多少強い）～5（強い）の強度で行う。

循環器疾患に対するリハビリテーション治療と同様に，最高酸素摂取量（peak $\dot{V}O_2$）を指標に用いるのも一般的である。正確な測定には特殊な機器を用いる心肺運動負荷試験

(cardiopulmonary exercise test：CPX) が必要であるが，平地歩行が可能であれば6分間歩行試験 (6 minutes walking test：6MWT) [13] やシャトルウォーク試験 (shuttle walking test：SWT) [14] からpeak $\dot{V}O_2$を予測する方法がある (表2)。6MWTは6分間でできるだけ長い距離を歩行してもらうテストであり，歩行中の速度の調整 (立ち止まり休むことも含め) も自由であるのに対し，SWTは歩行する速度が0.5m/sから2.37m/sまで徐々に上がる漸増運動負荷試験である。そのため，SWTのほうがpeak $\dot{V}O_2$との相関直線性は高い。なお表2の予測式はCahalinとSinghが各々30例のみ，19例のみから算出したものであり，日本人にも当てはまるとは必ずしもいえない。日本人を対象とした予測式も報告されているので参照されたい [15]。高負荷であればpeak $\dot{V}O_2$の60〜80％を目標とし，低負荷であればpeak $\dot{V}O_2$の40〜60％を目標とする。

「220−年齢」を年齢最大心拍 (HRmax) とし，それに対し40〜80％の強度を設定する方法や，Karvonen法で広く知られる「目標心拍＝ (HRmax-安静時心拍数) ×k＋安静時心拍」の式において，高負荷ならk＝0.8，低負荷ならk＝0.4程度と設定する方法などの心拍数から強度を設定する方法もある。ただし，脈拍に影響するような投薬下の患者や高齢者では注意が必要である。

慢性呼吸器疾患に対する筋力増強訓練に特化したスタンダードと呼べる指標はない。一般的な筋力増強訓練であれば，1回だけ上げることが可能な最大荷重 (1 repetition maximum：1RM) をもとにした強度設定が知られており，これは実際に最大筋力を発揮しなくても，たとえば10回上げられる重量 (10RM) が75kgならば1RMは100kg，といった推測も可能である。慢性呼吸器疾患患者であっても測定はできるとされているが，強い等尺性収縮から血圧上昇，心後負荷増大となるリスクに注意する必要がある。基本的には楽に挙げられる強度から漸増して適切な強度を設定したほうが安全である。一般的な筋力増強訓練でも，頻回な弱負荷は強負荷と同様の筋肥大効果が得られることがわかっているため [16]，一度の訓練の強度を強めるよりも，弱い負荷で何度も行うといった頻度の工夫が大切である。

なお，いずれの場合でも主運動の前には10〜20分程度のウォームアップ，後には5〜10分程度のクールダウンを加えることが望ましい。

表2 ● 持久力訓練におけるpeak $\dot{V}O_2$推測式

6分間歩行試験 (6MWT)
　peak $\dot{V}O_2$ (mL/kg/min) ＝0.006×距離 (cm) /30.48＋3.38
シャトルウォーク試験 (SWT)
　peak $\dot{V}O_2$ (mL/kg/min) ＝4.19＋0.025×距離 (m)

高負荷ならpeak $\dot{V}O_2$の60〜80％，低負荷なら40〜60％を目標とする

広く用いられており相関も確認されているが，日本人を対象にしたものではないことに注意が必要である。

③在宅酸素療法の導入

　本書のscopeからは少し外れるが，酸素療法が望ましい病態において，在宅酸素療法（home oxygen therapy：HOT）は活動を維持するリハビリテーション治療の遂行に不可欠であり，冒頭の悪循環にブレーキをかけるものである。

　保険適用基準は，動脈血酸素分圧（arterial partial pressure of oxygen：PaO_2）が55Torr（mmHg）以下，およびPaO_2が60Torr（mmHg）以下で睡眠時または運動負荷時に著しい低酸素血症をきたす者で，医師がHOTの必要性を認めた場合である。パルスオキシメーターによる経皮的動脈血酸素飽和度（saturation of percutaneous oxygen：SpO_2）からPaO_2を推計することも認められているが，少なくとも導入時には動脈血液ガス分析が望ましい。特に高二酸化炭素血症の有無の確認は重要である。

　適切なHOTの導入により，苦しくて動きたくもないという状態から，多少苦しくとも動けるという前向きな心理が生まれ，リハビリテーション治療全体によい影響を与える。

4 運動療法の留意点

　慢性呼吸器疾患では短期間における著明な改善は期待できない上，経時的な進行増悪要素も加わるため，リハビリテーション治療の効果を自覚できずに諦めてしまうケースも少なくない。前述のpeak $\dot{V}O_2$などの指標の変化や，呼吸困難感の変化を記録し，治療による変化を見える化することが大切である。さらに，継続することで達成が見込まれる短期的な目標を常に設定し続けることで，成功体験から治療継続の動機づけを行う。

　リハビリテーション治療中はそばに医療者がいるため安心感を得られるものの，在宅や夜間就寝中は不安から症状が増悪し，そこから治療への参加が滞ることもよく経験される。前述のパニックコントロールの指導や，自宅のベッドで可能な修正体位ドレナージ，ハッフィングなどの自己管理法の指導は，まだそれらが必要ない初期の段階から早めに行っておく。苦しくなっても解決できるという自信・安心感が治療継続につながる。

文献

1）　佐々木信幸：呼吸器疾患. 総合力がつくリハビリテーション医学・医療テキスト. 日本リハビリテーション医学教育推進機構, 他監. 久保俊一, 他総編. 日本リハビリテーション医学教育推進機構. 2021, p472-85.

2）　Liu KD, et al：Predictive and pathogenetic value of plasma biomarkers for acute kidney injury in patients with acute lung injury. Crit Care Med. 2007；35(12)：2755-61.

3）　Fukuchi Y, et al：COPD in Japan：the Nippon COPD Epidemiology study. Respirology. 2004；9(4)：458-65.

4）　Global Initiative for Chronic Obstructive Lung Disease：2024 GOLD REPORT— Global strategy for prevention, diagnosis and management of COPD：2024 report.
[https://goldcopd.org/2024-gold-report/]（2025年2月閲覧）

5) Vaes AW, et al:Changes in physical activity and all-cause mortality in COPD. Eur Respir J. 2014;44(5):1199-209.

6) 日本呼吸器学会呼吸リハビリテーションガイドライン作成委員会, 他編:呼吸リハビリテーションマニュアル―運動療法―. 照林社, 2003.

7) De Peuter S, et al:Dyspnea:the role of psychological processes. Clin Psychol Rev. 2004;24(5):557-81.

8) Takashima S, et al:Effects of posture on chest-wall configuration and motion during tidal breathing in normal men. J Phys Ther Sci. 2017;29(1):29-34.

9) Seymour JM, et al:Ultrasound measurement of rectus femoris cross-sectional area and the relationship with quadriceps strength in COPD. Thorax. 2009;64(5):418-23.

10) Evans RA, et al:Is quadriceps endurance reduced in COPD?:a systematic review. Chest. 2015;147(3):673-84.

11) Iepsen UW, et al:A systematic review of resistance training versus endurance training in COPD. J Cardiopulm Rehabil Prev. 2015;35(3):163-72.

12) Cui S, et al:Effects and long-term outcomes of endurance versus resistance training as an adjunct to standard medication in patients with stable COPD:a multicenter randomized trial. BMC Pulm Med. 2024;24(1):196.

13) Cahalin L, et al:The relationship of the 6-min walk test to maximal oxygen consumption in transplant candidates with end-stage lung disease. Chest. 1995;108(2):452-9.

14) Singh SJ, et al:Comparison of oxygen uptake during a conventional treadmill test and the shuttle walking test in chronic airflow limitation. Eur Respir J. 1994;7(11):2016-20.

15) 有薗信一, 他:6分間歩行テストと漸増シャトルウォーキングテストによるCOPD患者の最高酸素摂取量の予測式. 日呼吸ケアリハ会誌. 2008;18(2):160-5.

16) Schoenfeld BJ, et al:Strength and hypertrophy adaptations between low-vs. high-load resistance training:a systematic review and meta-analysis. J Strength Cond Res. 2017;31(12):3508-23.

<table>
<tr><td>**3**</td><td></td></tr>
</table>

疾患別運動療法

——主に入院期の運動療法

❾発達障害（運動発達遅滞）

上出杏里

1 発達性協調運動障害の概要

　日本における新生児死亡率は非常に低く，世界トップレベルの救命率を誇る一方，先進諸国の中でも低出生体重児の割合が高く，およそ10人に1人が2,500g未満で生まれている。これらの児の予後や発達の問題に対する関心は高く，28週未満で産まれた超早産児，体重1,500g未満で産まれた極低出生体重児，1,000g未満で産まれた超低出生体重児では，そのリスクが高まる傾向にあることから，運動面，知的面，行動面の視点で発達の経過を追う必要性がある。特に運動面において，期待される里程標（マイルストーン）と比較して発達遅滞が疑われる場合，神経発達症（発達障害）の1つである発達性協調運動障害の発症リスクが高いことに留意する。

　2022年文部科学省の全国の公立小中学校，通常学級に在籍する児童生徒を対象とした調査では，学習面または行動面で著しい困難を示す児童生徒は全体の8.8％と前回調査時より増加しており，適切な支援や指導を要する児らへの対応が課題となっている[1]。支援の必要性の高い神経発達症が広く認知されるにしたがって，医療機関への相談者数は増加の一途にあり，今や神経発達症はcommon diseaseの1つとして，早期発見，早期リハビリテーション医療の重要性が高まっている。

1）発達性協調運動障害の定義と疫学

　一般的に協調運動の問題を背景に不器用，運動が不得手な場合，医学的には米国精神医学会による精神疾患の診断・統計マニュアル（第5版）（Diagnostic and Statistical Manual of Mental Disorders-5：DSM-5®）[2]における発達性協調運動症／発達性協調運動障害（developmental coordination disorder：DCD），また世界保健機構による疾病および関連保健問題の国際統計分類（International Statistical Classification of Diseases and Related Health Problems-11：ICD-11）におけるdevelopmental motor coordination disorder（DMCD）に該当する。

　協調運動とは，視知覚・触覚・固有覚・位置覚などの感覚入力を統合し，運動企図に基

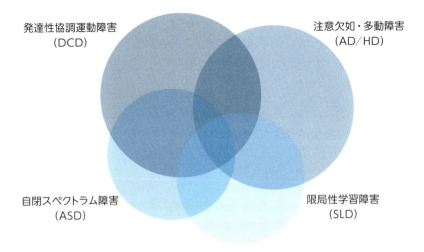

図1 ● 神経発達症の併存

づいて身体運動を適切に調整し，さらにその結果に基づいた運動修正，制御を行う一連の脳機能をさす．発達性協調運動障害では，この一連の脳機能の発達が障害されることにより，粗大運動，微細運動，目と手の協応，姿勢制御・保持といった協調運動の技能の遂行が困難となり，日常生活，学業や対人関係など社会生活への支障から二次的に認知，情緒，社会性の発達に影響を及ぼす．

　発達性協調運動障害は，1987年のDSM-Ⅲ-Rの公表時から神経発達症の1つとして表記されており，有病率について，DSM-5-TR™では5〜11歳の児の5〜8％，ICD-11では5〜11歳の児の約5〜6％，最大で10％としている[3]．そのほかの神経発達症と併存することもあり，その併存率は，注意欠如・多動障害（Attention-Deficit/Hyperactivity Disorder：AD/HD）の約50％，限局性学習障害（Specific Learning Disorder：SLD）の約50％，自閉スペクトラム障害（Autism Spectrum Disorder：ASD）の約80％と高い（**図1**）．男女比は，2：1〜7：1で男性の有病率が高い．症状の経過として，50〜70％の児で青年期・成人以降も残存すると言われている．

2）発達性協調運動障害の症状

　発達性協調運動障害の症状は，年齢，ライフステージによって変化していく．乳児期より早期徴候を認めるため，運動発達の里程標の到達に遅れがないか注意深く見守る必要がある．

　通常，新生児期，乳児期初期の運動は反射運動が中心で，やがて随意運動へ移行していき，頸定，寝返り，座位，立位を経て1歳を過ぎる頃から歩行が可能になる．一連の運動発達は，「頭部から足部へ」「中枢部分から抹消部分へ」「粗大運動から微細運動へ」と一定の方向，順序段階を経て進んでいく．歩行が可能になると，自ら動いて探索的行動を始め，

行動空間の広がりにより走ったり，跳んだり，登ったり，ボールを投げるなど新しい動作の獲得，運動調整能力の発達へつながっていく。児の運動能力は，活発に身体を動かして遊ぶ習慣や規則正しい生活習慣の積み重ねによって向上し，意欲的な心の育み，社会適応力や認知的能力の発達と関係する。学童期には，神経系の発達と筋骨格の成長に伴って多様な動作ができるようになり，成長の基礎となる体力（筋力・筋持久力，敏捷性，柔軟性，全身持久力，協調性）を身につけていく。

以下に，ライフステージ別に発達性協調運動障害の症状の経過を示す。

①乳幼児期

全般的な運動発達遅滞により寝返りの困難さ，座位の不安定さがあったり，ハイハイではなく，シャッフリング（いざり）や背這い・ズリ這いでの移動が続き，歩行獲得が遅延したりすることがある。また，ハイハイをせずに独歩を獲得するケースには注意が必要である。四肢体幹の筋緊張の弱い低筋緊張児が多く，歩行時の重心の不安定さなどを認める。そのほか，母乳やミルクの飲みが悪い，離乳食でむせるなど摂食嚥下障害を呈することもある。

②幼児期

運動発達，技能習得に個人差があるため定型発達との鑑別は難しいが，ジャンプができない，転倒しやすい，階段昇降がぎこちない，遊具やボール，子ども用バイクなどで上手に遊べない，などの粗大運動の苦手さを認める。また，低筋緊張により足部のアーチ形成に必要な筋緊張が成熟せず，扁平足を認めることも多い。さらに，スプーンや箸など食器具を上手に使えない，ボタンやファスナーの扱いなど更衣動作が上手にできない，塗り絵がきれいにできない，といった微細運動の苦手さを認める。滑舌の悪さに伴う言葉の遅れやコミュニケーションの問題を認めることもある。

③学童期

学校生活では，体育授業に限らず，書字や板書，定規やコンパス，消しゴムなどの学用品，工具，楽器類などの操作に難渋したり，授業時間中の姿勢が悪く，座り続けていることが困難であったりする。これらは学習全般へ影響し，学業成績の低さにつながる。中でも微細運動の習熟度の低さから，算数，読字の学習に困難を抱える者が多いと言われている。協調動作に対する苦手意識やチームスポーツ・運動遊びへの不参加は，自己肯定感の低さや集団生活における対人関係づくりの難しさをまねき，結果的に不登校，いじめの問題など情緒・社会面に影響する。

④青年期・成人期

青年・成人期では，タイピング，コピーなど事務作業能力の低下が仕事に支障をきたし，整容（髭剃り，化粧）や料理などの家事，育児，運転といった場面でも困難さが目立つ。年齢的に何事も自分でできて当然と思われる中で，職業選択に悩んだり，自尊感情の低下からうつ病や不安障害などの精神障害，運動不足による肥満，生活習慣病などの二次障害発症のリスクがあったりする。

3) 発達性協調運動障害の診断

DSM-5®における診断基準を示す（**表1**）[2]。

診断では，周産期情報（出生週数・体重），発達歴，病歴，身体検査（神経学的所見），学校・職場などからの報告，および心理測定的に妥当性があり，文化的に適切に標準化された検査（協調運動検査，視知覚機能検査，知能検査）を用いて臨床的に総合判断する。

協調運動の評価として世界的に最も頻用されている検査には，Movement Assessment Battery for Children-2（M-ABC2）があり，手先の器用さとボールスキル，静的・動的バランスの3領域で評価する。その対象年齢は，3～16歳11カ月で，約20～40分程度の比較的短時間で施行可能であるが，現在，国内では日本語版への標準化が進められているところである。国内で標準化された検査として，日本版ミラー幼児発達スクリーニング検査（Japanese version of Miller Assessment for Preschoolers：JMAP）やJPAN感覚処理・行為機能検査（Japanese Playful Assessment for Neuropsychological Activities）もあるが，いずれも発達性協調運動障害に特化した検査ではなく，対象年齢幅の狭さや検査所要時間の長さなどの問題がある。

視知覚機能検査としては，フロスティッグ視知覚発達検査（Developmental Test of Visual Perception：DTVP）が使用されることが多いが，国内では，初版のため4歳0カ月～7歳11カ月までと限定的である。開発されているDTVP-3では，12歳11カ月まで拡大されており，日本語版への標準化が進められているところである。

2024年11月現在では，発達性協調運動障害の診断に際し，国内での標準化された検査がないことから，令和4年度障害者総合福祉推進事業「協調運動の障害の早期の発見と適切な支援の普及のための調査」による発達性協調運動障害支援マニュアル[4]では，5～6歳児の運動のスクリーニングツールとしてCheck List of obscure disAbilitieS in Preschoolers（CLASP）[5]を推奨している。CLASPは，読み書き障害，チック症，吃音，

表1 ● DSM-5®における発達性協調運動障害の診断基準

A. 協調運動技能の獲得や遂行が，その人の生活年齢や技能の学習および使用の機会に応じて期待されるものよりも明らかに劣っている。その困難さは，不器用（例：物を落とす，または物にぶつかる），運動技能（例：物を摑む，はさみや刃物を使う，書字，自転車に乗る，スポーツに参加する）の遂行における遅さと不正確さによって明らかになる。

B. 診断基準Aにおける運動技能の欠如は，生活年齢にふさわしい日常生活活動（例：自己管理，自己保全）を著明および持続的に妨げており，学業または学校での生産性，就労前および就労後の活動，余暇，および遊びに影響を与えている。

C. この症状の始まりは発達段階早期である。

D. この運動技能の欠如は，知的能力障害や視力障害によってはうまく説明されず，運動に影響を与える神経疾患（例：脳性麻痺，筋ジストロフィー，変性疾患）によるものではない。

（文献2より改変引用）

表2 ● Check List of obscure disAbilitieS in Preschoolers (CLASP) の運動に関する項目

	質問項目	まったくない	ごく稀にある	ときどきある	しばしばある	常にある
1	他の子どもと比べて，走り方がぎこちない，あるいは不自然である（例：膝が伸びきっていたり，手足が連動せずにばらばらになるなど）					
2	遊具やブロック遊びなど，身体を使う遊びで，うまく身体を動かしたり，スムーズに遊びを進めたりできない（例：ジャングルジムや縄跳び，鉄棒，平均台を使った遊びなど）					
3	絵などを描くときに，何を描くかは思いついているのに，描く動作（手の動きなど）がスムーズでなく，時間がかかる（描くものを考えていたり，わからなくて時間がかかる場合は除く）					
4	お絵描きや塗り絵のときに，何を描いたか大人に伝わらない（独創的なという意味ではなく，"ぐちゃぐちゃ"で伝わりづらい）					
5	長い時間座るときに，疲れやすく，姿勢が崩れたり，椅子からずり落ちたりする（体幹が弱く，身体がぐにゃぐにゃとなるなど。ただし，集中が続かず，離席する場合などは除く）					

（文献4, 5より引用）

発達性協調運動障害などの顕在化しにくい発達障害がある幼児のスクリーニング目的で作成され，発達性協調運動障害に関連して5つの項目が含まれている（**表2**）[4, 5]。

　診断時期については，5歳以前に疑わしき症状を認めていても，この時期の運動発達には個人差があり，自然に後れを取り戻すこともあるため，診断自体には慎重を要する。また，脳性麻痺との鑑別では脳画像診断を行う必要がある。

2 運動療法の適応と禁忌

　国際推奨では，発達性協調運動障害と診断された児，すべてに対し運動療法を含む支援の必要性が謳われている[6]。無理解による叱責や注意，過剰な反復練習などの不適切な対応は，二次障害（うつ病や不安障害などの精神障害）の発症につながりやすいことに留意する。

3 運動療法の内容と手技・手法

　診断のついていない幼児期前半では，保護者らと共に児の周囲に関わる大人が可能な範囲で児の動作を見守ることが大切である。失敗の多さや時間がかかったとしても，叱責せ

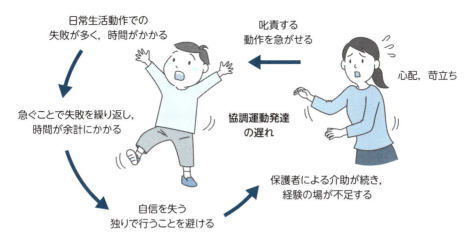

図2 ● 発達性協調運動障害の幼児期の保護者の関わり方による負の連鎖

ず，急がさずに見守ること，児の自信を育めるよう励まし，褒めて寄り添うことで負の連鎖（図2）を断つことができる。発達性協調運動障害の児らにとって，幼少期から失敗の有無にかかわらず周りから嘲笑を受けることなく，安心，安全と思える場や，何度でも挑戦ができ，少しずつ成功体験を積み重ねられる機会があることが望ましい。

　5～6歳の就学前を目途に評価に基づいた発達性協調運動障害の診断が進むと，多くの場合，保護者らの困り感，育てにくさの面で児の障害像に対する理解が進み，就学に向けた準備，運動療法を進めやすくなる。

　発達性協調運動障害の児では，協調運動の問題だけでなく，運動学習の過程で時間をかけて練習しても習得不能であったり，非常に時間がかかったりすることが特徴である。また，一度習得した運動を維持しにくく，似たような運動に転移させていくことが難しく，改めて1から学習を要することもある。そのため，運動療法実施にあたっては，既成のプログラムに当てはめるのではなく，個別に検討すること，児の悩み，希望を優先した課題から取り組むことが大切である。課題の達成に向けては，スモールステップとエラーレス・ラーニングを基本とする。スモールステップでの学習では，課題の過程を成功可能な段階に細かくわけて，確実に次の段階へ到達しながら進めていく。また，エラーレス・ラーニングでは，課題達成に伴う問題点を事前に抽出し，安全で取り組みやすい場所や道具類などの環境を整える。さらに，初めは十分な手がかり，手助けによって失敗への恐怖を軽減させ，徐々に手助けを減らしていく。

　運動療法の手法には，トップダウン的な活動指向型・参加指向型（課題指向型）アプローチとボトムアップ的な身体機能指向型（障害指向型）アプローチの2つがある。前者は児がやりたい，できるようになりたい課題を児・家族らと共有，設定し，児自身が主体的に取り組めるようプログラムを実施するもので，後者は筋力強化，バランス強化

のような機能的訓練，感覚統合療法など機能的要素からアプローチするものである。国際推奨では，前者の有効性を示しているが，よりエビデンスレベルの高い研究の遂行が求められている[6]。活動指向型・参加指向型（課題指向型）アプローチとして推奨される手法には，Neuromotor Task Training (NTT) とCognitive Orientation to Daily Occupational Performance (CO-OP) がある。NTTは幼小児期に有用で，児の機能的な運動能力の長所，短所を評価し，選んだトレーニング課題の中で徐々に援助を減らし，道具や環境の工夫，調整をしながら難易度を上げて日常生活・学校生活に汎化させていく。CO-OPは学童期に有用で，児自身で取り組むべき課題を選択し，目標設定－計画－実行－評価の４つのフレームワークから課題解決のためのスキルと認知ストラテジーを獲得し，日常生活・学校生活へ汎化させていく。

　運動療法としてスポーツを導入する場合，アダプテッドスポーツの概念が大切である。アダプテッドスポーツでは，障害や性別，年齢，体力，スポーツ経験の有無などにかかわらず，ルールや指導方法，用具や装置の工夫，開発によって誰もが参加できることをめざす。発達性協調運動障害の児らにとって，このような柔軟な考え方によって運動・スポーツが楽しい，もう一度やりたいと思えるような機会づくりにできるとよい。

　近年では，市販のゲームツールや仮想現実（virtual reality：VR）などを用いて身体を動かすゲームトレーニングの有効性についての研究も進められており，活用が期待される。

4 運動療法の留意点

　協調運動の１つである目と手の協応は，様々な運動・スポーツ，日常生活動作において重要である。発達性協調運動障害の児では，視機能として眼球運動の未成熟，拙劣さから視空間認知が不良であり，結果的に視覚の働きと体の動きを連動させることが困難となる。その結果，球技スポーツが不得意で，学習面でも板書写しや音読の読み飛ばし，漢字が覚えられない，筆算で間違える，などの問題を抱えている場合が多い。このような場合，ビジョントレーニングを導入し，眼球運動体操や迷路，間違い探しなどの課題をプリント，アプリケーションソフトウェアを用いて取り入れるとよい。

　発達性協調運動障害の児らの支援にあたっては，症状や生活上の課題をふまえて，医師，理学療法士，作業療法士，言語聴覚士，心理士，視機能訓練士らリハビリテーションを中心とする医療領域をはじめとして，教育機関や保健機関，福祉機関，民間機関の多職種，多施設との連携が重要である。さらに，児のライフステージに合わせて，切れ目ない支援が引き継がれていくような働きかけの必要がある。

文献

1) 文部科学省：通常の学級に在籍する特別な教育的支援を必要とする児童生徒に関する調査結果について．令和4年12月13日．
[https://www.mext.go.jp/content/20230524-mext-tokubetu01-000026255_01.pdf]（2025年2月閲覧）

2) American Psychiatric Association：Diagnostic and Statistical Manual of Mental Disorders. 5th ed：DSM-5®. Amer Psychiatric Pub Inc, 2013.

3) American Psychiatric Association：Diagnostic and Statistical Manual of Mental Disorders. 5th ed. Text Revision：DSM-5-TR™. Amer Psychiatric Pub Inc, 2022.

4) 令和4年度障害者総合福祉推進事業「協調運動の障害の早期の発見と適切な支援の普及のための調査」：DCD支援マニュアル．
[https://www.mhlw.go.jp/content/12200000/001122260.pdf]（2025年2月閲覧）

5) 厚生労働省 平成30年度障害者総合福祉推進事業：吃音，チック症，読み書き障害，不器用の特性に気づく「チェックリスト」活用マニュアル．
[https://www.rehab.go.jp/application/files/4215/8408/8193/CL.pdf]（2025年2月閲覧）

6) Blank R, et al：International clinical practice recommendations on the definition, diagnosis, assessment, intervention, and psychosocial aspects of developmental coordination disorder. Dev Med Child Neurol. 2019;61(3):242-85.

参考文献

▶ 辻井正次, 他監：発達性協調運動障害［DCD］不器用さのある子どもの理解と支援. 澤江幸則, 他編著. 金子書房, 2020.

▶ 新田 收：発達性協調運動障害の評価と運動指導─障害構造の理解に基づくアプローチ. ナップ, 2018.

▶ リサ・A・カーツ：不器用さのある発達障害の子どもたち運動スキルの支援のためのガイドブック. 七木田敦, 他監訳. 東京書籍, 2012.

▶ 中井昭夫, 他：イラストでわかるDCDの子どものサポートガイド─不器用さのある子の「できた！」が増える134のヒントと45の知識. 合同出版, 2022.

▶ 洲鎌盛一：乳幼児の発達障害診療マニュアル─健診の診かた・発達の促し方. 医学書院, 2013.

3 疾患別運動療法
——主に入院期の運動療法
❿ がん

百崎　良

1 疾患・手術の概要

　生涯のうち，約2人に1人ががんと診断され，男性では約4人に1人，女性では約6人に1人ががんで死亡すると報告されている[1]。医療技術の進歩により早期診断や早期治療が可能となり，がんの死亡率は年々減少傾向にある。地域がん登録データによると，2009〜2011年に診断されたすべてのがんの5年相対生存率は64.1％となっており[1]，がんは不治の病から慢性疾患へと変わりつつある。

　がんは造血器由来のもの，上皮細胞由来のもの，非上皮性細胞由来のものにわかれる。造血器由来のものは白血病，悪性リンパ腫，骨髄腫などがある。上皮細胞由来のものは，皮膚，呼吸器，消化管の粘膜を覆っている上皮性組織や腎臓，肝臓，脳，膵臓などの実質臓器を構成する上皮性組織から発生するもので，扁平上皮癌，腺癌，未分化癌の3つにわけられる。扁平上皮癌は，皮膚，食道，肺，子宮頚部，腟，外陰，陰茎，陰嚢などに発生する。腺癌は身体の内部の分泌物を出す上皮から発生するがんで，肺，消化器，乳房，子宮体部，前立腺，甲状腺，肝臓，腎臓，膵臓，胆嚢などに発生する。未分化癌は発生の母地となった細胞が確認できないもので，増殖も転移も速く，悪性度が高い傾向がある。非上皮性細胞由来のものは肉腫と呼ばれ，線維，筋肉，軟骨，骨，結合織などの支持組織から発生するもので，骨肉腫や軟骨肉腫，横紋筋肉腫などがある。

　がんの初期症状は発生した臓器などにより異なるが，がんの増大と浸潤による組織への刺激や破壊，がんによる他組織への圧迫，がんがつくる毒性物質の作用などによる症状が多い。また，がんの進行とともに食欲は低下して体重が減少，体力は低下し身体は衰弱していく。この状態は悪液質（カヘキシア，cachexia）と呼ばれ，がん患者の80％に発症するとされている[2]。がん細胞の多くは炎症反応を誘発するサイトカインを分泌するが，これらは食欲の低下，倦怠感の増大，炎症によるエネルギー消費の増大などを引き起こし，体重減少や筋組織・脂肪組織の減少，電解質異常などを引き起こすこととなる。アジアの悪液質診断基準では，慢性消耗性疾患とBMI 21未満または過去3〜6カ月間で2％超の体重減少を必須項目とし，食思不振，握力低下（男性28kg未満，女性18kg未満），CRP

表1 ● アジアの悪液質診断基準

必須条件	1. 慢性消耗性疾患 2. 2%以上の体重減少／3〜6カ月，またはBMI21kg/m² 未満
1つ以上該当	1. 食欲不振 2. 握力の低下 男性28kg未満，女性18kg未満 3. CRP上昇＞0.5mg/dL

(文献3より引用)

0.5mg/dL超のいずれかを満たす場合に悪液質と診断することができる（**表1**）[3]。さらにがんが原発病巣から血行性，リンパ性に全身に広がり他の臓器に遠隔転移した場合には，その部位の臓器不全症状が出現する。また，がんまたはその転移巣から離れた部位で症状が生じる場合があり，腫瘍随伴症候群と呼ばれる。運動機能に関わる腫瘍随伴症候群では，多発神経炎などの末梢神経障害，亜急性小脳変性症，Eaton-Lambert症候群などが挙げられる。

　がんの治療はその発生部位や病期により選択されるが，手術療法，抗がん薬などによる化学療法，放射線療法がその主たるものである。臓器移植もその選択肢としてあり，白血病，悪性リンパ腫，多発性骨髄腫などの血液悪性疾患には造血幹細胞移植が行われている。身体の障害状況はがんの発生臓器や転移部位，さらに選択された治療方法により多彩なものとなる。転移を含む脳腫瘍の場合は，頭蓋内圧亢進症状や局所症状として片麻痺，失調症，高次脳機能障害が生じ，脊髄腫瘍では四肢麻痺や対麻痺が生じる。骨転移がある場合は疼痛や圧迫骨折による神経症状が生じ，病的骨折のリスクが発生する。リンパ節郭清術を行った場合にはリンパ浮腫の発生する場合があり，開胸・開腹術を行った場合は術後の呼吸器合併症，化学療法や放射線療法を行った場合は骨髄抑制などによる身体運動制限などから廃用症候群の発生が懸念される。また抗がん薬，免疫抑制薬の副作用として末梢神経炎，ステロイド薬の副作用としての筋炎などが生じることもある。

2 運動療法の適応

1) 化学療法，放射線治療，造血幹細胞移植時の運動療法

　抗がん薬治療などで高頻度に発生する副作用として，悪心・嘔吐，骨髄抑制，末梢神経障害がある。悪心・嘔吐は一時的なものであるが臥床傾向となりやすく，体力低下の原因となる。骨髄抑制では白血球減少による易感染性の問題を引き起こし，活動範囲の縮小を余儀なくされる。貧血は倦怠感や息切れを引き起こし，活動性が低下しやすい。末梢性神経障害では四肢末梢のしびれ感が出現し，身体活動を妨げる要因となる。

　放射線治療の副作用では，照射期間中に生じる急性反応と照射後半年以降に生じる晩期

反応がある。急性反応では食欲不振，倦怠感などの放射線宿酔症状が全脳照射や広範囲腹部照射で生じやすい。口腔や咽頭への照射では味覚低下，疼痛などが生じ，食事の経口摂取が困難となる。消化管への照射では胃炎，腸炎様の症状を示す。これらの急性反応は可逆的なものである。一方，晩期反応は不可逆的なもので，神経障害，骨壊死などがある。

　血液悪性疾患に対する造血幹細胞移植では，寛解導入療法や地固め療法などの化学療法による問題，移植前処置の全身放射線照射・超大量化学療法の影響とともに，移植後の合併症として全身倦怠感，消化器症状，骨髄抑制，移植片対宿主病 (graft versus host disease：GVHD) などが問題となる。このような化学療法，放射線療法実施中およびその後のリハビリテーションや造血幹細胞移植前後のリハビリテーションでは，種々の治療の影響や，運動機能障害による活動性の低下や臥床期間の長期化による廃用症候群の進行が問題となる。また，一度パフォーマンスステータスが低下してしまうと，抗がん薬の副作用が強く出やすくなるため，がんの治療を継続するためにも，パフォーマンスステータス，身体機能を維持する必要がある。そのため，それぞれの時期や症状に応じたリハビリテーションの介入が必要となる。

2) 胸腹部外科手術前後の運動療法

　食道癌，胃癌，大腸癌，肝癌，胆膵癌などの消化器癌や肺癌などでは，胸腹部の外科手術が行われる。胸腹部外科手術において，術後の呼吸器合併症や廃用症候群を予防することは，患者のADL回復や体力改善をめざす上で重要である。急速な高齢化と治療技術の進歩によって手術適応範囲は拡大しているのが現状であるが，一方で術後合併症の併発リスクも高まっているといえる。特に高齢患者では加齢に伴う生理機能の低下もあり，術後合併症の併発リスクが高いため，術前から術後呼吸器合併症を予防するために介入することが重要である。

3) がんサバイバーの運動療法

　がんと診断された後も生存している人々は，がんサバイバー (cancer survivors) と呼ばれている。濃厚な治療を受けた後であり，その後の生活活動や生命の質 (QOL) を高めるために様々な取り組みが報告されている。運動に関しては，米国スポーツ医学会 (American College of Sports Medicine：ACSM) が中心となって発表した「がんサバイバーに対する運動ガイドライン」にて，生活の質に直接影響する不安，抑うつ，倦怠感や身体機能の改善において，運動の有益性を認めている[4]。

4) がん予防の運動療法

　米国癌協会 (American Cancer Society：ACS) は，がん予防のための食事と運動に関するガイドラインを発表している[5]。その中で，運動に関しては1週間あたり150〜

300分の中強度の身体活動，または75～150分の高強度の身体活動，あるいは同等の組み合わせを推奨している。また座位時間をできるだけ減らすことや積極的な社会参加，可能な限り適正体重を維持できるような食事と運動を勧めている。

3 運動療法の内容と手技・手法

1) 化学療法，放射線治療，造血幹細胞移植時の運動療法

　治療開始前の時点で活動性の低下が既に生じている例では，治療開始前から体力増強のための運動療法導入を勧める。治療中は症状の日間変動もみられるため，床上臥位での運動，座位での運動，立位での運動など，身体活動の状況に合わせて肢位を変更した対応の準備が必要である。最大酸素摂取量の維持・改善や全身持久性の維持・改善のためには，地歩行やトレッドミル歩行，自転車エルゴメーター運動などを実施する。運動強度の目安としては，安静時の脈拍から10～20回/分程度の増加を指標として進める。ADLが自立し平地歩行が可能なレベルに達した後も，体力・全身持久性の向上のために運動を継続するよう指導することが望ましい。一定期間無菌室という活動性の制限された環境で過ごすことを余儀なくされる造血幹細胞移植の場合も，継続的な運動療法導入により廃用症候群の予防や身体活動性，持久力の維持を図ることができる。

2) 胸腹部外科手術前後の運動療法

①術前の介入

　術前の介入として，呼吸練習や排痰法の指導，術部位に応じた疼痛回避のための動作方法指導，体力維持・向上のための運動療法を行う。上腹部外科手術前に呼吸リハビリテーション指導を1回でも行うと，術後呼吸器合併症のリスクが半減することが報告されている[6]。呼吸練習では，口すぼめ呼吸と横隔膜呼吸を実施する。口すぼめ呼吸の習得により，換気の改善や呼吸数のコントロールが容易となる。横隔膜呼吸はいわゆる腹式呼吸であるが，吸気量の増加による換気効率の改善や呼吸仕事量の軽減が期待される。排痰法としては，咳嗽法やハフィングなどの指導を行う。術前から身体活動性が低い場合には，有酸素運動などの全身持久性改善のための運動療法を導入する。

②術後の介入

　術後の介入では呼吸器合併症を防止し，早期離床を進めていくことが大切である。呼吸器合併症の予防のためには痰の喀出に努める。加湿療法や吸入療法，酸素療法と併せて，術前に指導した咳嗽やハフィングなどを用いて積極的に痰の喀出を行う。自己喀出が行えない場合には，体位ドレナージなどを併用する。術直後は各種ドレーンチューブや点滴など物理的な制限も多くなるが，病棟スタッフとも協力して，安全に配慮した配置や接続を

検討しながら進めることが重要である。循環動態が不安定，あるいは酸素化などの呼吸機能が低調な場合，疼痛が激しい場合は離床が進まないこともあるが，その場合でもベッドアップでの受動座位や体位交換，静脈血栓予防や筋力低下予防のための下肢運動は可能な限り実施する。離床は段階的に進め，併せてトイレ歩行などのADLの自立度向上も図っていく。さらに最大酸素摂取量の維持・改善や全身持久性の維持・改善のために，平地歩行やトレッドミル歩行，自転車エルゴメーター運動などを実施する。

3) がんサバイバーの運動療法

がんサバイバーに提供すべき具体的な運動頻度などに関しては，前述のガイドラインにおいて，少なくとも週に3回，少なくとも30分間，少なくとも8～12週間の中強度の有酸素運動に有効性が証明されている。筋力トレーニングを有酸素運動に加える場合は，少なくとも週に2回，8～15回の繰り返しを少なくとも2セット，1回あたり少なくとも最大負荷の60％とすると効果が得られるとしている。現時点では，有酸素運動と筋力トレーニングを組み合わせた運動療法の実施を基本とし，個々の対象者の身体状況に合った運動強度の設定と運動継続への工夫が必要であると考える。

4 運動療法の留意点

がん患者の運動療法を進める際には，全身状態，進行度や治療経過など，がんの状況に合わせてリスク管理を行うことが大切である。**表2**はがん患者が安全にリハビリテーションを行えるかどうかの目安である[7]。このような基準をもとに，対象者の年齢や治療の状況，経過などに応じて運動療法実施の可否を個別的に判断する。また，化学療法や放射線療法の実施中や後には，各々の副作用をよく理解しておくことが大切である。骨転移がある場合，骨折リスクを評価した上で，運動療法を実施する必要がある。たとえば，転移性脊椎腫瘍がある場合は，Spinal Instability Neoplastic Scoreにて脊椎不安定を評価する(**表3**)。胸腰椎移行部に骨皮質にかかる溶骨性骨病変があり，それなりに痛みが出ている場合は易骨折性を考慮したリハビリテーション実施が必要となる。罹患部位と治療方法，全身状態などを考慮し，病的骨折を避けるための動作方法や歩行などの指導とともに，安全な運動療法の選択が必要となる。易骨折性が強い場合はコルセットの作成や歩行補助具を使用した免荷，骨折予防手術により，病的骨折を予防することができる。

深部静脈血栓症を有するがん患者の離床に関しては，米国理学療法士協会(American Physical Therapy Association：APTA)の深部静脈血栓症診療ガイドラインにおいて，抗凝固薬が治療域に達してから離床を開始することが，肺塞栓リスクを最小限に抑えられるとして推奨されている[8]。胸水や腹水がある場合には呼吸困難感や腹部膨満感といった

表2 ● がん患者におけるリハビリテーションの中止基準

1. 血液所見：ヘモグロビン7.5g/dL以下，血小板50,000/μL以下，白血球3,000/μL以下
2. 骨皮質の50％以上の浸潤，骨中心部に向かう骨びらん，大腿骨の3cm以上の病変などを有する長管骨の転移所見
3. 有腔内臓，血管，脊髄の圧迫
4. 疼痛，呼吸困難，運動制限を伴う胸膜，心嚢，腹膜，後腹膜への浸出液貯留
5. 中枢神経系の機能低下，意識障害，頭蓋内圧亢進
6. 低・高カリウム血症，低ナトリウム血症，低・高カルシウム血症
7. 起立性低血圧，160/100mmHg以上の高血圧
8. 110/分以上の頻脈，心室性不整脈

(文献7より引用改変)

表3 ● Spinal Instability Neoplastic Score

項目		スコア
部位	Junctional (O-C2，C7-T2，T11-L1，L5-SI)	3
	Mobile spine (C3-C6，L2-L4)	2
	Semi-rigid (T3-T10)	1
	Rigid (S2-S5)	0
疼痛 疼痛が臥位で軽減 かつ/または 体動や脊椎負荷で増強	はい	3
	いいえ（時折痛むが機械的ではない）	1
	疼痛なし	0
骨病変の性状	溶骨性	2
	混合性	1
	造骨性	0
単純X線での アライメント	亜脱臼/転移あり	4
	新たな変形（後弯/側弯）	2
	正常アライメント	0
椎体変形	＞50％の圧潰	3
	＜50％の圧潰	2
	圧潰はないが，＞50％の椎体浸潤	1
	上記以外	0
後側弯要素の浸潤 椎間関節，椎弓根， 肋椎関節の骨折または 腫瘍による置換	両側	3
	片側	1
	上記以外	0

合計点により，脊椎不安定性を評価
0～6点：安定
7～12点：不安定が懸念
13～18点：不安定

表4 ● 血小板減少時の運動強度

血小板数（/μL）	推奨エクササイズ
< 10,000	活動制限あり。エクササイズ再開前に血小板輸血必要
10,000～20,000	抵抗なしでの軽度のエクササイズ。座位もしくは立位でのエクササイズ，軽度のストレッチング，ウォーキングは許可
20,000～50,000	重錘やエクササイズバンド等を使用した抵抗運動。強度を上げたウォーキングや段差昇降・階段昇降
50,000～80,000	エルゴメーターやゴルフ等の活動を許可
> 80,000	高強度の抵抗運動や自転車・ジョギング等の有酸素運動を実施可（保護装備をした上で）。事故による外傷に注意必要

自覚症状の悪化，動脈血酸素飽和度の低下などがないか確認しながら進める。血小板が減少している場合，出血傾向が問題となる。近年のレビュー論文では，血小板が10,000～20,000/μLであっても，軽めの運動は実施可能であるとしている[9]。血小板数と運動制限に関しては本レビュー論文の推奨を参考に進めるとよい（**表4**）。貧血症状が強い場合には日常生活以外の運動を控える，免疫機能が低下している場合は白血球数が安全なレベルに回復するまで人が多く集まる場所に行くことを避ける，倦怠感や疲労感が非常に強い場合は運動を控える，などの配慮が必要である。

文献

1) がん研究振興財団がんの統計編集委員会 編：がんの統計2023.
   [https://ganjoho.j p/public/qa_links/report/statistics/2023_jp.html]（2025年2月閲覧）
2) Mariean CR, et al:cancer cachexia:New insights and future directions. Cancers (Basel). 2023;15(23):5590.
3) Arai H, et al:Diagnosis and outcomes of cachexia in Asia:Working Consensus Report from the Asian Working Group for Cachexia. J Cachexia Sarcopenia Muscle. 2023;14(5):1949-58.
4) Campbell KL, et al:Exercise Guidelines for Cancer Survivors:Consensus Statement from International Multidisciplinary Roundtable. Med Sci Sports Exerc. 2019;51(11):2375-90.
5) Rock CL, et al:American Cancer Society guideline for diet and physical activity for cancer prevention. CA Cancer J Clin. 2020;70(4):245-71.
6) Boden I, et al:Preoperative physiotherapy for the prevention of respiratory complications after upper abdominal surgery:pragmatic, double blinded, multicentre randomised controlled trial. BMJ. 2019;365:l1862.
7) Gerber LH, et al:Rehabilitation for patients with cancer diagnoses. Rehabilitation Medicine: Principles and Practice. 3rd ed. DeLisa JA, et al, ed. Lippincott-Raven Publishers, 1998, p1293–317.
8) Hillegass E, et al:Role of physical therapists in the management of individuals at risk for or diagnosed with venous thromboembolism:Evidence-Based Clinical Practice Guideline 2022. Phys Ther. 2022;102(8):pzac057.
9) Morishita S, et al:Physical exercise is safe and feasible in thrombocytopenic patients with hematologic malignancies:a narrative review. Hematology. 2020;25(1):95-100.

3 疾患別運動療法
——主に入院期の運動療法
⑪ 関節リウマチ

佐浦隆一

1 疾患・手術の概要

　関節リウマチ（RA）は，有効な治療薬がなかった時代には経過とともに関節破壊と変形が進行し，発症後約10年で患者の40％が要介助あるいは要介護に至る疾患であった[1]。そして，関節機能再建目的に個別の人工関節置換術を受けても，多関節罹患のために，結局，寝たきりに至る患者も少なくなかった。

　新しい治療薬が導入される以前のRAのリハビリテーション治療の目的は「全期間を通じて，できる限りの疼痛軽減と関節の変形予防，機能維持」であった。発症早期から進行期では，関節保護や栄養指導などを含む患者教育とRAの進行に伴う二次障害の予防・改善を目標とした物理療法や装具・スプリント療法，ROM訓練や筋力増強訓練などの運動療法，ADL・APDL/iADL訓練を中心とした作業療法が行われた。そして，病期が進行して重度の関節破壊やRA脊髄症などにより「寝たきり」に近い状態になると，QOLの維持を目標に，公的介護保険や身体障害者手帳（障害者総合支援法）などの医療福祉あるいは社会福祉制度による生活期のリハビリテーションマネジメント，介護，福祉用具（日常生活用具）の導入，環境整備などの利用に頼らざるをえなかった[2]。

　しかし近年，RAのリハビリテーション医療は，薬物治療の進歩とともに大きく変化（パラダイムシフト）した。早期RAでは診療ガイドライン（**図1**）[3]に沿った厳格な疾患コントロールにより，深い寛解までが期待されるようになった。しかし，進行期RAでは生物学的製剤により臨床的寛解が得られても，身体機能の改善はプラセボ（偽薬）と同程度である[4]ことから，RAのリハビリテーション医療の目的も「臨床的寛解導入までの関節保護・機能維持とその後の機能的寛解，構造的寛解の達成」へと大きく変化した。

　一方，臨床的寛解に至ると急速に疼痛や炎症症状が改善するので，身体活動性や日常生活での意欲が向上し，それまでの身体活動性の低下による廃用性筋力低下や関節軟骨の障害，関節近傍の骨粗鬆症化，ROM制限にもかかわらず無理して動いてしまう結果，機能的，構造的増悪をきたすRA患者も少なくない[5]。そのため，RAのリハビリテーション医療では，臨床的寛解達成後の急激な身体活動量の変化による過用症候群や誤用症候群の発

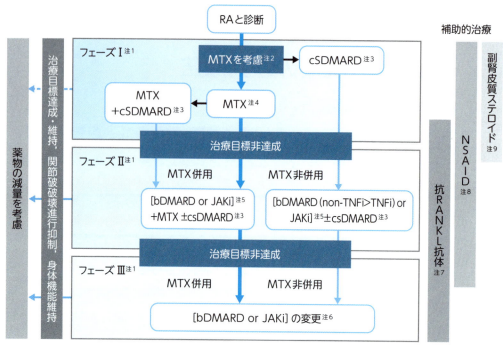

図1 ● 薬物治療アルゴリズム（関節リウマチ診療ガイドライン2024改訂）

注1：原則として6か月以内に治療目標である「臨床的寛解もしくは低疾患活動性」が達成できない場合には，次のフェーズに進む．治療開始後3か月で改善がみられなければ治療を見直し，RF/ACPA陽性（特に高力価陽性）や早期からの骨びらんを有する症例は関節破壊が進みやすいため，より積極的な治療を考慮する．
注2：禁忌事項のほかに，年齢，腎機能，肺合併症などを考慮して決定する．
注3：MTX以外のcsDMARDを指す．
注4：皮下注射投与は，内服よりも優れた有効性と同等以上の安全性が期待されるが，コスト面からMTX未投与患者ではまず内服を優先する．
注5：短期的治療ではTNF阻害薬とJAK阻害薬の有用性はほぼ同等だが，長期安全性，医療経済の観点からbDMARDを優先する．JAK阻害薬使用時には悪性腫瘍，心血管イベント，血栓イベントのリスク因子を考慮する．
注6：TNF阻害薬で効果不十分な場合は，他のTNF阻害薬よりも非TNF阻害薬への切り替えを優先する．
注7：疾患活動性が低下しても骨びらんの進行がある患者，特にRF/ACPA陽性患者で使用を考慮する．
注8：疼痛緩和目的に必要最小量で短期間が望ましい．
注9：早期かつcsDMARD使用RAに必要最小量を投与し，可能な限り短期間（数か月以内）で漸減中止する．再燃時などに使用する場合も同様である．

RA：関節リウマチ，MTX：メトトレキサート，csDMARD：従来型合成疾患修飾(性)抗リウマチ薬，bDMARD：生物学的疾患修飾(性)抗リウマチ薬，JAKi：ヤヌスキナーゼ阻害薬，TNFi：TNF阻害薬，RANKL：receptor activator of NF-κB ligand，NSAID：非ステロイド抗炎症薬

（文献3より転載）

症防止，転倒リスクの増加にも留意しなければならない．

　経済的な理由や結核などの重症感染症，発がんのリスクといった副作用，忍容性の問題から新規治療薬や充分量のメトトレキサートを使用することができず，疾患コントロールに難渋して非可逆的な関節破壊や変形が進行していく患者も少なくない．また，既にRA発症

後長期間が経過して「治療機会の窓（Therapeutic window）」に新規治療薬の恩恵を受けることができず，関節破壊や変形を生じているRA患者，RA患者の生命予後の改善（**表1**）[6]や超高齢社会への移行に伴い，高齢・高齢発症RA患者も増えている。さらに，様々な要因から治療に難渋するRA患者を難治性RA（difficult t-to-treat rheumatoid arthritis：D2T RA）と定義して，疫学と予防的診断・予後予測，治療法などの研究も行われるようになった[7]。高齢・高齢発症RA患者は加齢に伴う身体・精神機能低下の併存（フレイルやサルコペニアの合併）もあるので，疼痛や進行する機能障害の可及的な軽減，残存する運動・精神機能の維持を目標とする従来からの一般的なリハビリテーション医療も必要である[8]。

生活習慣病や生活機能低下の予防を目的に厚生労働省が策定した「健康づくりのための身体活動基準2013」の中で，65歳以上の年齢層について身体活動量の基準や適度な運動習慣が提示されている。高齢・高齢発症RA患者も，運動処方の原則（FITT-VP）（**表2**）[9]

表1 ● 関節リウマチ患者の死亡リスク（経年変化）

報告者	報告年	指標	死亡リスク（95% CI）	対照
Hakoda M, et al	2005	HR	1.6（1.29-1.99）	Non-RA group
Nakajima A, et al	2010	SMR	1.46（1.32-1.60）〜 1.90（1.75-2.07）	厚生労働省簡易生命表データ（2000-2006）
Kim YJ, et al	2012	SMR	1.35（1.02-1.74）	KNSOデータ
Jacobsson L, et al	2007	HR	0.65（0.46-0.93）	Non-treated with anti-TNF
Carmona L, et al	2007	RR	0.32（0.20-0.53）	Non-treated with biologics
Lunt M, et al	2010	HR	0.86（0.64-1.16）	Biologic-naïve treated with DMARDs
Herrinton L, et al	2012	Adjusted HR	0.94（0.86-1.04）	Non-treated with biologics
Nakajima A, et al	2013	SMR	Bio. 1.08（0.77-1.47）	日本人一般
Nakajima A, et al	2013	SMR	Non-Bio. 1.28（1.17-1.41）	日本人一般

（文献6より改変引用）

表2 ● 運動処方の原則（FITT-VPに基づく処方）

F	frequency：how often	頻度
I	intensity：how hard	強度
T	time：duration or how long	時間
T	type：mode or what kind	種類
V	volume：amount	運動量
P	progression/revision	漸増/改訂

日本循環器学会／日本心臓リハビリテーション学会. 2021年改訂版心血管疾患におけるリハビリテーションに関するガイドライン. https://www.j-circ. https://www.j-circ.or.jp/cms/wp-content/uploads/2021/03/JCS2021_Makita.pdf. 2025年2月閲覧

に則った運動・運動療法を実施すべきである[10]ことは言うまでもない。

そこで，①RAの疾患および治療法の概要，②RAのリハビリテーション治療の適応と禁忌，③RAのリハビリテーション治療の内容と手技・手法，④RAのリハビリテーション治療の留意点，について運動療法を中心に解説する。

RAは原因不明の免疫異常を背景に，関節滑膜に発症し慢性経過をたどる炎症性肉芽腫疾患である。20～50代の女性に多く，日本での有病率は0.5％程度と推定されているが，未診断・未治療のRA患者も少なくない[11]。

経過とともに増殖した炎症性滑膜組織（パンヌス）による直接的な組織侵食，局所で産生される炎症性サイトカインなどの刺激による骨吸収機序の亢進により，関節軟骨と骨組織，関節包・靭帯・腱など関節周囲軟部組織が破壊され，無痛性・可動性・支持性といった関節機能が障害されていく。また，RA患者は慢性的な炎症に苛まれているため，エネルギーの消耗が著しく，これがさらに疲労感を悪化させる要因になったり，脂肪・筋組織がエネルギー源として動員されることにより，急激な体重減少や筋萎縮をきたしたりすることも稀ではない。

RAの障害構造を国際生活機能分類（ICF）に当てはめると，心身機能・身体構造の異常は関節炎に伴うROM制限や疼痛，関節破壊・変形，身体活動量の減少による廃用性筋力低下など，活動の制限は更衣・整容（上肢），起居・移動（下肢）といったADLや，買い物・家事動作などのAPDL/iADLの障害，そして参加の制約は就学・就労や地域・社会・趣味活動への参加機会や意欲の減少となる。これらの障害や制限／制約により，RA患者のQOLは徐々にそして確実に損なわれていく。

さらに，心・肺・腎・血管障害（多臓器障害）といったRAの慢性炎症に起因する関節外症状や頚椎の破壊による頚髄症，長期に及ぶステロイド薬の内服に伴う耐糖能異常，メトトレキサート・生物学的製剤・JAK阻害薬といった強力なRA治療薬に起因する間質性肺炎や，骨髄抑制・免疫機能低下による易感染性の増大は生命予後にも直接，影響を及ぼす[12]（**表1**）[6]。

RAによる骨関節破壊は発症6カ月以内に出現し，最初の1年間に急速に進行することが報告[13]されて以来，関節の機能予後やRA患者の生命予後を改善するためには，早期診断に基づく早期治療が必要かつ不可欠であることは衆目の一致するところである。

米国リウマチ学会（American College of Rheumatology：ACR）[14]，欧州リウマチ学会（European League Against Rheumatism：EULAR）[15]，日本リウマチ学会[3]からRA治療ガイドラインやリコメンデーションの改訂版が次々に発表されているが，いずれも早期診断に基づく充分量のメトトレキサート使用や生物学的製剤・JAK阻害薬といった適切な薬物治療法の選択とその早期開始を強く推奨している。

1998年の生物学的製剤の導入により，RAの治療概念は「薬物治療により寛解導入，あるいは治癒も可能である」と大きく変化し，また病期が進行しても手術による機能再建や

装具の活用によって，生物学的製剤の利点を享受できることが明らかとなった。さらに，生物学的製剤の大規模臨床試験の結果が報告されるにつれて，治療指針や推奨・勧告も次々に改訂されて，2010年には目標に基づいたRA治療（Treat to Target：T2T）が提唱された[16]。

T2Tは「RAの主要な治療ゴールは症状のコントロール（臨床的寛解），関節破壊などの構造的変化の抑制（構造的寛解），身体機能の正常化（機能的寛解），社会活動への参加を通じて，患者の長期的QOLを最大限まで改善することである」を基本原則としているが，これはRAのリハビリテーション診療の目的（筋力低下，拘縮や変形などの二次障害の発症予防や進行抑制によりADL・APDL/iADL能力を維持し，QOLを可及的に高めること）と同一である。RA患者の症状や生活環境に合わせた治療（薬物治療・外科的治療・リハビリテーション治療）や適切な生活指導により，関節の破壊（病期の進行）を防ぎ，ADL・APDL/iADLとQOLをいつまでも高く維持することが可能となる。

RAの病態生理を理解することは，治療の第一歩であり，RA患者の生活を支えるためにも不可欠である。その理解が進むほど，医療者としての治療や支援も的確なものになる。

RAの治療は，薬物療法と非薬物療法を組み合わせたアプローチが基本である（図1，図2）[3]。これらは互いに補完し合いながら，RA患者の症状緩和とADL・APDL/iADLとQOLの向上にその効果を充分に示す。

薬物治療の概要は，アンカードラッグであるメトトレキサートを基盤にcsDMARDsを組み合わせて薬物治療を開始し，疾患活動性や腫脹・疼痛を含む評価スケールを参考に診療ガイドラインの推奨に従いbDMARDsやJAK阻害薬を併用したりすることであり，その結果，早期RAでは治癒（深い寛解）も期待されるまでになっている。

RA患者の疼痛緩和にはNSAIDsが用いられるが，胃十二指腸潰瘍による消化管出血や腎障害などのリスクが明らかになるにつれ，高齢者ではアセトアミノフェンの投与が推奨されるようになった。強力な抗炎症作用をもつ副腎皮質ステロイドが併用される場合も少なくないが，長期間あるいは大量使用による重篤な副作用の発症が懸念されるので，その使用には慎重でなければならない。

薬物治療が奏功しない場合，あるいは薬物治療にもかかわらず関節炎が遷延化して関節が破壊され，不安定性や拘縮，疼痛が増悪したり，滑膜炎から腱断裂などが生じたりした場合には，病態や症状・障害に応じて，鏡視下滑膜切除術，腱再建（移行・移植）術，関節形成術，関節固定術，人工関節置換術などが選択される。

これらの手術は疼痛を軽減し，関節機能や身体機能を改善するために必要である。手術の効果を最大限に発揮させるためには手術後の適切なリハビリテーション治療が必須であり，中でも運動療法が重要な役割を果たす。

非薬物治療には運動療法，物理療法，作業療法，スプリントを含む作業療法，栄養療法，そして患者教育などがあるが，後述する運動療法を除き，詳細は割愛する。

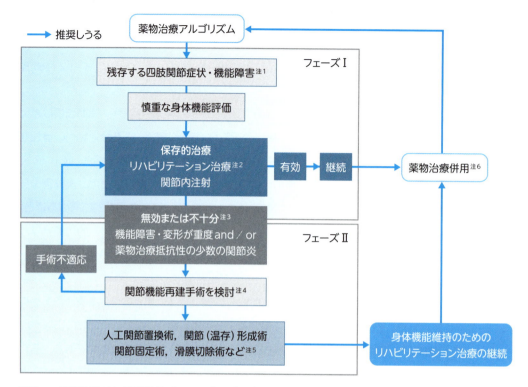

図2 ● 非薬物治療・外科的治療アルゴリズム（関節リウマチ診療ガイドライン2024改訂）
注1：骨折，感染，脊髄障害，腱断裂など急性病態や緊急手術が必要な状態を除く．
注2：装具療法，生活指導を含む．
注3：適切な手術のタイミングが重要である．
注4：手術によって十分な改善が得られない，または害が利益を上回ると判断される場合，不適応とする．患者の意思・サポート体制を考慮する．
注5：有効な人工関節置換術，関節温存手術がある場合はまず考慮する．
注6：保存的治療継続中および外科的治療後も，適正な薬物治療を常に検討する．

（文献3より転載）

2 運動療法の適応と禁忌

　運動療法の目的は疼痛緩和，筋力・筋持久力・体力（心肺機能）・バランス能力の維持・強化と筋の柔軟性，ROMの維持・拡大などであるが，単に，機能維持・強化のためだけではなく，患者のQOLを大きく向上させるために必要不可欠なものでもある。

　RAでは朝のこわばりや関節拘縮が問題となるため，適切な運動を行うことが非常に重要で，温熱療法や電気療法などで痛みを軽減し，関節や軟部組織の柔軟性を高める物理療法を併用しながら，ROM訓練を実施する。

　薬物療法とは異なり，患者自身が自主的に取り組むことが必要条件である運動療法は，患者自身が自主的に取り組まなければならない治療法であり，セルフケアの一環としても重要である。また，運動療法は，患者教育といった医療職のサポートとともに患者が自己

管理能力を高めるための手段としても有効であり，症状や状態に応じて，無理なく継続できる運動を指導することが効果的である。

RA患者に対する運動療法の適応は，以下である。

- 痛みが軽減している，運動時の疼痛が自制内である
- ROMが保たれている
- ADL・APDL/iADL向上を目的とする，など

運動療法の禁忌は，以下である。

- 急性炎症期（腫脹や疼痛が強いとき）
- 重度の関節破壊や変形がある
- 心疾患や呼吸器疾患などの合併症がある
- 重篤な感染症罹患時や発熱時，など

適応と禁忌は運動療法の種類や内容と手技・手法によって異なるので，これらを考慮することで，安全かつ効果的な運動療法を選択し実施することができる。

3 運動療法の内容と手技・手法

運動療法には，以下のようなものがある。

①ROM訓練と筋・腱のストレッチング

- ROMや筋の柔軟性を維持・改善するために行う。
- 関節痛に対する代償動作で関節可動域が低下すれば，ROM制限が定着し拘縮に至る。
- ROMを維持するためには，全身のすべての関節を，その動く範囲で最大限に毎日1回は動かすことが必要である。
- 自主訓練として，ラジオ体操やリウマチ友の会の「リウマチ体操」の一部あるいは全部を実践することは有用である。

②筋力増強訓練

- 筋力・筋持久力低下を防ぐために行う。
- 軽い負荷から始めて，徐々に強度を上げていくことが推奨されている。

3 疾患別運動療法──主に入院期の運動療法　⓫関節リウマチ　343

- 筋収縮の様式には等尺性運動・等張性運動・等速度性運動があるが，運動時の関節痛の有無や血圧など交感神経緊張の是非などをふまえて訓練の運動様式を選択する。また，運動療法の目的や安全性により開放性運動連鎖（OKC）や閉鎖性運動連鎖（CKC）を使いわける。

③持久力（心肺機能）訓練

- 持久力（心肺機能）訓練や運動耐容能を向上させるためには，ウォーキングや水中エクササイズなどの有酸素運動が推奨される。
- 水中エクササイズは浮力による下肢関節への荷重負担が軽減されるので安全性が高いが，運動時には下肢運動の支点となる股関節に対して大きな運動モーメントが生じることに注意が必要である。

④バランス訓練

- 転倒防止やADLの安定性向上を目的に行われる。下肢筋力増強訓練にあわせて片脚立ちやバランスボードを使用した訓練などを行う。

これらの手技・手法は，RA患者個々の状態に応じて処方・実施されるべきであり，リハビリテーション科医やリハビリテーション関連専門職による状態・障害の評価と適切な運動療法の処方と指導が重要である。

RAに対する運動療法では，患者の最大心拍数の60〜80％に相当する中等度以上の運動を30〜60分／回，週3回，医療従事者の指導下に行う持久力（心肺機能）訓練が，また，筋力増強訓練として週2〜3回，最大筋収縮の50〜80％に相当する中等度以上の運動が推奨されている。さらに，通常の理学療法に加えて自転車トレーニング，サーキット運動などを含む75分間の高負荷運動療法の効果も報告[17]されている。

RAでは疾患に対する運動の悪影響も懸念されるが，活動性の高いRA患者に筋力増強訓練や自転車エルゴメーター訓練を実施しても疾患活動性は悪化せず，むしろ疼痛スコアと筋力低下が改善した報告[18]もあり，活動性の高いRAに対する運動療法は必ずしも禁忌ではない。

最近では，"Exercise is a wonder drug（運動は万能薬）"と言われるようになり[19]，運動そのものの抗炎症作用も報告されている[20]。運動が体内の最大の内分泌器官である骨格筋の液性因子（マイオカインなど）の産生を促し，抗炎症作用を発現している可能性が注目されている。低負荷の下肢筋力増強訓練により，ADLのみならず，RAの疾患活動性自体が低減したという報告[21]も興味深い。

4 運動療法の留意点

運動療法を実施する際には以下の点に留意する[22]。

①個別化

- RA患者ごとの症状や障害，体力レベルに応じた訓練プログラムが必要である。

②痛みの管理

- 運動療法中に痛みが生じた場合は直ちに中止し，医師・看護師や担当の理学療法士などに相談する。

③定期的な評価

- 運動療法の効果を定期的に評価し，必要に応じて訓練プログラムを見直す。

④心理的サポート

- RAに限らず病的弱者である患者は心理的ストレスを抱えやすいため，メンタルヘルスなどへの配慮が重要である。

以上の留意点を考慮しながら，運動療法を実施することで，RA患者のADL・APDL／iADL維持・回復の促進とQOL向上が得られる。また，RAの疾患そのものに対する治療効果も期待できる。

◎

RAの薬物治療がいくら進歩しても，リハビリテーション医療の重要性が失われることはない。2020年のリウマチ友の会のアンケート調査では，「現在，リハビリテーションをしていない患者」の割合は70％に及ぶ。また，2000年以降「現在，リハビリテーションをしている患者」の割合は5年ごとに減少している。

リハビリテーション治療を行っていない理由は「リハビリテーションについて医師から話も指導もない」が第1位であり，2000年以降年々増加している。患者側からも「RAが難病患者リハビリテーション料の枠内で，算定上限日数を超えて継続できることを周知してほしい」と，RAの障害やリハビリテーション医療に対する医療者側の認識不足を指摘する声は少なくない。

RAのリハビリテーション治療の効果は明らかであるが，その効果を最大化するために
は，医療者は「患者任せの自主訓練」を指示するのではなく，RA患者を「生活しにくさを
もつ人間」としてとらえて，障害・機能評価に基づいた必要かつ適切なリハビリテーショ
ン治療を処方・実施することが肝要である。

文献

1) Westhoff G, et al:Loss of physical independence in rheumatoid arthritis:interview data from a representative sample of patients in rheumatologic care. Arthritis Care Res. 2000;13(1):11-22.
2) 佐浦隆一, 他:関節リウマチのリハビリテーション医学・医療. Jpn J Rehabil Med. 2020;57(8):693-8.
3) 日本リウマチ学会, 編:関節リウマチ診療ガイドライン2024改訂. 診断と治療社, 2024.
4) Aletaha D, et al:Treatment-related improvement in physical function varies with duration of rheumatoid arthritis:a pooled analysis of clinical trial results. Ann Rheum Dis. 2008;67(2):238-43.
5) 松下 功, 他:ARASHIスコアリングシステムを用いた関節リウマチ患者の大関節評価. 臨床リウマチ. 2014;26(2):88-93.
6) 中島亜矢子:関節リウマチ患者の生命予後. リウマチ科. 2013;49(6):639-43.
7) 萩野 昇, 編:jmedmook 91 ピンチを乗り切る関節リウマチ. 日本医事新報社, 2024.
8) 島原範芳, 他:高齢関節リウマチ患者に対するリハビリテーション医療の実際. Geriatr Med. 2019;57(12):1181-4.
9) 日本循環器学会, 他:2021年改訂版 心血管疾患におけるリハビリテーションに関するガイドライン. [https://www.j-circ.or.jp/cms/wp-content/uploads/2021/03/JCS2021_Makita.pdf](2025年2月閲覧)
10) 上月正博:重複障害のリハビリテーションの定義と課題. J Clin Rehabil. 2024;33(8):732-8.
11) 椎野泰明:リハビリテーション医学における疫学 関節リウマチ. 総合リハ. 2004;32(1):35-9.
12) 山田昭夫:関節リウマチの生命予後. リウマチ科. 2003;30(1):1-4.
13) Fuchs HA, et al:Evidence of significant radiographic damage in rheumatoid arthritis within the first 2 years of disease. J Rheumatol. 1989;16(5):585-91.
14) Fraenkel L, et al:2021 American College of Rheumatology Guideline for the Treatment of Rheumatoid Arthritis. Arthritis Rheum. 2021;73(7):1108-23.
15) Smolen JS, et al:EULAR recommendations for the management of rheumatoid arthritis with synthetic and biological disease-modifying antirheumatic drugs:2022 update. Ann Rheum Dis. 2022;82(1):3-18.
16) Smolen JS, et al:Treating rheumatoid arthritis to target:recommendations of an in-ternational task force. Ann Rheum Dis. 2010;69(4):631-7.
17) De Jong Z, et al:Is a long-term high-intensity exercise program effective and safe in patients with rheumatoid arthritis?Results of a randomized controlled trial. Arthritis Rheum. 2003;48(9):2415-24.
18) Häkkinen A, et al:A randomized two-year study of the effects of dynamic strength training on muscle strength, disease activity, functional capacity, and bone mineral density in early rheumatoid arthritis. Arthritis Rheum. 2001;44(3):515-22.
19) Vina J, et al:Exercise acts as a drug;the pharmacological benefits of exercise. Br J Pharmacol. 2012;167(1):1-12.
20) GleesonM, et al:The anti-inflammatory effects of exercise:mechanisms and implications for the prevention and treatment of disease. Nat Rev Immunol. 2011;11(9):607–15.
21) 中﨑 聡, 他:関節リウマチ患者の関節炎に対する低強度筋力増強運動の効果. 臨床リウマチ. 2019;31(3):224-32.
22) 島原範芳:関節リウマチの運動療法update. MED REHABIL. 2023;(288):11-16.

第4章
健康スポーツ医学における運動療法

　本章では主に内科的疾患に着目し，第1項では病気を発症させないための一次予防，病気の発症後のコントロール改善により合併症や心血管イベントを発症させないための二次予防，リハビリテーションや再発予防のための三次予防の各段階における運動療法の進め方について概観した。これらは保険診療だけでなく，自治体・事業場，保険者等の健診等の保健事業と連動するもの，学校医や産業医として対応するもの，専門医療機関や介護施設等との連携のもとに進められるものなど，地域の関係者等との連携を必要とすることが多い。

　第2項の対象としたのはコモンディジース（よくある疾患）であり，診療科の専門性によらず，おさえておくことが大切である。本書の読者は主に整形外科領域の医療職等が多いと思われるが，対象者は内科疾患を併存していることが多いため，全身を包括的にアセスメントした上で運動療法の指導を行うことが必要である。

　肥満症，糖尿病，高血圧症という，どの科でも診療の機会がある疾患について運動療法の実際について紹介している。これらの疾患の診療ガイドラインでは，まずは生活習慣改善から始めること，その上でコントロールが不十分な場合に薬物療法を追加することが明記されている。

　超高齢社会が到来し，慢性心不全，慢性腎臓病に至るケースも増えてきている。以前は運動制限が必要とされていたこれらの疾患においても，運動療法の効果についてのエビデンスが集積しており，症状や病状を確認しつつ，身体活動の維持を図ることが重要である。慢性閉塞性肺疾患（COPD）においても，一人ひとりの患者の症状や呼吸機能を評価しつつ，身体活動の維持・向上につなげることで，患者の呼吸機能の改善やQOLの改善に寄与しうるとしている。

　うつ病，婦人科疾患における運動療法については，現時点で明確なエビデンスが確立しているとは言えないものもあるが，運動療法の効果を示す知見が集積しつつある。

　ライフステージ別では，小児期と高齢期のよくある疾患を取り上げた。小児気管支喘息では運動のプラス面とマイナス面の両者があることが指摘されており，患者個々のニーズに応じた運動処方が必要となる。小児肥満では特に座位行動を減らすことや体をつかった遊びが紹介されている。スティグマ（偏見）によりいじめ，運動嫌いを作らないよう，課題設定や健康教育の必要性にも触れている。小児科医，学校医として相談に乗るケースが多いため，学校の先生や保護者に運動の実施方法について助言できることが望ましい。

　高齢期については最近転倒事故による労働災害が増えていることが報告されており，自治体だけでなく事業場においても転倒予防の運動や転倒防止策の充実が必要とされるようになってきた。産業医としても知っておきたい知識である。

　医師はこれらの患者の診療時に運動の必要性を伝えることは多いが，運動処方や具体的な実施方法の指導まで実施しているところは少ない。近年，医療機関と地域の健康増進施設などと連携して運動療法を継続的に実施できる仕組みづくりを，郡市区医師会や自治体として取り組んでいる事例も増えてきた。どこの地域に住んでいても，患者が運動療法を続けられる仕組みの構築が急がれる。

津下一代

1 疾病予防の各段階における運動療法の進め方と実際

❶一次予防：健康日本21（第三次）をふまえて

井上　茂，天笠志保

1 身体活動・運動の効果

　一次予防は，健康な状態を維持し，病気の発症を未然に防ぐための取り組みである。社会情勢の変化や少子高齢化のいっそうの進展にともない，身体活動・運動の推進による一次予防の取り組みはますます重要性を増している。本項では，一次予防における身体活動の効果と日本人の身体活動の現状を概観した後に，日本における取り組みや，その基盤となるポピュレーションアプローチなどのキーワードについて説明する。

　身体活動には，動脈硬化リスク要因の管理を通じて脳心血管病を予防する効果や，各種のがんを予防する効果がある。また，筋骨格系の健康や精神的健康の改善にも寄与し，介護予防やQOLの向上に有益である[1]。超高齢社会において，身体機能や認知機能への効果が注目される。がん予防に関しては，大腸癌や乳癌の予防効果に関するエビデンスが多く存在する。さらに，2018年に米国で実施された大規模なシステマティックレビューでは，膀胱癌，子宮体癌，食道癌，腎臓癌，胃癌，肺癌への予防効果が示唆され，部位別の効果に関する研究が進んでいる（**表1**）[1]。

表1 ● 定期的な身体活動の健康効果

子供と青少年	
・骨の健康状態の改善（3〜17歳） ・体重の改善（3〜17歳） ・心肺機能・筋力の向上（6〜17歳） ・心血管代謝の改善（6〜17歳） ・認知機能の改善（6〜13歳） ・うつ病リスクの減少（6〜13歳）	
成人・高齢者	
リスクの低下	・総死亡・心血管疾患死亡 ・心血管疾患（心臓病，脳卒中を含む） ・高血圧 ・2型糖尿病 ・がん* ・認知症 ・うつ病 ・転倒および転倒に関連した怪我
改善効果	・認知機能 ・身体機能 ・骨の健康 ・睡眠 ・不安の軽減 ・生活の質の向上 ・体重減少，体重増加の抑制

＊：膀胱癌，乳癌，大腸癌，子宮内膜癌，食道癌，腎臓癌，肺癌，胃癌　を含む

（文献1より引用）

2 日本人の身体活動の現状

図1に国民健康・栄養調査の結果（20歳以上）を示す[2]。最近10年ほどの傾向として歩数は徐々に減少傾向に，運動習慣者の割合は横ばい推移しているように見える。2000年にスタートした健康日本21の当初の目標値は，成人男性9,200歩/日，成人女性8,300歩/日であったが，現状値は遠く及ばない。社会環境の変化が大きいことも相まって，健康日本21をはじめとした対策が十分な成果につながっておらず，生活習慣病の予防に向けた効果的な推進策が必要である。

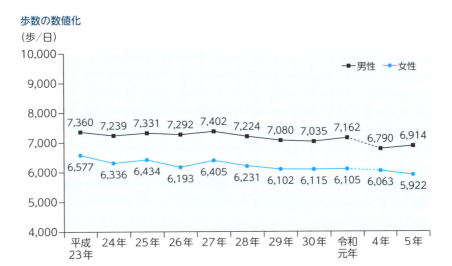

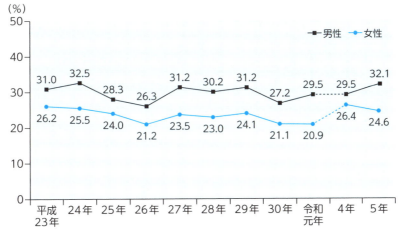

図1 ● 日本人の身体活動・運動の推移（国民健康・栄養調査）

（文献2をもとに作成）

3 健康づくりのための身体活動・運動ガイド2023

　2024年1月に厚生労働省より「健康づくりのための身体活動・運動ガイド2023」が発表された（**図2**）[3]。成人，子ども，高齢者に向けた推奨事項を示す主要な部分と，関連する参考情報で構成されている。参考情報の中には，慢性疾患を有する人の身体活動，身体活動・運動の安全，効果のメカニズム，身体活動支援環境などの情報が含まれている。また，実際に取り組むにあたっての注意点として，個人差をふまえて強度や量を調整すること，行動変容へ向けて可能なものから取り組んで，今よりも少しでも多く身体を動かすことが強調されている。以下，主要な推奨事項について解説する。

1) 身体活動量

　成人に対しては，23METs・時/週以上の中高強度身体活動（3METs以上）が推奨されている。一般市民にもわかりやすい表現として，この推奨量は「1日に身体を60分以上動かすこと」，あるいは「1日8,000歩以上」に相当すると説明されている。高齢者に対して

全体の方向性	個人差を踏まえ，強度や量を調整し，可能なものから取り組む 今よりも少しでも多く身体を動かす		
対象者	身体活動		座位行動
高齢者	歩行またはそれと同等以上の（3メッツ以上の強度の）身体活動を1日40分以上（1日約6,000歩以上）（＝週15メッツ・時以上）	**運動** 有酸素運動・筋力トレーニング・バランス運動・柔軟運動など多要素な運動を週3日以上【筋力トレーニングを週2～3日】	座りっぱなしの時間が長くなりすぎないように注意する（立位困難な人も，じっとしている時間が長くなり過ぎないように少しでも身体を動かす）
成人	歩行またはそれと同等以上の（3メッツ以上の強度の）身体活動を1日60分以上（1日約8,000歩以上）（＝週23メッツ・時以上）	**運動** 息が弾み汗をかく程度以上の（3メッツ以上の強度の）運動を週60分以上（＝週4メッツ・時以上）【筋力トレーニングを週2～3日】	
こども（※身体を動かす時間が少ないこどもが対象）	(参考) ・中強度以上（3メッツ以上）の身体活動（主に有酸素性身体活動）を1日60分以上行う ・高強度の有酸素性身体活動や筋肉・骨を強化する身体活動を週3日以上行う ・身体を動かす時間の長短にかかわらず，座りっぱなしの時間を減らす。特に余暇のスクリーンタイムを減らす		

図2 ●「健康づくりのための身体活動・運動ガイド2023」推奨事項一覧

（文献3より引用）

は，15METs・時/週以上の中高強度身体活動が推奨された。こちらは「1日40分以上身体を動かすこと」，あるいは「1日6,000歩以上」に相当すると説明されている。子どもに対してはWHOガイドライン2020[4]において毎日60分以上の中高強度の身体活動が推奨されていることが示された。

2) 座位行動

近年蓄積されたエビデンスをもとに，座位行動に関する記載が追加された。座位時間の推奨値は示されなかったが，「座りっぱなしの時間が長くなりすぎないように注意する」と注意喚起している。「座位時間の増加にともない死亡リスクが増加する」というメタ分析の報告が根拠となっている[5]。「座りっぱなし」という表現は，「prolonged sedentary behavior (長時間継続する座位行動)」を意識した表現である。座位時間の合計が長くなりすぎないようにすることが重要だが，同時に，1日の座位時間の合計が同じであっても，頻繁に (たとえば30分ごとに) 中断 (ブレイク) することで，食後血糖値や中性脂肪，インスリン抵抗性などの心血管代謝疾患のリスクが低下することが知られている[6]。子どもではスクリーンタイム (テレビ視聴やゲーム，スマートフォンの利用など) を減らすことが推奨された。スクリーンタイムは体力のみならず，メンタルヘルス，社会的な行動，睡眠時間への悪影響が指摘されている。

3) 筋力トレーニング (筋トレ)

ガイドラインの策定にあたり，総死亡および心血管疾患罹患をアウトカムにした量反応関係に関するシステマティックレビューが行われた[7]。その結果，週あたりの筋トレ時間が40〜60分程度でリスクが低く，やりすぎで逆効果になる可能性のあることが明らかとなった。また，介入研究では週2〜3日の運動プログラムが最も多く採用されていたことより，成人および高齢者に対して週2〜3日の筋トレが推奨されることとなった。子どもに対しては，「筋トレ」という表現は用いず，「高強度の有酸素性身体活動や筋肉・骨を強化する身体活動を週3日以上行う」ことが参考として示された。また，体力の低下した高齢者では，階段上りや力仕事などの日常生活の動きであっても，筋トレと同様の効果が期待できることに留意する必要がある。

4) 多要素な運動

高齢者に対しては「多要素な運動」を週3日以上行うことが推奨された。これはWHOガイドライン[4]におけるmulticomponent physical activityに相当するもので，有酸素性運動，筋トレ，柔軟運動，バランス運動といった複数の要素を含む運動のことである。具体的には，サーキットトレーニングのような各種の運動を組み合わせて実施する運動や，体操，ダンス，ラジオ体操，ヨガ，複雑な動きが含まれるスポーツなど，多様な動

きをともなう運動が含まれる．多要素な運動によって，転倒・骨折が減少し，身体機能が維持・向上するとするエビデンスが示されている[1, 4]。

5）国際的なガイドラインの動向および日本のガイドラインとの比較

　国際的には，週150分以上の中高強度身体活動を推奨するガイドラインが多い[4]。日本のガイドラインが示す23METs・時/週以上（毎日60分以上の身体活動）と比較して，かなり少ない身体活動量である。この違いについては，日本人の身体活動量の現状値が高く，よりよい健康状態をめざしていることが理由の1つとなっている。また近年，欧米のガイドラインは推奨する身体活動時間が長くなってきている傾向にあり，たとえば，最新のWHOガイドラインは，週300分以上の身体活動でさらなる健康効果が期待できるとしている。その背景には，以前のガイドラインが10分以上継続した身体活動のみを積算していたのに対して，最近のガイドラインは身体活動の継続（塊：バウト）を問題とせず，細切れの活動も積算する方針に変わってきていることがある。図3は15のコホート研究のメタ解析の結果だが，このような最新の研究をみても，成人8,000歩/日，高齢者6,000歩/日を推奨する日本のガイドラインの妥当性が示唆される（図3）[8]。

　座位行動については日本のガイドラインと同様に，具体的な数値の推奨を示さないガイドラインが多いが，2020年に発表されたカナダのガイドラインは，1日の座位時間8時間以下を推奨している[9]。このガイドラインは，睡眠や軽強度身体活動も含めて24時間をどのように使うか，という視点で作成されていることが特徴である。

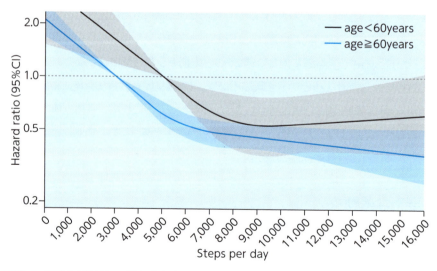

図3 ● 歩数と総死亡の量反応関係 — 15コホート研究のメタ解析結果

（文献8より改変引用）

4 身体活動・運動による一次予防の推進─健康日本21（第三次）

　わが国では健康増進の取り組みとして，1978年以来，おおよそ10年単位で「国民健康づくり運動」が展開されてきた。2000年には第3次国民健康づくり運動に相当する「健康日本21」が開始され，各分野における数値目標の設定によって健康寿命の延伸をめざす取り組みが始まった。現在の「健康日本21（第三次）」は，第5次国民健康づくり運動に相当し，「身体活動・運動」分野では3つの目標が設定されている。また，関連する目標として身体活動支援環境に関する目標が設定されている（**表2**）[10]。

　歩数，運動習慣に関する目標は，一次計画から継続的に採用されている主要な目標である。子どもでは，運動やスポーツを習慣的に行っていない子どもの減少を目標とした。「まちなかづくり」に関する目標は，国土交通省と連携した目標で，環境整備による身体活動推進を期待して設定されている。

　身体活動の推進に向けて，様々なステークホルダーが連携して対策が実施されるが，保健医療サービスにおける運動指導もその重要な要素である。医療における診療では，限られた時間の中で運動指導をどう効果的にビルトインできるのか，その手法の開発が望まれる。特定健診・特定保健指導の標準的な質問票には，①運動（1回30分以上の軽く汗をかく運動を週2日以上，1年以上実施），②身体活動・生活活動（日常生活において歩行または同等の身体活動を1日1時間以上実施），③体力（ほぼ同じ年齢の同性と比較して歩く速度が速い）に関する質問が組み込まれており，①②は「健康づくりのための身体活動・運

表2 ● 健康日本21（第三次）における身体活動・運動に関する目標

目標	指標	現状値	目標値	備考
身体活動・運動に関する目標				
日常生活における歩数の増加	1日の歩数の平均値（年齢調整値）	6,278歩（令和元年度）	7,100歩（令和14年度）	年齢別には成人の平均値8,000歩，高齢者の平均値6,000歩が目標
運動習慣者の増加	運動習慣者の割合（年齢調整値）	28.7%（令和元年度）	40%（令和14年度）	年齢的には成人30%，高齢者50%が目標
運動やスポーツを習慣的に行っていない子どもの減少	1週間の総運動時間（体育授業を除く）が60分未満の児童の割合	14.4%（令和3年度，小学5年生女子）	第2次成育医療基本方針に合わせて設定	割合が高く改善の余地が大きい5年生女子が代表指標となっている
自然に健康になれる環境づくりに関する目標				
「居心地がよく歩きたくなる」まちなかづくりに取り組む市町村数の増加	滞在快適性等向上区域（まちなかウォーカブル区域）を設定している市町村数	73市町村（令和4年度）	100市町村（令和7年度）	目標値は社会資本整備重点計画の見直し等を踏まえて更新予定

（文献10をもとに作成）

動ガイド2023」の推奨値とも整合性がとれている。これらの質問に「はい」と答えられるようになることが指導の目標となる。

職場では，働く人の「心とからだの健康づくり」をスローガンにTHP（トータル・ヘルスプロモーション・プラン）が進められている。THPの最新版である第11号指針（2023年）[11]では，PDCA（P：計画，D：実施，C：評価，A：改善）を回しながら組織的に取り組む必要性が強調され，個人から集団へ対策の視点が広がっている。職域については，従業員の健康増進を経営戦略の一環と考える健康経営や，企業と保険者が加入者の健康情報を共有して健康管理を効果的に行うコラボヘルスなどの新しい動きが広がっており，これらの枠組みで効果的な身体活動・運動指導に取り組むことが期待される。

5 一次予防の取り組みにおけるキーワード

1) 身体活動

厚生労働省は身体活動を「生活活動」と「運動」に区分している。一次予防の指針は23METs・時/週以上の中高強度の「身体活動」を推奨している。一方で，多くの学会が示す運動療法のガイドラインは，推奨するのが運動なのか，身体活動なのかがやや不明確である。たとえば運動療法として毎日30分の歩行（3,000歩程度に相当）を行っても，それ以外の時間をあまり動かずに過ごすならば，総合的な身体活動量は不足してしまう。運動指導をする際には，指導する運動量にもよるが，運動以外の時間，すなわち生活活動にも注意を払い，1日の身体活動量が十分になるように指導する必要がある。

2) ポピュレーションアプローチ

予防医学の戦略には，高リスク者に介入する「ハイリスクアプローチ」と，低リスク者を含む集団全体に介入する「ポピュレーションアプローチ」がある（図4）。ハイリスクアプローチの代表的な手段には健康診断が含まれる。一方で，ポピュレーションアプローチには，一般大衆に向けた啓発や健康的な環境づくりなどが含まれる。環境づくりでは，「ナッジ」と呼ばれる行動経済学の概念を取り入れた取り組みが増えている。ナッジとは，人々の選択肢を制限することなく，より望ましい行動を選びやすくするように，環境や状況をデザインする手法である。一次予防では，ハイリスク者対策だけではなく，人口の多くを占める境界域や低リスク者に対する対策が重要である。ジェフリー・ローズは，「小さなリスクを負った大多数の集団から発生する患者数は，大きなリスクを抱えた少数のハイリスク集団からの患者数よりも多い」という現象を指摘しており[12]，疾病を減少させるには，ハイリスクアプローチとポピュレーションアプローチの適切な組み合わせが必要である。

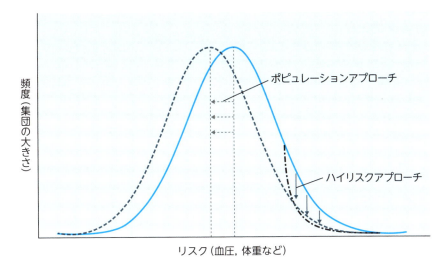

図4 ● ポピュレーションアプローチとハイリスクアプローチ

3) 健康の社会的決定要因

　健康の社会的決定要因(social determinants of health：SDH)は，個人の健康や生活習慣が，経済状況や教育，職業，社会環境といった社会全体のあり方によって大きく影響されることを示す概念であり，身体活動も例外ではない。たとえば，歩いて生活できる都市構造の構築，公共交通の充実，身体活動・運動関連施設の充実，高齢者の社会参加の機会の増加，運動自主グループなどの運動機会の増加など，地域社会環境は住民の身体活動と関連している。2010年に採択されたWHOの「アデレード宣言」では，あらゆる政策に健康を組み込む「Health in All Policiesアプローチ」の重要性が強調されている[13]。環境整備のためには健康セクターだけでなく，教育，都市計画，環境などの様々な領域と連携した取り組みが必要である。実践現場である運動指導においては，対象者の居住する地域環境や社会環境を考慮しながら指導することで，より具体的で，効果的な指導が行える。

文献

1) U.S. Department of Health and Human Services：Physical Activity Guidelines for Americans. 2nd ed. 2018.
   [https://health.gov/sites/default/files/2019-09/Physical_Activity_Guidelines_2nd_edition.pdf]
   (2025年2月閲覧)
2) 厚生労働省：令和5年 民健康・栄養調査の調査の概要.
   [https://www.mhlw.go.jp/stf/newpage_45540.html] (2025年2月閲覧)
3) 厚生労働省：健康づくりのための身体活動・運動ガイド 2023.
   [https://www.mhlw.go.jp/stf/seisakunitsuite/bunya/kenkou_iryou/kenkou_undou/index.html]
   (2025年2月閲覧)

4) World Health Organization:WHO guidelines on physical activity and sedentary behaviour. Geneva, 2020.
   [https://www.who.int/publications/i/item/9789240015128] (2025年2月閲覧)

5) Patterson R, et al:Sedentary behavior and risk of all-cause, cardiovascular and cancer mortality, and incident type 2 diabetes: a systematic review and dose response meta-analysis. Eur J Epidemiol. 2018;33(9):811-29.

6) Loh R, et al:Effects of interrupting prolonged sitting with physical activity breaks on blood glucose, insulin and triacylglycerol measures: A systematic review and meta-analysis. Sports Med. 2020;50(2):295-330.

7) Momma H, et al:Muscle-strengthening activities are associated with lower risk and mortality in major non-communicable diseases: a systematic review and meta-analysis of cohort studies. Br J Sports Med. 2022;56(13):755-63.

8) AE Paluch, et al:Daily steps and all-cause mortality: a meta-analysis of 15 international cohorts. Lancet Public Health. 2022;7(3):e219-28.

9) Canadian Society for Exercise Physiology:Canadian 24-Hour Movement Guidelines. 2020.
   [https://csepguidelines.ca/] (2025年2月)

10) 厚生科学審議会地域保健健康増進栄養部会 次期国民健康づくり運動プラン (令和6年度開始) 策定専門委員会 歯科口腔保健の推進に関する専門委員会:健康日本21 (第三次) 推進のための説明資料. 令和5年5月.
   [https://www.mhlw.go.jp/stf/seisakunitsuite/bunya/kenkou_iryou/kenkou/kenkounippon21_00006.html] (2025年2月)

11) 厚生労働省:事業場における労働者の健康保持増進のための指針. 令和5年3月31日最終改正 健康保持増進のための指針公示第11号.
   [https://jsite.mhlw.go.jp/aichi-roudoukyoku/content/contents/001051689.pdf](2025年2月閲覧)

12) Geoffrey Rose:予防医学のストラテジー. 曽田研二, 他監訳. 水嶋春朔, 他監訳. 医学書院. 1998.

13) World Health Organization, et al:Adelaide statement on health in all policies: moving towards a shared governance for health and well-being. 2010.
   [https://iris.who.int/handle/10665/44365] (2025年2月閲覧)

1 疾病予防の各段階における運動療法の進め方と実際

❷ 二次予防：慢性疾患やリスク保有者に対する運動療法

小熊祐子

1 慢性疾患を有する人の身体活動のポイント
（高血圧，2型糖尿病，脂質異常症，変形性膝関節症）

　健康日本21（第三次）で活用するため，2013年に出された「健康づくりのための身体活動基準2013」を更新する形で，2024年1月「健康づくりのための身体活動・運動ガイド2023」（以下，本ガイド）が厚生労働省より公表された[1]。この中で，こども（5〜17歳），成人（18〜64歳），高齢者（65歳以上）と年齢層にわけて推奨の目安を示している（第4章1-①一次予防：健康日本21（第三次）をふまえて」図2参照）。それだけでなく，身体活動・運動に関する参考情報として，筋力トレーニング，働く人向け，慢性疾患を有する人向け，安全安心に行うためのガイド，メカニズム，全身持久力，身体活動支援環境，身体活動とエネルギー・栄養素といったポイントを示したことも特徴である。今回初めて，慢性疾患を有する人向けに「INFORMATION3 慢性疾患を有する人の身体活動のポイント（高血圧，2型糖尿病，脂質異常症，変形性膝関節症）」「INFORMATION4 身体活動・運動を安全に行うためのポイント」が示された。

　表1は身体活動ガイドラインの年次推移を示したものであるが，年代2020の欄に示したように，慢性疾患を有する人へのガイドラインが明示されたのは，世界的な傾向である。たとえば2018年の米国のガイドライン[2, 3]，2020年の世界保健機関（WHO）の身体活動と座位行動のガイドライン[4]でも，有病率が高く，身体活動の効果が期待できる慢性疾患について，文献レビューをした上でまとめている。

　わが国のガイドラインにおいても，今回は高血圧，2型糖尿病，脂質異常症，変形性膝・股関節症について，前三者は疾患ガイドラインのレビューを中心に，変形性膝・股関節症については，米国ガイドラインのレビュー[5]を参考に，その後のアップデートについてアンブレラレビューを行った上で日本の現状をふまえて言及している。変形性股関節症についてはエビデンスが不十分であり，今回の4疾患からは外すこととなった。この4疾患

表1 ● 身体活動ガイドラインの発展と有酸素身体活動の要素

身体活動ガイドラインの発展				
年代	Pre-1980	～1980 to ～2000	2010	2020
内容	運動, パフォーマンス 心臓リハビリテーション	身体活動 公衆衛生	→→→→	
ターゲット	健康的な成人 心血管疾患患者	一般	→→→→	一般 妊娠期 障害, 慢性の疾患や 状態のある人
タイプ	有酸素運動	有酸素身体活動 筋力増強身体活動	→→→→	有酸素身体活動 筋力増強身体活動 バランス （主に高齢者）

有酸素身体活動の内容				
年代	Pre-1980	～1980 to ～2000	2010	2020
強度	高強度身体活動 （VPA）	中高強度身体活動 （MVPA）	→→→→	MVPA SBをLPA以上の 身体活動に置き換える
頻度	週3日以上	VPA：週3日以上 MPA：週5日以上	週1日以上 全体の量が最も重要	→→→→
時間	1回に15～60分 続けて行う	1回の時間は10分以上 なら分けていい	→→→→	1回の時間は 10分未満でもいい
量	VPAを週に 60分以上	MPAを週に 150分以上	MPA：週150分以上 VPA：週75分以上 組み合わせて 同等量でもいい	→→→→

MPA：moderate intensity physical activity, 3～6METs未満の強度の身体活動。通常速足歩きくらい, 息が弾むが会話が問題なくできる程度をいう

MVPA：moderate-to-vigorous intensity physical activity, SB：sedentary behaviour, 座位・臥位など覚醒時1.5METs以下の強度をいう。日本語では座位行動

VPA：vigorous intensity physical activity, 6METs以上の身体活動。通常ジョギングなど息が弾み会話ができないくらいの強度をいう

（変形性関節症については膝のみ）は, 特に身体活動の効果が期待できるものであり, 高齢化に伴い有病率も高いので, **表2**[1)] の各疾患の特記事項や注意点には留意しつつ, 日常診療の中でもぜひ身体活動・運動を勧めたい。

行う内容としては, 年齢層ごとの目安を用い, 可能なものから取り組み, 徐々に増やしていく。暦年齢というよりは, 現在の身体活動量や体力レベル, 疾病の状況を参考に, まずは高齢者の目安を目標に進めていく形でもよい。**表2**では推奨の目安として, レビューの中では「週150分以上の定期的な中強度の身体活動（1日30分以上）」「筋力トレーニング週2～3日」としている。本ガイドの目安は, 成人で1日合計60分であるとしているが, これは**表2**に示した分（疾患ガイドラインにもよく示される形である）は, しっかり意識

表2 ● 慢性疾患を有する人を対象とした身体活動推進のまとめ

疾患	エビデンス	推奨の目安		注意点
		全体	各疾患の特記事項	
高血圧	高血圧の改善に強いエビデンス。心血管疾患の予防，身体機能や健康関連QOLにも中程度のエビデンス。	・週150分以上の定期的な中強度の身体活動（1日30分以上）・筋力トレーニング週2〜3日・筋力トレーニングは低強度から開始し，体力・病態にあわせて漸増する。	高強度・高用量で出血性脳卒中のリスクの可能性あり，推奨量以上は慎重にする。	180/110mmHg（家庭血圧160/100mmHg）以上の場合はまず血圧をコントロール。脳心血管疾患のある場合は行える範囲を事前に確認する。β遮断薬などの降圧薬で運動時に脈が上がりにくいことに留意。
2型糖尿病	有酸素性身体活動や筋力トレーニング，あるいはその組み合わせによる運動療法は，血糖コントロールや心血管疾患の危険因子を改善させる（強いエビデンス）。身体機能やQOLにも改善効果が期待できる。		非運動日が2日以上続かない。筋力トレーニング：週2〜3日，連続しない日で禁忌でなければ両方を行う。日常の座位時間が長くならない。軽い活動を合間に行う。	低血糖の有無，合併症の有無を事前確認。心血管疾患のスクリーニングに関しては，一般的には無症状，かつ，行う運動の強度が軽度〜中等度の運動（速歩など日常生活活動の範囲内）であれば必要ない。
脂質異常症	週150分以上の定期的な中強度の有酸素性身体活動は脂質異常症を改善させる。		筋力トレーニングについて，脂質異常症を改善させるか否かは不明瞭であるが，筋力及び身体機能を高め，生活機能の維持・向上が期待できる。	脂質異常症治療薬（スタチン系）使用時に筋力低下や筋肉痛をきたすことがある。
変形性膝関節症	疼痛の改善や身体機能の改善に強いエビデンス。健康関連QOL，疾患進行抑制については，中程度のエビデンス。		有酸素運動（陸上でも水中でも），筋トレ，柔軟性運動，Mind-body exercise（太極拳，ヨガ，気功など）いずれも疼痛軽減や身体機能向上に効果あり。指導下の運動では週に3回以上の実施が疼痛軽減に効果的。8〜12週計24回以上が目安	運動で悪化する疼痛がある，高度の変形を有する，又は歩行や日常生活動作が不安定な人は要チェック。

（文献1より引用）

して行う部分，それ以外の生活活動で＋30分，合わせて60分，という形で，年齢層ごとの目安を踏襲した。

2 身体活動・運動を安全に行うためのポイント

さらに，これら以外の疾患を有する方には身体活動・運動を推奨しない，というわけではなく，他の疾患を有する方でも基本的には，禁忌がなければできる範囲で行う，という

のが基盤となる考え方である。身体活動・運動を安全に行うためのポイントについては，「INFORMATION 4 身体活動・運動を安全に行うためのポイント」にまとめられている。重要なのは，運動関連の有害事象の発症リスクは，強度の高い運動を行ったときや，普段の身体活動量が少ない・活動強度が低いといった運動に不慣れな人が急に普段以上の運動を行ったときに高く，低〜中強度の運動を行うときには低い点である。

　新たに運動を開始するときのチェックポイントとしては，①疾病の有無や状態，②実施者が何を行いたいのか・指導者が何を行わせたいのか，③普段の身体活動量（運動を含む）などをふまえ，運動を開始して問題ないかを判断する必要がある[6]。そのためには，普段から自身の身体の状態を知り，定期的な健康診断を受け，必要に応じて慢性疾患管理のために通院することや，体重・血圧・歩数を記録する習慣をつけるなどセルフモニタリングの推奨も重要である。図1[1]に示したように，加齢とともにメタボ系のリスクの進行とともに，ロコモ系（整形外科系）のリスクも進行していることが多いので，両方合わせて評価していくことも重要であり，地域での連携も必須であろう。

　新たに運動を開始する際のセルフチェックシートとして，本ガイドではPAR-Q＋[7]を参考に作成した表3の健康チェックシートを示している。セルフチェックのスクリーニングだけでは，血圧・血糖・過体重・心電図異常などの2割程度が見過ごされることが示されている[8]。日本では，特定健診や職場健診，後期高齢者健診などでいずれもカバーできる項目であり，ぜひとも健診の定期受診とセットで勧めたい。

　身体活動の現状評価も不可欠である（表4）[1]。特定健診の標準的な質問票や後期高齢者

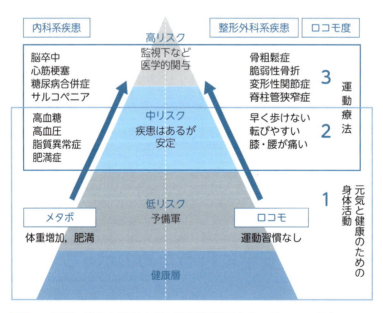

図1 ● 加齢に伴う内科系疾患と整形外科系疾患のリスクの共存について
（文献1より引用）

表3 ● 運動開始前の健康チェックシート STEP2

1	医師から「心臓病」又は「高血圧」と指摘されたことがありますか？	はい（心臓病・高血圧）	➡	運動制限がありますか？	はい	➡	制限の範囲で行ってください（STEP3 へ）。分からない場合は受診してください。	
2	「心臓病」「高血圧」のほかに慢性疾患がありますか？（既往も含む）	はい（疾患：　　　　）	➡	運動制限がありますか？	はい	➡		
3	過去に手術歴がありますか？	はい（いつ：　何：　　）	➡	運動制限がありますか？	はい	➡		
4	慢性疾患などで薬を飲んでいますか？	はい（薬：　　　　）	➡	運動時に注意を要する薬がありますか？	はい	➡	注意を守って運動してください（STEP3 へ）。分からない場合は受診してください。	
5	安静時，日常生活時，運動中などに「胸の痛み」を感じることがありますか？				はい	➡	医療機関を受診してください。解決済みの場合は STEP3 へ。	
6	めまいのためにバランスを崩すことがありますか？				はい	➡		
	この1年間に意識を失ったことがありますか？				はい	➡		
7	運動を行うことで悪化しそうな骨・関節・軟部組織（筋肉・靱帯・腱）の問題がありますか？（1年以内の既往も含む）				はい	➡		
8	医師から「医学的監視下で運動するように」と言われたことがありますか？				はい	➡		

※いずれの問いも「いいえ」の場合は STEP3 に進んでください。

（文献1より引用）

表4 ● 身体活動の現状評価 STEP3

特定健診の標準的な質問票より*		回答	関連して定量的に聞く項目
10)	1日30分以上の軽く汗をかく運動を週2日以上，1年以上実施	①はい ②いいえ	何を（　）,（　）分，週（　）回,（　）年
11)	日常生活において歩行又は同等の身体活動を1日1時間以上実施	①はい ②いいえ	1日（　）分 1日の歩数（　）歩
12)	ほぼ同じ年齢の同性と比較して歩く速度が速い	①はい ②いいえ	
後期高齢者健診の質問票より*		**回答**	**関連して定量的に聞く項目**
7)	以前に比べて歩く速度が遅くなってきたと思いますか	①はい ②いいえ	
8)	この1年間に転んだことがありますか	①はい ②いいえ	年（　）回，骨折（　）回
9)	ウォーキング等の運動を週に1回以上していますか	①はい ②いいえ	何を（　）,（　）分，週（　）回,（　）年
13)	週に1回以上は外出していますか	①はい ②いいえ	週（　）回
PVAS (Physical Activity as a Vital Sign) の例			
①	平均して週に何日，中から高強度（早歩き以上）の身体活動を行いますか		（　）日/週
②	このレベルの運動を平均して何分行いますか		（　）分/日
③	週当たりの合計分数（①×②）		（　）分/週

＊：番号) は各質問表における質問番号

（文献1より引用）

1 疾病予防の各段階における運動療法の進め方と実際 ❷二次予防：慢性疾患やリスク保有者に対する運動療法

健診の質問票の回答から深堀りして聞くことも可能である。セルフモニタリングの歩数も確認する。何も運動を行っていない場合は，行う意図があるのか，身体活動や運動に関する効果などの知識があるのか，など行動変容に至るまでの準備状況についても確認しておきたい。

　忙しい日常診療の中で，運動指導まで行うのは至難の業である。一方，医師からの一言が効果的であることは，NCDベストバイにも掲載されている[9]。実際に医師から2〜5回に1回運動指導をうけていると，運動指導を全くうけていない群に比し，運動療法をしていると考えるOddsが有意に高くなる（OR：1.89）という2型糖尿病患者を対象とした日本の調査結果もある。近年のプライマリヘルスケアにおける簡易介入の無作為化試験のレビューでは，介入群で中高強度の身体活動が平均で14分余計に増えたことが示されている[10]。アプリなどのICTを活用することも，効果が期待されるところである。

　国や学会・医師会などのステークフォルダーが，民間とも協力してわかりやすく良質なツールを提供することや，リソースガイド自体も必要であろう。身体不活動に対する対策は待ったなしの状況であり，近年の技術の進歩に伴うエビデンスについては，強固なものを待つのではなく，ベターなものを実践・実証・改善していく必要がある。行える状況に応じてまずは実施，その効果を評価しながら，日本でなじむものをより確実にしていく必要がある。

　SBIRT (screening, brief intervention, referral to treatment)（図2）を提唱している「医療従事者のためのアクションガイド」[11]や「かかりつけ医による身体活動促進ツールキット」[12]を参考に，日本においてもよりよい仕組みを作り，成果を実証していく必要がある。

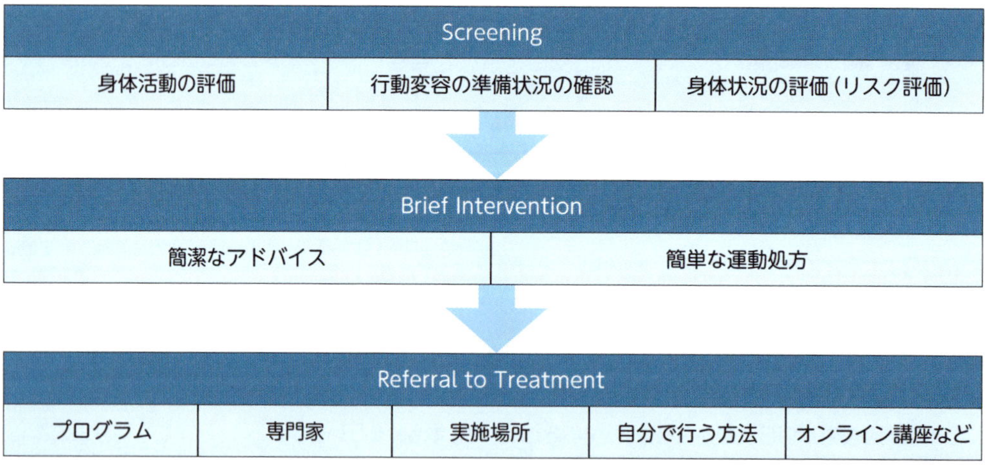

Screening		
身体活動の評価	行動変容の準備状況の確認	身体状況の評価（リスク評価）

Brief Intervention	
簡潔なアドバイス	簡単な運動処方

Referral to Treatment				
プログラム	専門家	実施場所	自分で行う方法	オンライン講座など

図2 ● SBIRT (screening, brief intervention, referral to treatment)

（文献11より引用）

文 献

1) 厚生労働省：健康づくりのための身体活動・運動ガイド2023.
[https://www.mhlw.go.jp/content/001194020.pdf]（2025年2月閲覧）

2) Piercy KL, et al：The Physical Activity Guidelines for Americans. JAMA. 2018；320(19)：2020-8.

3) Powell KE, et al：The Scientific Foundation for the Physical Activity Guidelines for Americans, 2nd Edition. J Phys Act Health. 2019；16(1)：1-11.

4) World Health Organization：WHO guidelines on physical activity and sedentary behaviour. 2020.
[https://www.who.int/publications/i/item/9789240015128]（2025年2月閲覧）

5) Kraus VB, et al：Effects of physical activity in knee and hip osteoarthritis：a systematic umbrella review. Med Sci Sports Exerc. 2019；51(6)：1324-39.

6) Riebe D, et al：Updating ACSM's recommendations for exercise preparticipation health screening. Med Sci Sports Exerc. 2015；47(11)：2473-9.

7) The New PAR-Q+ and ePARmed-X+：OFFICIAL WEBSITE. 2020.
[https://eparmedx.com/]（2025年2月閲覧）

8) Palermi S, et al：Limited diagnostic value of questionnaire-based pre-participation screening algorithms：a "risk-exposed" approach to sports activity. J Basic Clin Physiol Pharmacol. 2022；33(5)：655-63.

9) World Health Organization：Tackling NCDs：best buys and other recommended interventions for the prevention and control of noncommunicable diseases, 2nd ed.
[https://iris.who.int/bitstream/handle/10665/376624/9789240091078-eng.pdf]（2025年2月閲覧）

10) Kettle VE, et al：Effectiveness of physical activity interventions delivered or prompted by health professionals in primary care settings：systematic review and meta-analysis of randomised controlled trials. BMJ. 2022；376：e068465.

11) ACSM Exercise is Medicine®：Health Care Providers, Action Guide.
[https://www.exerciseismedicine.org/wp-content/uploads/2021/02/EIM-Health-Care-Providers-Action-Guide-clickable-links.pdf]（2025年2月閲覧）

12) World Health Organization：Promoting physical activity through primary health care：a toolkit. 2021.
[https://www.who.int/publications/i/item/9789240035904]（2025年2月閲覧）

1 疾病予防の各段階における運動療法の進め方と実際

❸ 三次予防：急性疾患罹患者における運動療法（急性期→慢性期へ）

黒木識敬，鈴木　紅

1 三次予防とは

　三次予防とは，「既に疾病が発病し，疾病として完成した後に，リハビリテーションや再発防止をすることで，社会復帰できる機能を回復させ，またそれを維持すること」[1] である。

　三次予防として具体的に行うことは疾患によって異なるが，たとえば急性心筋梗塞で入院し緊急冠動脈形成術を施行された場合では，以下のようなものが該当する。

　①再梗塞予防のための薬物治療（抗血小板薬など）

　②生活習慣の改善，薬物治療による動脈硬化リスク因子のコントロール

　③栄養指導による動脈硬化リスク因子のコントロールおよび栄養状態の改善

　④リハビリテーション（運動療法による運動機能の改善・維持など）

2 三次予防におけるリハビリテーション

　三次予防におけるリハビリテーションは，疾病が発症してから行われるものであり，その場は病院などの医療機関が主なものとなる。保険診療においては，施設基準やサービスの内容は医科診療報酬点数表で細かく定められている。2006年の診療報酬改定以降，けが・病気・障害の種類によってリハビリテーションが分類され，供給される体制となった。疾患別のリハビリテーションは，各医療機関・施設がそれぞれの施設基準を満たし，届け出を行い，認可を受けて提供する。心大血管リハビリテーション，脳血管リハビリテーション，廃用症候群リハビリテーション，運動器リハビリテーション，呼吸器リハビリテーションは「疾患別リハビリテーション」という名称にまとめられ，保険診療でリハビリテーションが受けられる期間には制限がある。**表1**に疾患別のリハビリテーションについて簡単にまとめた。

表1 ● 疾患別のリハビリテーションの概要（2024年度現在）

種類	対象疾患*	算定日数
心大血管疾患リハビリテーション	急性心筋梗塞，慢性心不全など	150日
脳血管疾患などリハビリテーション	脳血管疾患，神経疾患など	180日
廃用症候群リハビリテーション	急性疾患等に伴う安静による廃用症候群	120日
運動器リハビリテーション	種々の運動器疾患	150日
呼吸器リハビリテーション	急性発症または慢性の呼吸器疾患など	90日

上記の5つは「疾患別リハビリテーション」の名称でまとめられている。その他に以下のリハビリテーションについて基準が定められている。

種類	対象疾患*
難病患者リハビリテーション	ベーチェット病，多発性硬化症など
障害児（者）リハビリテーション	脳性麻痺，顎・口腔の先天異常など
がん患者リハビリテーション	手術などを予定しているがん患者など
認知症患者リハビリテーション	重度認知症の患者

＊対象疾患の詳細については，診療点数早見表（2024年度版）[医科] を参照

3 リハビリテーションにおける運動療法

　リハビリテーションの一環として，運動療法が重要視される。急性疾患後の患者は，心肺機能や筋力が低下し，生活の質が著しく低下することが多い。運動療法は，心肺機能の回復を促進し，筋力を維持・向上させることで，患者が再び日常生活に復帰できるように支援するものである。これにより入院期間が短縮され，また患者の長期的な予後が改善することが期待される。さらに，適切な運動療法は，血圧や血糖値の管理に寄与し，内因性疾患の再発リスクの軽減にもつながる。それぞれの疾患において具体的に行われる運動療法については，本ガイドの該当部分を参照されたい。

4 リハビリテーションにおける早期介入の重要性

　従来，リハビリテーションにおいては疾患別の体系が整備されてきたが，重症患者への早期のリハビリテーション介入の効果が示された[2] ことから，2018年度の診療報酬改定から集中治療における早期リハビリテーションが特定集中治療室入院料の加算（早期離床・リハビリテーション加算）として保険収載された[3]。また，疾患別リハビリテーションにおいても早期介入を評価する初期リハビリテーション加算，早期リハビリテーション加算が導入されていたが，2024年度，急性期リハビリテーション加算が新設された。

5 集中治療における早期リハビリテーション

1) 早期リハビリテーションとは何か

「集中治療早期（病状安定から3日以内）から開始されるリハビリテーションで，早期モビライゼーション（四肢の他動，自動運動，骨格筋に対する電気刺激，座位・立位・歩行などの離床トレーニングを含む）を中心とし，呼吸に関連したケア，口腔のケア，せん妄の評価と認知機能改善を目標としたケアなどを含む総合的なケアのアプローチであり，理学療法士を中心として，医師，看護師，臨床工学士などを含む多職種チームによって提供されるもの」と定義されている[4]。

集中治療における早期リハビリテーションは，従来の疾患別リハビリテーションとは異なる側面があり，その比較を**表2**にまとめた。早期離床・リハビリテーション加算を算定するためには，集中治療室内に，集中治療の経験を5年以上有する医師，集中治療に関する適切な研修を終了した看護師，十分な経験を有する理学療法士または作業療法士から構成されるチームを設置する必要がある。このうち看護師の研修は総計600時間に及ぶものである。

表2 ● 疾患別リハビリテーションと集中治療における早期リハビリテーション

	疾患別リハビリテーション	集中治療における早期リハビリテーション
診療報酬の項目	各疾患リハビリテーション料（心大血管リハビリテーション料など）	特定集中治療室管理料の早期離床・リハビリテーション加算
開始時期	限定なし。早期の開始に対し急性期リハビリテーション加算など加算あり	入室後48時間以内に多職種カンファレンスで計画作成
病名・病態の限定	あり	なし
実施者の職種	理学療養士／作業療養士／言語聴覚士などリハビリ専門職	限定なし
リハビリテーション医の関与	必須	必須でない
実施頻度	20分を1単位として算定	問われない

2) 集中治療後遺症症候群 (post-intensive care syndrome : PICS)

集中治療の第一の目的は重症患者の救命であるが，救命が可能であったとしても，集中治療において合併症，後遺障害が発生することにより，患者の長期予後が悪化し社会復帰が妨げられることがある。PICSは「重篤な侵襲の後に新たに生じ，あるいは増悪し，または入院の時期を超えて持続する身体的，認知的，心理的障害」のことであり，以下から構成される。

①集中治療に関連する筋力低下 (ICU-acquired weakness：ICU-AW)：筋力低下を呈した患者では，身体能力およびQOLの障害が長期に残る。

②集中治療に関連するせん妄 (ICU-acquired delirium：ICU-AD)：せん妄発生を呈した患者では，認知能力が長期に障害される。

③患者本人の不安，抑うつ，心的外傷後ストレス障害 (post-traumatic stress disorder：PSTD) など心の障害

④患者家族の不安，抑うつ，悲しみなど心の障害

PICSの発生防止，またPICSの改善のためには早期リハビリテーション，およびABCDEバンドルと呼ばれる早期からの総合的アプローチが重要であり[5]，その重要な要素が早期モビライゼーションである。

3) 早期モビライゼーション

早期モビライゼーションとは，集中治療室入室後の「早期からの積極的な運動」であり，四肢の受動・自動運動および座位，立位，歩行などの離床トレーニングの総称である。これはいわゆる関節可動域の拡大を目的とした他動運動ではなく，離床やADL拡大に向けたベッド上での積極的な運動を意味する。実施方法については，Morrisらの方法[6] が広く採用されている。我々の施設で採用している「早期リハビリテーションプロトコル」および「電子カルテ記載用テンプレート」を，図1および図2に示す。

早期モビライゼーションは重症患者に対して行うものであり，実施に際しては細心の注意が必要で，除外基準，開始基準，中止基準を順守して行うことが大切である。

6 三次予防におけるリハビリテーションの役割分担，患者の流れ

厚生労働省では，疾病発症後の急性期，回復期においては主に医療保険で，維持期・生活期においては主に介護保険で対応していくとしている (図3)[7]。三次予防におけるリハビリテーションの役割分担，患者の流れについて，具体的なイメージをもつために仮想の脳卒中患者を例示して説明する。

仮想患者Aさん。70歳，男性。高血圧，糖尿病があり，普段はかかりつけ医であるB診療所に通院していた。某日，突然の左片麻痺が出現，救急車で急性期病院であるC病院に搬送された。入院後意識障害が出現し，気管内挿管，人工呼吸が開始され集中治療室に入室となった。その後，意識は回復，集中治療室では**早期リハビリテーション (早期離床・リハビリテーション加算の対象)** が行われ，抜管の上，入院1週間後には一般病棟に転出となった。その後は一般病棟またはリハビリ室にて，**脳血管疾患等リ**

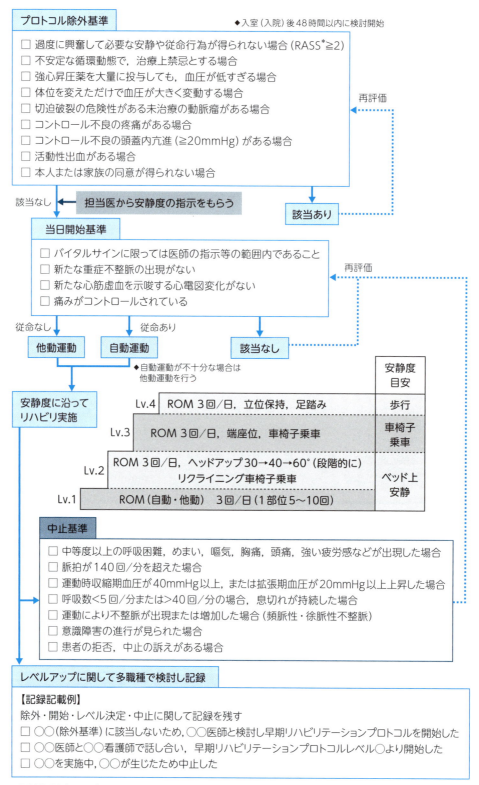

図1 ● 早期リハビリテーションプロトコル

患者ID：	患者氏名：
日付：○○年○月○日	実施時間：○○：○○〜○○：○○

リハビリテーション プログラムレベル	□レベル1 　□ROM*（他動・自動）3回/日以上　一部位につき5〜10回
	□レベル2 　□ROM（他動・自動）3回/日以上　一部位につき5〜10回 　□ヘッドアップ角度　（□30度　□45度　□60度） 　□リクライニング車椅子乗車
	□レベル3 　□ROM（他動・自動）3回/日以上　一部位につき5〜10回 　□端座位　　□車椅子乗車
	□レベル4 　□ROM（他動・自動）3回/日以上　一部位につき5〜10回 　□立位保持　　□足踏み　　□歩行
開始基準	□バイタルサインに限っては医師の指示簿の範囲内であること
	□新たな重症不整脈の出現がない
	□新たな心筋虚血を示唆する心電図変化がない
	□痛みがコントロールされている
中止基準	□中等度以上の呼吸困難，めまい，嘔気，胸痛，頭痛，強い疲労感などが 　出現した場合
	□脈拍が140回/分を超えた場合
	□呼吸数＜5回/分または＞40回/分の場合，息切れが持続した場合
	□運動時収縮期血圧が40mmHg以上，または拡張期血圧が20mmHg 　以上上昇した場合
	□呼吸数＜5回/分または＞40回/分の場合，息切れが持続した場合
	□運動により不整脈が出現又は増加した場合（頻脈性・徐脈性不整脈）
	□意識障害の進行が見られた場合
	□患者の拒否，中止の訴えがある場合
レベルアップ評価	□可　　　□否
検討カンファレンス 時間・参加者氏名（職種）	検討時間　　　○：○〜○：○
	氏名：　　　　　　（□医師　□理学療法士　□その他（　　　　　）） 氏名：　　　　　　（□医師　□理学療法士　□その他（　　　　　））
フリーコメント	
看護師サイン	

＊ROM：range of motion（関節可動域）

図2 ● 早期リハビリテーションプログラム進行表（成人，電子カルテ記載用テンプレート）

ハビリテーション（疾患別リハビリテーション，早期介入を評価する加算あり）が行われた．入院4週間後，集中的なリハビリテーションによる機能回復・ADL向上を目的に，リハビリテーション専門病院であるD病院（回復期リハビリテーション病棟）に転院となり，**脳血管疾患等リハビリテーション（疾患別リハビリテーション）**を継続した．脳血管疾患などリハビリテーションが保険診療で認められる期限の発症180日頃に，自宅での生活も可能と判断され退院となり，再びB診療所に通院することとなった．かかりつけ医は介護保険の主治医意見書を作成，介護認定が行われた．Aさんはケアマネジャーと相談の上，近隣のE介護老人保健施設が運営する**デイケア（通所リハビリテーション）**にて機能訓練を継続することとした．デイケアは3年間継続し，その後，**毎日の歩行習慣**もでき，左片麻痺が残存するものの，高血圧，糖尿病も安定して経過していた．しかし80歳を過ぎた頃，しだいに軽度の認知機能低下と意欲低下が出現，日課の歩行もままならなくなった．夏に食欲低下から脱水，尿路感染をきたし，立位困難となり救急車でC病院に搬送された．尿路感染は1週間で完治したがADLの低下が著明となり，ここで在宅医療支援病院であるF病院（地域包括ケア病棟）に転院となった．F病院では**在宅復帰を支援するためのリハビリテーション**が行われ，約2カ月後に自宅退院した．退院の際にケアマネジャーにより居宅サービス計画書が更新され，G社が運営する小規模多機能型居宅介護が導入された．

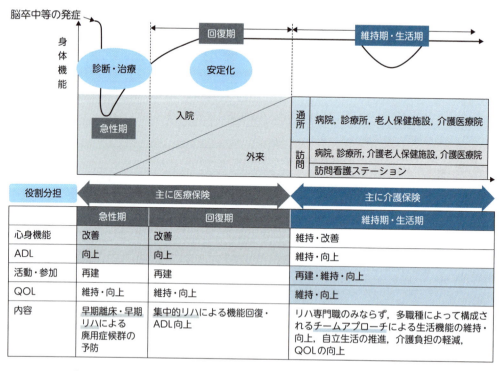

図3 ● リハビリテーションの役割分担

（文献7より引用）

疾病発症後，それぞれの場面で行われるリハビリテーションは以下のようなもので
ある。

①急性期病院の集中治療室

集中治療における早期リハビリテーション（前出），または疾患別リハビリテーションが
行われる。

②急性期病院の一般病棟

集中治療室から転出した患者，または当初より一般病棟に入院した患者について，疾患
別リハビリテーションが行われる。疾患別リハビリテーションは専任の医師の処方箋にお
いて行われ，適切なリハビリ専門職の配置と十分な施設が要件となっている。具体的な要
件については，診療点数早見表に細かく定められている。疾患別リハビリテーションの報
酬は，特掲診療料として入院基本料とは別に算定される。

③回復期リハビリテーション病棟

回復期リハビリテーション病棟は，脳血管疾患や大腿骨頚部骨折などの急性期治療を終
えた患者に対し，ADL向上による寝たきりの防止と在宅・社会復帰を目的としたリハビリ
テーションを集中的に行うための病棟である。入院の基準として，疾患の種類，それぞれ
の疾患について，発症から入院までの日数および入院期間の定めがある。リハビリ専門職
としては，最も保険点数の高い入院料1においては，当該病棟に専従常勤の理学療法士3
名以上，作業療法士2名以上，言語聴覚士1名以上の配置が要件となっている。

④地域包括ケア病棟

地域包括ケア病棟は，急性期後にリハビリテーションを提供し，在宅復帰をめざすポス
トアキュート機能と，在宅や介護施設などにおいて症状の急性増悪した患者を受け入れ，
再度在宅や介護施設等に復帰させるサブアキュート機能を果たすことを目的としている。
リハビリ専門職としては，病棟に常勤の理学療法士，作業療法士または言語聴覚士を1名
以上配置することが要件となっている。地域包括ケア病棟では，一部を除き入院に伴う医
療行為（投薬・検査・処置など）は入院基本料に包括されており，リハビリテーションにつ
いても包括の対象であるが，そのアウトカムである在宅復帰率が入院基本料の決定要因と
なっている。

⑤介護保険によるリハビリテーション

施設サービスについては，介護老人保健施設，介護医療院などの施設入所者に対する
生活機能の維持・向上のための機能訓練が該当する。居宅サービスについては病院，診療
所，介護老人福祉施設などが提供するデイケア（通所リハビリテーション）や訪問リハビ
リテーションが該当する。デイサービスはデイケアと異なり，分類上はリハビリテーショ
ンではないが，外出することを含めて生活機能の維持・向上に役立っているものである。

7 これからのリハビリテーション

　医療保険や介護保険で認められているリハビリテーションは，諸先輩方の努力によってその効果が認められたもので，それぞれのきわめて専門的な内容は成書を参照されたい。その上で，ひとつ課題として考えられるのは，それぞれフェーズの異なるリハビリテーション間の継続性の問題である。急性期病院の中においても，集中治療における早期リハビリテーションとその後の疾患別リハビリテーションの間のギャップをいかに発生させないか，ということが課題とされている。ギリシャの哲学者アリストテレスの言葉"Life is motion"ならぬ"Life is to keep motion"というべきであろうか。三次予防のリハビリテーションが切れ目なく提供できることを望みたい。

文献

1) 厚生労働省こころの耳：三次予防．
   [https://kokoro.mhlw.go.jp/glossaries/word-1567/](2025年2月閲覧)
2) Schweickert WD, et al:Early physical and occupational therapy in mechanically ventilated, critically ill patients:a randomised controlled trial. 2009;373(9678):1874-82.
3) 安藤守秀：集中治療における早期リハビリテーション．日呼吸ケアリハ会誌．2021;30(1):71-6.
4) 日本集中治療医学会早期リハビリテーション検討委員会：集中治療における早期リハビリテーション―根拠に基づくエキスパートコンセンサス―．日集中医誌．2017;24:255-303.
5) Vasilevskis EE, et al:Reducing iatrogenic risks:ICU-acquired delirium and weakness-crossing the quality chasm. Chest. 2010;138(5):1224-33.
6) Morris PE, et al:Early intensive care unit mobility therapy in the treatment of acute respiratory failure. Crit Care Med. 2008;36(8):2238-43.
7) 厚生労働省：令和4年度診療報酬改定の概要．
   [https://www.mhlw.go.jp/content/12400000/001079187.pdf](2025年2月閲覧)

2 よくある疾患別・対象別の運動療法の実際

❶ 肥満症（高度肥満症を含む）

越坂理也

1 疾患・障害の概要

　肥満（BMIが25kg/m^2以上）は，一般的に食事などによるエネルギーの過剰摂取と運動不足によるエネルギー消費とのギャップによって，体内に過剰な脂肪が蓄積されることが原因で生じる。肥満症は，肥満かつ，肥満による11種の健康障害（合併症）が1つ以上あるか，健康障害を起こしやすい内臓脂肪蓄積がある場合に診断され，減量による医学的治療の対象になる。またBMIが35kg/m^2以上の場合，高度肥満症と診断される[1]。この高度肥満症は，2016年の段階で，日本では，全人口の約0.6％にのぼり，その後も年々増加している。

　肥満に起因し関連する健康障害として，①耐糖能障害（2型糖尿病・耐糖能異常など），②脂質異常症，③高血圧症，④高尿酸血症・痛風，⑤冠動脈疾患，⑥脳梗塞・一過性脳虚血発作，⑦非アルコール性脂肪性肝疾患，⑧月経異常・女性不妊，⑨閉塞性睡眠時無呼吸症候群・肥満低換気症候群，⑩運動器疾患（変形性関節症：膝関節・股関節・手指関節，変形性脊椎症），⑪肥満関連腎臓病の11種があり，肥満症の診断に必要な健康障害とされる。いずれも生命および生活の質に関与する疾患であり，その改善，軽減を要する。

　治療としては，食事・運動・行動療法をベースに，不十分な場合には，薬物療法や外科手術を行い，肥満症をもつ個人の生活の質の改善をめざす。

　肥満症の概要を表1に示す。

2 運動療法の適応

　運動療法の適応は，前述の肥満症（BMIが25kg/m^2以上かつ，肥満による11種の健康障害が1つ以上あるか，内臓脂肪蓄積がある）に罹患した症例が対象となるが，肥満や肥満症の予防の観点からは，定期的かつ適度な運動は万人に求められる。また運動療法は，後述のように心血管系や関節系などに運動実施の禁忌はないかの確認を事前に行う必要も

表1 ● 肥満症の概要

肥満の定義	BMI 25kg/m² 以上
肥満症の定義	BMI 25kg/m² 以上かつ, 肥満による健康障害が1つ以上, または内臓脂肪蓄積がある場合
高度肥満症の定義	BMI 35kg/m² 以上
肥満症の治療対象	減量による医学的治療が必要
肥満に関連する健康障害	①耐糖能障害（2型糖尿病・耐糖能異常） ②脂質異常症 ③高血圧症 ④高尿酸血症・痛風 ⑤冠動脈疾患 ⑥脳梗塞・一過性脳虚血発作 ⑦非アルコール性脂肪性肝疾患 ⑧月経異常・女性不妊 ⑨閉塞性睡眠時無呼吸症候群・肥満低換気症候群 ⑩運動器疾患（変形性関節症, 変形性脊椎症） ⑪肥満関連腎臓病
治療方法	①食事療法 ②運動療法 ③行動療法 ④不十分な場合は薬物療法や外科手術

ある。

　肥満症の治療は, まずは食事療法, 運動療法を中心とした内科療法から開始する。代謝を専門とする内科医と管理栄養士が担当し, 食事療法と運動療法を指導する。

　運動療法の主な効果として以下が挙げられる。エネルギーの消費が促進される。また筋肉量の増加により, 基礎代謝が向上し, 安静時のエネルギー消費も増加する。さらにインスリン感受性が向上し, 血糖値が改善される。

　肥満症患者に対する生活習慣介入とくに**運動療法の意義**としては, 減量により, 健康障害の予防・改善を図り, 肥満症に関連する死亡および心血管疾患発症・重症化リスクを低下させることである。また, 運動療法は肥満予防, 減量後の体重維持に有用である。減量の中でも, 特に内臓脂肪の減少が, 健康障害の予防・改善, 心血管疾患リスクの軽減につながる[2]。さらに, 非肥満者であっても運動療法は肥満予防に有用である。

　しかし, 運動療法のみでは体重減少にはあまり効果的ではなく, 食事療法などとの組み合わせも必要である。これは, もともと活動的ではない肥満者では体力レベルが低いことが多く, 運動療法のみで多大なエネルギー消費をもたらすことは, 現実的には困難であるためである。食事療法により摂取カロリーを抑え, さらに運動療法により身体活動量を適切に増大させていくことが最も現実的な方法といえる。

3 運動療法の内容と方法

1) 具体的な指導内容・方法

運動療法は，現在の生活での身体活動に加えて実施する運動である。身体活動量の増加が多いほど，体重減少量も多く，死亡・心血管疾患リスクが低下する「量反応関係」が存在する。15万人を対象にした疫学研究であるPURE study[3] では，身体活動量が減少するほど，全死亡リスクおよび心血管疾患発症リスクが増加した。またNurses' Health Study[4] では，週あたりの中〜高強度の身体活動量が増加するほど，肥満関連健康障害の1つである2型糖尿病の発症リスクが低下した。このため肥満症に対する運動効果は，運動時間と運動強度をかけ合わせたエネルギー消費量に大きく依存する。

American College of Sports Medicineによると，整形外科的疾患の合併がなければ，主観的運動強度でややきついとされる中強度〔3 METs (metabolic equivalents)〕以上，運動時間は150〜250分/週が勧められている。3 METsは，普通歩行速度 (4km/時) の強度に相当する。肥満症患者を対象としては，運動療法による減量効果は，150分/週未満ではわずかであり，150分/週以上では約2〜3kg，225〜420分/週以上では5〜7.5kgと報告されている。また減量後の体重維持には200〜300分/週の運動が有用であると報告されている[5]。別の報告では，300分/週の運動が必要とされている[6]。ちなみに毎日運動を行う場合，150分/週は1日あたりおよそ20分，300分/週は1日あたりおよそ40分の運動に相当する。

さらに内臓脂肪を有意に減少させるためには，10 METs・時/週以上の運動が必要であるとされる。これは，1日30分の速歩 (4 METs) を週5日行うことに相当する (表2) [7]。

しかし肥満症患者にとっては，これらは実施が難しい内容でもある。また運動療法の時間および頻度が，ガイドライン推奨レベルに達していないとしても，運動療法は心血管疾患発症・重症化リスクを低下させる。さらに，運動療法とは言えないまでも，座位行動の減少も死亡および心血管疾患発症・重症化リスクを低下させる。厚生労働省は，1日10分，今より10分多く体を動かす「＋10 (プラステン)」を勧めている[8]。「＋10」の2〜3

表2 ● 運動強度と時間による効果

期待される効果	運動強度	運動時間
2〜3kgの体重減少	3 METs以上 普通歩行速度 (4km/時)	150〜250分/週
5〜7.5kgの体重減少		225〜420分/週
減量後の体重維持		200〜300分/週
内臓脂肪減少	4 METs 30分/日の速歩	10 METs・時/週以上 週5日

カ月の継続で，血圧を1.5mmHg減らし，1年間の継続で，1.5〜2.0kgの減量効果も期待できるとされている。このため，運動療法の目標が未達であっても，継続することが重要であり，少しでも運動を行うことが必要である。

治療目標値として，「肥満症診療ガイドライン」[1]では，肥満症の減量目標は3〜6カ月で現体重の3％とされている。肥満症またはメタボリックシンドロームの日本人を対象とした6カ月間の生活習慣改善プログラム（特定保健指導）により，有意な体重減少が観察された。肥満関連疾患のパラメータの同時改善も観察され，体重が1〜3％未満減少した群では，体重の増減が1％の対照群と比較して，中性脂肪，LDL-コレステロール，HbA1c，AST，ALT，γ-GTPが有意に減少し，HDL-コレステロールが有意に増加した。これらの改善に加えて，体重が3％以上減少したグループでは，収縮期・拡張期血圧，空腹時血糖値，尿酸値の低下も観察された[9]。一方，高度肥満での減量目標は，合併疾患により異なるとされている。高度肥満症を含めた，よりBMIが高い集団において，それ以上の減量が有効であるか否かに関しての臨床試験「肥満症に対する効果的な治療戦略と健康障害の改善に資する減量数値目標を見出すための介入研究」（SLIM-TARGET）[10]が実施されており，その結果が待たれる。

肥満症患者に対する運動指導の内容・方法は，個々の体力や健康状態に応じて調整されるべきである。一般的な指導内容として以下のようなものがある。

①有酸素運動

ウォーキング：初心者にはウォーキングが推奨される。1日30分以上，週に5日を目標とする。

ジョギングやランニング：体力がついてきたら，ジョギングやランニングに移行することも可能である。

サイクリングや水泳：膝や腰に負担がかからないため，これらの運動も適している。

②筋力トレーニング

レジスタンストレーニング：ダンベルやレジスタンスバンドを使った筋力トレーニングは，筋肉量を増やし，基礎代謝を向上させる。

自重トレーニング：プッシュアップやスクワットなど，自重を使ったトレーニングも効果的である。

③ストレッチング

運動前後のストレッチングは，筋肉の柔軟性を高め，怪我を防止する。

2) 心理的サポートの必要性

肥満症治療を行う上で心理的障壁の1つとなるのが，肥満者におけるスティグマである。肥満と肥満者に対する偏見から生じる肥満者が直面するスティグマは，「やる気がない」「能力が低い」などといった否定的な固定概念や肥満者自身への非難が考えられる。肥

満症治療にあたり，このスティグマも排除する必要がある。

　また肥満者と医療者における治療に対する認識の乖離も心理的障壁となる。このため，医療者は，ポジティブになる援助とサポートを行う，非言語コミュニケーションや環境へ配慮する，良き協力者・理解者となることも重要[11]である。

　さらに，減量目標の達成，リバウンドの防止のためには，医療者側は患者のパーソナリティを把握し，生活習慣の改善に向けた行動変容を促す行動療法も有効である。このため，行動療法などの心理的サポートが必要である。肥満症の治療には次のような心理的サポートも重要である。

①行動療法

　食事や運動の記録をつけることで，見える化するとともに，自己管理能力を高める。またスモールステップで目標を設定し，達成感を得ることで，継続力を高めることが重要である。

②心理カウンセリング

　食事や体重に対する不安やストレスを軽減するため，心理カウンセリングが有効である。必要に応じて，臨床心理士や精神科医師など，専門のカウンセラーと連携を図る。

③サポートグループ

　同じ目標をもつ人々と情報や経験を共有することで，治療モチベーションが維持しやすくなる。

3) これからの時代の運動療法——運動療法継続のために

　運動療法を継続するためには，運動が楽しいと思えるポジティブな環境があるとよい。肥満を伴う2型糖尿病患者を対象に，レクリエーションサッカーを週2回1時間ずつ24週間行った研究において，総脂肪量を平均1.7kg減らし，血糖値，HbA1cを改善し，約75％という高いトレーニング遵守率も観察された[12]。またランニングまたはレクリエーションサッカーによる16カ月間のトレーニングを比較した研究では，レクリエーションサッカーは，ランニングに比べ，筋機能，姿勢バランス，骨密度，心機能を改善した[13]。さらにLancetに掲載された論文によると，サッカーの人気が高いスコットランドでは，政府とプロサッカーリーグが関与した減量プログラムの研究で，5％以上の体重減少を達成した参加者が1年間で約4割に及んだという報告[14]もある。日本でも，非接触型で歩いて行うサッカーであるウォーキングフットボール[15]が広まりつつあり，運動療法の一環として活用できるかもしれない。

　またサッカーに限らず，楽しみながら取り組める運動に定期的に参加することも，継続可能かつ効果的な運動療法の手段となりうる。さまざまなスポーツの健康効果として，260万人の成人を対象とした縦断的研究と介入研究の系統的レビューとメタ分析[16]では，サイクリング，サッカー，ハンドボール，ランニング，水泳などのレクリエーション活動

表3 ● レクリエーションスポーツを用いたアプローチ

アプローチ	期間／解析	対象者	結果・効果
レクリエーションサッカー vs 非活動的対照群	週2回，24週間	2型糖尿病罹患男性21名 平均BMI 30.4kg/m²	サッカーは，総脂肪量1.7kg減少，血糖値・HbA1cの改善，75%のトレーニング遵守率
レクリエーションサッカー vs ランニング	週2回，16カ月	女性28名 平均BMI 33.8kg/m²	サッカーは，筋機能，姿勢バランス，骨密度，心機能を改善
サッカークラブが開催する減量プログラム	12カ月	男性747名 BMI 28kg/m²以上	体重5%以上減少した参加者が約40%
各種レクリエーション活動（サイクリング，サッカー，ハンドボール，ランニング，水泳など）	縦断的研究と介入研究の系統的レビューとメタ解析	成人260万人	体組成改善，心血管リスク軽減，死亡率低下など

への参加は，体組成の改善，心血管リスクの軽減，死亡率の低下など，さまざまな身体的健康上の利点との関連が示されている（**表3**）。

楽しみながら運動療法を行うという点では，継続性の面での課題はあるが，スマートフォンの運動アプリケーションの利用も一手ではある。数多くの運動アプリケーションが使用可能な昨今であり，今後，有効性が高く，かつ継続率が高い運動アプリケーションが残り，改良がなされ，より良いアプリケーションを使用可能になると考えられる。さらに，中には保険適用がなされるようなアプリケーションも出てくるのではないかと思われる。

4 運動療法の留意点

肥満症患者において，合併症や怪我のリスクを伴うため，運動療法を行う際の留意点としては，以下が挙げられる。

①医師の指導のもとでの実施

肥満症は，虚血性心疾患のリスクとなるため，肥満症患者が運動療法を開始する前には，運動実施の禁忌はないか，心血管系や関節などに関して，メディカルチェックが必要である。特に高度肥満症の患者や，既往症がある場合は，医師の指導の元で運動を開始することが重要である。

②徐々に強度を上げる

急激に運動強度を上げると怪我のリスクが高まるため，少しずつ強度を上げることが推奨される。短めの時間から始め，1～2週間で5～10分ずつ伸ばすとよい[17]とされている。

③適切な水分補給

運動中はこまめに水分を補給し,脱水症状を防ぐことが大切である。

1) 高度肥満症について

BMI 35kg/m² 以上の高度肥満症は,通常の肥満症よりも健康リスクが高く,次のような,より慎重なアプローチが求められる。

①個別の運動プログラム

高度肥満症患者には,個別の運動プログラムが必要である。これは,専門の健康運動指導士や医師と相談しながら進める。

②低負荷の運動

膝関節や腰に負担がかかりにくい水中ウォーキングやエアロバイクなどが推奨される。

③栄養管理と併用

前述のように,運動療法で消費できるエネルギーには限度があるため,運動療法だけでなく,栄養士の指導のもとでの食事療法も並行して行うことが効果的である。

④心理的サポートの強化

高度肥満症患者は心理的ストレスが大きいため,心理的サポートの強化も必要である。

肥満症および高度肥満症に対する運動療法は,体重減少,体力向上,心理的健康の改善など,多くの利点がある。個々の患者の状態に合わせた運動プログラムと,適切な心理的サポートを提供することで,より効果的な治療が可能になる。専門家と連携しながら,無理のない範囲で継続的に取り組むことが重要である。

文献

1) 日本肥満学会,編:肥満症診療ガイドライン2022. ライフサイエンス出版, 2022.
2) Okauchi Y, et al:Reduction of visceral fat is associated with decrease in the number of metabolic risk factors in Japanese men. Diabetes Care. 2007;30(9):2392-4.
3) Yusuf S, et al:Modifiable risk factors, cardiovascular disease, and mortality in 155 722 individuals from 21 high-income, middle-income, and low-income countries (PURE):a prospective cohort study. Lancet. 2020;395(10226):795-808.
4) Li Y, et al:Healthy lifestyle and life expectancy free of cancer, cardiovascular disease, and type 2 diabetes: prospective cohort study. BMJ. 2020;368:l6669.
5) Donnelly JE, et al:American College of Sports Medicine. American College of Sports Medicine Position Stand. Appropriate physical activity intervention strategies for weight loss and prevention of weight regain for adults. Med Sci Sports Exerc. 2009;41(2):459-71.
6) Flack KD, et al:Exercise for weight loss: further evaluating energy compensation with exercise. Med Sci Sports Exerc. 2020;52(11):2466-75.
7) Ohkawara K, et al:A dose-response relation between aerobic exercise and visceral fat reduction: systematic review of clinical trials. Int J Obes (Lond). 2007;31(12):1786-97.

8) 厚生労働省 健康づくりのための身体活動基準・指針の改訂に関する検討会：アクティブガイド―健康づくりのための身体活動指針―. 令和6年1月.
[https://www.mhlw.go.jp/stf/houdou/2r9852000002xple-att/2r9852000002xpr1.pdf]（2025年2月閲覧）

9) Muramoto A, et al：Three percent weight reduction is the minimum requirement to improve health hazards in obese and overweight people in Japan. Obes Res Clin Pract. 2014；8(5)：e466-75.

10) UMIN：肥満症に対する効果的な治療戦略と健康障害の改善に資する減量数値目標を見出すための介入研究.
[https://center6.umin.ac.jp/cgi-open-bin/ctr/ctr_view.cgi?recptno=R000036374]（2025年2月閲覧）

11) Albury C, et al：Language Matters working group. The importance of language in engagement between health-care professionals and people living with obesity: a joint consensus statement. Lancet Diabetes Endocrinol. 2020；8(5)：447-55.

12) Andersen TR, et al：A preliminary study: effects of football training on glucose control, body composition, and performance in men with type 2 diabetes. Scand J Med Sci Sports. 2014；24 Suppl 1：43-56.

13) Krustrup P, et al：Long-term musculoskeletal and cardiac health effects of recreational football and running for premenopausal women. Scand J Med Sci Sports. 2010；20 Suppl 1：58-71.

14) Hunt K, et al：A gender-sensitised weight loss and healthy living programme for overweight and obese men delivered by Scottish Premier League football clubs (FFIT): a pragmatic randomised controlled trial. Lancet. 2014；383(9924)：1211-21.

15) 日本サッカー協会技術委員会普及部会：ウォーキングフットボールJFA推奨ルール【2024/8/1改訂版】.
[https://www.jfa.jp/grass_roots/walkingfootball/rule.pdf]（2025年2月閲覧）

16) Oja P, et al：Health benefits of different sports: a systematic review and meta-analysis of longitudinal and intervention studies including 2.6 million adult participants. Sports Med Open. 2024；10(1)：46.

17) Garber CE, et al：American College of Sports Medicine. American College of Sports Medicine position stand. Quantity and quality of exercise for developing and maintaining cardiorespiratory, musculoskeletal, and neuromotor fitness in apparently healthy adults: guidance for prescribing exercise. Med Sci Sports Exerc. 2011；43(7)：1334-59.

2 よくある疾患別・対象別の運動療法の実際

❷糖尿病─1型・2型, 合併症の対応を含めて

髙木恵理, 加賀英義, 田村好史

1 疾患・障害の概要

　糖尿病とは, インスリンの作用不足により生じる慢性の高血糖状態を主徴とする代謝疾患群である。高血糖状態が持続すると, 細小血管の異常をきたし, 糖尿病特有の合併症として網膜, 腎, 神経を代表とする臓器に機能・形態の異常を起こる。進展すれば視力障害, 腎不全, 壊疽などの重大な合併症をもたらす。また糖尿病は動脈硬化を促進し, 心筋梗塞, 脳卒中, 下肢の閉塞性動脈硬化症などの原因となり, 生命をもおびやかす。成因により, ①1型糖尿病, ②2型糖尿病, ③その他の機序・疾患によるもの, ④妊娠糖尿病, にわけられる[1]が, ここでは1型糖尿病と2型糖尿病について説明する。1型糖尿病は, 主に自己免疫機序の異常を基礎にした膵β細胞の破壊によりインスリン分泌の欠乏が生じて発症し, 基本的には生命維持のためインスリン治療が不可欠となる。2型糖尿病は, インスリン分泌低下やインスリン抵抗性をきたす素因を含む複数の遺伝因子に過食や運動不足などの環境因子や加齢が加わり発症する。

　日本における糖尿病患者数は, 厚生労働省の令和元年の「国民健康・栄養調査」によると「糖尿病が強く疑われる者」は1,196万人で, その割合は男性19.7％, 女性10.8％である。この10年で男女ともに有意な増減はみられないが, 年齢が高い層でその割合が高くなり, 70歳以上では男性26.4％, 女性19.6％となっている[2]。治療は食事療法, 運動療法, 薬物療法があり, 年齢やADL, 薬物治療内容などに応じて管理目標が定められている。

2 運動療法の適応

　運動療法は, 食事療法とならび糖尿病治療の根幹に位置づけられている。2型糖尿病に対する運動療法は, 血糖コントロールを改善し, 心血管疾患のリスクファクターである肥満, 内臓脂肪の蓄積, インスリン抵抗性, 脂質異常症, 高血圧症, 慢性炎症を改善し,

またQOLやうつ症状の改善や認知機能障害の改善効果も示されている。1型糖尿病に対する運動療法の血糖コントロールに対する効果は，インスリン分泌能の残存度合いなどにより，個人間で異なる可能性が考えられ，一定の見解が得られていない。しかし，体重やBMI，LDLコレステロールの低下，最大酸素摂取量，筋力の改善効果が示されている[3~5]。

そのため，糖尿病のあるほとんどの患者が運動療法の適応となるが，運動療法はその適応や方法を誤ると，病状や合併症を悪化させ，新たな合併症を引き起こすことにもなりかねない。そのため，運動療法開始前に問診や身体診察，検査によるメディカルチェックを行う。網膜症や腎症，神経障害などの細小血管合併症の評価や心血管疾患リスク，整形外科的疾患などの身体状態を把握し，運動制限の必要性を検討する必要がある。運動療法を禁止あるいは制限したほうがよい場合は**表1**に示す[6]。運動中，特に重要なのは心血管イベントの発生であるが，心血管疾患スクリーニングとして運動負荷試験を行うことは，無症状かつ行う運動が軽度～中強度（速歩など日常生活活動の範囲内）であれば，不要である。その一方で，高強度の運動を行う場合や心血管リスクの高い患者（高コレステロール血症，喫煙者，心血管疾患の家族歴がある者など），現在座っていることがほとんどの患者が中強度から高強度の運動を開始する場合は，主治医によるスクリーニングと，必要に応じて運動負荷試験を行うことが患者にとって利益となる可能性がある[7]。しかし，このような場合でも日常生活における体動が制限されることは稀であり，安全な範囲内で身体活動を行うことが必要である。

表1 ● 運動療法を禁止あるいは制限したほうがよい場合

1. 糖尿病の代謝コントロールが極端に悪い場合（空腹時血糖値 250mg/dL以上，または尿ケトン体中等度以上陽性）
2. 増殖前網膜症異常の場合（眼科医と相談する）
3. 腎不全の状態にある場合（専門の医師の意見を求める）
4. 虚血性心疾患や心肺機能に障害がある場合（専門の医師の意見を求める）
5. 骨・関節疾患がある場合（専門の医師に意見を求める）
6. 急性感染症
7. 糖尿病性壊疽
8. 高度の糖尿病性自律神経障害

【注意事項】
①これらの場合でも日常生活における体動が制限されることはまれであり，安静臥床を必要とすることはない。
②糖尿病の場合には，特に無症候性（無痛性）心筋虚血への注意が必要である。

（文献6より引用）

3 運動療法の内容と方法

　運動には，1回の運動でのブドウ糖や脂肪酸の利用によって，そのときの血糖値を下げる急性効果と，長期間の運動の継続でインスリン抵抗性が改善し，運動をしていないときでも血糖値が上昇しにくくなる慢性効果がある。

　運動療法の種類には，主に有酸素運動とレジスタンス運動がある。有酸素運動およびレジスタンス運動のいずれかだけでもHbA1cを低下させるが，両者の組み合わせがHbA1cを最も低下させることが報告されている[8]。運動処方は，頻度（frequency：F），強度（intensity：I），時間（time：T），種類（type：T）のFITTで示し，さらにどのように進行（progression：P）していくかまで示すとよい[7]。糖尿病患者に推奨される運動療法の推奨事項を，表2に示す。

表2 ● 糖尿病患者に推奨される運動療法の推奨事項（運動のFIIT & P）

	有酸素運動	レジスタンス運動	柔軟・バランス運動
頻度	3〜7日/週（連続した2日間運動がない日を作らない）	連続しない日程で2〜3回/週	柔軟運動：2〜3回/週以上 バランス運動：2〜3回/週以上
強度	最大酸素摂取量または最大心拍数の40〜59%，主観的運動強度11〜12（中程度） または 最大酸素摂取量または最大心拍数の60〜80%，主観的運動強度14〜17（高強度）	中等度（15回反復可能な運動）〜高強度（6〜8回反復可能な運動）	ストレッチング：緊張もしくは軽度の不快感を感じるところまで伸張する バランス運動：軽度〜中等度
時間	最低150〜300分/週の中程度の活動 または，75〜150分以上の高強度の活動 または，同等の組み合わせの活動	トレーニングの開始初期は，少なくとも8〜10種類の運動を，1〜3セット（10〜15回反復/セット）	静的もしくは動的ストレッチング：それぞれ10〜30秒を2〜4回反復 バランス運動：継続時間は任意の時間で可能
種類	ウォーキング，ジョギング，サイクリング 水泳，水中活動，手漕ぎボート，ダンス，インターバルトレーニング	フリーウェイト，マシン，エラスティックバンド，または自重を利用した，8〜10種類の主要な筋群の筋力トレーニング	ストレッチング：静的，動的，その他のヨガなどの運動 バランス運動（高齢者向け）：片脚立ち，バランス器具を用いた運動，下肢・体幹のレジスタンス運動，太極拳
進行	進行の速さはベースラインのフィットネスレベル，年齢，体重，健康状態や個人の目標によって異なる 強度と量の両方を徐々に増加させることが推奨される	トレーニング開始時は，1セットあたり12〜15回反復可能な強度で開始し，安定して実施可能となれば，より高強度（6〜8回反復可能）とする 負荷を強くした後は，セット数を増やして，最終的には頻度を増やす	柔軟運動やバランス運動は徐々に時間や頻度を増やし，継続する

FITT & P：frequency, intensity. time, type and progression.

（文献7より改変引用）

現状のガイドラインでは，運動時間は生活活動を除く中等度の有酸素運動で150分/週かそれ以上，週に3回以上，運動をしない日が2日間以上続かないように行い，レジスタンス運動は連続しない日程で週に2〜3回程度行うことが勧められ，禁忌でなければ両方の運動を行うとされている[1]。

　運動の強度の指標としては，主観的運動強度 (rating of perceived exertion：RPE)，心拍数，メッツ (metabolic equivalents：METs) が用いられる (表3)[9]。RPEで行う場合には，運動開始時は「楽である」〜「やや楽である」程度で行い，運動に慣れてきたら，「ややきつい」程度の強度まで増加するかを，患者の状態により検討する。メッツは，身体活動の消費エネルギーを示す単位である。安静座位時の消費エネルギーを1メッツとし，身体活動の強度が何倍に相当するかを示す。たとえば，普通歩行 (4km/時) は3メッツ，速歩 (4.8km/時) が4メッツに相当する。3メッツ以上の活発な身体活動・運動がよいとされ，有酸素運動の場合，強度が強いほどHbA1cの低下が期待されるので，適応を見きわめ，5〜6メッツ程度の強度の運動を目標とする。歩数を指標にする場合，1週間に150分の有酸素運動は約1万5,000歩の歩行と同等となるため，1日に+2,000歩を超える程度が目標となる。「健康づくりのための身体活動・運動ガイド2023」では，生活活動と含めて成人は1日8,000歩，65歳以上の高齢者は1日6,000歩を歩数の目安としている[10]。また，歩行以外の身体活動に関しても，メッツ表を参考に指導を行う。

　レジスタンス運動は，連続しない日程で週2〜3回行うことが勧められる。マシーン，フリーウェイト (ダンベルやバーベル)，バンド (ラバーやシリコン)，自重を利用し大筋群を使った5種類以上の運動を，トレーニング初期には，1セットで10〜15回連続して反復可能な負荷で行い，筋力増加に合わせて負荷量やセット数，頻度を増やしていく。特に糖尿病のある高齢者においては，糖尿病のない高齢者に比べて筋量，筋力の低下が生じやすいことも示唆されており，フレイル・サルコペニア予防の観点からも，レジスタンス運動はより重要となってくる。レジスタンス運動は適切に負荷を行わないと怪我のリスクがあるため，専門の指導者のもと行うことを検討する。また近年では，体を大きく使うが，動きが緩やかで運動強度がそれほど

表3 ● 主観的運動強度と心拍数

標示	自覚度	強度 (%)	心拍数 (拍/分)
20	もうだめだ	100.0	200
19	非常にきつい	92.9	
18		85.8	180
17	かなりきつい	78.6	
16		71.5	160
15	きつい	64.3	
14		57.2	140
13	ややきつい	50.0	
12		42.9	120
11	楽に感じる	35.7	
10		28.6	100
9	かなり楽に感じる	21.4	
8		14.3	80
7	非常に楽に感じる	7.1	
6	安静	0.0	60

(文献9より引用)

高くない柔軟運動や，ヨガ，太極拳などの運動でも，HbA1c改善効果や柔軟性，筋力，バランス能力の増加に効果的であることが示されている。柔軟運動やバランス運動は関節可動域や筋力，バランス能力の維持に重要で，転倒リスクの減少にもつながる。特に高齢者では，有酸素運動・レジスタンス運動・柔軟運動やバランス運動を組み合わせた多要素な運動（マルチコンポーネント運動）が推奨されている[10]。各々の糖尿病の病期や身体機能に応じて，運動療法の目的を設定すべきである。

また，身体活動量とは，運動と生活活動量の総和である。したがって，運動を実施する時間がない場合でも，日常生活活動によるエネルギー消費（non-exercise activity thermogenesis：NEAT）を増やすこと，身体不活動（座位の時間など）を減らすことを指導する。NEATには，家事，通勤などの移動，仕事，余暇活動など様々な活動が含まれる。たとえば，台所仕事や洗濯物の物干し，掃除などの家事は約3.0〜3.5メッツであり，立って行う家事も歩行と同程度のエネルギー消費となる。WHOの「身体活動と座位行動時間のガイドライン」によれば，座位行動時間は総死亡率，心血管疾患，がん，2型糖尿病の発症の増加などに関連しており，糖尿病の有無にかかわらず，すべての人に座位中心の生活習慣を改めることを推奨している。過去の報告では，不活動の過体重または肥満2型糖尿病患者を対象に，食後に座位を継続する群，30分ごとに3分間の低強度の歩行（3.2km/h）を行う群，30分ごとに3分間のレジスタンス運動（ハーフスクワット，カーフレイズ，殿部の収縮運動，ニーレイズ）を行う群で，食後の血糖値やインスリンを比較したところ，座位を継続した群に比べ，30分ごとに低強度の歩行やレジスタンス運動を行った群では，血糖曲線下面積やインスリン曲線下面積が低下することが示されている[11]。よって30分以上の座位行動は，立位やウォーキング，そのほかの身体活動によって中断することが勧められている。ほとんど動かない人に対しては，座位行動から，まずは細切れでもよいので立ち仕事やレジスタンス運動を行い，座位行動時間を減らし，日常生活の中で少しでも身体活動を高めることを指導することも大切である。

4 運動療法の留意点（低血糖予防，フットケアの実際も含めて）

1）運動中の低血糖予防

運動中は運動誘発性低血糖に注意が必要である。

①2型糖尿病の場合

持効型インスリンやSU薬などの薬物療法中の患者では，空腹時に運動を行うと低血糖を起こす可能性があるので注意を要する。また，頻回インスリン療法をしている場合，食後に運動する場合には，運動前のボーラスインスリンを減量することを検討する。

②1型糖尿病の場合

インスリンに関しては上記と同様の注意が必要であるが，運動強度により血糖値は上昇，低下など様々な変化を取るなど個々の症例で異なることが多く，血糖自己測定を頻回にすること持続グルコースモニタリング（continuous glucose monitoring：CGM）を用いることなどにより，1例1例の調整が必要である。

2）合併症がある場合への対応

①末梢神経障害

末梢神経障害を有する患者では，四肢の痛覚が低下し，痛みの閾値が高くなると，運動による皮膚障害，感染，シャルコー関節破壊のリスクが高くなる。適切な靴を履き，病変を早期に発見するために毎日足を観察することが重要である。

②自律神経障害

自律神経障害を有する患者では，運動負荷に対する循環応答の低下，起立性低血圧，体温調節障害，視力障害，無自覚低血糖などの要因により，運動誘発性の有害事象が多いとされる。特に心血管系の自律神経障害は，心血管死や無症候性心筋梗塞の独立した危険因子である。運動中は，脱水および高体温または低体温を予防する。

③網膜症

硝子体出血や網膜剥離を誘発するリスクがあるため，前増殖網膜症異常の症例では激しい強度の運動や衝撃の加わる活動，頭位を下げるような活動，呼吸を止めていきむような活動（valsalva手技）は禁忌となる。そのため，日頃から眼科医と連携をとり，網膜症の状態を把握しておくことが重要である。

④腎症

微量アルブミン尿を有する患者では，ある程度の身体活動が腎症の発症や進行の抑制の可能性が示唆され，顕性腎症以上の患者も身体機能やQOLの改善のため，身体活動を高めるような指導が勧められるが，その他の合併症や併存疾患も考慮して症例ごとに検討が必要である。また過度な血圧上昇を避けるため，重量挙げや高強度の有酸素運動は避け，低強度から開始する。

3）フットケア

糖尿病のある人は，ない人では問題にならないような小さな傷や爪のトラブルが原因で下肢壊疽や難治性潰瘍などの重篤な疾患となることがある。そのため，その予防と早期発見・早期介入が必要となる。また，どの段階においても症状に応じて皮膚科や形成外科，整形外科，循環器内科・血管外科へ紹介することも考慮する。

4) 糖尿病の多様性をふまえた運動療法の進め方

運動療法開始後は，定期的に実施状況と有害事象，有効性の確認を行う。これらの結果をふまえ，短期・長期的な目標の修正と運動処方内容の見直しを行う。特に，有効性については，血糖や脂質代謝，血圧などの代謝指標のみならず，筋力，身体機能，気分，睡眠，認知機能などの評価を行い，効果を実感してもらうことが重要である。

文献

1) Araki E, et al：Japanese Clinical Practice Guideline for Diabetes 2019. J Diabetes Investig. 2020；11(4)：1020-76.
2) 厚生労働省：令和元年国民健康・栄養調査結果の概要.
[https://www.mhlw.go.jp/content/001066903.pdf]（2025年2月閲覧）
3) Yardley JE, et al：A systematic review and meta-analysis of exercise interventions in adults with type 1 diabetes. Diabetes Res Clin Pract. 2014；106(3)：393-400.
4) Ostman C, et al：Clinical outcomes to exercise training in type 1 diabetes：A systematic review and meta-analysis. Diabetes Res Clin Pract. 2018；139：380-91.
5) de Abreu de Lima V, et al：Effects of resistance training on the glycemic control of people with type 1 diabetes：a systematic review and meta-analysis. Arch Endocrinol Metab. 2022；66(4)：533-40.
6) 日本糖尿病学会, 編：糖尿病治療ガイド2022-2023. 文光堂, 2022.
7) Colberg SR, et al：Physical Activity/Exercise and Diabetes：A Position Statement of the American Diabetes Association. Diabetes Care. 2016；39(11)：2065-79.
8) Sigal RJ, et al：Effects of aerobic training, resistance training, or both on glycemic control in type 2 diabetes：a randomized trial. Ann Intern Med. 2007；147(6)：357-69.
9) 日本健康運動研究所：健康運動の知識と実践.
[https://jhei.net/exer/walking/wa02.html]（2025年2月閲覧）
10) 厚生労働省：健康づくりのための身体活動・運動ガイド2023.
[https://www.mhlw.go.jp/content/001194020.pdf]（2025年2月閲覧）
11) Dempsey PC, et al：Benefits for type 2 diabetes of interrupting prolonged sitting with brief bouts of light walking or simple resistance activities. Diabetes Care. 2016；39(6)：964-72.

2 よくある疾患別・対象別の 運動療法の実際

❸ 高血圧症

横山美帆

1 疾患・障害の概要

　血圧とは，心臓から送り出された血液が血管壁に与える圧のことで，心臓が収縮し，血液が血管に送り出されたときの圧 (収縮期圧) が正常では120mmHg前後，心臓が拡張したときでもまだ血管内には圧 (拡張期圧) が70mmHg前後残っている[1]。適正血圧であることにより全身組織への血流還流が保たれ，正常な生体機能が維持される。診察室血圧で140/90mmHg以上，家庭血圧で135/85mmHg以上の場合に高血圧と診断される。わが国で実施されているコホート研究より，120/80mmHgを超えて血圧が高くなるほど，脳心血管病，慢性腎臓病などの罹患リスクおよび死亡リスクが高くなることが知られている[2]。わが国の高血圧の有病者数は約4,300万人と推定され，そのうち3,100万人 (72％) が管理不良とされる。3,100万人の管理不良の者のうち，自らの高血圧を認識していない者が1,400万人 (高血圧者の33％)，認識しているが未治療の者が450万人 (同10％)，薬剤治療を受けているが管理不良の者が1,250万人 (同29％) と推計されている[2]。現状としては，わが国における血圧の管理状況は決して良くないということが過去にも報告されており，各国の大規模調査のデータを用いた約52万例での解析においても，40〜79歳における140/90mmHg (診察室血圧) 未満への降圧目標達成率は，日本，フィンランド，アイルランド，スペインにおいて低値であったと示されている[3]。

　健康日本21 (第2次) では，食生活・身体活動・飲酒などの対策推進により，国民の収縮期血圧平均値を10年間で4mmHg低下させることを目標としており，これにより脳卒中死亡数が年間約1万人，冠動脈疾患死亡数が年間5,000人減少すると推測されている[4]。心不全の最大リスクは高血圧であり，心不全パンデミックを回避し，日本人の健康寿命を延伸するためにも，日本高血圧学会は，思春期・若年成人の高血圧管理にも取り組んでいる。

　高血圧の診断がなされれば，高血圧管理計画 (図1) を立てる[2]。「高血圧だから薬物治療」ではなく，生活習慣の修正と薬物治療は，どちらも治療の大切な両輪であることを認識することが重要である。高血圧患者のうち，運動習慣がない人は自身の血圧値を知らないことが多く，病気や健康での関心度が運動習慣にも関連するとの報告がある[5]。患者に

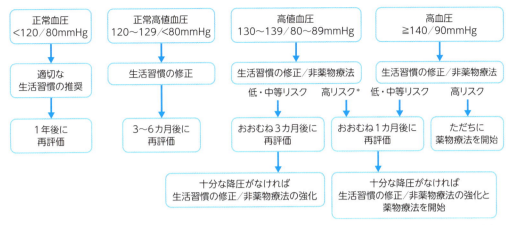

日本高血圧学会高血圧治療ガイドライン作成委員会 (編)「高血圧治療ガイドライン2019」. ライフサイエンス出版, p51 図3-1より許諾を得て転載

図1 ● 初診時の血圧レベル別の高血圧管理計画

＊：高値血圧レベルでは，後期高齢者 (75歳以上)，両側頸動脈狭窄や脳主幹動脈閉塞がある。または未評価の脳血管障害，蛋白尿のないCKD，非弁膜症性心房細動の場合は，高リスクであっても中等リスクと同様に対応する。その後の経過で症例ごとに薬物療法の必要性を検討する。

は，高血圧が生活習慣病の中でも最も頻度の高い疾患であることを説明すると同時に，血圧治療に関する知識を提供し，治療の有益性について話し合い，治療目標に到達するための方法を考えていくことが重要である。

生活習慣の修正項目は，前回のガイドライン (JSH2014) から大きな変更はなく，減塩 (1日6g未満)，野菜・果物の積極的摂取，コレステロールや飽和脂肪酸の摂取を控えて魚油の積極的摂取を行うこと，適正体重 (BMI 25未満) の維持，運動，節酒，禁煙がある[2]。習慣的な有酸素運動は収縮期血圧を3.5mmHg低下，拡張期血圧を2.5mmHg低下させ，高血圧患者においても収縮期血圧を8.3mmHg低下，拡張期血圧を5.2mmHg低下させる[6]。

2022年9月からは，高血圧治療補助アプリが保険適用になっており，12週の介入で，起床時の家庭血圧 (収縮期) がベースラインから10.6mmHgの降圧効果が得られたことが報告されている[7]。減塩だけにとどまらず，運動や禁酒，禁煙も含めた多面的に生活習慣に関する知識を学べるだけでなく，スマホの中のバーチャルナースが毎日生活習慣を指導し，飽きさせない工夫が凝らされていることから，通院や長時間の指導に拒否を示す多忙なサラリーマンなどでは強力な治療ツールとなることが期待されている。

2 運動療法の適応

運動療法処方の第一歩は，適応・禁忌の判定と安全性の確認である。運動療法の対象者は，Ⅱ度高血圧 (160〜179/100〜109mmHg) 以下の血圧値で，Ⅲ度 (≧180/≧

110mmHg) を超える高血圧の場合は降圧後に運動療法を施行する。心血管病を有する者などハイリスク患者では，事前にメディカルチェックを行い，適切な運動強度を設定すれば安全に運動療法を施行することが可能であり，心血管病の予後改善にもつながる可能性もあるため，ガイドラインに準じて実施すべきである。個人の年齢や基礎体力，健康状態，体重などから適切な運動頻度 (frequency)，運動強度 (intensity)，運動時間 (time)，運動種類 (type)，運動量 (volume) を決定し，適宜漸増／改定を行う (FITT-VP)。

3 運動療法の内容と方法

　高血圧に対する運動療法の基本は，有酸素運動とレジスタンス運動 (抵抗運動) である。『高血圧治療ガイドライン2019』では，主観的運動強度であるBorg scaleで「ややきつい」程度の有酸素運動 (動的および静的筋肉負荷運動) を毎日30分，または週180分以上行うことを推奨している[2]。運動種類は速歩，ステップ運動，スロージョギング，自転車，ランニング，水中運動のような大きな骨格筋群を用いた動的な等張性運動による有酸素持久性動的運動が，運動強度は最大酸素摂取量の40〜60％程度が推奨されている[2]。最大酸素摂取量の75％以上の高強度運動は，運動中の血圧上昇が顕著で，運動後も内因性昇圧系 (交感神経系およびレニン-アンジオテンシン系) の活性化が生じる。有酸素運動に慣れてきたら，軽いレジスタンス運動やストレッチングを補助的に組み合わせる。レジスタンス運動は除脂肪体重の増加や骨粗鬆症・腰痛の防止，ストレッチングは関節の可動域や機能の向上が期待でき，有用である。レジスタンス運動では，息を止めないように注意する。

　実際の診療では，「運動の必要性」は理解しているが，仕事や家事・育児が忙しくて実践できないという人にも多く遭遇する。運動のみでは1日の身体活動を十分に確保できない場合に，「運動」と「生活活動」の併用が求められる。「運動」は体力の維持・向上を目的として計画的・意図的に行った継続性のある活動を示し，たとえばランニングやウォーキング，スポーツ，トレーニングなどがある。一方で，「生活活動」は日常生活における労働や家事，通勤・通学といった活動を示している。つまり，身体活動＝運動＋生活活動となり，運動ができていなくても，生活活動を積極的に実施することで，高血圧や糖尿病，肥満などに対する予防効果になることがわかっている[8]。こうした運動以外の身体活動で消費されるエネルギーのことを，非運動性熱産生 (NEAT) といい，運動だけではない活動量を増やすことが健康維持のためのkey pointである。「健康づくりのための身体活動・運動ガイド2023」では，強度が3メッツ以上の身体活動を週23メッツ／時以上，具体的には，歩行またはそれと同等以上の強度の身体活動を1日60分以上 (1日約8,000歩以上に相当)，高齢者や体力レベルが低い人では合計して40分 (1日約6,000歩以上に相当) 行うことが推奨されている[8]。

4 運動療法の留意点

　高血圧患者では，正常血圧者に比べて運動による血圧の上昇度が大きい特性に注意する。また，患者が新たにβ遮断薬やカルシウム拮抗薬の処方を受けた場合には，運動中の心拍応答の変化に留意する。α_1遮断薬やカルシウム拮抗薬などの血管拡張性の薬剤を投与されている場合には，運動後の過度の降圧に注意し，運動後にゆっくり歩くなどのクールダウンの時間を設けることが望ましい。メディカルチェックやフィジカルの評価項目について定期的に再評価・カウンセリングを実施して，その運動レベルを引き上げるように奨励する。また，血圧レベルに応じて，降圧薬の変更を考慮する。

　患者には，生活活動を含めた身体活動を増やすこと，さらに，運動療法を加えて高血圧だけでなく生命予後にも効果があることを説明し，患者に対して，実現可能な運動プログラムを作成し，セルフモニタリングができるように指導する。支援者は，セルフモニタリングの結果や血圧の変化，体力の評価などを客観的なデータとして示し，運動が継続できていることを評価するなど，モチベーションの維持に努める。これらの指導には，運動指導だけでなく，食事や服薬なども含めた生活習慣全般の指導を行うことが理想である。そのためには，健康運動指導士や循環器病予防療養指導士などの十分な知識をもったスタッフを中心とした多職種協働のチームが理想である。

文献

1) Arakawa K：Antihypertensive mechanism of exercise. J Hypertens. 1993；11（3）：223-9.
2) 日本高血圧学会高血圧治療ガイドライン作成委員会，編：高血圧治療ガイドライン2019. ライフサイエンス出版，2019.
3) NCD Risk Factor Collaboration：Long-term and recent trends in hypertension awareness, treatment, and control in 12 high-income countries：an analysis of 123 nationally representative surveys. Lancet. 2019；394（10199）：639-51.
4) 厚生労働省：健康日本21（第二次）の推進に関する参考資料.
   [https://www.mhlw.go.jp/bunya/kenkou/dl/kenkounippon21_02.pdf]（2025年2月閲覧）
5) 佐藤真治，他：厚生労働科学研究費補助金　令和3年度分担報告書　高血圧患者における健康づくりのための身体活動.
6) Cornelissen VA, et al：Exercise training for blood pressure：a systematic review and meta-analysis. J Am Heart Assoc. 2013；2（1）：e004473.
7) Kario K, et al：Efficacy of a digital therapeutics system in the management of essential hypertension: the HERB-DH1 pivotal trial. Eur Heart J. 2021；42（40）：4111-22.
8) 厚生労働省：健康づくりのための身体活動・運動ガイド2023.
   [https://www.mhlw.go.jp/content/001194020.pdf]（2025年2月閲覧）

2 よくある疾患別・対象別の
運動療法の実際

❹ 慢性心不全

横山美帆

1 疾患・障害の概要

　心不全とは，何らかの心臓機能障害，すなわち心臓に器質的および/あるいは機能的異常が生じて心ポンプ機能の代償機転が破綻した結果，呼吸困難・倦怠感や浮腫が出現し，それに伴い運動耐容能が低下する臨床症候群と定義されている[1]。心不全は，心腔内に血液を充満させ，それを駆出するという心臓の主機能に何らかの障害が生じた結果出現するため，心外膜や心筋，心内膜疾患，弁膜症，冠動脈疾患，大動脈疾患，不整脈，内分泌異常など，様々な要因により惹き起こされる。現在，心不全の病期の進行については，心不全ステージ分類が用いられることが多く，適切な治療介入を行うことを目的にされており，無症候であっても高リスク群であれば早期に治療介入することが推奨されている（**図1**）[2]。

　薬物治療に加えて，減塩，禁煙，服薬を遵守し，過労を避けるなどの患者指導や運動療法も重要であり，このような包括的疾病管理プログラムとして心臓リハビリテーションがある[3]。生活習慣病や運動耐容能が心不全のリスク因子となっていることからも，明らかな症状や徴候が出る以前からの早期治療介入の有用性が確認されており，発症前のステージにおいても運動療法は重要である。日本の将来人口は2055年にかけて徐々に減少していく一方，65歳以上の高齢人口割合の急増が予測されている[4]。わが国における心不全発症率は，高齢化率の上昇に伴い，今後十数年は増加し続けて高止まりするといわれており[1]，このことを称して「心不全パンデミック」とも呼ばれている。

2 運動療法の適応

　全身的な運動療法の適応となるのは，心不全の重症度判定に広く用いられているNYHA分類（New York Heart Association functional classification）におけるⅠ～Ⅲ度である，安定期のコントロールされた心不全の症例である。

　すなわち，少なくとも過去3日間において心不全の自覚症状（呼吸困難，易疲労性など）

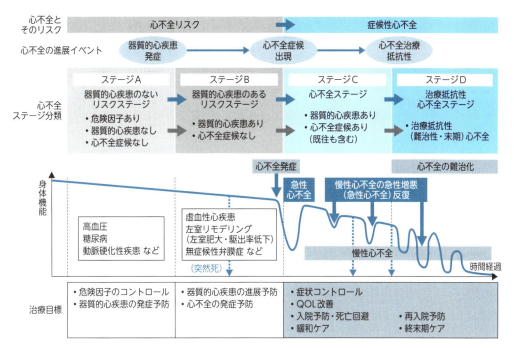

図1 ● 心不全とそのリスクの進展ステージ

(文献2より作成)

や身体所見（浮腫，肺うっ血など）の増悪がなく，体液量が適正に管理されていれば，運動療法適応の条件となる。日本循環器学会の「心血管疾患におけるリハビリテーションに関するガイドライン」[3]では，慢性心不全の運動療法の絶対禁忌と相対禁忌は**表1**[5]のようにまとめられている。現在の医療環境下では，高齢や左室駆出率低下，補助人工心臓装着中，植込み型除細動器（implantable cardioverter defibrillator：ICD）挿入後は禁忌ではなく，心不全の増悪などに注意しながら運動療法を進める。

3 運動療法の内容と方法

運動療法を導入する前に，心不全の原因疾患，心不全増悪の誘因，現在の心不全重症度，心機能や血行動態（左室駆出率，左室径，心拍数，血圧，NT-proBNP値等），残存虚血の有無，不整脈（心室性不整脈，心房細動）の有無，デバイス（ペースメーカ，ICDや両心室ペーシング療法，左室補助循環）の有無を確認する。また，服薬状況，特に運動時に影響する薬剤（β遮断薬，抗不整脈薬など）の有無を確認する。心疾患における運動療法の基本は，心肺運動負荷試験（CPX）をもとに嫌気性代謝閾値（anaerobic threshold：AT）で処方した有酸素運動であり，基本的に運動処方に従って行う（**表2**）[5]。特に高齢者

表1 ● 心不全患者で運動療法が禁忌となる病態・症状

絶対禁忌
1. 過去3日以内における自覚症状の増悪
2. 不安定狭心症または閾値の低い心筋虚血
3. 手術適応のある重症弁膜症, 特に症候性大動脈弁狭窄性
4. 重症の左室流出路狭窄
5. 血行動態異常の原因となるコントロール不良の不整脈 (心室細動, 持続性心室頻拍)
6. 活動性の心筋炎, 心膜炎, 心内膜炎
7. 急性全身性疾患または発熱
8. 運動療法が禁忌となるその他の疾患 (急性大動脈解離, 中等度以上の大動脈瘤, 重症高血圧, 血栓性静脈炎, 2週間以内の塞栓症, 重篤な他臓器障害など)

相対禁忌
1. NYHA心機能分類Ⅳ度
2. 過去1週間以内における自覚症状増悪や体重の2kg以上の増加
3. 中等症の左室流出路狭窄
4. 血行動態が保持された心拍数コントロール不良の頻脈または徐脈性不整脈 (非持続性心室頻拍, 頻脈性心房細動, 頻脈性心房粗動など)
5. 高度房室ブロック
6. 運動による自覚症状の悪化 (疲労, めまい, 発汗多量, 呼吸困難など)

注) ここに示す「運動療法」とは, 運動耐容能改善や筋力改善を目的として十分な運動強度を負荷した有酸素運動やレジスタンストレーニングを指す。

(文献5より作成)

室機能の著明低下例, 危険な不整脈や虚血出現の可能性がある例などでは, 監視下で行う。重症心不全患者は運動耐容能がきわめて低く, ATの判断が難しいことがある, 運動療法を行う上で最も重要なことは安全に実施することであり, ATの候補が複数ある場合は, 運動処方は最低強度のATを用いるほうが安全である。運動強度はATレベル以下, 運動の種類は歩行やトレッドミル, 自転車エルゴメーターなどである。CPXが実施できない場合は, Borg scale11～13 (主観的運動強度「楽である～ややつらい」) のレベルまたは, 心拍数予備能の30～50％ (Karvonen係数) で, 軽症 (NYHA心機能分類Ⅰ～Ⅱ) ではk＝40～50％, 中等症～重症 (NYHA心機能分類Ⅲ) ではk＝30～40％で運動処方を行い, 有酸素運動を実施する。

　導入初期には, 低強度 (Borg scale11～12程度) から開始し, 1～2週間かけて徐々に目標運動強度まで増加させる。経過中, 心不全が増悪する可能性もあるため, 慎重に心不全増悪の有無をチェックし, 患者の心理状態の安定にも配慮する。また, 心拍数に影響を与える薬 (特にβ遮断薬) を調整している場合があるため, 心拍数の変化に注意が必要である。定期的な観察と評価を行い, 慢性心不全に対する運動療法の妥当性を, 効果と安全性の両面から評価する[6]。運動中と前後の血行動態指標や症状, 日々の心不全徴候のモニタリング, 定期的な脳性ナトリウム利尿ペプチド (brain natriuretic peptide：BNP) やN末端プロ脳性ナトリウム利尿ペプチド (N-terminal prohormone of brain natriuretic peptide：NT-proBNP) 測定などにより, 外来運動療法を実施する上で負荷量が過大となる指標 (表2)[5] を参考にして安全性を確認する。運動療法の効果判定として, 最高酸素

表2 ● 慢性心不全患者に対する運動プログラム

構成
運動前のウォームアップと運動後のクールダウンを含み，有酸素運動とレジスタンス運動から構成される運動プログラム

有酸素運動
心肺運動負荷試験の結果に基づき有酸素運動の頻度，強度，持続時間，様式を処方し，実施する • 様式：歩行，自転車エルゴメーター，トレッドミルなど • 頻度：週3～5回（重症例では週3回程度） • 強度：最高酸素摂取量の40～60％，心拍数予備能の30～50％，最高心拍数の50～70％，または嫌気性代謝閾値の心拍数 　→2～3ヵ月以上心不全の増悪がなく安定していて，上記の強度の運動療法を安全に実施できる低リスク患者においては，監視下で，より高強度の処方も考慮する（例：最高酸素摂取量の60～80％相当，または高強度インターバルトレーニングなど） • 持続時間：5～10分×1日2回程度から開始し，20～30分/日へ徐々に増加させる．心不全の増悪に注意する 心肺運動負荷試験が実施できない場合 • 強度：Borg指数11～13，心拍数が安静座位時＋20～30/min程度でかつ運動時の心拍数が120/min以下 • 様式，頻度，持続時間は心肺運動負荷試験の結果に基づいて運動処方する場合と同じ

レジスタンストレーニング
• 様式：ゴムバンド，足首や手首への重錘，ダンベル，フリーウェイト，ウェイトマシンなど • 頻度：2～3回/週 • 強度：低強度から中強度 上肢運動は1RMの30～40％，下肢運動では50～60％，1セット10～15回反復できる負荷量で，Borg指数13以下 • 持続時間：10～15回を1～3セット

運動負荷量が過大であることを示唆する指標
• 体液量貯留を疑う3日間（直ちに対応）および7日間（監視強化）で2kg以上の体重増加 • 運動強度の漸増にもかかわらず収縮期血圧が20mmHg以上低下し，末梢冷感などの末梢循環不良の症状や徴候を伴う • 同一運動強度での胸部自覚症状の増悪 • 同一運動強度での10/min以上の心拍数上昇または2段階以上のBorg指数の上昇 • 経皮的動脈血酸素飽和度が90％未満へ低下，または安静時から5％以上の低下 • 心電図上，新たな不整脈の出現や1mm以上のST低下

注意事項
• 原則として開始初期は監視型，安定期では監視型と非監視型（在宅運動療法）との併用とする • 経過中は常に自覚症状，体重，血中BNPまたはNT-proBNPの変化に留意する • 定期的に症候限界性運動負荷試験などを実施して運動耐容能を評価し，運動処方を見直す • 運動に影響する併存疾患（整形疾患，末梢動脈疾患，脳血管・神経疾患，肺疾患，腎疾患，精神疾患など）の新規出現の有無，治療内容の変更の有無を確認する

RM (repetition maximum)：最大反復回数

（文献5より作成）

摂取量や6分間歩行距離などの運動耐容能評価，Short Physical Performance Battery (SPPB) や歩行速度，全身の筋力などの運動機能指標，ADL指標，健康関連QOL指標などを，患者の目標に応じて用いる[3]。

　心不全の増悪が2～3カ月以上なく安定していて，上記の強度の運動療法を安全に実施できる低リスク患者においては，高強度と中強度の運動を交互に繰り返す高強度インターバルトレーニング (high intensity interval training：HIIT) の実行可能性や短期的な有効性を示すエビデンスが出てきている[7]。サルコペニアやフレイルなどで身体活動能力が低下した患者に対しては，個々の患者の評価結果に基づく個別的な運動療法や理学療法が，運動耐容能の向上や心不全による再入院リスクの低減につながる可能性がある[8]。

4 運動療法の留意点

　心不全の運動療法に直接関連する致死的イベントは，60,000人/時間以上の心不全を対象とした運動療法において0件と報告されている[9]。低血圧，不整脈，心不全悪化などが運動療法中に発生する可能性があるが，重大な心イベントの発生率は運動療法実施群と非実施群との間で差がないか，むしろ運動療法実施群のほうが少ない[10]。わが国の報告では，左室駆出率が平均25％の中等症～重症心不全の運動療法において，プログラムからの脱落原因となった心イベント (心不全悪化，低血圧，不整脈) の発生率は5％，運動療法の一時休止を要した心イベントは8％であった。また，心イベント予測因子として，左室拡大 (拡張末期径65mm以上)，BNP高値，運動耐容能低下，運動時換気亢進，ペースメーカまたはICD装着後が挙げられている[11]。すなわち，心疾患に対する運動療法は，リスクの層別化がなされ，上記運動療法の基本が遵守されていれば，その安全性は確立されているといえる。対象が心疾患である以上，たとえその確率が低いとしても，運動中に生じうる事態を想定し，緊急時の対応を準備しておくことは重要である。心停止のような重大な事象から，低血糖や低血圧，重篤な不整脈，心筋虚血や心筋梗塞などに対し速やかに適切な処置ができるように，心肺蘇生法を含めた一次救命処置 (basic life support：BLS) に習熟しておく。また，速やかに医師や救急車を呼び，病院内なら救急室へ搬送ができるように，日頃から緊急マニュアルを作成しておく必要がある。

5 日常生活の留意点

　慢性心不全患者は，死亡率の改善とともに心不全増悪による再入院を防ぐことが重要な治療目標となる。心不全増悪による再入院の誘因を分析すると，医学的要因のほか，塩分・

水分制限の不徹底，過労，治療薬服用の不徹底，精神的または身体的ストレスなどの誘因で入院する患者も多く，多職種スタッフによる疾病管理が重要であり，心不全再入院率の低下や医療費の削減をもたらすことが報告されている[12]。具体的な患者教育・生活指導の詳細については，日本循環器学会の「心血管疾患におけるリハビリテーションに関するガイドライン」[3]を参照とされたい。患者とその家族が，日常生活の中で適切な自己管理行動（セルフマネジメント）を継続できるように支援することが重要である。

文献

1) 日本循環器学会, 他：急性・慢性心不全診療ガイドライン（2017年改訂版）.
   [https://www.j-circ.or.jp/cms/wp-content/uploads/2017/06/JCS2017_tsutsui_h.pdf]（2025年2月閲覧）

2) 厚生労働省 脳卒中，心臓病その他の循環器病に係る診療提供体制の在り方に関する検討会：脳卒中，心臓病その他の循環器病に係る診療提供体制の在り方について（平成29年7月）.
   [http://www.mhlw.go.jp/file/05-Shingikai-10901000-Kenkoukyoku-Soumuka/0000173149.pdf]（2025年2月閲覧）

3) 日本循環器学会, 他：2021年改訂版 心血管疾患におけるリハビリテーションに関するガイドライン.
   [https://www.j-circ.or.jp/cms/wp-content/uploads/2021/03/JCS2021_Makita.pdf]（2025年2月閲覧）

4) 国立社会保障・人口問題研究所：日本の将来推計人口（令和5年推計）結果の概要.
   [https://www.ipss.go.jp/pp-zenkoku/j/zenkoku2023/pp2023_gaiyou.pdf]（2025年2月閲覧）

5) Izawa H, et al. Japanese Association of Cardiac Rehabilitation Standard Cardiac Rehabilitation Program Planning Committee. Standard Cardiac Rehabilitation Program for Heart Failure. Circ J. 2019;83:2394-8.

6) 後藤葉一：慢性心不全の疾病管理プログラムとしての外来心臓リハビリテーションをどう構築し運営するか？ Heart View. 2014;18(5):520-7.

7) Hannan AL, et al：High-intensity interval training versus moderate-intensity continuous training within cardiac rehabilitation：a systematic review and meta-analysis. Open Access J Sports Med. 2018;9:1-17.

8) Reeves GR, et al：A Novel rehabilitation intervention for older patients with acute decompensated heart failure：The REHAB-HF Pilot Study. JACC Heart Fail. 2017;5(5):359-66.

9) Smart N, et al：Exercise training for patients with heart failure：a systematic review of factors that improve mortality and morbidity. Am J Med. 2004;116(10):693-706.

10) O'Connor CM, et al：HF-ACTION Investigators. Efficacy and safety of exercise training in patients with chronic heart failure：HF-ACTION randomized controlled trial. JAMA. 2009;301(14):1439-50.

11) Nishi I, et al：Are cardiac events during exercise therapy for heart failure predictable from the baseline variables? Circ J. 2007;71(7):1035-9.

12) Grady KL, et al：Team management of patients with heart failure：A statement for healthcare professionals from The Cardiovascular Nursing Council of the American Heart Association. Circulation. 2000;102(19):2443-56.

2 | **よくある疾患別・対象別の運動療法の実際**

❺ 慢性腎臓病 (CKD)

上月正博

1 疾患・障害の概要

慢性腎臓病 (chronic kidney disease : CKD) は，腎臓の障害を示唆する所見あるいは糸球体濾過量 (glomerular filtration rate : GFR) で表される腎機能の低下が慢性的に持続するものであり，具体的な定義は以下の通りである。

---

①尿異常，画像診断，血液検査，病理診断で腎障害の存在が明らか，特に0.15g/gCr以上の蛋白尿 (30mg/gCr以上のアルブミン尿) の存在が重要
②GFR 60mL/分/1.73m² 未満
①，②のいずれか，または両方が3カ月を超えて持続することで診断する。

わが国の20歳以上のCKD患者数は約1,480万人で，国民の7人に1人が罹患する国民病であり，70歳代の3人に1人，80歳以上の2人に1人はCKDである。また，CKDが進行し腎不全になると，透析や腎移植に移行する。2021年末の透析患者数は，34万9,000人 (平均69.67歳) である[1]。

わが国では，予防医学や糖尿病・高血圧治療などの進歩により，透析導入を先延ばしできるようになってきた。具体的には，1983年の新規透析導入患者の平均年齢は52歳であったが，38年後の2021年の導入患者の平均年齢は71.09歳であり，38年で透析の導入を19年も先延ばしできるようになった。透析導入患者にいたっては，最も多い年齢層が，男性70～74歳，女性80～84歳と高齢者が主体となっている[1]。

CKD患者は早期老化モデルの典型であるため，暦年齢よりも老化が早く，フレイルやサルコペニアの割合がきわめて高い。したがって，CKD患者では日常生活動作 (ADL) が低下しがちである。このため，リハビリテーションや運動療法の必要性が増してきており，運動が腎臓機能障害に与える影響を仔細に検討する必要性が高まった。

運動不足は，フィットネスの低下やサルコペニア，フレイルを引き起こし，病状の進行，ADLの低下，死亡率の増加にもつながる。保存期CKD患者では，CKDの進行に伴って

心血管疾患の発症率は加速的に高まり，末期腎不全に至るよりも心血管系の合併症で死亡する患者が多い。CKD G2〜4患者では，歩行速度が遅く，6分間歩行距離が短く，握力が弱いと死亡率が高い。透析患者においても，運動耐容能の低い透析患者や運動習慣のない透析患者の生命予後は悪く，透析患者にとっての運動不足は，低栄養や左室肥大と同程度の生命予後短縮の要因となっている。

2 運動療法の適応

保存期CKD患者でも，CKD透析患者でも**病期にかかわらず**基本的には運動療法の適応がある。ただ，急性腎炎患者，急速に腎機能が低下している患者やネフローゼ症候群などの蛋白尿が多い患者には不適当であるとされている[2, 3]。

3 運動療法の内容と方法

1) 腎臓リハビリテーション

かつては，腎臓病患者には「安静にさせる」ことが治療の常識であった。腎臓は，安静時には心拍出量の5分の1の血液供給を受けており，組織単位体重あたりの血液灌流量は他のどの臓器よりも多い。しかし，運動時には，筋肉，心臓，肺への血液分配率が高まるため，腎血流量 (renal blood flow：RBF) は低下する。このように，RBFは運動により顕著な影響を受け，運動強度や心拍数と逆相関し，激しい運動時にはRBFは50〜75％も低下する。

短期的に運動を行うと尿蛋白排泄量が増加し，RBFやGFRが低下することなどにより，腎機能障害者が強度の高い運動を行うと腎機能障害や腎病変が増悪する危険がある。

しかし，近年，多くの基礎的・臨床的なエビデンスが構築され，CKDの治療は「運動制限から運動療法へ」というコペルニクス的転換を果たした。

腎臓リハビリテーションは，腎疾患や透析医療に基づく身体的・精神的影響を軽減させ，症状を調整し，生命予後を改善し，心理社会的ならびに職業的な状況を改善することを目的として，運動療法，食事療法と水分管理，薬物療法，教育，精神・心理的サポートなどを行う，長期にわたる包括的なプログラムである[2, 4]。腎臓リハビリテーションの中核である運動療法は，透析患者に対して運動耐容能改善，体タンパク (骨格筋・血液中のタンパク質) やエネルギー源 (体脂肪) の貯蔵量が減少して引き起こされる低栄養状態であるprotein-energy wasting (PEW) 改善，タンパク質異化抑制，QOL改善などをもたらすことが明らかにされている (**表1**)[2]。さらに，保存期CKD患者では，メタアナリシ

スで運動耐容能向上，QOL改善のみならず，eGFR改善，血清クレアチニン低下，尿タンパク排泄量減少，血液尿素窒素低下などの効果があることが確認された[5]。ウォーキングが10年間の全死亡リスクを33％，透析などの腎代替療法移行率を21％低下させる[6]。すなわち，腎臓リハビリテーション・運動療法が腎機能改善・透析移行防止のための新たな治療としての大きな役割が期待されている[2, 4]。運動療法による腎臓保護メカニズムに関しては，内皮型一酸化窒素産生酵素（endothelial nitric-oxide synthase：eNOS）産生増加，糸球体高血圧の改善，尿タンパク増加抑制，腎糸球体へのマクロファージの侵入抑制，線維芽細胞増殖抑制などが主に基礎的研究で示されている[2]。**図1**にCKD患者に対する腎臓リハビリテーションの考え方を示した[7]。

表1 ● CKD透析患者における運動療法の効果

1. 最大酸素摂取量の増加	8. 貧血の改善
2. 左心室収縮能の亢進（安静時・運動時）	9. 睡眠の質の改善
3. 心臓副交感神経系の活性化	10. 不安・うつ・QOLの改善
4. 心臓交感神経過緊張の改善	11. ADLの改善
5. PWV（pulse wave velocity）の改善	12. 前腕静脈サイズの増加（特に等張性運動による）
6. AI（augmentation index）の改善	13. 透析効率の改善
7. PEW（protein energy wasting）の改善	14. 死亡率の低下

（文献2より改変引用）

これまでのCKD患者：運動制限

保存期CKD患者 ➡ 腎機能を悪化させないために安静が治療の1つ
CKD透析患者 ➡ 透析前後は疲労が出やすく，安静にしがち

・医療・透析技術の進歩，超高齢社会の到来（患者の超高齢化）
・運動療法のエビデンス

これからのCKD患者：運動療法

保存期CKD患者 ➡
・運動療法では腎機能は悪化しない，むしろ改善する
・透析移行を防止するための治療法の1つとして運動療法が必要
・運動療法は心血管疾患の予防に有効
・サルコペニア・フレイル・Protein-Energy Wasting（PEW）予防に有効

CKD透析患者 ➡
・運動療法では透析効率が改善する
・ADLの改善，降圧薬・心不全治療費の減少のための治療法の1つとして運動療法が必要
・運動療法は心血管疾患の予防に有効
・サルコペニア・フレイル・Protein-Energy Wasting（PEW）予防に有効

図1 ● CKD患者における運動療法の考え方

（文献7より引用）

2) エビデンスとガイドライン

　日本腎臓リハビリテーション学会は，会員数3,295名（2024年度）の腎臓リハビリテーションに関する世界初の学術団体である。日本腎臓リハビリテーション学会では，世界初の『腎臓リハビリテーションガイドライン』を2018年に発刊した。腎臓リハビリテーションガイドラインのエビデンスレベルは，「透析患者における運動療法は，運動耐容能，歩行機能，身体的QOLの改善効果が示唆されるため，行うことを推奨する」が1Bと最高である[3]。一方，保存期CKD患者に関しては，「年齢や身体機能を考慮しながら可能な範囲で運動療法を行うことを提案する」と2Cレベルである[3]。これはガイドラインのもとになる研究論文が2017年までのものであったことと，保存期CKD患者への運動療法によるeGFRの改善がメタアナリシスでは有意であったが，運動療法群の症例数が100例未満にすぎず，断定するにはやや尚早であると判断されたためである。その後のエビデンスの集積は，「1）腎臓リハビリテーション」で示した通りである。

　日本糖尿病学会発行の『糖尿病治療ガイド2012-2013』から『糖尿病治療ガイド2018-2019』にある，糖尿病性腎症生活指導基準の生活と運動の項を**表2**にまとめた[8]。この数

表2 ● 糖尿病性腎症生活指導基準における運動療法の考え方

病期		運動			
		2008～2009 2010～2011 2012～2013	2014～2015	2016～2017	2018～2019
第1期 （腎症前期）		• 原則として糖尿病の運動療法を行う	• 原則として糖尿病の運動療法を行う	• 原則として糖尿病の運動療法を行う	• 原則として糖尿病の運動療法を行う
第2期 （早期腎症期）		• 原則として糖尿病の運動療法を行う	• 原則として糖尿病の運動療法を行う	• 原則として糖尿病の運動療法を行う	• 原則として糖尿病の運動療法を行う
第3期 （顕性 腎症期）	第3期A （顕性腎症 前期）	• 原則として運動可 • ただし病態により，その程度を調節する • 過激な運動は不可	• 原則として運動可 • ただし病態により，その程度を調節する • 過激な運動は不可	• 原則として運動可 • ただし病態により，その程度を調節する • 過激な運動は避ける	• 原則として運動可 • ただし病態により，その程度を調節する
	第3期B （顕性腎症 後期）	• 運動制限 • 体力を維持する程度の運動は可			
第4期 （腎不全期）		• 運動制限 • 散歩やラジオ体操は可	• 運動制限 • 散歩やラジオ体操は可 • 体力を維持する程度の運動は可	• 体力を維持する程度の運動は可	• 原則として運動可 • ただし病態により，その程度を調節する
第5期 （透析療法期）		• 原則として軽運動 • 過激な運動は不可	• 原則として軽運動 • 過激な運動は不可	• 原則として軽運動 • 過激な運動は不可	• 原則として運動可 • ただし病態により，その程度を調節する

（文献8をもとに作成）

2 よくある疾患別・対象別の運動療法の実際 ❺慢性腎臓病（CKD）　　**401**

年の間に第3〜4期の生活一般から，第3〜5期の運動から「制限」の文字がなくなり，むしろ運動を「推奨」する方向に変化してきたことが一目瞭然である。

4 運動療法の留意点

日本腎臓リハビリテーション学会が発行した『腎臓リハビリテーションガイドライン』（2018年）では，具体的な運動内容，禁忌，中止基準などがまとめられている[3]。腎臓リハビリテーションの中核の1つである運動療法のプログラム（運動処方）を**表3**に示す[3]。

表3 ● CKD患者に推奨される運動処方

	有酸素運動 (aerobic exercise)	レジスタンス運動 (resistance exercise)	柔軟体操 (flexibility exercise)
頻度 (frequency)	3〜5日／週	2〜3日／週	2〜3日／週
強度 (intensity)	中等度強度の有酸素運動[酸素摂取予備能の40〜59％，ボルグ指数(RPE)6〜20点(15点法)の12〜13点]	1-RMの65〜75％(1-RMを行うことは勧められず，3-RM以上のテストで1-RMを推定すること)	抵抗を感じたり，ややきつく感じるところまで伸長する
時間 (time)	持続的な有酸素運動で20〜60分／日，しかしこの時間が耐えられないのであれば，3〜5分間の間欠的運動曝露で計20〜60分／日	10〜15回反復で1セット。患者の耐容能と時間に応じて，何セット行ってもよい。大筋群を動かすための8〜10種類の異なる運動を選ぶ	関節ごとに60秒の静止(10〜30秒はストレッチ)
種類 (type)	ウォーキング，サイクリング，水泳のような持続的なリズミカルな有酸素運動	マシーン，フリーウエイト，バンドを使用する	静的筋運動

RPE：rating of perceived exertion (自覚的運動強度)，1-RM：1 repetition maximum (最大1回反復重量)
運動に際しての特別な配慮
1) 血液透析を受けている患者
  • 運動は非透析日に行うのが理想的である
  • 運動を透析直後に行うと，低血圧のリスクが増えるかもしれない
  • 心拍数は運動強度の指標としての信頼性は低いので，RPEを重視する。RPEを軽度(9〜11)から中等度(12〜13)になるようにめざす
  • 患者の動静脈シャントに直接体重をかけない限りは，動静脈接合部のある腕で運動を行ってよい。
  • 血圧測定は動静脈シャントのない側で行う
  • 運動を透析中に行う場合は，低血圧を防止するために，透析の前半で行うべきである。
  • 透析中の運動としては，ペダリングやステッピングのような運動を行う。
  • 透析中には動静脈接合部のある腕の運動は避ける。
2) 腹膜透析を受けている患者
  • 持続的携帯型腹膜透析中の患者は，腹腔内に透析液があるうちに運動を試みてもよいが，不快な場合には，運動前に透析液を除去して行うことが勧められる
3) 腎移植を受けている患者
  • 拒絶反応の期間中は，運動自体は継続して実施してよいが，運動の強度は軽くする

（文献3より引用）

①保存期

保存期CKD患者に対する運動療法の標準的なメニューは，原則として，週3～5回，1回に20～60分の歩行や自転車エルゴメーターなどの中強度あるいはBorg scale 11 (楽である) ～13 (ややきつい) での有酸素運動が中心となる[3]。ジョギングやランニングは推奨されない。低体力者の場合は1回に3～5分程度の運動から始め，患者自身の運動耐容能に基づいて，時間をかけて徐々に回数や時間を増やすようにしていく (**表3**)[3]。さらに，サルコペニア対策のための筋力増強運動や，怪我の防止のためのストレッチングも重要である[3]。

②透析期

透析期CKD患者に対する運動療法の標準的なメニューは，保存期CKD患者に対するものと同様である。透析中に運動療法を行う報告も多く，透析後半の血圧低下を防止するために，透析時間の前半で運動療法を終了する必要がある (**表3**)[3]。

いずれにしても，CKD患者の運動能力は個人差が大きいため，具体的な運動の実施は個々の身体機能を考慮した上で設定するべきである。

注意点1　eGFRcys測定の重要性

日常臨床では，血清クレアチニンに基づいて算出されるeGFRcreatが頻用されているが，血清クレアチニンは筋肉量により変動を受ける。運動療法で筋肉量が増加した場合には，腎機能が改善してもeGFRcreatでは不変あるいは低値となり，見かけ上，腎機能が不変あるいは悪化したと誤って判定されることになる。したがって，長期安静臥床による骨格筋量の減少や，逆にリハビリテーションや運動療法による筋肉量の増加が想定される症例では，eGFRcreatのみならず，筋肉量，食事，運動の影響を受けにくい血清シスタチンCを用いてeGFRcysを測定することが望ましい[9]。

注意点2　診療報酬と腎臓リハビリテーション指導士

平成28年度診療報酬改定では，糖尿病性腎症の患者が重症化し，透析導入となることを防ぐため，進行した糖尿病性腎症の患者に対する質の高い運動指導を評価するために新たに腎不全期患者指導加算 (月1回 100点) が設定された。さらに平成30年度診療報酬改定では，高度腎機能障害患者指導加算としてeGFR 45mL/分/1.73m^{2}未満まで対象が拡大された。令和4年度診療報酬改定では，透析時運動指導等加算として腎臓リハビリテーションの対象が透析患者にも広がった。これら学会設立から診療報酬までのすべてが世界初のできごとであり，わが国が世界の腎臓リハビリテーションをリードしている，といっても過言ではない[4, 10]。

また日本腎臓リハビリテーション学会では，世界初の腎臓リハビリテーション指導士制度を立ち上げ，2024年現在で856名の腎臓リハビリテーション指導士が活躍中である。

2020年末には，国際腎臓リハビリテーション学会も設立され，腎臓リハビリテーションに関する研究・啓発活動は世界的な広がりをみせている。

日本腎臓リハビリテーション学会第1回学術集会開催時の会員数は36名と慎ましいものであったが，その後順調に発展し，2024年11月には会員数3,295名に増加し，日本腎臓リハビリテーション学会が開催した3回の腎臓リハビリテーションガイドライン講習会には9,400名以上の参加があった。

注意点3　腎臓リハビリテーションは新しいリハビリテーションの概念 "Adding Life to Years and Years to Life" に通じる

わが国は世界一の超高齢社会となり，多疾患による重複障害の人が増加し，重複障害に対するリハビリテーションのニーズは飛躍的に高まっている。このような背景のもと，腎臓機能障害者は心不全，運動機能障害，視覚障害など重複障害を有することが多く，重複障害に対するリハビリテーションの見本としての腎臓リハビリテーションへの期待が高まっている。

これまで医療は「生命予後の改善（Adding Years to Life）」が主目的である一方，リハビリテーションの主目的は「生活・運動機能の改善や生活の質の改善（Adding Life to Years）」と考えられてきた（図2)[4, 10]。しかし，心臓リハビリテーション，呼吸リハビ

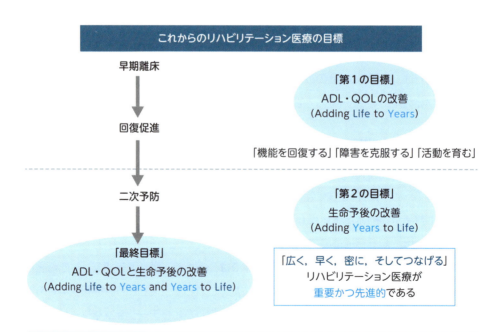

図2 ● リハビリテーションの目指す新しい考え方　　　　　　　　　　（文献10より引用）

リテーションなどの内部障害のリハビリテーションでは，急性期リハビリテーション（入院による病室でのリハビリテーション）と前期回復期リハビリテーション（入院によるリハビリテーション室でのリハビリテーション）を終了後に，外来通院リハビリテーションに在宅での自主的なリハビリテーションを加えた後期回復期リハビリテーションを行うことで，心不全の予防・再発などを通じて"Adding Life to Years"のみならず，"Adding Years to Life"も達成できることが明らかになった。すなわち，リハビリテーションで「生活・運動機能の改善や生活の質の改善と生命予後の改善（Adding Life to Years and Years to Life）」を達成できることが明らかになり，最近，リハビリテーションに関する考え方のパラダイムシフトが起きている（図2）[4, 10]。腎臓リハビリテーションも，この新しいリハビリテーションの概念"Adding Life to Years and Years to Life"に通じるものである。

文　献

1) 日本透析医学会：わが国の慢性透析療法の現況．
   [https://docs.jsdt.or.jp/overview/index.html]（2025年2月閲覧）
2) 上月正博：腎臓リハビリテーション．第2版．上月正博，編著．医歯薬出版，2018.
3) 日本腎臓リハビリテーション学会，編：腎臓リハビリテーションガイドライン．南江堂，2018.
4) Kohzuki M：Renal rehabilitation：present status and future perspectives. J Clin Med. 2024；13(2)：552.
5) Ma Q, et al：The effect of regular aerobic exercise on renal function in patients with CKD：A systematic review and meta-analysis. Front Physiol. 2022；13：901164.
6) Chen IR, et al：Association of walking with survival and RRT among patients with CKD stages 3-5. Clin J Am Soc Nephrol. 2014；9(7)：1183-9.
7) 上月正博：高齢のCKD患者において，サルコペニア・フレイル・protein-energy wasting (PEW) 対策をどうとるか．内科．2015；116(6)：941-5.
8) 日本糖尿病学会，編：糖尿病治療ガイド2018-2019, 文光堂，2018.
9) 上月正博, 他：日本腎臓リハビリテーション学会・日本心臓リハビリテーション学会からの共同ステートメント：骨格筋量低値患者または運動療法実施患者における推定糸球体濾過量 (eGFR) による腎機能評価について．
   [https://jsrr.smoosy.atlas.jp/ja/joint_statement]（2025年2月閲覧）
10) 上月正博：これまでの日本腎臓リハビリテーション学会：学会設立の背景を含めて．日腎臓リハ会誌．2022；1(1)：1-20.

2 よくある疾患別・対象別の運動療法の実際

❻ COPD

黒澤 一

1 疾患・障害の概要

呼吸器疾患における運動療法は，薬物療法と並行して行うべき非薬物療法と位置づけられている。本項では，その中でも代表的な慢性疾患を取り上げ，基本となる運動療法について概説し，その考え方を述べたい。なお，他の慢性呼吸器疾患でも，運動療法は重要であり，本項で述べる運動療法の考え方が基本とする。

慢性閉塞性肺疾患（COPD）は長期の喫煙などにより生ずる肺疾患であり，呼気における気流閉塞を示し，呼吸機能検査で1秒量（FEV_1）が進行性に低下する。当初は無症状ながら，徐々に労作時の息切れが顕在化し，呼吸不全へと進行する。一般に，咳や痰も併発するが，まったくみられないこともある[1]。

疾患概念には，いわゆる「慢性気管支炎」や「肺気腫」の病態を含み，両者の特徴を併せもつ。有病率の高いありふれた疾患であり，死亡統計の主要な死因の1つでもある。疾患の進行によって日常生活動作（ADL）や生活の質（QOL）の低下をまねくようになり，種々の合併症や併存症の併発などがみられ，患者自身のみならず医療費や介護負荷などの社会的損失も大きい。非可逆的な疾患ではあるが，禁煙などの生活習慣の指導および適切な治療管理で相応の治療効果が得られる[1]。

COPD患者は労作によって息切れが生じるため，外出や家事動作などが少なくなり，1日の身体活動量が低下しがちになる。このため，骨格筋などで廃用性変化が進行し，それらがさらに労作時の困難を生み，さらなる廃用を進行させる「息切れの悪循環」が生じる。薬物療法のみでこれらに対応するには，明らかに限界がある。息切れをコントロールしながら，運動療法などで身体活動を行わせることが，悪循環を断ち切る唯一の方法となる。ADLやQOLの向上のために運動療法を並行して行い，さらに生命予後の観点から身体活動性の向上と維持をめざすことが重要である。

2 運動療法の適応

　他疾患を鑑別の上，呼吸機能検査で閉塞性換気障害〔FEV_1／努力性肺活量（FVC）＜70％〕がCOPDの診断基準である。閉塞性換気障害の進行は，FEV_1が年齢と身長・体重で計算される予測値の80，50，30％で区切られてⅠ期（軽度），Ⅱ期（中等度），Ⅲ期（高度），Ⅳ期（きわめて高度）と判断する[1]。

　閉塞性換気障害のⅠ～Ⅳ期の進行度や年齢に関係なく運動療法は適応であるが，呼吸器リハビリテーションとして保険診療報酬を請求する場合には，Ⅱ期またはそれ以上の重度のCOPDであることが目安とされる。また，不安定狭心症であったり，急性の感染症があったりなど，リハビリテーションを進める上で妨げになったり，運動中の危険性が増大するような合併症があれば運動療法の適応にはならない[2]。

3 運動療法の内容と方法

1) COPDにおける運動療法の考え方

　不安定狭心症などの禁忌となる合併症がなく，発熱などの急性症状がない安定した状態であれば，運動療法はすべてのCOPDが対象となる。プログラムは一律ではなく，COPD患者の一般状態が多彩であることを理解し，息切れでほとんど動けない程度から無症状まで，状態に応じた個別のプログラムを適用する[2]。

　安静時にも息切れを自覚するような重症者では，呼吸トレーニングを行い，息切れを緩和するとともに呼吸に対する不安の軽減をめざす。息切れの悪循環による廃用性変化が認められる場合には，四肢体幹のストレッチングなどを行うとともに，座位の姿勢保持などの起居動作，四肢の筋力トレーニングなどを行う。症状が軽度であれば，歩行や階段昇降などのほか自転車エルゴメーターを使った持久力トレーニングなどを主として行わせる。

　日本呼吸ケア・リハビリテーション学会などが中心にまとめた『呼吸リハビリテーションマニュアル─運動療法─』[2]や『呼吸リハビリテーションに関するステートメント』[3]では，図1のような概念を提唱している。COPDの維持期に運動療法を導入する場合の考え方で，運動療法をコンディショニング，ADLトレーニング，全身持久力筋力トレーニングに区別してプログラム内容のイメージを示している。

　運動負荷の限界については，循環器疾患のように心拍数では決めることはできない。呼吸器疾患で行われている目安は，息切れの強さで決める方法である。修正Borg scale（12段尺度のBorg scaleについては第1章1-❺「有酸素トレーニングの基礎と実践」を参照）で3～4程度，つまり，息切れが「多少強い」くらいになったら運動をいったん中止して，

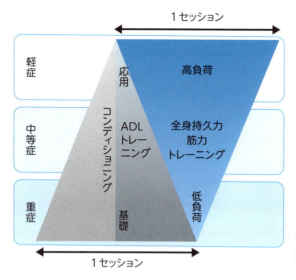

図1 ● 維持期（生活期）における開始時のプログラム構成

状態が安定している維持期に運動療法を開始する場合のプログラムイメージを示す。運動療法の横軸で示す1セッションの中で，コンディショニング，ADLトレーニング，全身持久力筋力トレーニングをどの程度の割合で行うのか，状態の重症度に応じて考えられている。また，全身持久力筋力トレーニングでも，軽症ほど負荷の程度が高いプログラムを適用させる。

息が整って楽になるまで運動を中断させる。つらくなる前に中断させるよう，トレーニングで確認させておくことが重要となる。

2) コンディショニング

運動療法のための呼吸の準備と身体調整などが目的である。特に呼吸リハビリテーションでは重要な基本プログラムとして位置づけられ，重症者ほど丁寧に行われる。呼吸トレーニング，リラクセーション，柔軟性改善のためのストレッチング，排痰などが含まれる。

①呼吸トレーニング

多くのCOPD患者では，運動が息切れを増悪させる経験をしており，運動に対する不安感や恐怖感を抱きがちである。また，呼吸を楽に安定して行ったり，息切れになったりした場合でも早急に回復できないと本格的な運動療法は導入できない。口すぼめ呼吸および腹式呼吸で呼吸を整えることを習得してもらう。初めは臥位で行ってもよいが，可能であれば座位でトレーニングさせる。これらは，歩行時の息切れのコントロールにも応用し，トレーニングする。COPDでは肺過膨張により横隔膜が平定化しているため，呼吸を吸気から意識させると腹式呼吸が難しい。呼気から意識させることが，腹式呼吸を簡単にするコツとなる。ゆっくりした口すぼめ呼吸による呼気で，呼気時間を長めにとらせるようにする。息切れが高じた呼吸促迫時に，パニックコントロールとしても応用される。

②リラクセーション，ストレッチング，排痰

理学療法士などのリハビリテーションスタッフとともに行う場合，コンディショニングに関わるプログラムを処方できる。COPDでは，重症者ほど頸や肩の骨格筋が呼吸補助筋として，しばしば呼吸運動に動員されている。リラクセーションはそれらの筋のマッサー

ジやストレッチングなどの手技であり，息切れを緩和する。四肢体幹の柔軟性や可動域改善が運動療法の準備として有効であり，加えて，喀痰が多い患者では呼吸介助やスクイージングなどの用手的手技で喀出を促すこともできる。

3) 自立を促すADLトレーニング

ADLトレーニングは，コンディショニングと同様に，重症者ほど重要なプログラムとなる。主に，座位や立位の保持などの起居動作をトレーニングする。ベッド上で端座位ができるようになれば，その場で足踏みをさせるなど，歩行に向けた運動をステップアップさせていく。

4) 全身持久力・筋力トレーニング

軽症者であれば，筋力トレーニングや歩行や自転車エルゴメーターなどの全身運動を主に行わせる。重症者では，コンディショニングとADLトレーニングを重視し，筋力トレーニングなどを織り交ぜながら身体のコンディションを改善していき，歩行ができるように徐々にシフトさせていく。

上肢の筋力トレーニングは，負荷は自重または軽いペットボトルから重い鉄アレイまで，あるいはゴムバンドの弾力を調整し軽く負荷がかかる程度を選択する。トレーニングを行う姿勢は，臥位，座位，立位と徐々にステップアップさせていく。下肢トレーニングも同様に，足踏み，レジスタンストレーニングなどをステップさせながら進める。

全身持久力トレーニングは歩行を基本とし，状況に応じて階段昇降や自転車エルゴメーターなどを利用する。重症者では，歩行時の呼吸をトレーニングすると，運動の持続時間を長くすることができる。呼吸パターンと動作を協調させ，2回吸って4回吐くなど，個々の状況に合わせたリズムで口すぼめ呼吸をしてもらう。呼気の回数を多くして十分に呼気を行わせることが，吸気を深くして換気を改善させることにつながる。労作時には呼吸が浅くなりがちであり，呼気をしっかり行うことの重要性を理解させる。スクワットなどのある程度以上の負荷のトレーニングができるようになった場合には，重症者でなくてもしっかり口すぼめ呼吸で呼気を行う呼吸法を併せて行うことが重要である。

5) フライングディスク

障害者スポーツの1つとしてフライングディスク種目があり，実施が広がっている[4]。フライングディスクでは，飛距離を競うディスタンス競技があるが，呼吸器の患者では正確性を競うアキュラシー競技が主に行われている。5mまたは7m離れたリングの標的にディスクを10回投擲し，ゴールした数を競う競技である。患者会などで楽しまれており，全国にあるフライングディスク協会が支援してくれている。酸素吸入している患者や車椅子の患者でも問題なくできる。重症者では動作によって一時的な低酸素になることがあ

2 よくある疾患別・対象別の運動療法の実際 ❻COPD **409**

り，呼吸を止めずに息を吐きながらディスクを投擲するなど，低酸素になりにくい方法をトレーニングする。障害者の全国大会では，呼吸器疾患の患者がエントリーできるに至っていないが，県大会のレベルでは参加実例がある

6) 身体活動性の向上と維持

　身体活動は骨格筋を動かす活動であり，いわゆる運動だけではなく，日常生活の中の家事や趣味の活動から仕事の活動まで含まれる。ライフスタイルにおける身体活動の平均の状態が身体活動性であり，身体活動性が最も強い生命予後規定因子であることが明らかとなっている。鍛えることよりも，続けることが重要である[5]。

　身体活動性はライフスタイルの問題でもあり，日常生活習慣と強く結びついている。身体活動性を向上させて維持するためには，生活習慣が望ましい方向に変わる行動変容が必要となる。労作で容易に息切れが起こるCOPD患者で，ライフスタイルを活動的に行動変容させることは容易なことではなく，医療者側の工夫が必要な点となる。高齢になっても，趣味に勤しんだり，仕事を続けたり，家庭や地域での役割をもって活動したりすることは，身体活動性をよい状態で維持することに役立つ。

　外来診療では，歩数計を携行して歩数を記録することを勧め，医療スタッフはそれを定期的に確認して支援することは，身体活動のモチベーション維持につながる。歩数計は，日常の種々の身体活動が区別なくカウントされる点で，身体活動計でもある。歩数計のカウントの目標値を与える必要はない。毎日装着してもらい，毎日の成績を自ら記録してもらうことから始める。携帯やスマートフォンに付属する歩数計を使用する場合には，毎日紙に記録させたり，パソコンで入力させたりして，数値を毎日確認して自己にフィードバックがかかるように仕向ける。フォローでは，その「日記」を必ず見て，それについて話をする。雑談的でかまわない。指導に熱中するあまり，カウントが少ないと怒ったりしてはいけない。記録を続けていることをほめて，記録だけは続けてもらうようにする。身体活動性を，患者自ら客観的に数字で知ることが大切だ。

4 運動療法の留意点

　呼吸器疾患をもつ患者の運動療法について，代表的疾患であるCOPDの運動療法を取り上げ，紹介した。他の慢性呼吸器疾患の運動療法を考える上でも，基本とされている。呼吸器疾患では，一律の運動療法プログラムは適用できない。労作時の息切れおよびその悪循環による全身の廃用に陥りがちになっており，個々の重症度と廃用性変化の程度によって，適切な運動療法プログラムの調整が必要となる。口すぼめ呼吸で呼吸を整えながら行うこと，四肢ストレッチングなどで柔軟性をよく保つこと，身体活動性の向上と維持を

心がけさせることなどを基本として，控えめな負荷から時間をかけてステップアップさせ，無理のないレベルの身体活動を生活習慣に組み込んでいく工夫が肝要である。

文献

1) 日本呼吸器学会COPDガイドライン第6版作成委員会，編：COPD（慢性閉塞性肺疾患）診断と治療のためのガイドライン．第6版．メディカルレビュー社，2022.
2) 日本呼吸ケア・リハビリテーション学会，他編：呼吸リハビリテーションマニュアル—運動療法—．第2版．照林社，2012.
3) 植木　純，他：呼吸リハビリテーションに関するステートメント．日本呼吸ケア・リハビリテーション学会誌．2018；27（2）：95-114.
4) 黒澤　一：中高年における慢性期の運動・生活指導の実際—スポーツ施設との連携—慢性呼吸器疾患患者での試み．臨床スポーツ医学．2009；26（10）：1273-6.
5) 黒澤　一：なぜ身体活動性なのか？日本呼吸器学会誌．2015；4（1）：4-7.

2	**よくある疾患別・対象別の運動療法の実際**

❼精神疾患―うつ病など

橋口　知

1 疾患・障害の概要

1) うつ病

　世界保健機関 (WHO) によると，うつ病は誰にでも起こりうる精神疾患の1つで，世界では成人の約5％がうつ病に苦しんでいると推定されている[1]。厚生労働省よる「令和2年 (2020) 患者調査」における総患者数は，躁うつ病を含む気分障害が172.1万人で，うつ病だけに絞っても127.2万人であり，全年代において男性よりも女性に多く，男女比は約1:2である[2]。うつ病は若年から高齢までの幅広い年代で発症して，社会的機能や生活機能に影響を与える。抑うつ気分や意欲の低下などの精神症状だけではなく，倦怠感や疼痛など多彩な身体症状を主訴として精神科以外の医療機関を受診することや，自殺につながる可能性にも注意が必要な疾患である。

2) うつ病の診断

　精神科臨床における診断では，DSM-5-TR™などの操作的診断基準が用いられている。DSM-5-TR™によるうつ病や双極症における抑うつ状態 (抑うつエピソード) は，以下の9つの症状を確認する。

---

1. 抑うつ気分 (主症状)
2. 興味または喜びの著しい減退 (主症状)
3. 体重減少または体重増加，食欲の減退または増加
4. 不眠または過眠
5. 精神運動興奮または制止
6. 疲労感または気力の減退
7. 無価値感，または過剰であるか不適切な罪責感
8. 思考力や集中力の減退，または決断困難
9. 死についての反復思考，自殺念慮，自殺計画または自殺企図

これらのうち，1つ以上の主症状（1または2）を含む5つ以上の症状が，同じ2週間の間に存在し，これらの症状によって臨床的に意味のある苦痛，または社会的，職業的など重要な領域における機能の障害を引き起こしている場合に，抑うつエピソードと診断される。ただし，物質の生理学的作用や身体疾患によるものは除外される。さらに，統合失調スペクトラム症および他の精神症群が除外され，躁エピソードまたは軽躁エピソードが存在したことがない場合に，うつ病と診断される[3]。

うつ病の重症度について，「日本うつ病学会治療ガイドラインII．うつ病（DSM-5）/大うつ病性障害2016」（2024年改訂，以下日本うつ病学会治療ガイドライン）[4]では，おおむねDSM-5®の定義によるものを想定し，診断基準9項目のうち，5項目をおおむね超えない程度に満たす場合で，症状の強度として，苦痛は感じられるが，対人関係上・職業上の機能障害はわずかな状態にとどまるものを「軽症」，診断基準9項目のうち，5項目をはるかに超えて満たし，症状はきわめて苦痛で，機能が著明に損なわれているものを「重症」，軽症と重症の中間に相当するものを「中等症」と規定している。

抑うつ状態を引き起こす可能性のある薬剤や物質としては，副腎皮質ステロイド，インターフェロン製剤，オピオイド，アルコールやフェンシクリジンなどがある。また，脳血管障害や認知症などの中枢神経疾患，甲状腺機能障害や糖尿病などの内分泌疾患，膠原病やがん，感染症などの疾患にも注意が必要である。

3) うつ病の治療

抑うつ状態の程度を評価する尺度としては，自記式のPHQ-9（patient health question-naire）やQIDS（quick inventory of depressive symptomatology），BDI（Beck depressive inventory）などがあり，PHQ-9は上述したDSM-5-TR™抑うつエピソード診断基準の9つの症状について自己評価を行うものである。医師が評価する尺度としては，MADRS（Montgomery Asberg depression rating scale）やHDRS（Hamilton rating scale for depression）がある。このような評価尺度を用いて抑うつ状態を数値化することによって，病状の経過や治療効果を可視化して患者-医師間で共有できるため，治療方法選択時の情報としても活用可能である。

うつ病の治療は，主に抗うつ薬を使用する薬物療法，精神療法などを中心に行う。抗うつ薬の効果発現までに数週間を要することも少なくなく，十分な経過観察期間の確保が重要になる。しかし，精神科薬物療法への抵抗感から，処方された抗うつ薬の服用を行っていなかったり，薬物療法以外の治療法を希望されたりすることもある。現在もしくは既往に中等症以上のうつ病があったり抑うつ症状が遷延したりしている場合は薬物療法が推奨されるが，軽症のうつ病に対して，非薬物療法の1つとして運動療法が推奨されてきている。

2 運動療法の適応

運動がメンタルヘルスに様々な影響を与えることについては，これまでも報告がなされているが，精神科臨床における運動療法の位置づけを，複数の治療ガイドラインで確認してみる。

英国国立医療技術評価機構（National Institute for Health and Care Excellence：英国NICE）の成人うつ病治療ガイドライン（2022年版）では，薬物療法や精神療法と同等に，運動療法単独での治療や，薬物療法に加えて運動療法を追加すること，特に集団運動療法（group exercise）が推奨されている[5]。

カナダで2005年に公表された治療ガイドライン「（Canadian Network for Mood and Anxiety Treatments（CANMAT）」は，2023年に改訂されている[6]。このガイドラインでは，成人のうつ病の治療に関して，心理療法，薬物療法，ライフスタイルの改善，補完代替医療，デジタルヘルス，ニューロモデュレーションの推奨事項がまとめられている。運動療法は，単独で軽症うつ病に対する第一選択肢として推奨されており，中等度うつ病に対しては補助療法として位置づけられている。また，睡眠や栄養，ストレス管理など，ほかのライフスタイルへの介入との組み合わせによって，全体的な治療効果が向上する可能性も述べられている[6]。

日本うつ病学会治療ガイドライン[4]における軽症うつ病の運動療法に関する内容を**表1**に示す。高照度光療法，休養，漢方薬と同等にそのほかの療法の1つに位置づけられており，いずれも本来軽症に限った治療法ではないが，単独でのエビデンスが十分ではないため，現時点では薬物療法や精神療法との併用療法として行うべきであるとされている。一方，日本うつ病学会の治療ガイドライン「高齢者のうつ病治療ガイドライン」[7]においては，運動が可能で，運動療法を希望する比較的軽症の高齢者のうつ病，抑うつ状態の患者に対しては，運動療法は有効性と安全性に対する一定のエビデンスがあり，推奨される「行うことが望ましい」との位置づけになっている。さらに，「日本うつ病学会診療ガイドライン 双極性障害（双極症）2023」[8]では，抑うつエピソードの非薬物療法としての運動療法

表1 ● 軽症うつ病の運動療法

> 【運動療法】
> ・運動を行うことが可能な患者の場合，うつ病の運動療法に精通した担当者のもとで，実施マニュアルに基づいた運動療法が用いられることがある。
> ・軽症に限定されてはいないが，メタ解析においてもうつ病に運動が有効であるとする報告がある。
> ・一方で，運動の効果については否定的な報告もあり，比較的大規模な研究も新たに相次いで発表されており，まだ確立された治療法とはいえない。
> ・運動の有効性については今後も慎重に見極めていく必要がある。

（文献4より引用）

について，系統的レビューでも有効性は明らかとなっておらず，エビデンスは不足しているとの位置づけである。ただし，双極性障害の治療における望ましい生活習慣として，薬物療法にライフスタイルへの介入（運動，健康的な食事，減量，睡眠衛生，禁煙，生活リズムなど）を加えることで，再発・再燃を減らすことが期待できるとの記載もある[8]。

Recchiaら[9]は，システマティックレビューおよびメタ解析を実施した結果，重度ではない成人うつ病の抑うつ症状軽減に対する運動介入，抗うつ薬治療，これらの併用療法の治療効果に差が認められず，いずれの治療も対照群よりは有益であったことから，運動介入が抗うつ薬治療の代替または補助療法になりうることを支持すると報告している。

うつ病の病因と診断，予防および治療などに関する研究を包括的にまとめたCuiらのレビュー[10]には，睡眠衛生と食事の改善，運動量の増加，座位行動の回避，社会的支援の増加，気分の改善によって，疾患の発症と再発を予防することを目的としたライフスタイル医学のセクションがあり，運動と神経栄養因子や抗炎症因子との関係を報告した研究などが紹介されている。

3 運動療法の内容と方法

運動療法には，有酸素運動，無酸素運動，筋力トレーニング，ストレッチングなど種類があり，それぞれ，身体負荷や期待される効果も異なるため，症状にあった運動療法を導入する必要があるが，うつ病の運動療法は現時点ではその内容や方法が治療マニュアルとして確立されているわけではないため，これまでの研究報告をいくつか紹介する。

15件の研究における19万1,130人の参加者を対象とした身体活動とうつ病のメタ分析において，身体活動とうつ病の発生との間には逆曲線関係があり，運動をまったくしていないと答えた成人と比較して，推奨される身体活動量の半分（週約75分の中程度の強度の運動）を継続した人はうつ病のリスクが18％低く，推奨される量（週約150分の中程度の強度の運動）を行っている人では25％低かった[11]。

Verhoevenら[12]は，うつ病または不安障害の患者141人を対象に，ランニング治療群と抗うつ薬治療群の16週間実施による治療効果の比較を行った。ランニング群は，指導者立ち会いのもとで45分間の屋外ランニングセッションに週2～3回参加し，最初の4週間は最大心拍数50～70％を目標とし，その後の12週間は最大心拍数70～85％をめざして徐々に運動強度を上げた。その結果，2つの治療方法は抑うつ症状と不安症状の改善に2つの治療法は差がみられなかったが，身体的指標ではランニング群が抗うつ薬治療より良好な結果が得られたことを報告している。

Noetelらの無作為化試験のシステマティックレビューとネットワークメタ解析の報告（2024）[13]によると，運動は単独または認知行動療法などの他の確立された治療法との

併用で，うつ病に中程度の効果を示した。単独で効果的な運動として，ウォーキングまたはジョギング，ヨガ，筋力トレーニング，混合有酸素運動，太極拳または気功のいずれもがうつ病を中程度に軽減し，運動の効果は，運動の強度に比例していた。ウォーキングまたはジョギングは男性と女性の両方に効果的で，女性には筋力トレーニングとサイクリング，男性にはヨガや太極拳がより効果的であった。また，ヨガは高齢者にやや効果的であり，筋力トレーニングは若年層に効果的であった。筋力トレーニングとヨガが最も忍容性の高い運動であることが示唆された。これらの結果から，運動はうつ病を改善するのに有用であり，強度が低度・中程度のウォーキングやヨガなどの運動でも効果は期待でき，運動強度を高めるとさらに効果を高めることができるが，研究デザインの偏りから所見の信頼性は低いことを指摘している。

うつ病患者の多くは疲れやすく，体を動かすことに億劫さがあり，安全に運動できるか不安を抱いていることがあり，運動を開始するという動機づけに働きかける必要がある。さらに，その運動を習慣化するための定期的な介入が重要になる。運動療法の継続について，Stubbsら[14]は，無作為化試験のシステマティックレビューとネットワークメタ解析を行い，うつ病患者においてベースラインの抑うつ症状の高さが高い脱落率を予測すること，脱落率の比較メタ分析ではコントロール群よりも運動群が低かったこと，理学療法士や運動療法士による介入が脱落率を低くするとの結果をふまえて，運動療法は忍容性が高い治療法ではあるが，運動に関する特別な訓練を受けた医療従事者による実施が重要であるとまとめている。NICEガイドライン（2022年版）[5]では，トレーナーの指導のもと，8名程度のグループでの運動で，週1回以上の中等度の有酸素運動を10週間実施することが，日本うつ病学会治療ガイドライン[4]では，週3回以上の頻度で，中程度の強度で，一定期間継続することが推奨されている。

Blumenthalら[15]は，運動とそのほかのライフスタイル介入を組み合わせることによって，うつ病の治療を行う際のガイドラインや「ライフスタイル精神医学」という新しいサブスペシャリティにつながる可能性を概説している。

4 運動療法の留意点

運動療法を実施するにあたっては，年代や性別，性格特性などの患者の個人的要素，罹患している精神疾患の病状や治療内容，併存症などの疾患的要素，運動の頻度や強度，実施環境などの運動面の要素などに留意が必要である（表2）。

個人的要素として，年代や性別の影響も受ける性格特性の把握は重要である。Ikenouchiら[16]は，健康な日本人労働者に，8週間のウォーキングプログラムを実施し，運動療法前後における性格特性，抑うつ症状および社会適応の変化をそれぞれの自己評価尺度を用い

表2 ● うつ病の運動療法の留意点（3つの要素）

【患者の個人的要素】
　　例：年代，性別，性格特性，運動内容の好み，運動経験，体力，運動機能，動機づけ
【疾患的要素】
　　例：精神疾患の病状・病期・病相，治療薬を含めた治療内容，身体疾患を含めた併存症
【運動面の要素】
　　例：運動の種類，強度，頻度，継続性，実施環境（人的，物理的，経済的）

て検討した結果，男性において運動療法前の誠実さが運動療法の完遂率の高さを予測させる可能性を指摘している。運動の継続に貢献する一方で，この誠実さや生真面目さという性格特性は，気分や身体症状の増悪に気付きながらも我慢して運動を継続することにこだわったり，あらかじめ決めた運動内容を当日の体調に合わせて変更することに挫折感を抱いたり，早く回復しようと過剰に運動を行って疲弊したり，関節などに障害を生じさせたりすることがあるため，周囲が気を配り，折に触れて本人に確認することが望ましい。また，NICE治療ガイドライン[5]ではグループ運動が推奨されているが，導入前に集団活動に対する不安や苦手意識の程度を確認し，配慮することが必要である。

　疾患的要素としては，精神疾患の重症度に応じて治療法を選択するが，特に薬物療法と運動療法を併用する際には，向精神薬使用に伴う眠気やふらつき，錐体外路症状などによる転倒に注意し，起立性低血圧，不整脈やQT時間延長など心電図検査などを実施して，身体状態を定期的に確認する必要がある。運動実施によって生じる一時的な体温上昇や脱水が，心臓や腎臓に与える影響にも留意する。軽躁状態での激しい運動後に，外用消炎鎮痛薬の大量貼付と脱水によって，リチウム中毒症状を呈した自験例もあり，病相の変化にも注意を要する。また，うつ病患者を対象とした前向き縦断的研究のメタ解析結果[17]は，うつ病が心血管疾患，脳卒中，糖尿病，肥満などの各種身体疾患の発症リスクを高めることを示唆していることから，運動療法導入前だけではなく，実施中も身体疾患の発症に留意し，必要に応じて循環器内科や内分泌・代謝内科との連携を図ることが望ましい。

　運動面の要素として，運動の種類や運動量，運動強度は個人の好みや体力などに応じて個別に設定したり，運動開始の動機づけや継続・習慣化への働きかけなどを行ったりするためには，専門家の介入が必要である。日本うつ病学会治療ガイドライン[4]にも，運動を行うことが可能な患者の場合，うつ病の運動療法に精通した担当者のもとで，実施マニュアルに基づいた運動療法が用いられることがあると記載されているが，うつ病の運動療法は，対象・方法ともに内容が確立されているわけではない。そこで，日本スポーツ精神医学会は，精神疾患に対する運動療法の指導者の育成に取り組んできており，2010年からメンタルヘルス運動指導士などの資格認定を行っている[18]。このような一定レベルの知識と技能をもった指導者が，精神科臨床において安全かつ有効な運動療法を実施することが望まれる。また，抑うつ状態によって運動習慣が損なわれていることを考慮し，取り組

むことができる最低限の身体活動から始めることが望ましく，身体が慣れてきた段階で，運動内容や量・強度について患者と指導者が話し合い，無理のない範囲で設定を行う。

　令和4年から，高校生が保健体育の授業において精神疾患について学んでいる。精神疾患からの回復の体験談として散歩の効用を掲載されていたり，3万人以上の成人対象の11年間にわたる大規模調査において定期的な運動を実施しているとうつ病の発症が低かったというHarveyらの報告[19]について，1週間あたりの運動時間とうつ病の発症率に関するグラフを添えて具体的に紹介している教科書[20]もあることから，治療と予防の両面におけるメンタルヘルスに対する運動療法の存在が高校生年代から広く知られていくことが期待される。さらに，運動だけでなく，睡眠や栄養，社会的介入などを含めたライフスタイル精神医学の知見と実践が浸透することを願う。

文献

1) World Health Organization：Depressive disorder (depression).
[http://www.who.int/news-room/fact-sheets/detail/depression](2025年2月閲覧)

2) 厚生労働省：令和2年(2020)患者調査. 全国編.
[https://www.e-stat.go.jp/stat-search/files?tclass=000001154564&cycle=7&year=20200](2025年2月閲覧)

3) 日本精神神経学会, 日本語版用語監：DSM-5-TR™ 精神疾患の診断・統計マニュアル. 髙橋三郎，他監訳，染矢俊幸, 他訳. 医学書院. 2023, p176-7.

4) 日本うつ病学会気分障害の治療ガイドライン作成委員会：日本うつ病学会治療ガイドライン. Ⅱ.うつ病(DSM-5)／大うつ病性障害2016. 2024年改訂.
[https://www.secretariat.ne.jp/jsmd/iinkai/katsudou/data/20240301.pdf](2025年2月閲覧)

5) National Institute for Health and Care Excellence：Depression in adults：treatment and management. 2022.
[https://www.nice.org.uk/guidance/ng222/resources/depression-in-adults-treatment-and-management-pdf-66143832307909](2025年2月閲覧)

6) Lam RW, et al：Canadian Network for Mood and Anxiety Treatments (CANMAT) 2023 update on clinical guidelines for management of major depressive disorder in adults. Canadian J Psychiatry. 2024；69(9)：641-87.

7) 日本うつ病学会気分障害の治療ガイドライン作成委員会：日本うつ病学会治療ガイドライン 高齢者のうつ病治療ガイドライン. 2023.
[https://www.secretariat.ne.jp/jsmd/iinkai/katsudou/data/guideline_20231018.pdf](2025年2月閲覧)

8) 日本うつ病学会：日本うつ病学会診療ガイドライン 双極性障害(双極症)2023.
[https://www.secretariat.ne.jp/jsmd/iinkai/katsudou/data/guideline_sokyoku2023.pdf](2025年2月閲覧)

9) Recchia F, et al：Comparative effectiveness of exercise, antidepressants and their combination in treating non-severe depression：a systematic review and network meta-analysis of randomised controlled trials. Br J Sports Med. 2022；56(23)：1375-80.

10) Cui L, et al：Major depressive disorder：hypothesis, mechanism, prevention and treatment. Signal Transduct Target Ther. 2024；9(1)：30.

11) Pearce M, et al：Association between physical activity and risk of depression a systematic review and meta-analysis. JAMA Psychiatry. 2022；79(6)：550-9.

12) Verhoeven JE, et al:Antidepressants or running therapy:Comparing effects on mental and physical health in patients with depression and anxiety disorders. J Affect Disord. 2023;329:19-29.

13) Noetel M, et al:Effect of exercise for depression:systematic review and network meta-analysis of randomised controlled trials. BMJ. 2024;384:e075847.

14) Stubbs B, et al:Dropout from exercise randomized controlled trials among people with depression : A meta-analysis and meta regression. J Affect Disord. 2016:190:457-66.

15) Blumenthal JA, et al:Exercise as a therapeutic modality for the prevention and treatment of depression. Prog Cardiovasc Dis. 2023;77:50-8.

16) Ikenouchi A, et al:Effect of the personality traits of healthy Japanese workers on depressive symptoms and social adaptation, and on the achievement rate of exercise therapy to prevent major depression. Front Psychol. 2023;14:1195463.

17) Penninx BW, et al:Understanding the somatic consequences of depression : biological mechanisms and the role of depression symptom profile. BMC Med. 2013;11:129.

18) 日本スポーツ精神医学会：HOME.
[https://www.sportspsychiatry.jp/](2025年2月閲覧)

19) Harvey SB, et al:Exercise and the prevention of depression: Results of the HUNT Cohort Study. Am J Psychiatry. 2018;175(1):28-36.

20) 江藤　隆, 他：現代高等保健体育 令和3年3月1日文部科学省検定済. 大修館書店, 2022.

2 よくある疾患別・対象別の運動療法の実際

❽婦人科疾患

宮本由記

1 疾患・障害の概要

　女性には，体の変化に伴うそれぞれの年代に特有の健康課題があるが，それらの健康課題に対して運動療法の有効性の有無は，疾患によってはまだエビデンスが十分でないものも多く存在する。令和2年に世界保健機関（WHO）が公表した身体活動・座位行動のガイドライン[1]では，身体活動を実施することによって，循環器病，2型糖尿病，がんが予防され，うつや不安の症状が軽減されるとともに，思考力，学習力，総合的な幸福感を高められるとされている。また，身体活動により，妊婦および産後の女性，慢性疾患や障害のある人を含むすべての人が健康増進効果を得られるとされており，身体活動・運動はすべての国民が取り組むべき重要課題であるとされている。ここでは，代表的な婦人科疾患と運動療法について解説する。

1）月経随伴症状

　月経随伴症状とは月経前もしくは月経中に生じる病的な症状のことであり，月経前に生じる症状には月経前症候群（premenstrual syndrome：PMS），月経中に生じる症状には月経痛，月経困難症，過多月経などがある。

　月経前症候群は，月経開始の3〜10日前から始まり，月経開始とともに消退ないし消失する症状と定義されている。また月経前症候群のうち精神症状が特に強いものを月経前気分不快障害（premenstrual dysphoric syndrome：PMDD）という[2]。

　月経困難症は，月経期間中に月経に随伴して起こる病的症状をいう[2]。子宮の頚間狭小やプロスタグランジンなどの内因性生理活性物質による子宮の過収縮が原因の機能性月経困難症と，子宮内膜症や子宮筋腫などの器質性疾患に伴う器質性月経困難症がある。過多月経は出血量が140mL以上のものと定義されている[2]が，実際には正確に量を量っていることは少なく，経血量が多い患者の訴えと鉄欠乏性貧血の有無を指標として判断されていることが多い。

2) 妊娠期産後期

　日本における妊婦を対象とした運動療法は，国内のガイドラインなどおいては，以前には妊娠中は合併症リスクの観点から運動は控えるようアドバイスされてきた。しかし，最新の国内のガイドライン[3]では妊娠中の有酸素運動は有益であるとしており，禁忌のない妊婦においては妊娠中の適度な有酸素運動は早産や低出生体重児などの母子罹病を増加させることなく，健康維持，増進に寄与することが期待できるとしている（表1）。

表1 ● 妊娠中に好ましいスポーツと好ましくないスポーツ

	項目	備考
好ましいスポーツ	ウォーキング，フィットネスバイク，ダンス，柔軟運動，水中エクササイズ，水泳，ウエイトやバンドを使った筋力トレーニング	
好ましくないスポーツ	サッカー，ホッケー，レスリング，サーフィンなど	接触や腹部外傷の危険が高い
危険なスポーツ	体操競技，重量あげ，乗馬，スキー，スケート，スキューバダイビングなど	転びやすく外傷を受けやすい

（文献3より引用）

3) 更年期

　更年期とは，閉経の前後5年の合計10年をさす。更年期に現れる多様な症状の中で器質的変化に起因しないものを更年期症状と呼び，日常生活に支障をきたす病態を更年期障害と定義する[2]。更年期症状は，血管運動神経症状（のぼせ，ほてりなど），身体症状（易疲労感，動悸，頭痛など），精神症状（イライラ，不安，抑うつなど）からなる[4]。多種多様な症状を呈するが，甲状腺疾患やうつ病など器質的疾患の好発年齢でもあり，鑑別が必要である。また，更年期に多い症状であるホットフラッシュなどの血管運動神経症状が重いと，深い眠りが妨げられやすく，睡眠が分断されやすいと考えられている[5]。更年期症状の原因は卵巣機能の低下であるため，エビデンスレベルの高い治療法はホルモン補充療法となる[2]。

2 運動療法の適応

1) 月経随伴症状

　国内外のガイドラインの中には，月経前症候群の治療法の第一選択の中にカウンセリング，生活指導と並んで運動が挙げられている[4,6]。月経困難症や月経前症候群に対して45〜60分の運動を週3回以上行うと，月経困難症の痛みの自覚が軽減するという報告がある[7,8]。

2) 妊娠期産後期

　妊娠中の運動の禁忌は，重篤な心疾患，呼吸器疾患，頚管無力症，持続する性器出血，前置胎盤，低置胎盤，前期破水，切迫流・早産，妊娠高血圧症候群である。

3) 更年期

　更年期症状に対する身体活動の有効性について質の高いエビデンスは十分ではないが[9～11]，更年期症状のでる年代は運動療法としての活動が，閉経を境に上昇する心血管疾患や骨粗鬆症などの生活習慣病リスクへの早期対応として重要であり，肥満女性においては更年期症状の改善にも有用である[12]。

3 運動療法の内容と方法

1) 月経随伴症状

　運動の内容は，ストレッチング，ヨガ，ピラティス，スイミング，筋力トレーニング，有酸素運動など様々である。月経時には骨盤内臓器の血流不全が生じ，腹痛や腰痛の原因となるが，身体活動の結果として血流が改善し，月経前症候群の改善につながることが考えられる。

2) 妊娠期産後期

　禁忌のない妊婦には，WHOでは中強度の有酸素運動を週に150分[1]，米国産科婦人科学会のガイドライン[6]では1日20～30分，日本臨床スポーツ医学会[13]では心拍数150拍/分以下，主観的運動強度として「ややきつい」以下の強度で，週2～3回，1回の運動時間60分以内を午前10時～午後2時の間に行うことが望ましいとしている。

　産後の運動に関しては，産褥経過が良好であることを医学的に確認してから再開する。分娩様式や所要時間などによって産後の経過には個人差があるため，低強度から徐々に再開していくことが望ましい。妊娠中，産後に多い尿失禁に対しては，骨盤底筋のトレーニングを日常的に行うことでそのリスクを低減させることができる[1]。

3) 更年期

　具体的な運動療法として国内外のガイドラインで定義されているものはないため，更年期にかかる年代の運動療法の目安としては，成人の運動と同様，息がはずみ汗をかく程度以上の運動を週60分以上，筋力トレーニングを週2～3日ということになる[14]。

4 運動療法の留意点

1) 月経随伴症状

　月経随伴症状をはじめとした女性の健康課題に対する運動療法の効果は十分に明確なエビデンスが集積されていないため，国内でのさらなる調査，研究が必要である。

2) 妊娠期産後期

　妊娠16週頃より，運動中に仰臥位を維持すると子宮が腹部大動脈や下大静脈を圧迫するようになる。特に下大静脈は圧迫されやすいため，静脈還流が低下し，低血圧につながる可能性がある。妊娠中の有酸素運動は有益であるが，転落や落下，接触の危険を有する運動や，仰臥位を保持したり，不動のまま長時間立位を保持したりする姿勢は好ましくないため避けるようにする。また運動中に何らかの症状，特に立ちくらみ，頭痛，胸痛，呼吸困難，下腿の痛みあるいは腫脹，腹部緊満や下腹部重圧感，子宮収縮，性器出血，胎動減少・消失，羊水流出感などが出現した場合には運動を中止し，必要があれば医師に連絡するように指導しておくことが望ましい[3]。運動施設において妊婦スポーツ教室などを行う際は，運動時の急変に備えた救急医療への連絡体制の確保も必要となる。

　出産年齢はうつ病の好発年齢とも重なり，産後はうつ病の好発時期である。一過性の気分不安であるマタニティーブルーズがみられることもある。

　産後うつは，出生後1年以内に女性の約10〜15％に影響を与える状態で，重症度と期間は様々であるが，すべての症例の約半分は産褥3カ月以内に発生する。現在は産後1カ月検診の前に産後2週間検診を行い，質問票などを用いてうつ病のハイリスク者を早期に発見し，介入が行われているが，すべてを抽出するのは難しい。産後うつに対する身体活動の効果を検討した研究もあるが，効果への強いエビデンスはない[15]。産後は育児中心の生活となり，社会から孤立しやすい。妊娠期は心身ともに大きく変化が生じる時期であるため，運動のみに焦点を当てるのではなく，医師を中心に地域の運動施設や，公的機関（保健サービスなど），心理，栄養，理学療法などの多職種が連携して地域の妊産婦を支援していくことが，疾患の予防と健康増進につながる。

3) 更年期

　スポーツ庁の調査[16]をみると，女性は中学生のときに運動習慣が二極化し，そのまま20歳代，30歳代とスポーツ実施率が男性に比べて低い。また外遊びをしなかった子どもに占めるスポーツ未実施者の割合が高く，外遊びの機会減少がスポーツ実施率に影響しており，運動が苦手と答える割合も女性のほうが多い。加えて日本は2024年のジェンダーギャップ指数において，146カ国中118位と先進国の中で最低水準である[17]。特に既婚

2 よくある疾患別・対象別の運動療法の実際 ❽婦人科疾患　　**423**

の場合，男性に比べて女性の家事・育児の負担が大きく，日常生活の中で身体活動に当てるための自由になる時間の確保が難しい現状もある。スポーツ庁の推奨する年齢や性別，能力などに関係なく施設を利用しやすくするスポーツ施設のユニバーサルデザイン化を推進し，運動施設での託児施設の設置を行ったり，自宅で外部とつながることができて人目を気にせず時間を選べるオンラインでの運動療法を提供したりするなど，運動しやすい環境の整備なども必要と考える。今後は，国外の身体活動ガイドラインも参考にしながら，日本人女性を対象とした女性特有の疾患や症状に対する身体活動の効果に関するエビデンスの構築や，具体的な運動療法を検証する必要がある。

文献

1) World Health Organization: WHO guidelines on physical activity and sedentary behaviour. 2020. [https://www.who.int/publications/i/item/9789240015128](2025年2月閲覧)

2) 日本産科婦人科学会, 編: 産科婦人科用語集・用語解説集. 改訂第4版. 日本産科婦人科学会, 2018.

3) 日本産科婦人科学会, 他監編: 産婦人科診療ガイドライン―産科編2023. 日本産科婦人科学会, 2023, p107. [https://www.jsog.or.jp/activity/pdf/gl_sanka_2023.pdf](2025年2月閲覧)

4) 日本産科婦人科学会, 他編監: 産婦人科診療ガイドライン―婦人科外来編2023. 日本産科婦人科学会, 2023. [https://www.jsog.or.jp/activity/pdf/gl_fujinka_2023.pdf](2025年2月閲覧)

5) 厚生労働省: 健康づくりのための睡眠ガイド2023. [https://www.mhlw.go.jp/content/001305530.pdf](2025年2月閲覧)

6) American College of Obstetricians and Gynecologists: Guideline for Women's Health Care. A Resource Manual. 4th ed. American College of Obstetricians and Gynecologists, 2014.

7) Armour M, et al: Exercise for dysmenorrhea. Cochrane Database Syst Rev. 2019; 9(9): CD004142.

8) Pearce E, et al: Exercise for premenstrual syndrome: a systematic review and meta-analysis of randomised controlled trials. BJGP Open. 2020; 4(3): bjgpopen20X101032.

9) Daley A, et al: Exercise for vasomotor menopausal symptoms. Cochrane Database Syst Rev. 2014; 28(11): CD006108.

10) Hill DA, et al: Hormone therapy and other treatments for symptoms of menopause. Am Fam Physician. 2016; 94(11): 884-9.

11) Taebi M, et al: Strategies to improve menopausal quality of life: a systematic review. J Educ Health Promot. 2018; 7: 93.

12) Huang AJ, et al: An intensive behavioral weight loss intervention and hot flushes in women. Arch Intern Med. 2010; 170(13): 1161-7.

13) 日本臨床スポーツ医学会産婦人科部会, 編: 学術委員会産婦人科部会提言 妊婦スポーツの安全管理基準 (2019). 日臨スポーツ医会誌. 2020; 28(1): 213-9.

14) 厚生労働省: 健康づくりのための身体活動・運動ガイド2023. [https://www.mhlw.go.jp/content/001194020.pdf](2025年2月閲覧)

15) Pentland V, et al: Does walking reduce postpartum depressive symptoms? A systematic review and meta-analysis of randomized controlled trials. J Womens Health (Larchmt). 2022; 31(4): 555-63.

16) スポーツ庁: 令和5年度 全国体力・運動能力, 運動習慣等調査の結果 (概要) について. [https://www.mext.go.jp/sports/content/20240115-spt_sseisaku02-000032954_11.pdf](2025年2月閲覧)

17) World Economic Forum: Global Gender Gap 2024 Insight Report. [https://www3.weforum.org/docs/WEF_GGGR_2024.pdf](2025年2月閲覧)

よくある疾患別・対象別の運動療法の実際
❾ 小児気管支喘息

辻　百衣璃，手塚純一郎

1 疾患・障害の概要

　小児気管支喘息は，気道の慢性的な炎症と気道過敏性の亢進を特徴とする疾患であり，喘鳴，咳，呼吸困難を引き起こす。喘息をもつ子どもは運動をすると喘息発作を起こすことがあり，特に冬の寒くて乾燥した天気の季節は起こりやすいといわれている。日本小児アレルギー学会が作成した『小児気管支喘息治療・管理ガイドライン2023』[1]には，「運動により咳嗽，呼気性喘鳴，呼吸困難を伴う一過性の気管支収縮が起こる現象を運動誘発気管支収縮 (exercise-induced bronchoconstriction：EIB) と呼ぶ。EIBを起こさずに生活できるように患児や保護者だけでなく関係者がEIBについて正しい認識を持ち，互いに連携して対処することが必要である」と記されている。喘息児にとって運動は危険因子であるように思われることも多いが，日本では以前から喘息治療の一環として鍛錬や運動療法を推奨してきた歴史がある。気管支喘息の治療としては，重症度に応じた適切な薬物療法を行うことがまず基本であるが，適切な運動療法は気管支喘息の症状を軽減し，患者の健康を全体的に改善する可能性があり，運動療法の効果と留意点などについて，日常診療での具体的な患者指導に役立つ情報を提供する。

2 運動療法の適応

　気管支喘息に対する運動療法の効果としては，論文を複数解析した研究結果によって，運動療法を行うことで最大心拍数や最大酸素摂取量が改善することが示されている。また，定期的な有酸素運動を行うことは，喘息の症状管理，肺機能，精神的健康を改善すると報告されている[2]。

1) 気道炎症の抑制

　　運動療法の気道炎症に対する効果としては，喘息児に有酸素トレーニングを行うと，アセチルコリンによる気道過敏性の改善とともに気道炎症の指標である呼気NO (FeNO) の有意な低下を認めるとの報告がある (図1) [3]。また，オボアルブミン (OVA) を用いた喘息モデルのマウスを用いた研究では，有酸素運動がアトピー性喘息の炎症反応を抑制すると報告されている[4]。中等度の有酸素運動は，サイトカインの産生，接着因子の発現，気道リモデリングを抑制するとも報告されている[4]。

2) 気道過敏性の改善

　　気道過敏性の亢進は，気管支喘息の主要な病態であり，症状 (発作) の頻度や重症度に影響する。運動療法は気道過敏性を低減する効果があるとされている。たとえば，自転車エルゴメーターやインターバルトレーニングを含むプログラムが，喘息児において気道過敏性の改善に寄与することが報告されている (図2) [3, 5]。

3) 運動誘発気管支収縮 (EIB) への効果

　　喘息児が運動した際に咳や喘鳴，呼吸苦などの喘息症状を引き起こすことをEIBという。これは運動の際に一時的に気管支が収縮を起こし，換気機能が低下することにより発症す

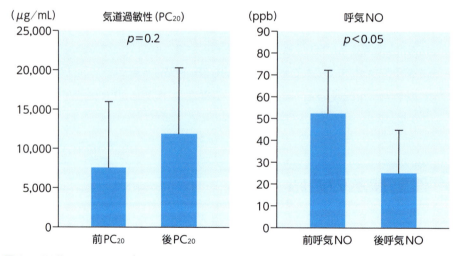

図1 ● 運動トレーニングによる気道過敏性や呼気NOの変化

- PC_{20} は気道過敏性検査で用いられる指標で，呼吸機能 (通常は1秒量) を20％低下させるのに要した薬物の濃度を指し，気道過敏性が改善すると数値が高くなる。
- トレーニング (週180分，4週間の自転車エルゴメーターを用いた有酸素トレーニング) によって，PC_{20} の上昇 (気道過敏性の改善)，呼気NOの低下 (気道炎症の改善) がみられる。

PC_{20}：provocative concentration causing a 20% drop in FEV_1 (1秒量を20％低下させるのに要した薬物の濃度)，NO：nitric oxide (一酸化窒素，気道炎症があると高くなり小児の目安は35ppb以上が高値)

(文献3をもとに作成)

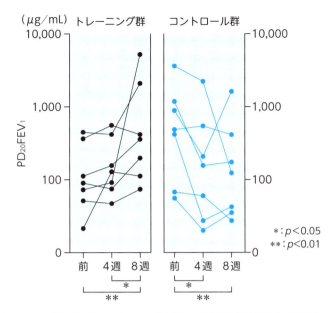

図2 ● トレーニングおよびコントロール群における気道過敏性の変化
- PD_{20} は気道過敏性検査で用いられる指標で，呼吸機能（通常は1秒量）を20％低下させるのに要した薬物の総投与量をさし，気道過敏性が改善すると数値が高くなる。
- トレーニング群では，コントロール群と比較してトレーニング前後で有意に気道過敏性が低下した。

$PD_{20}FEV_1$：provocative dose causing a 20% drop in FEV_1（1秒量を20％低下させるのに要した薬物の総投与量）

（文献3, 5をもとに作成）

　る。米国胸部医学会のガイドラインでは，EIBは「運動によって引き起こされる急性の気道狭窄であり，喘息患者の多くにみられるが，喘息と診断されていない人にも発症する可能性がある」と定義され，EIBの診断は運動後の肺機能の変化に基づいて行われる。運動負荷試験後の1秒量（FEV_1）の低下率が10％以上であればEIBと診断される[6]。EIBの機序は運動時に過換気によって気道の水分・熱が喪失され，もとに戻そうとした際にロイコトリエンなどの化学伝達物質が放出されて気道の攣縮が起こると考えられている。喘息児に運動負荷を行った場合，換気機能低下と気道過敏性の間には相関がみられるため，運動の際にEIBが認められる場合には気道過敏性が亢進していると判断できる。

　実際の臨床では，喘息のコントロールを判断し，治療薬剤を減らしていく際にこのEIBがひとつの目安となる。EIBは喘息のコントロール不良を意味するため，適切な薬物療法を行いながら運動することが重要である。有酸素トレーニングによる最大酸素摂取量の上昇などにより運動時の過換気が改善することで，運動時の気管支収縮が生じにくくなる。逆に運動制限による体力低下は運動による気道攣縮を生じやすくすることにつながるので，積極的に体力をつけることが望ましい。体力がつくことで相対的に負荷量が減少するだけでなく，負荷量を増やしても発作が誘発されにくくなることが確認されている[5, 7]。

4) 心理的効果

運動は，喘息児の心理的健康にも大きな影響を与える。運動を通じて得られる自信や達成感，ストレスの軽減は，喘息管理への積極的な取り組みを促進し，長期的な健康維持に寄与する。たとえば，集団での運動を通じて，社会的スキルや協調性が育まれるとともに，喘息による社会的孤立感が軽減されることが報告されている。さらに，運動療法により小児喘息患者の生活の質が有意に改善することがわかっている[8, 9]。

3 運動療法の内容と方法

喘息発作は曇天，台風，気温の急激な変化などで発生しやすく，冷たく乾燥した空気を吸入することが多いスキーなどのウィンタースポーツは注意が必要である。前述したEIBは，一般的には冷たく乾燥した空気を過剰に吸入することにより冷却・再加熱され気道から水分が喪失し，気道粘膜の変化や気道粘液の浸透圧変化が起こり気道上皮の障害や気管支収縮が生じると考えられている。埃や疲労，ストレスも喘息症状発現の要因であり，砂埃が発生しやすいラグビーなども注意が必要である。特定のスポーツに限らず限度を超えた運動で疲労がたまるのは喘息に悪影響をもたらすといわれている。

また，アスリートには非競技者に比べて高い有病率で喘息が生じることが報告されている。アスリートにおけるEIBは，激しいトレーニングとそれに伴う過換気，特定の環境因子（寒冷，乾燥，塩素など）への曝露が主要な要因と考えられている。アスリートにおけるEIBの発症機序について，いくつかの理論が提唱されている。浸透圧理論では，運動中に大量の冷たく乾燥した空気を吸い込むと，気道が冷却され，表面の水分が蒸発して気道表面液が高浸透圧状態となり，炎症性メディエーターが放出され，気道平滑筋の収縮が引き起こされると考えられている。熱理論では，過換気による気道の冷却と運動後の急速な再加熱により，気道の血管が収縮し，その後の反応性充血が気道壁の浮腫を引き起こし，気管支収縮が発生すると考えられる。また，激しい運動により気道の上皮が微小な損傷を受け，その修復過程が繰り返されることで，気道過敏性が増大する可能性も示唆されている[10, 11]。

喘息有症率は，競技時間が長いもの，特に冬季に行われるもので高く，オリンピック選手では顕著である。アマチュアレベルでは，一般市民の有症率との差を認めないという報告もある[12]。

一方で，有酸素運動は気管支への刺激が少なく，疲労もたまりにくいので喘息患者に適している。ウォーキング，ジョギング，サイクリング，水泳が代表的な有酸素運動である。特に水泳は，湿度が高く，気道が乾燥しにくいため，喘息児に適しているとされてきた。水泳はまた，全身の筋力をバランスよく鍛えることができるため，筋力の向上にも寄与す

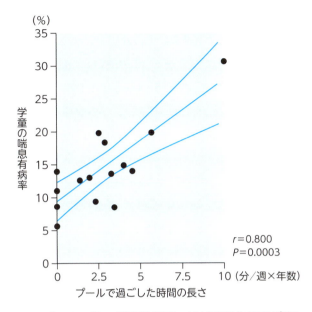

図3 ● プールで泳いだ時間が長いほど喘息有病率が高い
(文献13をもとに作成)

る。しかし近年の研究では，室内プールでの長時間の活動が喘息発症のリスクを高める可能性が指摘されている（図3）[13]。プールの消毒には広く塩素が使用されており，トリクロラミンなどの塩素化合物が生成され，気道上皮が損傷されることによって喘息を引き起こす可能性が示唆されている[14]。このため，特に塩素濃度が高い室内プールでの水泳には注意が必要であり，定期的な換気や水質管理が重要である。

また，有酸素運動と無酸素運動を適切に組み合わせることで，喘息管理において総合的な健康改善が期待できると報告されている[15]。

4 運動療法の留意点

1) EIBの予防

運動前に十分な準備運動を行うことは，EIBの予防において非常に重要である。EIBには不応期の存在が知られ，ウォーミングアップを行うことで，運動中の気道収縮が抑えられ，EIBの発生率が低下する。準備運動は，軽いストレッチングや低強度の有酸素運動を含むもので，体全体を適度に温めることが重要である。また，運動前の薬剤による予防も効果的である。運動負荷の15分前にβ_2刺激薬の吸入を行うと，EIBが抑制される。また，EIBに関連した症状に対しても，最も有効的で迅速な治療法である。喘息が十分にコント

ロールされているが運動により喘息症状が頻繁に出現する場合は，通常運動の約5〜20分前に予防的にβ_2刺激薬の吸入を行うこともある。そのほか，ウィンタースポーツなど寒冷環境での運動において，マスクやネックウォーマーの着用で吸入する空気の湿度と温度を保持することによって，気道からの水分喪失を防止し，EIBを予防することもできる。しかし，吸気の困難さを訴える場合もあるため，個々の症例により検討すべきである[1]。

2) 運動強度と時間の調整

運動療法を安全に行うためには，個々の患者に応じた運動強度と時間の調整が必要である。運動の種類によってEIBの起こりやすさには差があり，運動強度が高くなるほどEIBのリスクが増加するため，運動を始めるときには運動を選んで行うことも大切である。具体的な運動の進め方としては，ウォーキングから始め，数日ごとに少しずつ運動の強さや量を増やして体を慣らしていくと無理なく進められる。ある程度運動に慣れてきたら，運動と休憩を小刻みに繰り返すインターバルトレーニングを行うことで，運動を無理なく継続することができる。

3) 運動中の休息と発作時の対応

運動中に息苦しさや喘鳴を感じた場合は，早めに運動を一時中断し，その場で腹式呼吸を行い，EIBの改善を図ることが大切である。呼吸が楽になったら再び運動に戻ってもかまわない。呼吸困難が強い場合や，5〜10分間腹式呼吸をして休息をとっても呼吸が楽にならない場合には，β_2刺激薬の吸入などの治療を行うとよい。

4) 水泳における注意点

これまで水泳は喘息児にとってよい運動とされてきたが，前述したように，最近の研究では，室内プールでの活動が長時間に及ぶと，肺の透過性が亢進し，喘息のリスクが高まる可能性があることが報告されている。プールの水の消毒に使われている塩素による肺へのダメージの累積が，その要因として考えられている。塩素はプールの水中で有機物と反応し，クロラミンなどの有害な副産物を生成する。これらの化合物が肺に吸入されることで，気道の炎症や過敏性が増加し，喘息の発症リスクが高まる可能性がある。したがって，プールの換気状態や水質管理に注意し，できる限り短時間での水泳を心がけることが推奨される。つまり，水泳はEIBを起こしにくいスポーツではあるが，長期的にみた場合，塩素入りのプールでの水泳のトレーニングを続けると，肺に影響を及ぼす可能性がある。ただし，肺への影響はプールにいる時間に比例するため，オリンピック選手のような練習量ではなく，週に1〜2回スイミングスクールに通う程度なら実質的な問題はない可能性がある。

文献

1) 日本小児アレルギー学会：小児気管支喘息治療・管理ガイドライン2023, 滝沢琢己, 他監. 協和企画, 2023.

2) Carson KV, et al：Physical training for asthma. Cochrane Database Syst Rev. 2013；(9)：CD001116. [https://www.cochranelibrary.com/cdsr/doi/10.1002/14651858.CD001116.pub4/full](2025年2月閲覧)

3) 小田嶋　博：自律神経と気管支喘息—鍛錬療法の位置づけと実際. 小児内科. 2009；41(10)：1472-7.

4) Pastva A, et al：Aerobic exercise attenuates airway inflammatory responses in a mouse model of atopic asthma. J Immunol. 2004；172(7)：4520-6.

5) 荒木速雄, 他：気管支喘息児におけるトレーニング療法の効果. アレルギー. 1991；40(3-1)：205-14.

6) Parsons JP, et al：An official American Thoracic Society clinical practice guideline：exercise-induced bronchoconstriction. Am J Respir Crit Care Med. 2013；187(9)：1016-27.

7) 杉本日出雄：気管支ぜん息 運動療法の位置づけ. 小児内科. 2004；36(4)：656-60.

8) Westergren T, et al：Active play exercise intervention in children with asthma：a PILOT STUDY. BMJ Open. 2016；6(1)：e009721.

9) Zhou L, et al：Feasibility of exercise therapy for children with asthma：a meta-analysis. Front Cell Dev Bio. 2023；11：1192929.

10) Ora J, et al：Exercise-induced asthma：Managing respiratory issues in athletes. J Funct Morphol Kinesiol. 2024；9(1)：15.

11) Rasmussen SM, et al：Asthma in elite athletes – do they have Type2 or non-Type2 disease? A new insight on the endotypes among elite athletes. Front Allergy. 2022；3：973004.

12) 萬木　晋, 他：気管支喘息の発症・治療と運動の関係についてのレビュー. 日小児アレルギー会誌. 2008；22(1)：102-7.

13) A Bernard, et al：Lung hyperpermeability and asthma prevalence in schoolchildren：unexpected associations with the attendance at indoor chlorinated swimming pools. Occup Environ Med. 2003；60(6)：385-94.

14) Andersson M, et al：Swimming pool attendance is related to asthma among atopic school children：a population-based study. Environ Health. 2015；14：37.

15) Counil FP, et al：Training of aerobic and anaerobic fitness in children with asthma. J Pediatr. 2003；142(2)：179-84.

2 よくある疾患別・対象別の運動療法の実際
⑩ 小児肥満

原　光彦

1 疾患・障害の概要

　成人の肥満判定には世界的にbody mass index (BMI) が用いられているが，小児の肥満判定にはわが国では肥満度が用いられている。肥満度は，{(実測体重－標準体重) ／標準体重} ×100で求められ，性別年齢別身長別標準体重に対して実測体重が何％過剰か，過小かを示す指標である。6歳以上18歳未満では，肥満度が＋20％以上なら「肥満傾向あり」とする。日本肥満学会によれば，成人の肥満症は「肥満に起因ないし関連する健康障害を合併するか，その合併が予測される場合で，医学的に**減量を必要とする病態をいい**，疾患単位として取り扱う」と定義されている。小児にも肥満症の病態は存在し，小児肥満症の定義や診断基準が定められている。

　小児肥満症の定義は，成人肥満症の定義と似ているが，小児期は身長が伸びれば体重に変化がなくても (減量しなくても) 肥満度が低下するため，成人の肥満症の定義の青色部分が「肥満を軽減する必要がある状態をいい」に改められている[1]。

　成人の肥満症診断は，BMI25以上で，肥満症の診断に必要な11項目の健康障害のうち1つ以上存在するか，内臓脂肪型肥満の場合には肥満症と診断する。小児肥満症診断は，肥満に伴う健康障害を，肥満の程度と以下の各項目に記載された健康障害の有無を勘案して総合的に診断する。

> ・**A項目**：肥満治療を必要とする5つの医学的異常 (高血圧，睡眠時無呼吸症候群などの換気障害，2型糖尿病・耐糖能障害，内臓脂肪方肥満，早期動脈硬化)
> ・**B項目**：肥満と関連が深い5つの代謝異常 (非アルコール性脂肪性肝疾患，高インスリン血症/黒色表皮症，高総コレステロール血症/高non HDLコレステロール血症，高中性脂肪血症 (高トリグリセライド血症) /低HDLコレステロール血症，高尿酸血症)
> ・**参考項目**：身体的因子や生活面の5つの問題 (皮膚線条，肥満に起因する運動器障害，月経異常，肥満に起因する不登校・いじめ，低出生体重児または高出生体重児)

具体的には，肥満の程度は問わずA項目を1つ以上有する場合，肥満度が＋50％以上（高度肥満）でB項目1つ以上を満たす場合，肥満度が＋20％以上＋50％未満（軽度～中等度肥満）でB項目を2つ以上満たす場合は小児肥満症と診断する。参考項目は，2つ以上あればB項目1つと同等とする。小児肥満症診断における各項目のカットオフ値の詳細については，日本肥満学会の「肥満症診療ガイドライン2022」[2]を参照のこと。

肥満は，小児期から2型糖尿病や非アルコール性脂肪性肝疾患（non-alcoholic fatty liver disease：NAFLD），睡眠時無呼吸症候群（sleep apnea syndrome：SAS）を発症させるばかりでなく，自尊心喪失，うつ傾向，不登校，いじめ・スティグマの対象になるなど様々な心身の問題を引き起こす。そして，成人後には虚血性心疾患や肥満関連癌（大腸癌，乳癌など）の罹患率や死亡率を増加させることが知られているため，健康で幸せな人生を送るためには小児期からの対応が必要である。

1) 小児肥満の治療適応と運動療法の位置づけ

肥満は，遺伝的素因に肥満を生じやすい生活環境や生活習慣が加わって生じる原発性肥満と，肥満の原因となる基礎疾患や薬剤投与歴などを有する二次性肥満に大別され，原発性肥満が圧倒的に多い。

原発性肥満は，小児でも成人でも，肥満に伴う健康障害を合併しているか，その合併が予測される（具体的には内臓脂肪型肥満）肥満症と，肥満に伴う健康障害がない肥満に分類される。原発性肥満の中で治療対象となるのは肥満症であり，肥満は正常体格者と同様に健康教育の対象となる。

小児肥満症の治療法は，食事運動療法や行動療法が主流であったが，諸外国では，小児期や思春期の肥満症に対して，薬物療法や減量代謝改善手術（肥満外科療法）が行われている。特に小児・思春期肥満症に対する肥満外科療法の有効性や安全性は確立されているため，最近，わが国でも薬物療法や肥満外科療法の小児肥満症への適応拡大に関する検討が始まっている[3]。

肥満症の治療法として，食事療法は最も基本的な方法である。しかし，成長期にある小児肥満症患者にとって，食事療法のみを単独で行う治療法は必然的に比較的厳しいエネルギー制限が必要になることからドロップアウトを招きやすく，現在のわが国の小児肥満症治療は食事運動療法に行動療法を併用した方法が一般的である。

小児肥満症に対する運動療法の効果のメカニズムとして，以下のようなことが挙げられる。

- 運動によって交感神経が活性化され，交感神経の末端から分泌されるノルアドレナリンによって中性脂肪が分解され，体脂肪量が減少し，高中性脂肪血症が改善する。
- 有酸素運動の継続によって心肺機能が改善して疲れにくくなるため，体を動かすのが億劫でなくなり，日常の身体活動量が増えて肥満が改善する。
- 骨格筋収縮によってアデノシン一リン酸キナーゼが活性化され，糖担体4（GLUT4）の細胞膜へのトランスロケーションを促し，2型糖尿病や糖代謝異常が改善する。
- 運動によって，インスリン抵抗性や低HDLコレステロール血症，低アディポネクチン血症が改善し，糖代謝異常症や脂質異常症が改善する。
- 運動によって体脂肪量が減少すると，それまでの高レプチン血症が改善され，レプチンによる交感神経の過緊張状態がなくなるため，高血圧が解消する。
- 運動は，子どもたちに楽しみを与え，自己肯定感や運動有能感を向上させ，ストレス解消の手段になり，ストレス性の過食やうつ状態の改善に寄与する。

2）小児肥満症に対する運動療法の効果

　わが国の肥満小児に対する運動療法の効果に関する主な報告は，以下の通りである。

　Togashiらは，3カ月間の運動療法を中心とした，入院による小児肥満に対する治療プログラムの効果を報告している。彼らは，穏やかな食事療法に加え，中等度の運動強度で1回1時間以上，週5〜7回の運動療法を3カ月間行った。その結果，すべての肥満小児の肥満度は，入院中ほぼ直線的に低下し，入院前に認められたアディポサイトカインの異常（高レプチン血症，高TNFα血症，低アディポネクチン血症や，全身性の慢性炎症の指標である高感度CRP高値は，治療後すべて有意に改善したことを報告している[4]。吉永らは，全国7地域で行った生活習慣病予防健診を受診した肥満小児に対して，3〜6カ月間様々な方法で介入を行い，その効果を比較している。介入方法は3種類で，休日に1万歩以上の歩行を行う運動群，スクリーンタイムを制限するST制限群，1日の歩数とスクリーンタイムの記録のみ行うコントロール群とした。運動群は，コントロール群と比較して介入後の肥満度が有意に減少したことから，小児肥満症に対する「休日に1万歩歩く」という，肥満小児にとって実現しやすい低強度の運動療法の有効性を報告している[5]。

2 運動療法の適応

　適切な運動療法は，除脂肪体重を維持し体脂肪（特に過剰に蓄積した内臓脂肪）を減らすため，肥満や糖代謝異常，脂質異常症，高血圧などの主な肥満合併症の改善や，心肺能力の向上，ストレスやうつ状態の緩和，記憶力学習能力の向上など様々な利点がある。し

表1 ● 運動療法導入時に必要なメディカルチェック項目

1. 問診
　　自覚症状の有無，既往歴，家族歴，運動歴など
2. 診察
　　身体計測（身長，体重，ウエスト周囲長），血圧測定
　　肥満度の算出，身体組成の評価，体脂肪分布の評価
　　内科的診察（心雑音や不整脈，呼吸音の異常，肝腫大の有無，性成熟度）
　　整形外科的診察（骨，関節，筋肉の異常の有無）
3. 胸部単純X線検査（立位正面像，必要に応じて側面像）
4. 安静時12誘導心電図
5. 血液検査
　　血液一般検査，生化学検査
　　AST，ALT，γGTP，LDH，CPK，BUN，クレアチニン，尿酸，Na，K，Cl，
　　血糖，インスリン，総コレステロール，中性脂肪，HDLコレステロール など
6. 尿検査
　　糖，蛋白，ケトン体
7. その他
　　心エコー検査，呼吸機能検査，腹部CT検査（腹部エコー検査）
　　運動負荷試験（自転車エルゴメーター，トレッドミル負荷）など必要に応じて追加

かし，トレーニングの原理・原則を無視して行えば，様々な整形外科的問題や突然死などの重大な事故を引き起こす可能性があるので，運動療法導入前には運動療法の適応の有無を慎重に評価する。

　肥満症小児に運動療法を行う際には，肥満の種類や肥満の程度，合併症の有無や程度を考慮する必要がある。このために，運動療法導入前にはメディカルチェックを行う（**表1**）。

　詳しい問診や診察所見，検査結果から，まず，原発性肥満と二次性肥満の鑑別診断を行う。極端な低身長や，特異な顔貌，合指症や多指症などの小奇形，網膜の疾患，精神神経発達遅滞などがあれば，二次性肥満を疑う。肥満小児の中には，重症心疾患や難治性喘息のために運動制限が行われ，その結果，肥満を呈している例もあるので既往歴の聴取は重要である。二次性肥満の場合は，原則として基礎疾患の治療を優先する。

　日常的に多く経験する小児の原発性肥満は無症状の場合が多く，運動療法のよい適応であるが，以下の病態では運動療法は禁忌であり，まずほかの治療法で肥満の改善を図った後に，運動療法の適応について再検討する。

- 高度肥満で肺胞低換気症候群や心不全を伴う場合
- 不整脈を伴う閉塞性睡眠時無呼吸症候群を合併している場合
- コントロール不良の2型糖尿病で尿中ケトン体強陽性の場合
- 2型糖尿病でStage G4以上の腎症や網膜症による眼底出血を認める場合
- 成人のⅢ度高血圧に相当する著明な高血圧を合併している場合
- 著しい肝機能障害（ALTが500IU/L以上）を有する場合
- 急性期の整形外科的疾患で痛みや運動器機能障害を伴う場合

3 運動療法の内容と方法

　小児肥満症に対する運動療法導入の際の運動負荷試験は必須ではないが，不整脈を有する者や，心疾患や冠動脈合併症を有する川崎病の既往がある者には行うべきである。運動負荷の方法は，自転車エルゴメーター法など下肢の負担が少ない負荷方法を選択する。

　まず，座位行動の制限から始め，運動療法は運動強度が弱い有酸素運動から開始し，対象児の反応をみながら徐々に運動強度を上げていく（表2）。

表2 ● 運動療法の進め方

Stepと概要		概要
Step 1	座位行動の制限	テレビやビデオタブレットPC，スマートフォンなどの画面を見てじっとしている時間（スクリーンタイム）を2時間以内にする
Step 2	身体活動の増加	毎日最低60分以上体を動かす
Step 3	運動療法	中等度（3METs）以上の運動を1日60分以上行う 高強度（6METs）以上の有酸素運動や筋肉・骨を強化する運動を3回／週以上行う

Step 1　座位行動（sedentary behavior）の制限

　座位行動とは，座位および臥位におけるエネルギー消費量が1.5METs以下のすべての覚醒行動のことである。テレビやビデオタブレットPC，スマートフォンなどの画面を見てじっとしている時間であるスクリーンタイムは，座位行動の代表的な指標の1つである。わが国の小学1年生を対象としたSekineらによる小児肥満の発生要因に関する研究では，両親の肥満，テレビの視聴時間が長いこと，運動不足，睡眠不足が抽出されている[6]。

　したがって，問診でスクリーンタイムが長いようなら，スクリーンタイムを2時間以内に制限することが，運動療法の第一歩である。

Step 2　毎日の身体活動量を増やす

　幼児や小学生低学年では，運動処方を作成して運動の指示を行っても，計画通りに遵守させることは難しい。そのため，日常生活の中で身体活動量を少しでも増やすことを目的として，なるべく歩くことや体を使った遊びを促すなどの指導を行い，2010年に日本体育協会（現 日本スポーツ協会）が策定した「子どもの身体活動ガイドライン」に準拠し，「毎日最低60分以上体を動かすこと」を目標にする。体を使った遊びの具体例は，日本スポーツ協会のアクティブチャイルドプログラムなどを参考にする。

Step 3　運動療法

脂質の燃焼を促すことを目的として，運動強度が中等度まで（3METs以上6METs未満）の有酸素運動を主体とする。運動負荷試験を行わなかった場合には，主観的運動強度が11〜15（楽である〜ややきつい），運動時の目標心拍数が120〜140回／分程度になるようにする。

2023年，「健康づくりのための身体活動・運動ガイド」が10年ぶりに改訂され，それまでは記載がなかった小児に対する推奨（案）が示された[7]。これは，WHOの「身体活動および座位行動に関するガイドライン」[8]（2020年）を参考にしたもので，中等度以上（3METs以上）の有酸素運動を1日60分以上行うことに加えて，高強度（6METs以上）の有酸素運動や筋肉・骨を強化する身体活動を週3日以上行うことが推奨事項として示されている。一般に，肥満小児の有酸素運動能力は正常体格児より劣っており，軽い強度の運動でも容易に無酸素性閾値に達し，それ以上の運動継続が不可能である例が多いため，この推奨事項は最終目標として，軽い運動から始め，オーバーユースに注意しながら運動量や運動の強度を徐々に上げていくのが現実的である。

4　運動療法の留意点

肥満小児は，体重が重いため，走行，跳躍，懸垂などの運動は不利であるが，相撲や柔道などの競技は有利であり，水泳は全身運動であることや下肢の障害が生じにくいため肥満小児に適している。このような，肥満小児の特性を理解して，運動の種類は，対象児の好きな運動を選ぶと継続しやすい。

肥満小児は，膝関節や足関節，足の捻挫や骨折などの下肢の運動器の障害を生じやすい。もし，運動療法開始後に痛みを訴える場合は，いったん運動は中止して，痛みが消失した後に再開する。

学校管理下で熱中症が原因で死亡した児童生徒の約7割は肥満小児である。最近は，異常気象で屋外での運動が適さない日も多いため，屋外で運動させる際には湿球黒球温度を測定し環境評価を行う。運動させる場合には，熱中症予防対策や熱中症患者が発生した場合を想定した事前準備を行っておく。

肥満小児に対するスティグマによって，運動中にいじめの標的になり，運動嫌いに発展する例もあるため，肥満スティグマを起こさせないような，課題設定，道徳教育・健康教育も必要である。

5 運動療法の効果判定

　成人肥満症の治療効果判定には，BMIの絶対値の推移が用いられる。しかし，児肥満症の治療効果判定には，成長曲線のパターンや肥満度曲線が用いられる。理想的な治療パターンは，身長の伸びが抑制されず，体重の成長曲線の急峻な傾きが小さくなり，肥満度曲線が下方へ向かうことである。

　体脂肪量や除脂肪体重などの体組成評価は，肥満症の診断基準には加えられていない。しかし，肥満症小児では運動療法導入後に体重の変化はあまりなくても，除脂肪体重が増加し，体脂肪量が減少するなどの好ましい変化が認められ，肥満に伴う合併症が改善する例がある。このような例では，体組成評価が，治療継続の動機づけになっているので，運動療法を行う場合には可能なら体組成評価も行っておく。

文献

1) 日本肥満学会, 編：巻頭図表. 小児肥満症診療ガイドライン2017. ライフサイエンス出版, 2017, pix.
2) 日本肥満学会, 編：小児肥満と肥満症. 肥満症診療ガイドライン2022. ライフサイエンス出版, 2022, p92-8.
3) 「減量・代謝改善手術のための包括的な肥満症治療ガイドライン2024」作成委員会, 編：小児肥満症. 減量・代謝改善手術のための包括的な肥満症治療ガイドライン2024. 日本肥満治療学会, 編. コンパス出版局, 2024, p159-75.
4) Togashi K, et al：Effect of diet and exercise treatment for obese Japanese children on abdominal fat distribution. Res Sports Med. 2010：18(1)：62-70.
5) 吉永正夫, 他：行動療法（生活習慣改善）による小学生の肥満予防と治療に関する研究. 厚生労働科学研究費補助金 循環器疾患・糖尿病等生活習慣病対策実用化研究事業 未成年者, 特に幼児, 小・中学生の糖尿病等の生活習慣病予防のための総合検診のあり方に関する研究 平成24年度〜26年度総合研究報告書, 2015, p55-125.
6) Sekine M, et al：A dose-response relationship between short sleeping hours and childhood obesity: results of the Toyama Birth Cohort Study.Child Care Health Dev. 2002；28(2)：163-70.
7) 厚生労働省：健康づくりのための身体活動・運動ガイド2023.
　　[https://www.mhlw.go.jp/content/001194020.pdf]（2025年2月閲覧）
8) World Health Organization: WHO身体活動および座位行動に関するガイドライン.
　　[https://iris.who.int/bitstream/handle/10665/336656/9789240015128-jpn.pdf?sequence=46&isAllowed=y]（2025年2月閲覧）

2 よくある疾患別・対象別の運動療法の実際

⓫ 転倒予防

北湯口　純，岡田真平

1 疾患・障害の概要

　65歳以上の高齢者が10人に1人（9.1％）に満たなかった45年前（1980年）から，現在では4人に1人以上（2023年，29.1％）が高齢者となり，さらにおよそ15年後には3人に1人（2040年，34.8％）を超えると推計されている[1]。高齢化に伴う介護の問題と，その原因への対策は重要な課題である。

　介護が必要となった主な原因は，国民生活基礎調査で1998年から3年ごとのデータがあり，脳血管疾患，認知症，高齢による衰弱，関節疾患と並んで，骨折・転倒は常に介護の5大要因の1つである[2]。骨折・転倒が原因で介護に至る高齢者の割合は，認知症とほぼ並行して，ここ15年間増加している（図1）。

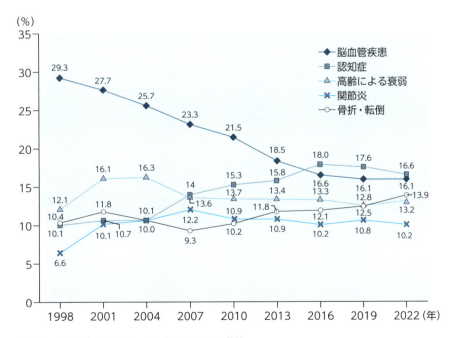

図1 ● 介護が必要となった主な原因の推移

（文献2をもとに作成）

高齢者の転倒は，骨折などの重篤な傷害だけなく，機能障害や生活の質の低下，最悪の場合には死をも引き起こす公衆衛生上の課題である。そして，世界に類を見ない超高齢社会を迎えた日本では，家庭内や地域，病院や介護施設，労働現場などで起きる高齢者の転倒事故が大きな社会問題となっている。現在，日本国民の転倒・転落死は，2009年以降，交通事故死を上回る件数となり，高齢化の進展に伴って増加の一途をたどっていたが，さらにコロナ禍以降は急増している（図2）[3]。転倒・転落事故の発生場所は「家庭・居住施設（約4割）」という身近な場所が多く，階段などからの転落に比べて，つまずきやよろめきによる同一平面上での転倒による死亡例が顕著である[3]。また，近年は労働者に占める高年齢者の割合の増加により，転倒による死傷災害が増加している。最新の統計によれば，労働災害による死亡者数は過去最少となったものの，休業4日以上の死傷者数は3年連続での増加となり，およそ4人に1人（26.6％）が転倒による死傷災害であった。厚生労働省は「高年齢労働者の安全と健康確保のためのガイドライン（エイジフレンドリーガイドライン）」を策定[4]して対策を強化しているほか，専門学会の日本転倒予防学会との連携協力により社会啓発の活動を広く展開しており，労働安全としての転倒予防の重要性も高まっている[5]。

　転倒の疫学調査では，地域在住高齢者の場合，およそ10〜30％（1,000人／日あたりの発生率換算で0.8〜0.9‰）程度が1年間に少なくとも1回以上の転倒を経験し，その割合は加齢とともに高まる。一方，病院・施設の場合は，一般病院が約4‰，急性期医療

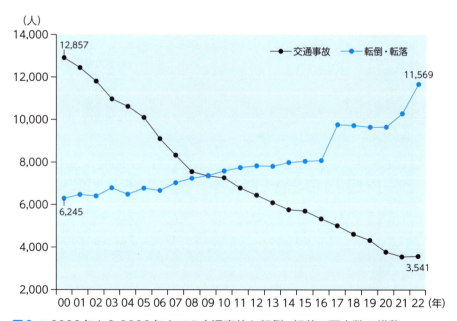

図2 ● 2000年から2022年までの交通事故と転倒・転落の死亡数の推移
2017年の転倒・転落死の著増は，死因統計分類の変更による影響とみられる（2016年までは「転倒・転落」，2017年以降は「転倒・転落・墜落」）
（文献3の死因簡単分類別にみた性別死亡数の表データをもとに作成）

施設が約1〜2‰，慢性期医療施設が約5‰，回復期リハビリ病院が約5〜14‰，高齢者施設が約2〜12‰とされ，地域在住高齢者より高率に転倒が発生している[6]。高齢化による医療・介護サービス利用の需要は年々高まることから，地域・家庭内だけでなく，病院・施設における転倒予防対策の強化・拡充は今後ますます重要となる。

2 運動療法の適応

高齢者の転倒は，高齢者自身の転倒回避能力が低下し，外界の影響をより受けやすくなったとき生じやすくなる[7]。武藤らは，「転倒した結果，予後が悪くなった」とみなすより，「転倒するほど，身体の状態が悪くなっていた」「身体の状態が悪くなった結果，転倒する」ととらえるべきであり，「転倒は結果であり，原因でもある」という視点をもちながら（図3），易転倒性の早期発見と予防的対応を図ることが重要であると述べている[8]。

高齢者の転倒リスクは，高齢者の身体および精神の状態に直接影響を及ぼす内的要因と，環境や物理的な側面である外的要因にわけられる。内的要因は属性（性，年齢，生活習慣，薬剤の服用など），加齢・運動不足による身体機能の低下，身体的・精神的疾患の合併の3つに大別され，さらに細かな要因に分類される[7, 8]。外的要因は，天候，住まい・建物・道路，そのほかの物理的な側面（履き物・補助具・眼鏡など）や，周囲の状況などが挙げられる。個々の転倒は単一要因に帰するものではなく，個人の状態や置かれている環境に依存するため，その組み合わせも多様となる。転倒の予防では，これらの要因を個別性に配慮して評価しながら，可能な限り取り除いていく転倒リスク要因の修正・調整が原

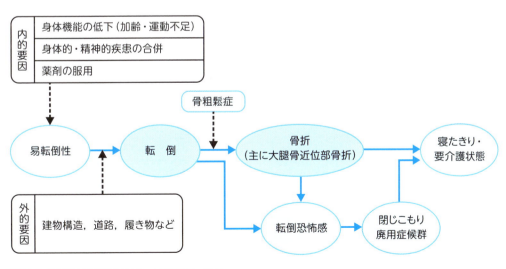

図3 ● 転倒は結果であり，原因でもある

（文献8より改変引用）

則となる[9]。実際に，転倒リスク要因の適切な評価に基づく多角的な介入は，地域在住高齢者の転倒発生を24％減少させることが報告されている[10]。また，医療機関での同様の介入においても，転倒率を約20％低下させる可能性が示唆されている[11]。

　これまでの観察研究から，高齢者の転倒の危険因子は，社会人口統計学的・身体的・環境的側面から様々な要因が明らかにされている（表1）。特に，体力・運動機能に関わる要因（バランス障害，筋力低下，歩行障害，機能制限・ADL障害）は，高齢者の転倒リスク因子として多く報告されている[12]。そのため，運動を中心とする介入試験・研究が数多く実施されており，その有効性に関するエビデンスも蓄積されている。ただし，高齢者は心身機能の個人差が大きいため，運動療法の適用については高齢者の状態像に応じた判断が必要となる（図4）[13]。たとえば，転倒リスクが過度に高い要介護者の場合，転倒予防の介入として重点が置かれるのは，身体機能などの内的要因よりも，より転倒リスクに直結する家屋・施設などの環境や介護環境などの外的要因の修正・改善が重要になる。疾患や病

表1 ● 地域在住高齢者の転倒に対する内因性の独立危険因子

危険因子	独立危険因子と報告した試験数	調整値の範囲	
		相対危険率	オッズ比
転倒歴	16	1.9-6.6	1.5-6.7
バランス障害	15	1.2-2.4	1.8-3.5
筋力低下	9	2.2-2.6	1.2-1.9
視覚障害	8	1.5-2.3	1.7-2.3
薬剤	8	1.1-2.4	1.7-2.7
歩行障害	7	1.2-2.2	2.7
うつ	6	1.5-2.8	1.4-2.2
めまい	5	2	1.6-2.6
機能制限，ADL障害	5	1.5-6.2	1.3
年齢80歳以上	4	1.1-1.3	1.1
女性	3	2.1-3.9	2.3
低BMI	3	1.5-1.8	3.1
失禁	3	—[a]	1.3-1.8
認知障害	3	2.8	1.9-2.1
関節炎	2	1.2-1.9	—[a]
糖尿病	2	3.8	2.8
疼痛	2	—[a]	1.7

33の前向き観察研究のうち，2つ以上の研究で多変量解析により独立因子とされた危険因子。転倒歴や身体機能低下（バランス障害，筋力低下，機能制限・ADL障害）の影響が大きい。
a：該当する研究がないため数値なし

（文献12をもとに作成）

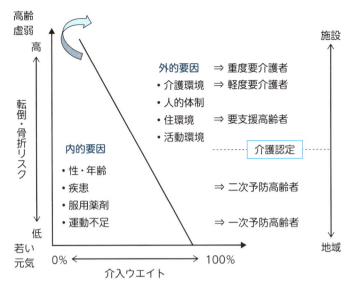

図4 ● 高齢者の状態像に応じた転倒予防アプローチの介入ウェイト
(文献13より改変引用)

態により身体機能が低下している高齢者が多い病院や介護施設などの施設では，活動上昇による外的要因への曝露の増加は転倒の危険因子の増大に直結することから，細心の配慮が必要である．一方，転倒リスクが低い高齢者の場合は，内的要因の改善が重点となることから，運動療法を積極的に採用すべきである．

3 運動療法の内容と方法

　転倒リスクに対する多様な介入手法がある中で，運動療法は，地域在住高齢者の転倒予防介入において最も効果が高いアプローチとして知られている[10]．一方，介護・医療施設での運動介入の研究も行われてきているが，最新のレビュー論文では運動が転倒率あるいは転倒者数に及ぼす影響は，現時点では不明と結論されている[11]．

　地域在住高齢者への運動介入の効果を検証したSherringtonらによるレビューでは，転倒率（23％）と転倒者数（15％）を確実に減少させるほか，骨折や医療処置を有する転倒を減じる可能性も示唆されている[14]．運動介入の特徴としては，バランス運動と機能的運動（単なる筋強化でなく動作を含む機能強化）に加え，筋力強化運動が含まれていた．また，太極拳にも，転倒率（19％）と転倒者数（20％）を減少させる確かな効果が認められている．特筆すべきは，これらの運動プログラムは，個別か集団か，医療専門家か訓練された非医療専門家か，前期高齢層か後期高齢層（75歳を基準）か，転倒ハイリスク者か

非ハイリスク者かに関係なく，効果的と報告されていることである。運動介入は転倒ハイリスク者に対してより大きな影響があると思われるが，転倒リスクが決して高くない地域一般の高齢者にも有益であることは，転倒予防の運動習慣を地域社会に導入・拡充することで，より広範かつ長期的な転倒の一次予防効果が得られる可能性を示唆している。一方，単なる筋力強化運動，ダンス，ウォーキング，柔軟性や持久性運動による転倒率への影響については，現時点では不明とされている（ただし，いずれも現時点で十分な疫学的根拠はないことを示すものであり，効果がなく無意味である，ということではない）。

　介護・医療施設での運動介入について，Cameronらによるレビュー[11]では，いずれの施設でも運動を中心とする介入による予防効果は確認されていない。この結果には，質の高い介入研究が少ないことも影響しており，今後，介護・医療施設での質の高い介入研究の増加が望まれる。

　転倒による骨折などの傷害に対する予防効果を検証した研究報告として，El-Khouryら[15]のレビューでは，地域在住高齢者への多要素の運動介入により，転倒だけでなく転倒による全傷害・受診・重篤な傷害・骨折をそれぞれ減じる効果が認められている。また，Zhaoら[16]のレビューでも，運動介入により転倒に関連する骨折が約40％減じられたと報告している。

　以上の知見から，転倒予防の運動療法では，地域在住高齢者においては，日常的な生活活動の維持・向上を基盤としつつ，筋力，バランス，協調性を重視した多要素の運動を取り入れた運動プログラムが有用である。また，その実践にあたっては，高齢者個々の心身状況に応じた，安全で，無理なく，楽しく続けられる，効果的な運動プログラムの立案と提供が求められる。

　近年，直接比較が行われていない介入方法間の間接的な比較により，運動介入とそのほかの介入との組み合わせ効果を検証する成果が報告されている。Triccoら[17]のネットワーク・メタアナリシスを用いた検証では，運動介入はそれ単独だけでなく，視力評価に基づく治療，環境評価に基づく修正などを付加した複合介入により，傷害を伴う転倒の発生をより減じる可能性を示している。また，Triccoら[18]の別の報告では，運動介入ではないが，転倒予防に効果的な要素の組み合わせとして，転倒者数の減少には「多職種での転倒予防ケアの調整」「患者への注意喚起」「スタッフ教育」の組み合わせ，そして傷害を伴う転倒の減少には「チームの構造または組織の変更（例：単職種から多職種連携チームへの変更，メンバー追加，専門職の役割の拡大・修正など）」が，それぞれ有効とされた。高齢者の転倒予防において運動介入は効果的であるが，その効果をより高めていくには，対象の特性に応じた効果的かつ最適な介入方法の組み合わせの検討に加え，多職種連携による運動プログラムの実施・推進体制づくりにも，十分に配慮する必要があるといえよう。

4 運動療法の留意点

　運動療法は，運動の種類，強度，時間，頻度，期間，適応と禁忌などが明確に設定されていることが望ましい。しかし，高齢者は個々の心身状態の個別性が高く，これまでの研究成果の蓄積状況をみても，運動の種類，実施方法，量によって効果に差があるかどうかを判断するための直接比較による研究は不十分であり[14]，転倒予防の運動療法において，それらの詳細かつ明確な設定はいまだ困難である。したがって，転倒予防の運動療法では，対象者が主に高齢者となることをふまえ，高齢者の運動処方における一般的な配慮に加え，個々の体力レベルなどの心身状況や転倒リスク因子に応じた運動プログラム内容の検討が必要である（表2）。

　転倒予防の運動介入による有害事象として，Sherringtonらのレビューでは，非重篤であったとされているが筋骨格系の有害事象がいくつか報告されている[14]。中でも，筋力トレーニングのみの運動介入は，歩行，バランス，機能訓練や複数の運動プログラムよりも有害事象の発生割合が高かったとされている。また，転倒リスクの高い高齢者への運動介入で，速歩プログラムは提供しないよう推奨するレビューもある[19]。個々の体力レベルなどに応じた運動内容の調整は，当然ながら，運動によるケガなどをできるだけ防ぐためにも，柔軟運動を必ず含めるなど適切な準備・整理運動の実施が望まれる。高齢者の運動療法では，単一の運動プログラムよりも，複数要素の組み合せでの運動介入を基本軸としてプログラム構成することが，効果と安全性を両立する上でも重要である。

表2 ● 運動療法を行う上で考慮すべき点

- 高齢者個々の健康状態に合った介入を行う
- 運動中の転倒リスクも関係するため，特にバランス能力の低下には配慮する
- 運動介入よりも優先すべき治療があれば，そちらを先に対応する
- 運動内容に，バランストレーニングや太極拳のような複合的な動作を組み入れる
- 単独の実施で効果を得ることは困難だとしても，筋力を維持・向上させる筋力トレーニングや，運動前後のストレッチングも運動プログラムの中に組み込む
- 運動への適応による身体能力の向上に応じて，運動内容を段階的に発展させる
- 集団か個別かの運動実施の形態は，運動の開始と継続性を考慮して選択する
- 運動負荷の大きさや運動課題の困難さよりも，運動の継続性を優先し，運動から脱落することがないように設定する（運動そのものの楽しさや適度な達成感に配慮する）
- 運動課題の難しさに伴う転倒リスクに配慮しつつ，複数課題の運動の導入も検討する
- 本人の健康状態，身体能力，行動への意識などの許容範囲で，より活動的な生活を送ること「歩行量増大と，日常生活での多様な刺激（複数課題）への暴露」を推奨する

文献

1) 総務省:統計からみた我が国の高齢者―「敬老の日」にちなんで―. 2023.
   [https://www.stat.go.jp/data/topics/pdf/topics138.pdf](2025年2月閲覧)

2) 厚生労働省:国民生活基礎調査.
   [https://www.mhlw.go.jp/toukei/list/20-21kekka.html](2025年2月閲覧)

3) 厚生労働省:人口動態調査.
   [https://www.mhlw.go.jp/toukei/list/81-1a.html](2025年2月閲覧)

4) 厚生労働省:高年齢労働者の安全と健康確保のためのガイドライン(エイジフレンドリーガイドライン). 2020.
   [https://www.mhlw.go.jp/content/11302000/000609494.pdf](2025年2月閲覧)

5) 厚生労働省:10月10日は「転倒予防の日」,職場での転倒予防に取り組みましょう! 2021.
   [https://www.mhlw.go.jp/stf/newpage_21393.html](2025年2月閲覧)

6) 武藤芳照,他編著:転倒の実態は? 日本転倒予防学会認定 転倒予防指導士公式テキストQ&A. 日本転倒予防学会,監. 新興医学出版社, 2017, p18-9.

7) 鈴木隆雄:転倒外来の実際. 臨床医. 2002;28(8):1830-3.

8) 武藤芳照,他:転倒予防. 臨整外. 2005;40(5):537-48.

9) 武藤芳照,他編著:転倒予防の介入とその効果は? 日本転倒予防学会認定 転倒予防指導士公式テキストQ&A. 日本転倒予防学会,監. 新興医学出版社, 2017, p20-1.

10) Gillespie LD, et al:Interventions for preventing falls in older people living in the community. Cochrane Database Syst Rev. 2012;2012(9):CD007146.

11) Cameron ID, et al:Interventions for preventing falls in older people in care facilities and hospitals. Cochrane Database Syst Rev. 2018;9(9):CD005465.

12) Tinetti ME, et al:The patient who falls:"It's always a trade-off". JAMA. 2010;303(3):258-66.

13) 岡田真平,他:健康運動指導士. 多職種で取り組む転倒予防チームはこう作る! 日本転倒予防学会,監. 武藤芳照,他編著. 新興医学出版社, 2016, p62-5.

14) Sherrington C, et al:Exercise for preventing falls in older people living in the community. Cochrane Database Syst Rev. 2019;1(1):CD012424.

15) El-Khoury F, et al:The effect of fall prevention exercise programmes on fall induced injuries in community dwelling older adults:systematic review and meta-analysis of randomised controlled trials. BMJ. 2013;347:f6234.

16) Zhao R, et al:Exercise interventions and prevention of fall-related fractures in older people:a meta-analysis of randomized controlled trials. Int J Epidemiol. 2017;46(1):149-61.

17) Tricco AC, et al:Comparisons of interventions for preventing falls in older adults:A systematic review and meta-analysis. JAMA. 2017;318(17):1687-99.

18) Tricco AC, et al:Quality improvement strategies to prevent falls in older adults:a systematic review and network meta-analysis. Age Ageing. 2019;48(3):337-46.

19) Sherrington C, et al:Exercise to prevent falls in older adults:an updated meta-analysis and best practice recommendations. N S W Public Health Bull. 2011;22(3-4):78-83.

第5章
運動療法の安全体制

「名は体を表す」の言葉通り，運動療法は，身体運動という介入により，身体機能を回復・向上させ，疾病・障害の症状を軽減し，生活の質を向上させることを目標としている。それとともに再発予防の効果をもめざして，運動療法が行われる。

一方，運動・スポーツの実施に伴って，様々な疾患・障害や重大事故が発生することも確かであり，時には死亡事故も起き得る。患者の場合には，既に身体機能が低下していることに加えて，療養中の安静の影響で体力が衰弱しており，加えて薬剤の影響や不慣れな運動形態・方法に取り組むことなどから，通常よりも安全の確保・事故防止が求められる。

本章では，そうした観点から，運動療法の安全体制について，その理念と具体的な対応について，それぞれの専門家に論述していただいた。

第1項では，医療事故として運動・運動療法中の事故の実例を列記した上で，その発生要因を内的要因，外的要因，行動要因，指導・管理要因に分けて分析をして，事故防止のための留意点を明示し，「重大事例から学ぶこと」が大切と強調している。

第2項では，運動・運動療法中の事故としては，最も重篤でいずれの施設でも防止への努力が必要な突然死（心停止）について，その原因と対策，具体的事例，リスク評価，運動中止の基準および安全管理・体制について，詳しく述べている。

第3項では，運動・運動療法中の重大事故の法律的観点からのポイントについて，とりわけ求められる医療水準，医療判例の実例から示される医療機関に課せられている適正な運動療法の義務などについて，論述している。

第4項では，運動療法に伴うリスク管理・安全管理の基本原則について，運動環境，ウォームアップ，運動療法中・運動療法後の注意点，急変時の対応，特に多くみられる転倒・転落事故防止への対応，患者教育やコミュニケーションの大切さなどが示されている。

運動・運動療法の実施にあたっては，「安全で効果的で楽しく」を基本として，それに関わるスタッフが笑顔で柔らかに対応し，常に「気づく力と見守る目」を保つことが，最も有効な安全体制であることを心に銘記したい。

武藤芳照

1 運動・運動療法に伴う
事故の実例と発生要因

田中和美, 武藤芳照

運動・運動療法による効果は言うまでもないが, 運動・運動療法に伴い, 一定数の事故が発生しているのも事実である。しかしながら, 事故を恐れ, リスクばかりに目をやり, 過度に運動・運動療法を控えてしまうと本末転倒である。運動・運動療法の効果を最大限に引き出すには, どのような事故が起こりうるのか, どのような背景・要因のもとに事故が起こるのか, 同じような事故が起こらないためにはどうすればよいかを正しく理解し, より安全な体制を確保することが重要となる。

1 医療事故とは

医療現場において, 運動・運動療法中にどのような事故が, どのような背景・要因のもとに発生しているのかを調べるために, 日本医療機能評価機構が行っている医療事故情報収集等事業[1] において, 2010〜2023年に報告された医療事故情報, ヒヤリ・ハット事例のデータベースから,「運動療法」「リハビリ」「スポーツ」「運動」をキーワードとして事例を検索した。日本医療機能評価機構への医療事故情報の報告については, 大学病院, 特定機能病院, 国立大学病院機構などの報告が義務づけられている医療機関と, 任意とされている医療機関がある。したがって, このデータベースは必ずしも日本で起きている事故の全体像を示すものではないが, ほかに同様の規模でデータを収集したものはなく, 参考にしうるものであるといえる。

なお,「医療事故」は, 医療法では「当該病院等に勤務する医療従事者が提供した医療に起因し, 又は起因すると疑われる死亡又は死産であつて, 当該管理者が当該死亡又は死産を予期しなかったものとして厚生労働省令で定めるもの」(医療法第6条の10第1項) とされている。

一方で, 国立大学附属病院長会議では,「医療上の事故等」を「疾病そのものではなく, 医療を通じて発生した患者の有害な事象をいい, 医療行為や管理上の過失の有無を問わない。合併症, 医薬品による副作用や医療機器・材料による不具合も含む。」と定義しており[2],

表1 ● 医療事故情報収集等事業における医療事故情報の報告対象となる事例の範囲

(1) 誤った医療又は管理を行ったことが明らかであり，その行った医療又は管理に起因して，患者が死亡し，若しくは患者に心身の障害が残った事例又は予期しなかった，若しくは予期していたものを上回る処置その他の治療を要した事例。

(2) 誤った医療又は管理を行ったことは明らかでないが，行った医療又は管理に起因して，患者が死亡し，若しくは患者に心身の障害が残った事例又は予期しなかった，若しくは予期していたものを上回る処置その他の治療を要した事例（行った医療又は管理に起因すると疑われるものを含み，当該事例の発生を予期しなかったものに限る）。

(3) (1) 及び (2) に掲げるもののほか，医療機関内における事故の発生の予防及び再発の防止に資する事例。

(文献1より引用)

こちらを便宜上「医療事故」と呼ぶことも多い。本書で扱う「医療事故」についても，後者であることを断っておきたい。また，医療事故情報収集等事業においても，医療事故情報の報告対象として，**表1**[1]のように範囲を指定している。

2 運動・運動療法に伴う主要な事故事例

　検索結果について詳細に確認したところ，運動・運動療法中に発生した主要な事故として36件が該当した。これらはすべて，何らかの怪我を負った「医療事故」として報告されており，受傷に至らない「ヒヤリ・ハット事例」はなかった。ただし，怪我を負ったこと自体ではなく，その診断の遅れや対応の誤りの部分を「医療事故」として報告しているものもあり，報告された要因は必ずしも運動・運動療法に伴う「事故」そのものの発生要因ではなかった。このことから，**表2**に示すように，今回改めて「内的要因，外的（環境）要因，行動要因，指導管理要因」に分類して，「事故」の発生要因についても検討を行った。36件のうち24件が入院患者，12件が外来患者であり，すべて10〜18時までの日中に起きた事故であった。患者の年齢は10歳代から80歳代までと幅広く，40歳代が9例と最も多かった。男女比は21:15と男性がやや多く，直接関連する疾患としては統合失調症やうつ病などの精神疾患，アルコール依存症などが多くみられた。

　事故の態様別にみてみると，転倒・転落が26件と最も多く，ついで足/足首を捻ったものが5件，ボールを受け損ねたものが2件，下肢への体重負荷，四つ這いによる肩への過重負荷，機材の落下が1件ずつあった。多くは，日常的に運動・スポーツの場面で起こりうることであるが，内的要因として疾患治療中であることや抗精神病薬の服用，筋力低下や疾患・療養によると思われる運動不足など，医療現場ならではの要因が多くみられた。また，心疾患やてんかんによる発作から意識消失を起こして転倒に至った例があり，意識消失が起こりうる疾患を有する患者の場合には，その可能性を十分に想定し，注意を払う必要がある。

1 運動・運動療法に伴う事故の実例と発生要因　449

表2 ● 運動・運動療法中に発生した事故の概要

報告年	年齢	性別	患者区分	発生場所	事故の態様	事例に直接関連する疾患名	事例の概要	内的要因	外的要因（環境要因）	行動要因	指導管理の要因
1	2010年	50歳代	男性	入院	足首を捻った	統合失調症	病棟の治療プログラムでのバレーボールに参加中、ジャンプして着地したときに左足首を内側にひねり、右第5足趾中足骨骨折と診断された	準備運動不足/運動不足	冬季で寒かった	ジャンプ（着地）	運動能の把握、準備運動の確認を怠った
2	2010年	70歳代	女性	入院	転倒	糖尿病	糖尿病運動療法中、移動のときに滑って転倒	慌てていた	ビニールで滑りやすかった/靴下のまま移動した	椅子に飛び乗ろうとした	注意を怠った
3	2010年	20歳代	男性	外来	足首を捻った	統合失調症	病棟の治療プログラムとしてのスポーツ大会に参加中、着地し左足首をひねり、左足首側面骨折と診断された	1カ月前から左足首に疼痛あり		ジャンプ（着地）	観察を怠った
4	2011年	70歳代	男性	外来	転倒	残遺型統合失調症	デイケア活動でドッジボール中に、しりもちをつくと同時に、左上腕をつくように倒れ、左上腕骨頚部骨折と診断された	加齢による体力・筋力の低下や周りとの比較ができると思っていた		ボールをよけようとした	参加させるかどうかの判断を誤った
5	2011年	60歳代	男性	外来	器材の落下	アルコール依存症	スポーツプログラムとしたバレーボール中に、ネットの支柱が落ちてきて左手首に裂傷を負った			ネットの支柱の高さを合わせていた	点検を怠った
6	2011年	80歳代	女性	入院	転倒	悪性リンパ腫	階段昇降訓練中、踊り場で手すりから手を離し向きを変えたときに転倒し、上腕骨外側顆骨折、下顎骨骨折、大臼歯・小臼歯の4本抜歯となった	下肢の筋力低下		手すりを離して方向転換	手すりを離さないと思い込んでいた
7	2011年	70歳代	女性	外来	転倒	統合失調症	デイケアプログラムで行ったテニスでテニスに、右脛骨骨折と診断された	胃癌手術後で1年間運動を控えていた		テニスのラリー	体力を見誤った
8	2011年	70歳代	女性	入院	下肢への体重負荷	左前十字靭帯断裂	OT活動として行った卓球テニスに、左膝に体重をかけたときに痛みを感じ、靱帯断裂と診断された			左膝の過度なストレス	
9	2012年	30歳代	男性	外来	転倒	神経症	デイケアでフットサル中に転倒し、左足首を捻り骨折と診断された		他患者と衝突	フットサルでボールを追いかけていた	
10	2012年	50歳代	女性	入院	転倒	急性骨髄性白血病	人工股関節置換術後のリハビリテーション中に、気分不快と呼吸苦を訴えた後、意識が止まらなくなった。経過より、急性肺梗塞と診断された	人工股関節置換術後/肥満・糖尿病		歩行器歩行	観察を怠った（血圧・リスク評価）
11	2013年	40歳代	女性	入院	四つ這い	筋強直性ジストロフィー	両膝関節の安定性向上の目的で、2人での四つ這い練習を行った際に痛みを訴え、靱帯断裂と診断された	両膝関節の拘縮/筋強直性ジストロフィー		四つ這い練習	病態の理解が甘かった、主治医に許可を得ていなかった
12	2013年	50歳代	男性	入院	転倒	アルコール依存症	作業療法として行ったバドミントンで転倒し、大腿骨骨折と診断された			飛んできたシャトルを打ち返そうと左後方に下がろうとした	
13	2014年	20歳代	男性	入院	転落	統合失調症	療養中のスポーツレクリエーションに参加する途中、階段を踏み外して転落し、左母趾末節骨の骨折と診断された	下肢の筋力低下	段差が大きく手すりが片側にしか設置されていない階段/クロックス®を履いていた	階段を降りようとした	注意を怠った
14	2015年	20歳代	男性	外来	ボールを受け損ねた	統合失調症	スポーツプログラムとして参加したバスケットボール中、ボールをうまく受け取れず右手指を負傷し、右第4指中節骨の2箇所の骨折と診断された	20歳代の若い参加者が多かった		バスケットボール中、ボールを受け取ろうとした	観察不足していた
15	2015年	30歳代	男性	外来	ボールを受け損ねた	統合失調症	スポーツプログラムとして参加したフットサル中に、ボールを受け止めようとして負傷し、右第2指第2関節の脱臼と診断された	久しぶりのフットサルだった	キーパー用グローブが薄かった/経験者と未経験者が混在していた/ボールが重かった可能性	フットサル中、ボールを受け止めようとした	物品管理が不十分であった
16	2015年	60歳代	女性	入院	転倒	うつ病	作業療法として行った卓球中に、バランスを崩し転倒し、左橈骨遠位端骨折と診断された	初回の参加だった	スリッパを履いていた見学していた他の参加者の足に躓いた	卓球の球を追いかけバランスを崩した	確認を怠った
17	2016年	40歳代	男性	入院	意識消失（転倒）	心房中隔欠損症の疑い	心臓リハビリテーションとして歩行訓練を実施中、意識消失し転倒、心電図でVFがない、除細動を行い以日再開した	心疾患（ICD植え込みの必要性があったが本人・家族が拒否）	理学療法士が担当の代行者だった/看護師がいなかった	歩行評価のための歩行	判断を誤った
18	2016年	70歳代	男性	入院	転倒	心不全	リハビリ室で理学療法を実施中、車椅子で休憩中に、自分で車椅子から立ち上がり、方向転換した際にふらつき転倒し、腰椎圧迫骨折と診断された	せん妄/見当識障害/背部前傾姿勢/リハビリは2回目で慣れていなかった	理学療法士が他患者のそばを離れた対応のため立ち上がり方向転換した		対応が遅れなった

表2 ● 運動・運動療法中に発生した事故の概要（つづき）

	報告年	年齢	性別	患者区分	事故の態様	発生場所	事例に直接関連する疾患名	事例の概略	内的要因	外的要因（環境要因）	行動要因	指導管理の要因
19	2016年	40歳代	女性	入院	転倒	機能訓練室	筋強直性ジストロフィー	機能訓練室で平行棒を使用した歩行訓練中に、膝折れし前方へ転倒。腓骨骨折と診断された	筋強直性ジストロフィー（頸椎損傷）	療法士が後方から介助	平行棒で歩行訓練	介助量の不足、リスク評価が甘かった
20	2016年	40歳代	男性	入院	転倒	グラウンド	アルコール依存症	治療プログラムの一環でミニゴルフに参加し、ドッジボールを取ろうとジャンプしてバランスを崩し転倒し、左鎖骨遠位骨折と診断された	抗精神病薬内服中		ジャンプしてボールを取ろうとした	
21	2016年	60歳代	男性	外来	転倒	デイケア体育館	アルコール依存症	デイケアプログラムとして参加したソフトバレーボールで、ボールを取ろうとして転倒し、右鎖骨頸部骨折と診断された	脳梗塞を起こしたが回復し、1カ月前よりデイケアに復帰		後ろにきてボールを取ろうとした	評価を怠った（体力測定を2年間実施していなかった）
22	2017年	30歳代	男性	外来	転倒	院外施設	統合失調症	デイケアプログラムとして参加したソフトバレーボールで、ボールを拾おうとして手をついて転倒し、舟状骨骨折と診断された	いつもより高揚し運動に動いていた/4カ月間練習に参加していなかった	院外施設	ボールを拾おうとして転倒	
23	2017年	30歳代	女性	外来	転倒	デイケア棟中庭	心因性けいれん	デイケアプログラムとして参加したソフトバレーボールで、ボールとの接触により転倒し、右橈骨・尺骨遠位端骨折と診断された	ADLは自立していた/自宅ではまったく動かず運動不足だった	スタッフが普段よりリラックスして他者と接触	ボールアタックしようとして他者と接触	情報収集・共有が不足。患者への説明不足
24	2017年	40歳代	男性	外来	転倒	デイケア棟	統合失調症	デイケアプログラムとして参加した卓球中に、足がもつれて床に倒れ、右股関節臼蓋骨折と診断された	肥満体型/元卓球部と言い切りすぎていた/初めての参加だった	卓球台周辺に物が雑然と置かれていた	足がもつれて転倒	注意点などの説明不足
25	2017年	40歳代	男性	入院	足を捻った	院内体育館	アルコール依存症	スポーツプログラムとして参加したバドミントンで足を捻り、左第5中足骨骨折と診断された	日常生活動作や歩行状態には問題はなかった		プレイ中に足を捻った	予測困難
26	2017年	60歳代	男性	入院	足首を捻った	体育館	アルコール依存症	スポーツプログラムとして参加したバスケットボールで、足首を捻り、アキレス腱断裂と診断された	ADL自立/運動には意欲的		バスケットボールでターンに失敗し足を捻った	予測困難
27	2018年	50歳代	女性	入院	転倒	体育館	うつ病	スポーツプログラムとして参加したバドミントン中に足を滑らせ、第2腰椎圧迫骨折、胸椎黄色靭帯骨化症と診断された		相手が途中から男性に変わり動きが激しくなった	頭上の手の届きそうにないシャトルを打ち返そうとして足を滑らせた	リスク評価が甘かった（男性との対戦）
28	2018年	30歳代	男性	入院	転倒	院内体育館	アルコール依存症	スポーツプログラムとして参加したバドミントン中に足を滑らせて転倒し、右大腿骨頸部骨折と診断された	筋力や平衡性の低下があった/初めての参加だった		ラリー中、右側に落ちた球を追った際に脚を滑らせた	リスク評価が甘かった、他患者の観察が疎かにされていた
29	2019年	50歳代	女性	入院	てんかん発作（転倒）	機能訓練室	前頭葉てんかん	運動療法室でベッドに座り筋力トレーニングをしていた際にてんかん発作が発生により転倒し、右大腿骨骨折と診断された	てんかん発作の既往歴があった	理学療法士が支える反対側に倒れた	歩行訓練で歩行を促そうとした	
30	2020年	40歳代	男性	入院	足を捻った	体育館	統合失調症	レクリエーションでバスケットシュート中に右足のスポーツシューズが脱げ第一足趾を捻り、整形外科で骨折の可能性を指摘された		靴紐を外していた	バトミントン中に靴が脱げ足を捻った	
31	2021年	40歳代	男性	外来	転倒	デイケア棟中庭	うつ病	デイケアでバレーボールにレシーブしようとして転倒し、アキレス腱断裂と診断された	抗精神神経薬内服中/肥満（長期間当該プログラムを久々に再開2回目）		ボールをレシーブしようとした	リスク評価が甘かった、説明不足
32	2021年	40歳代	女性	入院	転倒	デイケア用体育館	統合失調症	デイケアでバドミントン中にバランスを崩し転倒し、右橈骨遠位端骨折と診断された	ふらつきや転倒歴あり。デイケアの長期休み明けによる体力低下		後方のシャトルを打とうとした	リスク評価が甘かった
33	2021年	60歳代	女性	入院	転倒	機能訓練室	統合失調症	作業療法としてソフトバレーボール中、右肩関節脱臼を起こして転倒し、右上腕骨近位部骨折と診断された	抗精神病薬内服中		飛んできたボールを体の正面で打とうとした	
34	2022年	10歳代	女性	入院	転倒	療育棟の体育館	自閉スペクトラム障害	療育のためのバスケットボール中に、他者に接触し転倒し、左足関節部外側靱帯断裂と診断された	バスケットボールに夢中になり危険回避判断力が低下	密集していた他者と接触	ボールを追いかけようとした	注意喚起不足
35	2023年	60歳代	男性	入院	転倒	リハビリテーション室	糖尿病性下肢壊疽	リハビリ室で平行棒を使用して歩行訓練中に、膝折れにより右下肢を踏み出し出血。3針縫合となった	左下肢近位部切断後/以前から歩行練習中には右下肢踏込・逃げ性了後		平行棒で歩行訓練	リスク評価が甘かった、説明不足
36	2023年	80歳代	女性	入院	転倒しかけ	機能訓練室	右人工股関節置換術後	リハビリ室で平行棒を使用して歩行訓練中に膝折れが生じ膝の床に接近しかけたが、その後体動困難となった	右人工股関節を受けて術後/右股関節（人工関節）の脱臼と診断された		平行棒で歩行訓練、急な方向転換、急激な脱臼疼痛発作後	ビッグプロデータの確認が不十分

外的要因には，一般的にも怪我のリスクとなりうる環境要因のほか，療法士や医療スタッフの不足，当該患者の担当でないスタッフの代行，他患者への対応などの多重業務など，医療現場でたびたび課題となるマンパワー不足がみられた。

指導管理の要因としては，運動能の把握・評価を怠ったこと，リスク評価が甘かったこと，参加の可否判断を誤ったことなどが多く見受けられたほか，医療者間の情報共有の不足や患者への説明の不足も挙げられていた。情報・状況は，正しく把握されたとしても関係する医療スタッフや患者・家族と共有されなければ，適切な行動につながらないことがある。運動療法においても，多職種連携ならびに患者・家族を含めたチーム医療の実践，十分なインフォームド・コンセントが重要であることはいうまでもない。

3 過去の重大事故事例から学ぶ

36例中1例の死亡事例があった。人工股関節置換術後のリハビリテーションにおいて急性肺血栓塞栓症を発症し，心肺停止に至った例である。この事例は，糖尿病や肥満が背景にあり，術前評価でも肺血栓塞栓症のハイリスク群と評価されており，院内のマニュアルに沿った予防策，術後早期離床の対策がとられていたが，術後はD-dimerの測定や症状のアセスメントが不十分であった可能性が考えられた。

このように，過去の事例から学ぶことは大きい。運動療法を行う際には，起こりうる事象を可能な限り想定することが大切である。加えて，日常的に運動・スポーツの場面で起こりうることや，さらに起こりやすくなる要因が複数存在すること，事故につながりやすい疾患を有する患者である可能性も十分に理解し，患者背景および患者の状態，想定されるリスクを適時，的確に評価した上で，運動療法の処方・管理を行わなければならない。

文献

1) 日本医療機能評価機構：医療事故情報収集等事業 事業の内容と参加方法. 2024年3月.
[https://www.med-safe.jp/pdf/business_pamphlet.pdf]（2025年2月閲覧）
2) 国立大学附属病院長会議常置委員会医療安全管理体制担当校：国立大学附属病院における医療上の事故等の公表に関する指針（改訂版）. 2012年6月.
[https://nuhc.jp/wp-content/themes/NUHC/Portals/0/images/activity/report/sgst_category/safety/kohyosisin201206.pdf]（2025年2月閲覧）

2 運動中・運動療法中の突然死の実態と予防・対策

黒木識敬, 鈴木　紅

1 運動中の心停止の原因と対策

定期的な運動や運動療法は，健康維持や疾病予防で重要な役割を果たすが，一方でその過程において心停止や突然死のリスクが伴うこともある[1]。ここでの突然死とは，予期せぬ形で心肺停止が起こり，迅速な対応がなければ死に至る状態をさす。特に，心臓に基礎疾患をもつ人やリスク因子をもつ人にとって，運動がその引き金となる可能性がある。本項では，運動中や運動療法中における突然死の実態と，その予防対策について解説する。

1) 運動中の突然死の頻度

運動中の突然死の頻度は疫学的な調査は困難であり，正確に実態を把握することは難しいが，一般市民が参加するマラソン大会では10万人当たり0.5から1件程度とされている。過去16回（2007〜2023年）の東京マラソンでは約51万9,000人が参加し，11件の心停止例が報告されている。この頻度は，これまでの報告よりやや高い傾向にある。これらの11名は，ボランティアや救護スタッフの迅速な救命活動により全員が救命されている[2]。

2) 突然死のメカニズム

運動中の突然死の多くは，心臓の異常や障害によって引き起こされる。中高年の一般市民では，冠動脈疾患が最も多い原因としてと報告されている[3]。一方，アスリートでは，原因は必ずしも冠動脈疾患に限らず，不整脈などが関与していると報告されている。以下に，これらの主要なメカニズムについて詳述する。

①冠動脈疾患と心停止

院外心停止の原因は一般的には冠動脈のプラーク破裂による血栓形成に起因する急性心筋梗塞が多いとされている。一方，運動中の心停止は慢性的な動脈硬化を基礎とした慢性虚血が主な原因であると報告されている。これは，運動による血圧上昇，心拍数増大，心筋酸素需要の増大によって持続的な虚血が生じ致死性不整脈を誘発することが原因とされている[4]。中年層以降の運動中の突然死では，このメカニズムが特に関与していると考えられる。

②冠動脈疾患の関与のない心室細動と突然死

心室細動は，心臓の電気信号が乱れ，心筋が無秩序に収縮することで引き起こされる。これは，突然死の主要な原因であり，特にカテコラミン感受性多形心室頻拍や特発性心室細動などの電気的異常が関与することが多い[5]。これらの異常は，運動によるカテコラミン（ストレスホルモン）の急激な分泌が誘因となり，心停止を引き起こす。

③心臓の構造的異常

心筋症（例：肥大型心筋症，拡張型心筋症）や冠動脈の異常（例：冠動脈瘤，冠動脈奇形）は，運動中に心臓へ過負荷がかかることで心室細動を引き起こし，突然死のリスクを高める場合がある。特に若年層では，これらの構造的異常が突然死の主因となることが多い。

④心筋炎と運動

ウイルス感染や免疫反応による心筋炎は，心臓機能を低下させ，不整脈や心停止を誘発するリスクがある。心筋炎に気づかない場合，運動によって症状が悪化し，突然死に至ることがある。このため，急性期の感染症や炎症疾患の際には，運動を避けることが推奨される。

3) 運動中の突然死に関する事例研究

①マラソン大会中の心停止事例

あるマラソン大会で50歳代男性が，ゴール直前に突然の心停止を起こした事例が報告されている。この男性は，走行中に胸部不快を覚えたが，そのままゴールをめざして走り続けた。ゴール直前に倒れたが，目撃者が心肺蘇生法（cardiopulmonary resuscitation：CPR）と自動体外式除細動器（automated external defibrillator：AED）を用いて救命した。この患者は，以前から高LDL血症と診断されていた。病院搬送後に冠動脈造影を行うと，右冠動脈に高度狭窄が確認された。マラソン大会に向けたトレーニング中にも胸部不快を覚えていたが，トレーニング不足が原因と考え放置していた。ゴール直前の追い込みで急激に心負荷がかかり心筋虚血が進行して，心室細動を引き起こしたと考えられる。この事例は迅速な救命措置の重要性を示す典型例である[5]。

②若年アスリートの心停止

また，トップレベルの若年アスリートが競技後に突然倒れ，心停止を起こしたケースが報告されている。このアスリートは健康診断では異常が見つかっていなかったが，後の検査で不整脈が原因であったことが判明した[6]。この症例では，運動によるカテコラミンの急激な分泌が心室頻拍を誘発し，心停止に至ったと推察される。

4) 予防対策

①高リスク患者に対する冠動脈スクリーニング

中高年における運動中の心停止は，プラーク破裂による心筋梗塞よりも慢性虚血からの

心室細動が主要因となる。そのため，糖尿病，高血圧，脂質異常，喫煙者などの冠動脈患者リスクが高い患者は，高強度の運動負荷を行う前に冠動脈のスクリーニングを行うことが有用と考えられる。しかし，現実的には困難であることも多い。異常が認められた場合には，即座に運動を中止することが求められる。

② 突然死リスクの教育と啓発

運動指導者や医療従事者は，運動中に生じうるリスクを深く理解し，患者やアスリートに適切な指導を行う必要がある。具体的には，運動前のウォームアップの重要性や，運動中の体調変化への注意を促し，胸痛や息切れといった症状が現れた場合には直ちに運動を中止するよう指導することが重要である。

③ AEDの設置と心肺蘇生の訓練

運動施設やスポーツイベントにおいて，AEDの設置は普及しているが，それでは不十分である。運動指導者，医療スタッフ，さらには一般参加者にもAEDの使用方法やCPRの訓練が必要である。これにより心停止が発生した際の迅速な対応が可能となり，生存率の向上が期待ができる。

5) 運動中の突然死に関する最新の研究と今後の課題

運動中の突然死に関する研究は進展しているが，未解決な部分も多い。たとえば，遺伝的要因の影響や，新しい診断技術の開発，より安全な運動処方の策定が今後の課題である。また，長期的な運動の健康効果とリスクのバランスをどのように評価し，個別化医療の観点から最適な運動プログラムを提供するかが，大きなテーマとなる。

6) 運動中の突然死のまとめ

運動中の突然死は，適切なリスク評価と予防策，さらに迅速な緊急対応によって，大幅にリスクを低減できる。今後もさらなる研究と臨床現場でのフィードバックを通じて，より安全で効果的な運動プログラムを構築する必要がある。また，一般市民への教育や啓発活動を強化，およびCPRやAEDの使用の普及が，突然死の予防にとって極めて重要である。

2 運動療法中の突然死の予防

1) 運動療法の安全性とリスク

運動療法は，心血管疾患や生活習慣病の予防および管理において重要な役割を果たす。しかし，運動療法中には突然死のリスクが存在し，そのリスク管理が極めて重要である。特に，心疾患を有する患者に対しては，適切な対策を講じることが，運動療

法の安全性を確保する上で不可欠である。日本での調査によれば，136の施設で合計383,096patient-Hoursの運動療法が実施され，その中で生命を脅かす有害事象はわずか1件であった。また，生命を脅かすに至らない有害事象は12件報告されている。「リスクが評価された個別の運動処方によるプログラム」では，有害事象の発生率が著しく低いことが示されている[7]。

2) 運動療法中の突然死のリスク評価

運動療法における突然死のリスクを最小限に抑えるためには，個々の患者に応じたリスク評価が重要である。運動療法を開始する前に，患者の既往歴，現在の健康状態，特に心血管系の状態を詳細に評価する必要がある。リスク評価には，心電図や血圧のモニタリング，さらには運動負荷試験が含まれる[8]。特に，心血管疾患を有する患者では，運動療法を開始する前に詳細なリスク評価を行い，リスク層別化を行うことが重要である。たとえば，高血圧，糖尿病，心不全の患者では，運動中に血圧が急激に上昇または低下するリスクがあり，これが致命的な心血管イベントにつながる可能性がある[7]。さらに，運動療法中のリスクを軽減するために，運動療法を個別に処方し，運動負荷試験の結果に基づいて適切な運動強度を設定することが求められる。これにより，運動中の致命的な不整脈の発生リスクを大幅に低減することができる[9]。

3) 運動療法の中止基準

運動療法の実施においては，適切な中止基準を設定することが重要である。中止基準は，患者の自覚症状や生理学的指標に基づいて設定されるべきである。たとえば，運動中に強い胸痛や息切れ，不整脈が発生した場合には，直ちに運動を中止する必要がある。また，心電図に異常が認められた場合や血圧が異常に変動した場合も，運動を中止する基準として考慮される。さらに，運動中に患者が運動の続行に対して不安や抵抗を感じた場合，その理由にかかわらず，運動を中止することが推奨される。これは，患者が自覚する異常が，心停止や他の重篤な心血管イベントの前兆である可能性があるためである。

4) 運動療法における安全管理

運動療法中の安全管理は，突然死を防ぐための重要な対策の1つである。安全管理の実施においては，以下のポイントが重要である。

①モニタリングの強化

運動療法中は，心電図や血圧を継続的にモニタリングすることで，心臓の状態をリアルタイムで把握し，異常が発生した際に迅速に対応できるようにする。特に，運動開始時および終了時のモニタリングは，血圧や心拍数の急激な変動を防ぐために重要である。

②緊急対応体制の確立

運動療法中に突然の心停止が発生した場合に備えて，AEDの設置や，一次救命処置（BLS）といった救急対応ができるように医療スタッフのトレーニングが必要である。また，患者が運動を行う施設は，迅速な救急対応チームを派遣できる緊急コールが整備された環境が求められる。

③患者教育の徹底

患者自身が自分の体調を適切に評価し，異常を感じた場合には速やかに運動を中止するよう教育することが重要である。特に，糖尿病患者や高血圧患者など，運動中にリスクが高まる可能性がある患者には，症状の早期発見と対応方法について十分な指導を行う必要がある。

5) 運動療法中の突然死のまとめ

運動療法中の突然死のリスクは，適切なリスク評価と安全管理の徹底によって最小限に抑えることが可能である。特に，心血管疾患を有する患者には，個々の状態に応じた運動処方とモニタリングを行い，異常が発生した際に迅速に対応することが求められる。患者教育の徹底や緊急対応体制の整備も，運動療法の安全性を高めるために不可欠な要素である。これらの対策を講じることで，運動療法を安全かつ効果的に実施し，患者の健康改善に寄与することが期待される。

文献

1) Thompson PD, et al:Exercise and acute cardiovascular events placing the risks into perspective:a scientific statement from the American Heart Association Council on Nutrition, Physical Activity, and Metabolism and the Council on Clinical Cardiology. Circulation. 2007;115(17):2358-68.
2) TOKYO MARATHON 2025:救命救急情報　第1回マラソンランナーと突然死の関係.
[https://www.marathon.tokyo/participants/medical/medical_criticalcare/index.html]（2025年2月閲覧）
3) Kim JH, et al:Cardiac arrest during long-distance running races. N Engl J Med. 2012;366(2):130-40.
4) Kuroki N, et al:Exercise-related resuscitated out-of-hospital cardiac arrest due to presumed myocardial ischemia:Result from coronary angiography and intravascular ultrasound. Resuscitation. 2018;133:40-6.
5) 黒木識敬, 他:マラソン大会中に発生した心原性院外心停止の検討. 心臓. 2016;48(6):617-24.
6) Kuroki N, et al:Emergency department activities at the Athletes' Village during the Tokyo 2020 Olympic and Paralympic Games. Acute Med Surg. 2023;10(1):e905.
7) Saito M, et al:Safety of exercise-based cardiac rehabilitation and exercise testing for cardiac patients in Japan:a nationwide survey. Circ J. 2014;78(7):1646-53.
8) Makita S, et al:JCS/JACR 2021 Guideline on Rehabilitation in Patients With Cardiovascular Disease. Circ J. 2023;87(1):155-235.
9) O'Connor CM, et al:Efficacy and safety of exercise training in patients with chronic heart failure:HF-ACTION randomized controlled trial. JAMA. 2009;301(14):1439-50.

3 重大事故の法律的論点と管理運営側の責任

望月浩一郎

1 運動療法・運動処方における診療契約上の義務

　医療機関が患者を診療することは，医療機関と患者との間に診療契約が締結され，医療機関が診療を行う義務を履行し，患者は報酬を支払う義務を履行することであると解される。診療契約は，売買契約や賃貸借契約などのように民法上に具体的に規定された典型契約ではなく，請負契約の一種ないし準委任契約の一種である。

　一般に，診療行為では治癒という結果が得られることが保証されているものではない。医療機関が最善を尽くしても，治癒に至らない場合はある。この意味において，治癒はめざすものであるが，診療契約の目的とならない。診療契約の目的は，適正な医療をすることである。

　かつては，医療行為は高度に専門的であることを理由に，医療機関がどのような医療を行うかについての広範な裁量があるとする考えもあった。

　しかしながら，判例は「人の生命及び健康を管理すべき業務に従事する者は，その業務の性質に照らし危険防止のため実験上必要とされる最善の注意義務を要求され」「右注意義務の基準となるべきものは，診療当時のいわゆる臨床医学の実践における医療水準である」（最高裁昭和57年3月30日判決最高裁判所裁判集民事135号563頁）とする。医療機関は「臨床医学の実践における医療水準」に基づく医療を行う義務がある。

　この「医療水準」は，医療技術の向上，新たな治療方法の確立などにより日々変化をする。「ある新規の治療法の存在を前提にして検査・診断・治療等に当たることが診療契約に基づき医療機関に要求される医療水準であるかどうかを決するについては，当該医療機関の性格，所在地域の医療環境の特性等の諸般の事情を考慮すべき」であり，「新規の治療法に関する知見が当該医療機関と類似の特性を備えた医療機関に相当程度普及しており，当該医療機関において右知見を有することを期待することが相当と認められる場合には，特段の事情が存しない限り，右知見は右医療機関にとっての医療水準であるというべきである。」（最高裁平成7年6月9日判決最高裁判所民事判例集49巻6号1499頁）と判断している。

医療機関は，その性格などに応じた医療水準に基づき，適正な医療を行う義務があり，医療水準に照らして，「してはならないことをした」という作為，あるいは「なすべきことを行わなかった」という不作為が過失とされる。

医療機関は診療契約に基づく適正な運動療法を行う注意義務が課せられており，医療機関がこの注意義務を怠り，患者に損害を与えるならば，医療事故として，医療機関は診療契約上の損害賠償義務を負うことになる[1, 2]。

運動療法を行うにあたり，医療機関が課せられている義務を大別すると，以下が問題となる。

---

①治療目的である疾患との関係で適正な運動療法を行う義務

②患者の素因，他の疾患，健康状態との関係で適正な運動療法を行う義務

③運動の種類，内容，強度，量の点において適正な運動療法を行う義務

④運動療法を行う患者に対する経過観察，療養指示の義務

---

2 治療目的である疾患との関係で適正な運動療法を行う義務

運動療法を指示する場合には，治療目的である対象疾患を正しく診断する必要がある。

事案1 名古屋地裁平成28年9月2日判決（医療判例解説73号）

足のしびれ，歩行困難，ふらつきなどの訴えで受診した25歳女性が，他科からの紹介で整形外科を受診した。医師は，患者の症状，他科医師による診療録の記載，MRI画像から，腰椎椎間板ヘルニアによるものとして説明できるか疑問をもちながらも，腰椎椎間板ヘルニアまたは糖尿病による末梢神経障害によって歩行障害などが生じている可能性が高いと判断し，患者に鎮痛薬などの処方と腰痛体操を指示したが，その後約1カ月半後に他病院で胸椎黄色靱帯骨化症と診断された事案である。腰椎MRI検査では「L3/4/5/Sの椎間板ヘルニア。Th10/11レベルでも椎間板膨隆と背側の黄色靱帯若しくは椎間関節部滑膜肥厚による脊柱管狭窄が目立つ」と所見があった。患者は，胸椎黄色靱帯骨化症と診断した病院で胸椎除圧固定術を受け，糖尿病および腰椎椎間板ヘルニアの治療を受けた。

裁判所は，患者の症状と検査結果から，黄色靱帯骨化症を疑うべき義務を否定し，患者の「症状の全てが腰椎椎間板ヘルニアによるものとして説明できるか疑問を持ちながらも，腰椎椎間板ヘルニアまたは糖尿病による末梢神経障害によって原告に歩行障害等の症状が

生じている可能性が高いと判断し，原告の症状を経過観察する中で他の原因の有無を検索していくこととした上で，鎮痛剤等の処方及び腰痛体操の指示をしたことにつき，これが不適切であったとまではいえない。」と判断した。

> **事案 2** 東京地裁昭和57年10月18日判決（判例時報1083号98頁）
> 体操センターにおいてトランポリンの練習中，右肘関節を脱臼した患者のギプス除去時のＸ線写真で，右肘部屈側に境界不鮮明な雲状の石灰沈着が認められた。これは，化骨性筋炎の罹患を疑うに足りるものであったが，主治医はこの点に留意せず，その後のＸ線写真を入手しても，脱臼の際に伴った骨折による剥離骨片があると考えて軟骨剥離と診断し，慢性化骨性筋炎では禁忌とされている屈伸マッサージ（他動的伸展矯正）を指示したという事案である。運動療法に限らず，疾患を正しく把握しなければ，正しい治療方法に至らない。

　裁判所は，禁忌とされている屈伸マッサージ（他動的伸展矯正）を指示し，右肘に機能障害などの後遺症を生じた事件で医師の過失を認めている。

　治療対象の疾患を正しく把握していても，治療目的である疾患の内容および症状に照らして，運動療法を行わせることが適正であるかという注意義務がある。たとえば，糖尿病の患者にとって，一般的に運動療法は有効な治療法の1つであるが，合併症がある糖尿病の場合には運動療法が禁忌となる場合があり，個別に適正な治療方法を選択する義務がある。

3 患者の素因，他の疾患，健康状態との関係で適正な治療を行う義務

　運動療法が一定の疾患にとって有効な治療方法である場合であっても，その患者の素因の有無，他の疾患の有無，健康状態に照らして，運動療法が適切でない場合について，運動療法を指示してはならない。

> **事案 3** 名古屋地裁平成29年11月1日判決（医療判例解説74号）
> 第一腰椎圧迫骨折後の保存的治療とADL自立のためのリハビリテーション目的で病院に入院した患者が変形性膝関節症であるとの臨床診断をした上で行った運動療法は適切であり，過失がないとした事案である。

判決は，医師には，第一腰椎圧迫骨折のリハビリテーションのための治療の中で，変形性膝関節症にも留意するという限度で，変形性膝関節症を治療する注意義務があると判断したが，積極的な膝周辺の筋力強化は，膝関節を安定化させ症状を改善させるもので，歩行訓練などは積極的に膝周辺の筋力を強化するものであると認められるから，歩行訓練などの実施によって，膝周辺の筋肉の強化や膝関節の安定化のための運動療法を行っていたと認められると判断した。

　判決では医療側の責任を否定している。結果として責任が否定されるだけではなく，そもそも，既往があることがわかっている変形性膝関節症についても症状を確認し，歩行訓練などの運動療法が変形性膝関節症の治療にとっても有効であることを説明しておけば，このような紛争を避けられたのではないかと思える。予防的な対応が重要である。

事案４　東京高裁昭和51年9月29日判決（判例時報836号56頁）

運動療法中の骨折について，患者の健康状態に照らして行わせたことに過失がないとした事案である。右副腎摘除手術を受けたクッシング病患者が，社会復帰訓練のため，医師の指示のもとに遊戯療法として，準備体操をした後，単にボールをけり合うという運動をしたところ，遊技に参加していた看護婦と患者が衝突して転倒し，患者は左橈骨遠位端骨折などの傷害を受けた。

　裁判所は，患者の年齢，療養経過に照らして，「骨が折れやすい状態にあるとは考えていない」こと，「受傷の性質（前のめりや前方転倒で手をついたときに発生しやすい定型的な骨折で病的な骨折ではないこと）」に照らして，本件事故は，偶発的なものであって，予見しがたいとして，医師の過失を否定した。

　運動療法を行わせるに際して，治療目的の疾患以外についても一定の範囲で調査をしなければならない。薬剤ショックを事前に予測する義務の範囲をめぐる事件として判例が蓄積されている。薬剤の選択が適正である場合には，問診による薬剤ショックの予見義務および投与前テストによる薬剤ショックの予見義務が問題となる。

　一般的には，運動療法を禁忌とする疾患，これらの疾患の兆候となる具体的な事実の有無について問診を行い，問診の結果，疑わしい結果が出た場合には，運動療法が適正な治療方法であるかを確定的に判断するための検査を行う必要がある。

　問診の結果，患者側が正しい回答をしない場合については，医療機関としては手がかりをつかめない以上，義務違反はないとされる（大阪高裁昭和53年7月11日判決・判例タイムズ364号163頁）。しかしながら，問診に答える患者の医学的知識－問診の目的，どのような具体的事実が意味を有する回答となるかなど—に照らして，正確な回答を得られ

3 重大事故の法律的論点と管理運営側の責任　　**461**

るための配慮ある質問をしなければならない。回答が不正確または不十分であった場合には，患者の有する医学的知識に応じて，医師はこれを補うための義務がある。直接問診をすることなく，書面で既往歴を確認しただけでは患者の状態を把握する義務は尽くしていない（仙台地裁昭和56年3月18日判例タイムズ443号124頁）。

4 運動の種類，内容，強度，量の点において適正な運動療法を行う義務

　運動療法が適正な治療方法であるとしても，治療目的である疾患の状態および健康状態との関係で，適正な種類，方法，内容の運動療法を行わせる義務がある。

　事案4のクッシング病患者に対するボールけり運動療法を行わせる際には，医師が，

> ①準備運動をさせていること
> ②運動内容は軽度の負担しかなく，かつ「過激な運動はさせないようにして」いたこと
> ③患者は「本件事故当日，退院を間近に控え，その後の就職先も決定しており，精神能力ないし判断能力に特に欠けるところはなかった」

などの事情を総合的に考慮して，患者に対して「ボールけりをさせたことは，遊戯療法による診療行為として適切であった」と判断している。

　患者の理解力に応じて，患者が運動の種類，内容，強度，量を正しく理解するための指示が必要となる。また，運動の種類や内容によっては，経験ある理学療法士やインストラクターの指導下で行わせなければならない。高年齢者の場合には，自身の心身機能の低下に対する理解不足，過去のスポーツ歴などに対する過信がある場合が少なくなく，この点でも配慮が必要である。

5 運動処方後の患者に対する経過観察，療養指示の義務

　運動療法を指示した時点において，その運動療法が適正であったとしても，その後の患者の状態に照らして運動療法を継続することが適正ではなくなる場合がある。

事案5 高松高裁平成8年2月27日判決（判例時報1591号44頁）
退院後投与されたアレビアチン®，フェノバール®，ラキサトール®により，患者が中毒性表皮融解壊死症により死亡した。

裁判所はこの事件について，「医師には投薬に際して，その目的と効果及び副作用のもたらす危険性について説明をすべき義務があるというべきところ，患者の退院に際しては，医師の観察が及ばないところで服薬することになるのであるから，その副作用の結果が重大であれば，発症の可能性が極めて少ない場合であっても，もし副作用が生じたときには早期に治療することによって重大な結果を未然に防ぐことができるように，服薬上の留意点を具体的に指導すべき義務があるといわなくてはならない。」と判示し，医師は「退院の際に『何かあればいらっしゃい。』との注意をしただけであって，副作用を念頭においた具体的な指導は行わなかった」と認定し，過失を肯定した。

　副作用をもれなく説明するのは困難ではないか，との医師側の主張に対しては，「副作用の中でも重大な結果を招来するものについて説明し，情報を提供することは可能であったし，重大な結果の回避のために必要であった」と判示した。

　運動療法は医師の直接の監視下において行われない場合が多く，経過観察を行い，運動療法の継続が相当ではない兆候について説明をし，そのような兆候が生じた場合には運動療法を中止し，受診することを指示しなければならない[3]。

6 過去の事故事例を検討し防止対策へ

　法律家の1人として医療関係者と医療事故の話をすると，マイナスのイメージでとらえ，「事故に関わりたくない」「話題にするのもいやである」という声，あるいは「避けられないものだ」というあきらめの声が返ってくることが少なくない。

　医療過誤として医療機関の責任が問われるケースは図1[4]の通りに推移しており，最近

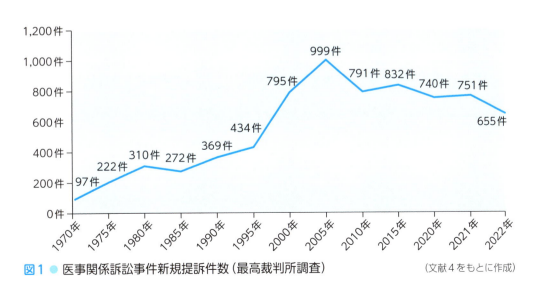

図1 ● 医事関係訴訟事件新規提訴件数（最高裁判所調査）　　　　　（文献4をもとに作成）

表1 ● 診療科別一審終了事件数

	内科	外科	整形外科	産婦人科	精神科(神経科)	形成外科	小児科	眼科
2011年	181件	123件	93件	82件	30件	24件	19件	22件
2012年	164件	145件	99件	59件	33件	24件	22件	34件
2013年	180件	124件	90件	56件	33件	29件	10件	20件
2014年	187件	114件	95件	60件	31件	28件	9件	17件
2015年	178件	121件	95件	50件	25件	28件	13件	18件
2016年	170件	114件	87件	52件	33件	25件	8件	15件
2017年	179件	112件	100件	54件	28件	30件	10件	22件
2018年	194件	122件	85件	47件	37件	24件	7件	19件
2019年	192件	129件	108件	44件	35件	35件	8件	26件
2020年	174件	78件	73件	38件	30件	32件	7件	19件
2021年	238件	98件	87件	51件	26件	27件	16件	17件
2022年	193件	141件	87件	41件	26件	26件	13件	11件

	眼科	泌尿器科	皮膚科	耳鼻咽喉科	歯科	麻酔科	その他	合計
2011年	22件	15件	7件	9件	76件	8件	81件	770件
2012年	34件	18件	6件	19件	86件	9件	103件	821件
2013年	20件	24件	12件	6件	78件	2件	115件	779件
2014年	17件	13件	8件	8件	89件	6件	98件	763件
2015年	18件	17件	6件	10件	88件	4件	98件	751件
2016年	15件	11件	14件	14件	91件	6件	110件	750件
2017年	22件	8件	12件	8件	88件	9件	91件	751件
2018年	19件	16件	17件	10件	98件	4件	90件	770件
2019年	26件	19件	13件	10件	84件	8件	110件	821件
2020年	19件	23件	11件	9件	76件	5件	72件	647件
2021年	17件	16件	8件	10件	100件	9件	117件	820件
2022年	11件	10件	10件	5件	93件	9件	127件	792件

(文献4より作成)

表2 ● 医師数あたりの一審終了事件数

	内科	外科	整形外科	産婦人科	精神科(神経科)	形成外科	小児科	眼科
医師数(2022年)	118,601人	34,301人	25,588人	13,892人	17,680人	4,454人	18,630人	13,554人
事件数/医師千人	1.63件	4.11件	3.40件	2.95件	1.47件	5.84件	0.70件	0.81件

	泌尿器科	皮膚科	耳鼻咽喉科	歯科	麻酔科	その他	合計
医師数(2022年)	7,881人	10,031人	9,381人	105,267人	10,350人	40,640人	430,250人
事件数/医師千人	1.27件	1.00件	0.53件	0.88件	0.87件	3.13件	1.84件

(文献4, 5より作成)

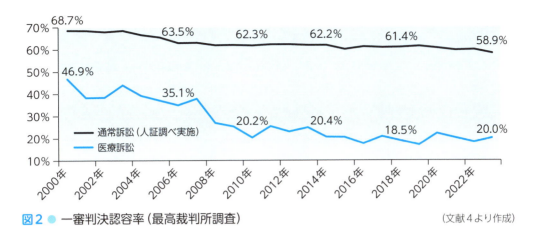

図2 ● 一審判決認容率（最高裁判所調査）　　　　　　　　　　　（文献4より作成）

表3 ● 一審の終了事件数と終了区分

	判決	和解 件数	和解 率	請求の放棄	請求の認諾	取下	その他	計
1996年	177件	259件	51.8%	1件	0件	28件	35件	500件
1997年	193件	278件	52.8%	1件	0件	27件	28件	527件
1998年	232件	285件	49.0%	3件	0件	29件	33件	582件
1999年	230件	267件	46.9%	4件	0件	37件	31件	569件
2000年	305件	317件	45.9%	0件	0件	40件	29件	691件
2001年	334件	318件	44.0%	1件	0件	31件	38件	722件
2002年	386件	381件	43.8%	1件	0件	63件	38件	869件
2003年	406件	508件	49.1%	4件	3件	47件	67件	1,035件
2004年	405件	463件	46.1%	2件	0件	49件	85件	1,004件
2005年	400件	529件	49.8%	0件	0件	46件	87件	1,062件
2006年	402件	607件	53.3%	1件	1件	50件	78件	1,139件
2007年	365件	536件	52.2%	1件	1件	47件	77件	1,027件
2008年	371件	493件	50.0%	3件	0件	40件	79件	986件
2009年	366件	473件	49.7%	2件	0件	38件	73件	952件
2010年	324件	488件	53.0%	3件	1件	51件	54件	921件
2011年	294件	406件	50.7%	5件	0件	31件	65件	801件
2012年	319件	433件	51.3%	3件	0件	34件	55件	844件
2013年	305件	399件	49.6%	2件	0件	30件	68件	804件
2014年	280件	373件	47.0%	2件	0件	58件	81件	794件
2015年	282件	387件	49.2%	2件	3件	32件	81件	787件
2016年	269件	404件	51.1%	4件	1件	44件	68件	790件
2017年	254件	425件	54.5%	4件	0件	27件	70件	780件
2018年	253件	422件	52.4%	2件	1件	37件	91件	806件
2019年	253件	475件	55.7%	4件	0件	47件	74件	853件
2020年	203件	355件	53.3%	7件	1件	42件	58件	666件

（文献4をもとに作成）

10年は平均794件/年となっている。訴訟に至らなかった事案まで含めれば，新規提訴件数の数倍規模の紛争が生じていると推定できる。

診療科別には，整形外科は，内科，外科についで医療関係訴訟が多い診療科であり，全体の11％程度を占めている（**表1**）[4]。2022年における整形外科医師数（千人）あたりの一審終結事件数は3.40件と，形成外科，外科についで3位となっている（**表2**）[4, 5]。適切な運動療法は重要な課題の1つである。

医療関係訴訟の認容率は経年的に低下している。最近10年間は，通常事件に比して3分の1程度で推移している（**図2**）[4]。訴訟に至らずに解決をしている事件や，訴訟に至っても和解で解決をしている事件が約半数あることを考慮すると（**表3**）[4]，医療側に責任があるか否かの判断が早期に的確になされているため，医療側の敗訴率が低下していると評価される。

医療事故を完全に回避することは困難としても，過去の事故事例を検討することで，起こる可能性がある事故を予測し，これを防止する対策を講じる努力は必要である。疾患ごとに運動療法を行う場合のチェック項目を整理し，事故を防止することが望まれる。また，事故を紛争にしないという点での努力も求められている。

文献

1) 亀田メディカルセンター, 編：リハビリテーションリスク管理ハンドブック. 第4版. メジカルビュー社, 2020.
2) 日本リハビリテーション医学会リハビリテーション医療における安全管理・推進のためのガイドライン策定委員会, 編：リハビリテーション医療における安全管理・推進のためのガイドライン. 第2版. 診断と治療社, 2018.
3) 古笛恵子, 編：事例解説リハビリ事故における注意義務と責任. 新日本法規, 2012.
4) 裁判所：最高裁判所 医事関係訴訟委員会について 6.医事関係訴訟の現状 医事関係訴訟に関する統計.
[https://www.courts.go.jp/saikosai/iinkai/izikankei/index.html]（2025年2月閲覧）
5) 厚生労働省：令和4（2022）年医師・歯科医師・薬剤師統計の概況.
[https://www.mhlw.go.jp/toukei/saikin/hw/ishi/22/dl/R04_1gaikyo.pdf]（2025年2月閲覧）

4 運動療法のリスク管理
── 安全体制の設備

佐藤公治, 小林和克

1 安全管理の基本理念とは

　近年，安全管理の取り組みが臨床現場を中心に積極的になされてきており，その中で運動療法においても，急性期高齢患者の増加，多様な合併症をもつようなハイリスク患者が増え，事故防止を目的としたリスク管理の徹底が重要になっている。本項では，運動療法が安全かつ効率的に行われるためのリスク管理について述べる。

　安全管理の基本理念とは，「患者・障害者の立場に立ち，安心して医療を受けられる環境を整えること」である。適正な医療の提供とその過程における安全確保は，医療の質にかかわる重要な課題であり，医療の基本ともいえる[1]。患者へ十分なインフォームド・コンセントのもとに，患者が治療を選ぶことができるような体制を整える必要がある。安全管理システムの構築により診療上の事故発生を最小限に抑えることで「医療の質」を保ち，「組織としての損失」を防ぎ，「患者の安全」と「医療者の安心」を確保することが可能となる[2]。

2 運動の必要性と運動環境について

　一方で，運動には様々な種類があり，目的・種類によって効果は異なる。一般に，適度な運動は身体機能の向上だけではなく，ストレスの発散や生活習慣病予防，物忘れなど認知機能の低下予防にもよい効果が得られうる。最近ではロコモも提唱されており，運動の必要性は広く認識されたといえる。運動環境については，健康状態に相応な危機管理レベルを備える施設利用が求められる。利用者の健康状態と危機管理レベルから，運動施設の位置づけを図1[3, 4]に示す。図1の右上が医療機関での保険診療であり，医療サービス色が強く，左下が民間施設で指導者が常駐しない運動環境などで，民間サービス色が強くなる。

4 運動療法のリスク管理──安全体制の設備　467

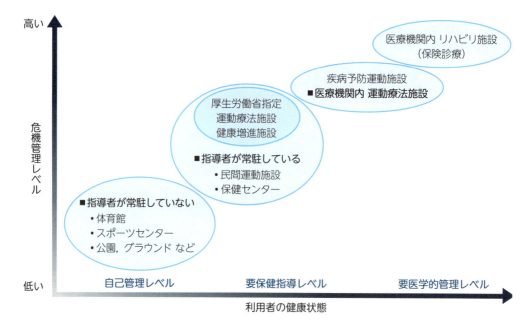

図1 ● 健康状態・危機管理レベルからみた運動環境

(文献3, 4より改変引用)

3 運動療法を開始する際の確認事項とウォームアップについて

　運動を開始する際には，①基礎疾病の有無や状態，②実施者が何を行いたいのか・指導者が何を行わせたいか，③普段の身体活動量（運動を含む），などをふまえ，運動を開始して問題ないかについて判断する必要がある．また，ある程度の強度の運動を行う際には，ウォームアップ（準備運動）を必ず行う．ウォームアップの目的は，①運動中の傷害，内科的事故の発生・発症の予防，②運動パフォーマンスの向上，③運動に対する心理的準備，④運動実施者の体調の把握，である．

4 運動療法後の注意点について

　運動を急に中止すると心拍数や1回拍出量は急速に減少し，筋ポンプ作用が働かなくなることで静脈還流が阻害される．一方，血管拡張因子などの働きにより末梢，特に活動筋の血管拡張は維持され，総末梢血管抵抗は急激に低下し，血圧低下が誘発される．不整脈が誘発されることもある．運動後に低・中強度の動的運動を継続することで，心拍数や

1回拍出量，静脈還流量の急激な減少を抑え，血圧低下を予防可能である。また，強度の運動を行った後には，5～10分ほどクールダウン（整理運動）を行う。

5 運動療法の中止基準と急変時の対応について

中止基準の一例を**表1**[5]に示す。また，急変時の対応を**図2**[5]に示す。知識を実行に移すため，実際に緊急時のシュミレーションを行うことが望ましい。

6 運動療法における具体的な危険因子の管理について

1) 転倒・転落におけるアセスメント

身体的・時間的・心理的自立を拡大することは，リハビリテーションの大きな目標の1つである。リハビリテーションの施行拡大とともに移乗・移動動作が増え，自立をめざ

表1 ● 運動療法の中止基準の一例

1. 積極的な運動療法を実施しない場合
・安静時脈拍 120／分以上 ・拡張期血圧 120mmHg以上 ・収縮期血圧 200mmHg以上 ・労作性狭心症を有するもの ・新鮮心筋梗塞 約2週間以内のもの ・うっ血性心不全の所見の明らかなもの ・心房細動以外の著しい不整脈 ・訓練前すでに同機・息切れがあるもの ・発熱が38.5度を超えた場合（脳血管障害患者）
2. 途中で運動療法を中止する場合
・訓練中，中等度の呼吸困難・めまい・嘔気・狭心痛などが出現した場合 ・訓練中，脈拍数140／分を超えた場合 ・訓練中，1分間10個以上の期外収縮が出現するかまたは頻脈性不整脈あるいは徐脈が出現した場合 ・訓練中，収縮期血圧が40mmHg以上または拡張期血圧20mmHg以上上昇した場合
3. 訓練を一時中断し，回復を待って再開する場合
・脈拍数が運動前の30％を超えた場合 （ただし2分間の安静で10％以下に戻らないときは以後のリハを中止するか軽労作のものに切り替える） ・脈拍数が120／分を超えた場合 ・1分間に10回以下の期外収縮が出現した場合 ・SPO$_2$が90％以下に下がった場合 ・軽い動悸・息切れを訴えた場合

（文献5より改変引用）

4 運動療法のリスク管理――安全体制の設備　**469**

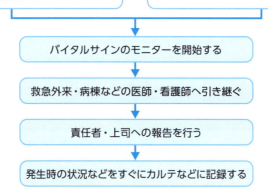

図2 ● 運動療法における急変時の対応

(文献5をもとに作成)

す経過の中では転倒・転落の危険性は増える傾向をもつ。したがって転倒・転落の安全管理においては，疾病による転倒・転落の危険性を回避することはもとより，他の転倒・転落に関する情報が必要であり，医療関係者は積極的にその情報を集めることから始めなければならない。転倒・転落の危険性は，アセスメントスコアなどを使って事前に評価する。下記に当院で使用している転倒・転落アセスメントシートを示す (**表2**)。8点満点で点数化して，転倒などをよく起こす (5〜8点)，起こしやすい (3〜4点)，起こす可能性がある (1〜2点) というように3段階でその危険度を把握する。

表2 ● 当院の転倒・転落アセスメントシート

項目	得点
足腰の弱り，筋力低下の有無	1点
麻痺，しびれ感の有無	1点
車椅子，歩行器，杖の使用の有無	1点
ふらつきの有無	1点
低アルブミン血症 2.4g/dL以下	1点
貧血 Hgb9g/dL以下 または活動出血 (下血・肉眼的血尿・ドレーン出血等)	1点
70歳以上	1点
妊婦	1点
合計得点	点

5〜8点：よく起こす，3〜4点：起こしやすい，0〜2点：起こす可能性がある

2) 患者の観察・評価および危険度の把握

必要な検査・評価を追加して行い，危険度の客観性をさらに高め，より適切な対策に結びつける。より正確な転倒の危険性を把握するために，以下の項目が重要である。

①歩行障害，バランス障害の検査・評価

②高次脳機能障害の検査・評価

③不穏，興奮，不眠の程度とその状態

④性格特性，問題解決 (coping) 行動様式を把握

⑤視力障害，体性感覚障害の検査・評価

⑥排泄の頻度，排泄パターンの検査・評価

⑦薬剤の詳細，服用後の影響の把握

⑧ADL評価を行うことによる自立度の把握

3) 患者への一般的注意事項とその対応

①入院中であれば病棟からその日の情報 (血圧，脈，体温，摂食，脱水，尿・便失禁，服薬，睡眠状態など) を取得し，全身状態把握に努める。

②運動しやすく着脱しやすい衣類，つま先上がりの足に合った運動靴を準備する。

③介助などには必要なら応援を依頼して，一人ではなく数人で対応する。

④リハビリ練習中は患者から離れない。やむをえず離れるときは，ほかのスタッフに正確に伝達して確実に手渡す。

⑤スタッフは，移動，移乗能力とその介助方法について連絡し，情報を得て，合意した方法で行う。

⑥座位，立位の安定性を常に確認する。特に立ち上がり動作に注意する。

⑦自己訓練の場合は，患者に禁止事項を徹底する。

⑧知的障害や不穏状態の場合，心理的な安心感を与えるようにし，優しく温かい言葉がけや尊重した態度を心がける。

4) 常備すべき器具

①ストレッチャー，車椅子 ⑤酸素ボンベ

②血圧計 ⑥吸引器

③心電図モニター ⑦パルスオキシメーター

④アンビューバッグ ⑧救急カート (救急薬品，消毒薬，滅菌ガーゼなど)

4 運動療法のリスク管理──安全体制の設備

5) 補装具およびリハビリテーション環境の整備

①装具，杖，歩行器，車椅子を定期的に点検し，故障や破損があれば直ちに修理する。

②備品，道具の整理整頓を毎日行い，廊下，歩行路に物を置かない（コード類も）。

③廊下，歩行路の手すり，出入り口の自動ドアなどを点検・整備する。

④屋内外の照明の点検を行い，明るさを保つようにする。

⑤床や廊下を点検し，剥がれや水のこぼれに注意する。

⑥室内の温度，湿度の環境を適切に保つ。

⑦固定されていない棚等は固定する。

⑧キャスター付きの椅子を患者へ用いない。

6) 患者教育およびインフォームド・コンセント

患者教育として，運動療法には危険性が伴うことを患者家族に説明し，理解してもらうことが重要である。また，転倒・転落の危険性があることを患者・家族に説明する。パンフレットなどを利用した説明・指導も有効である。

7) 事故を未然に防ぐために

運動療法における安全管理の基本は，よく患者のことを理解し，予想される事故が起こりうるものであるということを認識して，患者・家族とのコミュニケーションを良好にし，互いに理解することである。それにより，多くの事故を未然に防ぐことができる。リスクマネジメントとしては，患者を危険から守るだけでなく，自分自身を守ることでもあり，そのことで医療機関全体の損失を最小限にくい止めることができる。日頃から危険意識をもつことが，身を守ることにつながるといえる。

文献

1) 高橋哲也：運動療法時のリスク管理の要点．理療の歩み．2021；32：(1)：3-9.

2) 日本リハビリテーション医学会，編：リハビリテーション医療における安全管理・推進のためのガイドライン．医歯薬出版，2006.

3) 日本医師会健康スポーツ医学委員会：健康スポーツ医学委員会答申―国民が運動・スポーツを通じて健康寿命を延ばすための仕組みづくり．平成28年2月．
[https://www.med.or.jp/dl-med/teireikaiken/20160302_1.pdf]（2025年2月閲覧）

4) 後藤　博：将来の健康を見据え，運動療法を日常に―アフターコロナ　メディカルチェックを踏まえた運動実践を―．LIFE DESIGN REPORT．2020, p1-12.
[https://www.dlri.co.jp/files/ld/70161.pdf]（2025年2月閲覧）

5) 日本リハビリテーション医学会リハビリテーション医療における安全管理・推進のためのガイドライン策定委員会，編：リハビリテーション医療における安全管理・推進のためのガイドライン．第2版．診断と治療社，2018.

巻末資料

　本書において，厚生労働省の「健康づくりのための身体活動・運動ガイド2023」をおおいに参考にさせていただいた。本資料は，健康日本21（第三次）における身体活動・運動分野の取組を推進するため，健康づくりに関わる専門家（健康運動指導士，保健師，管理栄養士，医師等），政策立案者（健康増進部門，まちづくり部門等），職場管理者，その他健康・医療・介護分野における身体活動を支援する関係者等を対象者として，身体活動・運動に係る推奨事項や参考情報をまとめたものである。巻末資料においては，その概要を掲載する。

　全文は右記のQRコードからアクセス可能なので参照されたい。

健康づくりのための身体活動・運動ガイド2023（概要）

　健康日本21（第三次）における身体活動・運動分野の取組の推進に資するよう，「健康づくりのための身体活動基準2013」（以下，「身体活動基準2013」という。）を改訂し，「健康づくりのための身体活動・運動ガイド2023」を策定した。

○今回の推奨事項には，「歩行またはそれと同等以上の強度の身体活動を1日60分以上行うことを推奨する」などの定量的な推奨事項だけでなく，「個人差等を踏まえ，強度や量を調整し，可能なものから取り組む」といった定性的な推奨事項を含むものであるとともに，「基準」という表現が全ての国民が等しく取り組むべき事項であるという誤解を与える可能性等を考慮し，「身体活動基準」から「身体活動・運動ガイド」に名称を変更した。

○身体活動・運動に取り組むに当たっての全体の方向性として，「個人差を踏まえ，強度量を調整し，可能なものから取り組む」こととしている。

○推奨事項としては，運動の一部において筋力トレーニングを週2～3日取り入れることや，座位行動（座りっぱなし）の時間が長くなりすぎないように注意すること等を示した。

○高齢者について，身体活動基準2013では，強度を問わず10メッツ・時/週以上の身体活動を推奨していたが，本ガイドでは，3メッツ以上の身体活動を15メッツ・時/週以上（歩行またはそれと同等以上の強度の身体活動を1日40分以上）行うことに加え，多要素な運動を週3日以上取り入れることを推奨事項とした。

《健康づくりのための身体活動・運動ガイド2023　推奨事項一覧》

全体の方向性	個人差を踏まえ。強度や量を調整し，可能なものから取り組む　今よりも少しでも多く身体を動かす		
対象者[※1]	身体活動[※2]（＝生活活動[※3]＋運動[※4]）		座位行動[※6]
高齢者	歩行またはそれと同等以上の（3メッツ以上の強度の）身体活動を1日40分以上（1日約6,000歩以上）（＝週15メッツ・時以上）	**運動**　有酸素運動・筋力トレーニング・バランス運動・柔軟運動など多要素な運動を週3日以上【筋力トレーニング[※5]を週2～3日】	座りっぱなしの時間が長くなりすぎないように注意する（立位困難な人も，じっとしている時間が長くなり過ぎないように少しでも身体を動かす）
成人	歩行またはそれと同等以上の（3メッツ以上の強度の）身体活動を1日60分以上（1日約8,000歩以上）（＝週23メッツ・時以上）	**運動**　息が弾み汗をかく程度以上の（3メッツ以上の強度の）運動を週60分以上（＝週4メッツ・以上）【筋力トレーニングを週2～3日】	
こども（※身体を動かす時間が少ないこどもが対象）	(参考)・中強度以上（3メッツ以上）の身体活動（主に有酸素性身体活動）を1日60分以上行う・高強度の有酸素性身体活動や筋力・骨を強化する身体活動を週3日以上行う・身体を動かす時間の長短にかかわらず，座りっぱなしの時間を減らす。特に余暇のスクリーンタイム[※7]を減らす		

※1　生活習慣，生活様式，環境要因などの影響により，身体の状況などの個人差が大きいことから，「高齢者」「成人」「こども」について特定の年齢で区切ることは適当でなく，個人の状況に応じて取組を行うことが重要であると考えられる
※2　安静にしている状態よりも多くのエネルギーを消費する骨格筋の収縮を伴うすべての活動
※3　身体活動の一部で，日常生活における家事・労働・通勤・通学などに伴う活動
※4　身体活動の一部で，スポーツやフィットネスなどの健康・体力の維持・増進を目的として，計画的・定期的に実施する活動
※5　負荷をかけて筋力を向上させるための運動。筋トレマシンやダンベルなどを使用するウエイトトレーニングだけでなく，自重で行う腕立て伏せやスクワットなどの運動も含まれる
※6　座位や臥位の状態で行われる，エネルギー消費が1.5メッツ以下の全ての覚醒中の行動で，例えばデスクワークをすることや，座ったり寝転んだ状態でテレビやスマートフォンを見ること
※7　テレビやDVDを観ることで，テレビゲーム，スマートフォンの利用など，スクリーン前で過ごす時間のこと

〈出典〉
厚生労働省：健康づくりのための身体活動・運動ガイド2023（概要）.
[https://www.mhlw.go.jp/stf/seisakunitsuite/bunya/kenkou_iryou/kenkou/undou/index.html]（2025年2月閲覧）

索引

数字／記号

1回換気量　316
1回拍出量　25
1型糖尿病　381
2型糖尿病　381
2動作前型歩行　249
6分間歩行試験　319
α-γ連関　17
α運動ニューロン　17, 51
γ運動ニューロン　17

欧文

A

ACL損傷　174
AED　455
aerobic exercise　24
AHKGA　88
AI　112
AIS　263
ASI　147
AT　28
ATP　3
ATP-PCr系　27

B

Bankart-Bristow法　155
Bankart修復　155
Bankart損傷　155
BDI　413
bilateral movement
　training　64
bird and dogエクササイズ
　165
Borg scale　45, 390, 394,
　403

C

cancer survivors　332
CAOS　296
cat and dogエクササイズ
　165
CGM　386
circadian medicine　119
CKD　398
CLASP　325
co-contraction　54
combined abduction test
　122
concentric contraction　54
contracture　66
COPD　313, 406
criteria-based protocol
　175

D

DDH　162
digital therapeutics　118
Drehmann徴候　163
DTVP　325
DTx　118
dual-energy X-ray
　absorptiometry　217
DXA　217
dynamic contraction　54

E

eccentric contraction　54
eccentric decline squat
　172
eccentric exercise　211
EIB　425
EMA　116
end feel　67

F

endurance exercise　307

F

FAI　162
final stop　67
first stop　67
FITT　79, 314, 383
FITT-VP　28
flexibility exercise　307
Frankel分類　263
freezing phase　193
frozen phase　193

G

GCS　254
GFR　398
GOLD　313

H

HbA1c　384
HBD　126
HDRS　413
health-related fitness　34
Hennemanのサイズの原理
　51
HIIT　396
Hoehn-Yahr重症度　274
Hohmann体操　215
horizontal flexion test　122

I

ICT　112
ISNCSCI　262
isocapnic buffering　32
isokinetic contraction　54
isometric contraction　54
isotonic contraction　54

索引　475

J

JBJT **138**
JITAI **116**
JMAP **325**
joint by joint theory **138**
jumper's knee **171**

K

Kellgren-Lawrence分類 **204**
kinesie paradoxale **278**

L

LLS **122**

M

m-health **117**
MADRS **413**
MCEx **183**
MICS **300**
MMT **261**
motor control **66, 183**
Movement Assessment Battery for Children-2 **325**

N

NCDベストバイ **362**
NEAT **385, 390**
neuromodulation **95**
neuromotor exercise **308**
NYHA分類 **392**

O

on-off現象 **273**
Osgood-Schlatter病 **128**

P

P4 Medicine **119**
PBT **57**
PCI **300**
percentagebased training **57**
PHQ-9 **413**
PICS **247, 367**
PISA **87**
PLFテスト **226**
PMDD **420**
PMS **420**
postural threat **98**
PSI **147**
PTSD **247**
PWC170 **37**
PWC75％HRmax **37**

Q

QIDS **413**
Quadrant test **164**

R

rapid chondrolysis **180**
RBF **399**
RCポイント **32**
resistance exercise **307**
Roels分類 **171**
ROM **66**
ROMexercise **67**
ROM訓練 **337**
RPE **45**
RR **316**

S

SBIRT **362**
Scour test **164**

SDH **355**
SLAP **147**
SLR **126**
SLRテスト **169**
static contraction **54**

T

tDCS **64**
TDアルゴリズム **23**
THA **284, 291**
thawingphase **193**
thoracic outlet syndrome **158**
THP **353**
time-based protocol **175**
TIMSS **87**
TKA **291**
TMS **64, 96**
TOAST分類 **241**
TV **316**
typeⅠ線維 **5**
typeⅡ線維 **5**

U

UKA **291**

V

VBT **52, 57**
velocity based training **57**

W

Wassermanの歯車 **24**
wearing-off現象 **273**
WHO Guidelines on physical activity andsedentary behaviour **93**

Z

Zancolliの上肢機能分類 263
Zeroテスト 147
ZPP 263
Z膜 3

和文

あ

アキレス腱症 210
アキレス腱付着部症 213
アクチン 2
アクティブ・スタティック・ストレッチ 129
アスレティックリハビリテーション 169
アデノシン三リン酸 3
アデレード宣言 355
悪液質 330
握力 38
安全管理 467

い

インサイドブリッジ 185
インターナルインピンジメント 187
意識性（自覚性）の原則 53
医療過誤 463
医療事故 448
一次運動野 19
一次運動野ニューロン 63

う

うつ病 412
ウェアラブルデバイス 36, 112
ウォームアップ 468
烏口突起移行術 155

運動学習 21
運動強度 43
運動処方 79
運動制御 66
運動耐容能 300
運動野機能地図 99
運動誘発気管支収縮 425
運動誘発電位 96
運動療法 80, 237

え

エネルギー産生機構 42
円板状半月 135, 178
遠心性収縮 54
遠心性収縮トレーニング 172
嚥下障害 279
遠心性収縮運動 211

お

オーバーヘッドアスリート 122
オーバーヘッドスポーツ 146
オーバーユース 173
オズグッド病 128
温熱療法 239

か

がん 330, 348
がんサバイバー 332
カヘキシア 330
ガス輸送機構 24
下肢伸展挙上テスト 169
下腿筋力訓練 207
肩関節可動域訓練 190
肩関節拘縮 193
肩関節周囲炎 193
可逆性の原理 53
過負荷の原理 52

解糖系 27
開頭クリッピング術 243
開放性運動連鎖 286, 344
開放性運動連鎖トレーニング 179
外呼吸 24
外側滑膜ヒダ障害 125
外反母趾 214
概日リズム 111
概日リズム機構 113
片麻痺 244
活動的な移動手段 90
冠動脈スクリーニング 454
冠動脈疾患 453
寛骨臼形成不全 199
関節トルク 7
関節リウマチ 291, 292, 293, 337
関節可動域 66
関節可動域運動 67
関節可動域訓練 202, 208, 239
関節拘縮 246
関節突起間部 137

き

キシロカイン®テスト 164
拮抗筋 10
機能的有効性 102
気道過敏性 426
起立性低血圧 279
脚力 38
吸入気酸素分圧 25
急性心筋梗塞 300
急性大動脈解離 300
求心性収縮 54
協働筋 10

索引 **477**

胸郭出口症候群　158

鏡視下肩関節授動術　194

筋の横断面積の増加　49

筋の力-長さ関係　3

筋強剛　277

筋骨格モデル　13

筋持久力　39

筋線維　2

筋力　38

筋力トレーニング　351

筋力増強運動　49

筋力増強運動の指針　53

筋腱複合体　6

く

くも膜下出血　243

クールダウン　67, 468

グラスゴー・コーマ・スケール　254

グロインペイン症候群　168

口すぼめ呼吸　317, 408

屈曲トルク　11

け

経頭蓋磁気刺激　64, 96

経頭蓋直流電気刺激　64

経皮的冠動脈インターベンション　300

軽度認知障害　32

月経困難症　420

月経随伴症状　420

月経前気分不快障害　420

月経前症候群　420

健康関連体力　34

健康づくりのための身体活動・運動ガイド2023　105, 350, 473

健康づくりのための睡眠ガイド2023　112

健康日本21（第三次）　105, 348, 353

健康の社会的決定要因　355

嫌気性代謝閾値　28

牽引療法　239

限局性学習障害　323

腱板エクササイズ　123

腱板筋力訓練　190

腱板断裂　187

肩峰下インピンジメント　187

こ

コイル塞栓術　243

コンディショニング　314, 408

コンピュータ支援整形外科手術　296

光線療法　239

恒常性機構　113

拘縮　66

行動療法　377

高強度インターバルトレーニング　396

高血圧症　388

高次脳機能障害　246, 252, 255

高度肥満症　379

極超短波療法　239

呼吸機能障害　279

呼吸困難感　315

呼吸数　316

呼吸性代償点　30

股関節外転筋力訓練　201

股関節伸展筋力訓練　201

股関節内転筋力訓練　201

五十肩　193

骨格筋　6

骨切り術　199, 204

骨接合術　283

骨粗鬆症　215

子ども　87

個別性の原則　53

さ

サーカディアンリズム　111

サーカディアン医療　119

サルコペニア　339, 398

サルコメア　2

座位行動　89, 351, 436

最高酸素摂取量　30, 319

最大酸素摂取量　30, 35

細胞呼吸　24

作業療法　237

三次予防　364

酸素摂取量　28

酸素搬送系　25

酸素輸送機構　24

し

シンスプリント　181

ジスキネジア　273

ジャックナイフストレッチング　129

シャトルウォーク試験　319

ジャンパー膝　171

ジョハンセンストレッチ　190, 197

時間生物学　119

糸球体濾過量　398

持久力（心肺機能）訓練　344

自己牽引法　144

姿勢保持障害　278

思春期特発性側弯症　143

持続グルコースモニタリング　386

膝関節可動域訓練　134

膝伸展力　39

疾患別リハビリテーション　364

自動・介助的関節可動域運動　68

自動的関節可動域運動　68

自閉スペクトラム障害　323

社会的行動障害　255

集団運動療法　414

集中治療後遺症症候群　367

柔軟性　39

主観的運動強度　45, 384

主働筋　10

手段的日常生活動作訓練　239

小児気管支喘息　425

小児肥満症　432

情報通信技術　112

神経活動修飾法　95

神経筋因子　174

神経発達症　322

腎血流量　399

人工関節置換術　337

人工股関節全置換術　284

人工股関節置換術　199, 291

人工知能　112

人工膝関節全置換術　291

人工膝関節単顆置換術　291

人工膝関節置換術　204, 291

振戦　277

新型コロナウイルス感染症　92

新体力テスト　40

腎臓リハビリテーション　399

身体活動　105, 348

身体活動および座位行動に関するガイドライン　93

身体活動量　89

身体的フレイル　109

腎代替療法　400

心停止　453

心肺運動負荷試験　319

心拍出量　25

心拍数　25

心不全　392

心不全パンデミック　392

す

すくみ足　278

スタティック・ストレッチング　71

スティグマ　376, 437

ストレッチング　41, 67, 70

スプリント固定　125

スポーツヘルニア　168

スリーパーストレッチ　122, 190

遂行機能障害　255

推定法　35

睡眠のメカニズム　113

睡眠ポリグラフ記録　115

睡眠覚醒制御　114

睡眠誘導ホルモン　115

滑り説　3

せ

セラピューティック・ストレッチング　74

ゼロポジション　146, 153

整理運動　468

生理的運動強度　43

精神疾患　412

生体リズムの位相反応特性　114

精神・心理的フレイル　109

静的収縮　54

静的ストレッチング　71

脊柱側弯症　143

脊髄神経回路　16

脊髄損傷　261

宣言的記憶　59

前十字靱帯損傷　174

漸進性の原則　53

全面性の原則　53

そ

早期モビライゼーション　367

早期リハビリテーション　366

装具療法　143

相反性抑制神経回路　18

鼡径部痛症候群　168

速筋線維　5

た

ダイナミック・ストレッチング　71

ダイナミックカップリング　11

第一背側骨間筋　96

体外衝撃波治療　239

代償性反応　102

大腿骨寛骨臼インピンジメント　162

大腿骨近位部骨折　282

大腿骨頭壊死症　291

大腿四頭筋訓練　206

大脳基底核　22

体内時計　111

体力・運動能力調査　103

体力測定　41

多関節システム　11

他動的関節可動域運動　68

単シナプス性伸張反射回路　16

ち

力-速度関係　3

遅筋線維　5

中高年　103

中脳歩行誘発野　18

注意義務　460

注意欠如・多動障害　323

注意障害　255

超音波療法　239

超短波療法　239

長座体前屈　39

直接法　35

つ

通所リハビリテーション　371

て

デイケア　371

デジタルセラピューティクス　118

デジタル医療　117

低侵襲心臓手術　300

低負荷背筋運動　220

手続き記憶　59

電気刺激法　239

転倒　288, 440

と

トータル・ヘルスプロモーション・プラン　353

トミー・ジョン手術　153

トルク　49

トレーニング　46

トレーニングの原則　53

トレーニングの原理　52

ドパミン　271

動員筋肉　43

投球障害肩　146

同時収縮　54

等尺性最大収縮力　3

等尺性収縮　54

等速性収縮　54

等張性収縮　54

等二酸化炭素性緩衝作用　32

同調因子　113

動的ストレッチング　71

動的収縮　54

糖尿病　381

特異性の原理　52

特発性膝骨壊死　293

徒手筋力テスト　261

突然死　452

な

ナッジ　354

内呼吸　24

内側型野球肘　152

内側上顆下端裂離骨折　125

難治性RA　339

に

ニューロリハビリテーション　95

二酸化炭素排出量　28

二次予防　357

二重標識水法　115

日常生活動作訓練　239

日本版ミラー幼児発達スクリーニング検査　325

の

脳外傷　252

脳血管疾患　241

脳梗塞　241

脳出血　242

は

ハイリスクアプローチ　354

パーキンソン病　270

パーソナライズド筋骨格モデル　13

パニックコントロール　315, 408

パフォーマンスステータス　332

パラリンピック　95

パラリンピックブレイン　98

パワー　52

バイオメカニクス因子　174

背筋力　39

肺血栓塞栓症　295

肺呼吸　24

肺胞換気量　25

排尿障害　280

発育性股関節形成不全　199

発育性股関節形成不全症　162

発汗障害　280

発声障害　279

発達性協調運動障害　322

発達障害　322

半月板損傷　178

反復性肩関節脱臼　155

反復性経頭蓋磁気刺激治療　250

反復性の原則　53

ひ

ピラティス　138

肥満症　373

肥満度 432

非宣言的記憶 59

ふ

フィードバック機構 60

フィードフォワード制御 21

フィードフォワード制御器 60

フットケア 386

フライングディスク 409

フレイル 109, 339, 398

フロスティッグ視知覚発達検査 325

プライオメトリクストレーニング 57

プルキンエ細胞 62

ブレース固定 179

複合ストレッチング 72

婦人科疾患 420

不整脈 301

物理的運動強度 43

物理療法 237

部分的残存領域 263

分時換気量 28

へ

ヘルスケアIoTシステム 117

ペンフィールドの地図 19

閉鎖性運動連鎖 287, 344

閉鎖性運動連鎖トレーニング 179

変形性関節症 291

変形性股関節症 199, 291

変形性脊椎症 224

変形性膝関節症 204, 293

片側痙直型脳性麻痺 97

ほ

ポピュレーションアプローチ 354

ボツリヌス療法 250

報酬予測誤差 23

訪問リハビリテーション 371

母趾外転筋運動 215

ま

慢性呼吸器疾患 312

慢性疾患 357

慢性腎臓病 398

慢性心不全 392

慢性閉塞性肺疾患 313, 406

み

ミオシン 3

ミラーニューロン 19

む

無酸素性作業域値 37

矛盾性運動 278

め

メトトレキサート 338

メラトニン 113

メタボリックシンドローム 376

も

モーターコントロール 183

モーメント 49

モーメントアーム 7

モバイルヘルス 117

モビライゼーション 194

や

野球肘 125

ゆ

有酸素運動 24, 42

有酸素系 27

よ

腰椎後弯可動性テスト 226

腰椎疲労骨折 137

腰椎分離症 137

腰痛症 183

腰部脊柱管狭窄症 224

り

リスクマネジメント 85

リトルリーグ肩 122

リハビリテーション医療 234

離断性骨軟骨炎 125, 132

流涎 280

両側性運動トレーニング 64

れ

レジスタンス運動 384

ろ

ロコモーショントレーニング 218

わ

腕神経叢造影検査 158

編者略歴

● 監修

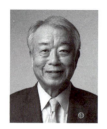

武藤芳照(むとう よしてる)
東京健康リハビリテーション総合研究所 所長／東京大学名誉教授

愛知県出身。名古屋大学医学部卒業。東京厚生年金病院(当時)整形外科医長，東京大学教授，教育学部長，理事・副学長等を経て，2013年日体大総合研究所所長，2014年保健医療学部教授。2018年より現職。スポーツ医学，身体教育学を専門とし，著作は100冊を超える。東京大学名誉教授。日本転倒予防学会初代理事長・名誉会員。転倒予防の功績に対して，第一生命・保健文化賞(2017年)，未来のいしずえ賞(2019年)を受賞。

● 編集

山本義春(やまもと よしはる)
東京大学大学院教育学研究科身体教育学 教授

1984年東京大学教育学部卒業，1990年東京大学大学院教育学研究科(博士)修了，1989年からカナダ・ウォータールー大学応用健康科学部勤務，1993年東京大学教育学部講師，1997年同大学大学院教育学研究科助教授，2000年より同教授。

野崎大地(のざき だいち)
東京大学大学院教育学研究科身体教育学 教授

1995年東京大学大学院教育学研究科博士課程修了。日本学術振興会特別研究員，国立障害者リハビリテーションセンター研究所研究員を経て，2006年東京大学大学院教育学研究科助(准)教授，2011年より同教授。

東郷史治(とうごう ふみはる)
東京大学大学院教育学研究科身体教育学 教授

2002年東京大学大学院教育学研究科博士課程修了。東京都老人総合研究所，ニュージャージー医科歯科大学医学部神経科学科，独立行政法人労働安全衛生総合研究所を経て，2011年東京大学大学院教育学研究科准教授，2021年より同教授。

石橋恭之(いしばし やすゆき)
弘前大学大学院医学研究科整形外科学講座 教授

1988年弘前大学医学部卒業，1992年弘前大学大学院医学研究科修了。1993年米国 ピッツバーグ大学への留学を経て，2012年弘前大学大学院医学研究科整形外科教授，2024年より弘前大学医学部長・医学研究科長。日本スポーツ整形外科学会(理事長)などを務める。

安保雅博(あぼ まさひろ)
東京慈恵会医科大学リハビリテーション医学講座 教授

1990年3月東京慈恵会医科大学卒業，1998年4月スウェーデン カロリンスカ研究所／病院留学を経て，2000年5月に帰国。2000年8月東京慈恵会医科大学リハビリテーション医学講座講師，2007年4月より同主任教授。

津下一代(つした かずよ)
女子栄養大学 教授

1983年名古屋大学医学部卒業後，国立名古屋病院にて糖尿病運動療法の研究，名古屋大学第一内科，愛知県総合保健センター，あいち健康の森健康科学総合センター長，2020年より女子栄養大学特任教授，2025年4月より同教授。生活習慣介入研究，政策研究等に取り組む。

鈴木 紅(すずき こう)
東京都立墨東病院 副院長

1987年東京大学教育学部体育学・健康教育学卒。1993年東京医科歯科大学医学部卒。専門は循環器内科。日本水泳連盟で選手サポートやアンチ・ドーピング業務に関わった。現在，東京都立墨東病院副院長。

新 運動療法ガイド
少子高齢社会の健康づくりの手引き
〈改題改訂版〉

定価 (本体 7,500 円＋税)

1990年　8月20日	第1版	
1994年　2月20日	第2版	
2000年10月10日	第3版	
2006年　8月10日	第4版	
2012年　5月31日	第5版	
2025年　3月27日	改題改訂第1版	

監　修　武藤芳照
発行者　梅澤俊彦
発行所　日本医事新報社　www.jmedj.co.jp
　　　　〒101-8718　東京都千代田区神田駿河台 2-9
　　　　電話 (販売) 03-3292-1555　(編集) 03-3292-1557
　　　　振替口座　00100-3-25171
印　刷　日経印刷株式会社

©Yoshiteru Muto 2025 Printed in Japan

ISBN978-4-7849-6033-0　C3047　¥7500E

本書の複製権・翻訳権・上映権・譲渡権・公衆送信権 (送信可能化権を含む) は
(株)日本医事新報社が保有します。

JCOPY <(社)出版者著作権管理機構　委託出版物>

本書の無断複写は著作権法上での例外を除き禁じられています。複写される
場合は，そのつど事前に，(社) 出版者著作権管理機構 (電話 03-5244-5088，
FAX 03-5244-5089，e-mail:info@jcopy.or.jp) の許諾を得てください。

電子版のご利用方法

巻末袋とじに記載されたシリアルナンバーを下記手順にしたがい登録することで，本書の電子版を利用することができます。

1 日本医事新報社Webサイトより会員登録（無料）をお願いいたします。

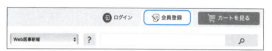

会員登録の手順は弊社WebサイトのWeb医事新報かんたん登録ガイドをご覧ください。

https://www.jmedj.co.jp/files/news/20191001_guide.pdf

（既に会員登録をしている方は**2**にお進みください）

2 ログインして「マイページ」に移動してください。

3 「未登録タイトル（SN登録）」をクリック。

4 該当する書籍名を検索窓に入力し検索。

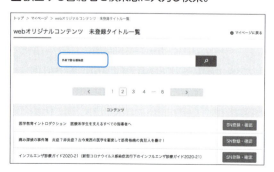

5 該当書籍名の右横にある「SN登録・確認」ボタンをクリック。

6 袋とじに記載されたシリアルナンバーを入力の上，送信。

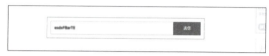

7 「閉じる」ボタンをクリック。

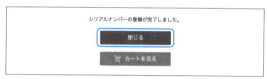

8 登録作業が完了し，**4**の検索画面に戻ります。

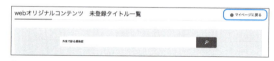

【該当書籍の閲覧画面への遷移方法】

① 上記画面右上の「マイページに戻る」をクリック
　➡ **3**の画面で「登録済みタイトル（閲覧）」を選択
　➡ 検索画面で書名検索 ➡ 該当書籍右横「閲覧する」ボタンをクリック

または

② 「書籍連動電子版一覧・検索」*ページに移動して，書名検索で該当書籍を検索 ➡ 書影下の「電子版を読む」ボタンをクリック

https://www.jmedj.co.jp/premium/page6606/

＊「電子コンテンツ」Topページの「電子版付きの書籍を購入・利用される方はコチラ」からも遷移できます。